U0002640

營養治療的
處方百科

謝明哲博士／總審訂

詹姆斯・貝斯、菲利斯・貝斯／合著

李千毅／譯

導　言

　　「健康」就好比是快樂，很難有正確的定義，也因而在不知不覺中，人們往往會忽略它，非得到身體出現「警告」訊號，包括這裏痛、那裏癢或是「生病」導致一病不起時，才知道健康勝過一切財富名利的重要性，也才渴望擁有「健康」的身體。

　　如何真正獲得「健康」呢？人們有許多不同的看法，有些人覺得「運動」是很好的方式；有些人覺得「心理」是重要關鍵，實際上，「尖端的醫學」及「均衡的營養」自然是獲得健康的重要因素，因為醫藥的目的在於治療疾病；營養的目的則在於維持健康、預防疾病，其最終目的皆在創造健康的身體。

　　然而一般人在生病時，病急亂投醫的情況下往往導致「頭痛醫頭、腳痛醫腳」，也就造成「止痛藥、維他命丸」成為治百病的萬靈丹，殊不知健康絕非僅靠醫生和藥物來維持，「適當的營養」才是創造健康身體的根源，也才是治百病的萬靈丹，因為現代人健康的最大凶手，追根究柢，往往是營養失調導致疾病入侵所引起的，如高血壓、高脂血、冠狀動脈粥樣硬化症、糖尿病……等，因而擁有正確的醫學營養常識已是現代人必備的。

　　本書即是一本符合現代人所需的自然營養聖典，是包羅萬象的自助健康指南，由醫學博士及合格營養師執筆集結十多年的精華而成，其權威性及完整性不僅提供現代人規劃營養方案參考使用，同時也是一本藉由營養、天然藥草及補充品療法整治身體病變的經典力作。

　　全書內容共分三部：第一部列出在健康食品店及藥局都可買到的各種營養素、食物補充品及天然藥草；第二部從粉刺、癌症到真菌感染，描述常見疾病及提供能對抗這些病狀的補充品名稱；第三部提供一系列能與營養計畫結合的傳統治療。此外，書中還穿插實用的自我診測及專欄，為各種症狀作深入報導，作者同時也提供最新的營養訊息、理論及發現，包括治療子宮內膜炎、愛滋病、老年痴呆症、不孕症等，和飲食對老化、疲勞、頭痛、結腸炎及尿道感染的作用等，以及其它相當重要的營養醫療主題。

　　這樣一本詳盡的指南，字字的精華亦不禁使我逐字審訂，費時雖久，倘能藉由本書的出版，提供讀者健康的資訊來源而有所裨益，並達到創造健康

身體的目的，其中辛苦亦甘之如飴。

謝 明 哲
謹致於台北　1996.9.

前　言

「智者應視健康爲人類最大的福祉。」
——醫藥之父希波克拉底
（Hippocrates）

　　蘇格拉底曾説：「知識是唯一的寶藏，無知是唯一的罪惡。」這句話應該用來指引我們一切的行動，尤其就健康而言。有太多的人對於如何維持良好的健康，缺乏半點概念。當疾病來襲時，我們總是依賴醫生的治療。我們所未能察覺到的是「痊癒」乃源於自身體內。造物者已賜予我們一套奇妙的免疫系統，而我們的責任便是善加照顧這個潛藏於體內的治療功力。

　　這聽起來是否太容易了？基本上，它確是如此的；透過飲食的速食化、酒精的濫用、依賴藥物維生、環境污染以及高科技的壓迫感，現今的生活方式已使我們脱離常軌。造物者試圖讓我們利用天然的物質來強化內在的治療功力，以便身體運作時，能發揮最大的潛力。所謂天然的資源——完整未加工的食物、維他命、礦物質、酵素、胺基酸，以及其它大自然的賞賜，是專為免疫系統的需要所設計的。然而，因為大多數的人對於維持身體正常運作所需要的物質，嚴重地缺乏認知，使我們發覺自己營養不均衡，而且容易罹患各式各樣的疾病。

　　每一個人都應該主動參與自身健康的保養，而且自動配合專業醫護者的指示，以治療疾病。我們愈積極地涉獵營養常識，愈能備好主動的角色。此外，在維持健康及治療病變的過程中，態度也是一個重要的因子。我們必須具備正面的心理狀況，以協調身體各機能。改善健康的第一步得先體認身體（生活方式）、精神（欲望）、心理（信仰）三部份必須隨時通力合作。

　　本書是花費十年以上的實驗及研究心血結集而成的。它旨在提供你及你的醫護專家一個較天然的治療方式，這種療法或許能與你目前的醫療相結合。其中提供了多項建議，譬如靜脈注射療法，僅能在有執照的內科醫師監督下，由其本人或他人施行。此外，由於每個人身體的化學成分不盡相同，有些人對某些補充物質產生過敏反應。在不確定是否該攝取任何營養素之前，最好與你的醫護專家諮詢其可行性。萬一你對某營養補充物發生過敏反

應，當立即停止使用。在没有專家指示的情況下，任何人都不該嘗試治療自己。

　　本書推薦的營養補充計畫，視個人需要及主治大夫或醫護專家的建議，應當確實執行三個月至十二個月。而且要持續遞減補充物的劑量，好讓身體有緩和調適的機會。

　　個人若自行依照營養計畫實施一年以上，應當改變使用產品的品牌，以免身體對補充物中所含的某種成分累積排斥性。每次試用一種補充物，以了解是否你對某種有不良反應。記住，維他命及其他補充物中的成分，能引發體內的排斥現象，恰如平常的食物一般。學習服從你的身體，給自己一些時間吧！你將發覺體內的變化，同時能夠辨認它們的起因。假使在一個月後，你無法察覺任何改善，請和你的醫師商計。你可能患有吸收不良症。

　　書中任何一段敍述，都不該被視為治癒、治療或預防任何疾病的聲明。同時，必須説明的是，你不該排除主要的醫療方式。了解自己的情況，而不必害怕請教問題。你大可自在地從合格的保健專家那兒，獲得第二個甚至第三個意見。透過身為病人而非犧牲品的立場，主動參與醫療，以吸收更多的知識，實為一項明智之舉。

　　本書有的資料皆經過精心研究，在出版的過程中，我們不斷地查閱文獻，並更新數據。這套整體的知識勢必持續發展及變動，所以建議你，當問題出現時，請參考其它當下的資料，以確定原文內容的正誤。我們亦將努力趕上新的科學資訊、治療方式，以及補充營養的新產品，並且在未來的版本中的這些消息提供給你。

　　八百多年前，梅默尼兹(Maimonides)曾説：「醫生要診治的對象不是疾病，而是被此病纏身的病人。」本書出版的用意，即在符合個人不同之需求，同時也希望能幫助每個人建立適合他自己的營養計畫。

醫學博士　詹姆斯・貝里斯(James F.Balch,Jr.)

營養顧問　菲莉斯・貝里斯(Phyllis A.Balch.)

如何使用本書

　　這是一本包羅萬象的家庭保健指南，藉由精心設計的飲食調配及營養補充，本書將協助你實現身康體健的願望，並維持最佳狀態。即使那些倖免於病變的人，亦將獲益匪淺，因為書中對於如何達到最佳健康狀態、促進免疫系統功能，以及增強體力，均有建議之言。由一位醫學博士及一位合格營養師執筆，本書綜合了最新的科學研究成果及傳統的免開刀治療。這本指南提供你設計一套個人營養方案所需的資料。除了在維他命及礦物質方面，給予有利最佳健康的忠告，作者也提供讀者傳統與今日的家庭醫療常識，並在飲食及生活方式上，建議有益身心的改善。

　　必須強調的一點是，書內所提供的建議，並非想要取代正當的醫護檢查及治療。書中對某一特別疾病所推薦的營養補充品及醫療處理，是要經過醫師或專門的醫療人員允許及監督。

　　本書分為三部：第一部說明且條列各形各色的營養素、食品補充物，及在健康食品專賣店和藥房均有販售的藥草；第二部是依疾病類別的順序，列出常見的毛病。從粉刺、癌症，到真菌感染，一一探討如何辨認症狀，同時建議如何藉由飲食營養補充物的安排，來糾正身體的毛病；第三部提供一系列能與營養計畫結合的傳統治療。此外，書中還穿插一些的專欄，其內容包括重要主題的深入報導，及在第二部中提供讀者自我診斷的測試，以助於判定是否患有特別的疾病。對於各種藥物療法的分歧及最新醫學資料，本書均納入討論。

目　　錄

抗氧化劑(Antioxidants) 74

酵素(Enzymes) 77

㈨肌肉、骨骼疾病 467

㈩皮膚疾病 500

㈡化學傷害 　　　　　　　　　　　　　　　　　　570

第一部
認識健康的要素

引　言

　　試想像一部由成千上萬的微小引擎組成的機器。其中一部分引擎彼此合作，另一部分則獨立作業；一天二十四小時，它們隨時待命著。為了使這些引擎正常運作，它們需要特定的燃料。當所供給的燃料成分不對，引擎便無法發揮最大的功率。當所用的燃料是劣級品，引擎可能會啪啪作響不順暢，徒然損失能源。當引擎未添油料時，它便停止運作。

　　至於我們身體裏的引擎，它們所需的燃料，大部分是來自我們所吃的東西。食物中的營養素，以維他命、礦物質、碳氫化合物、水分、酵素、胺基酸及脂肪的形式，被身體接受利用。而且這些營養素提供身體每日運作所需的基本原料，使我們得以維持生命。

　　每一種營養素皆有不同的形式、功能及需求量；然而，它們都是身體不可或缺的物質。當我們用微觀世界的角度來透視這些營養素參與的作用，會發現它們特定的反應過程，彼此相異甚巨。這些營養素參與全身上下各種作用，從抵抗病菌感染到修補組織，再到大腦的思考。雖然這些營養素作用在不同的階段，但它們共同的目標，即是使身體能不停地運作下去。

　　當我們斷絕身體適當的營養，會因妨礙其正常功能，而對身體造成傷害。大部分人的問題在於，無法從現代化的飲食當中攝取足夠的營養。縱然你沒生病，並不表示你是健康的。或許你只是尚未顯露任何病兆。藉由了解完整的營養學原理，並認識我們所需要的營養素，我們得以改善健康狀況，避開疾病，同時常保身心的協調與均衡，正如造物主所賜。

　　接下來的章節將提供你關於維他命、礦物質、天然食品補充物、加工產品及能促進營養素功效之藥草等物質的重要訊息，使你對這些營養素有清楚的認識。

維他命

維他命的功能

　　維他命是生命必需的化合物。藉由調節代謝及輔助已消化的食物進行生化反應，並釋放能量，維他命對身體的健康貢獻良多。它們之所以被視為微營養素，是因為與碳水化合物、蛋白質、脂肪及水等營養成分比較起來，身體對維他命需要的量要少得多。

　　酵素（又稱酶）是人體必需的化學物質，它是體內執行一切功能所需的基本要素。在體內不斷進行著的化學反應中，它們扮演了催化劑（活化體）的角色。維他命就是以輔酶（coenzyme）的方式，參與酵素催化反應的工作，因而促使體內所有的生理活動加速進行，並提高準確性。

　　在主要的幾種維他命中，一部分是水溶性；一部分是脂溶性。水溶性的維他命必需每日攝取，因為它們無法貯存於體內，而且在一到四天內會被排出體外。這些維他命包括維他命C以及B群。脂溶性維他命則能在體內的脂肪組織及肝臟貯存較長的一段時間。這些包括維他命A、D、E、K。上述兩類維他命均以其適當的功能被身體所需要。

RDA對ODA

　　美國食品營養部早在四十多年前，設立「每日營養推薦量」（Recommended Daily Allowance，簡稱RDA），其中規定維他命之日需量，以預防疾病。不幸地，他們提供給我們的參考值，僅足以避免腳氣病（beriberi）、軟骨病、貧血、夜盲症等疾病的發生。除了不生病外，他們並沒有說明維持最佳狀態所需攝取的量。近年科學研究指出，服用較高劑量的維他命，有助身體運作得較好。透過「每日營養最適量」（Optimum Daily Allowance，簡稱ODA）的提供，我們得以增進自身的健康。這引發人們自動提高RDA中推薦的維他命配量比例。經由適度地使用每一種劑量，一套服用維他命的計畫能依顧客需求來安排。畢竟，RDA中的規定太籠統、不實際，而且也不易從今日的食品中充分獲得。

均衡與協同作用

要發揮各種維他命及礦物質的功能，必須均衡地攝取它們。科學研究已證實，過量服用某種維他命或礦物質與缺乏那種維他命或礦物質，有相同的症狀。例如，攝取高劑量的某種維他命B，經證實會造成其它種維他命B的流失。元素鋅也是必須適量地服用。當攝取過量的鋅，反而會引起缺乏鋅的症狀。

協同作用（synergy）是綜合兩種或兩種以上的維他命相互幫助，以發揮更強的功能。例如，要使生物類黃酮（bioflavonoids，又稱維他命P，它防止瘀傷及牙齦出血）被身體有效利用，必須和維他命C一起服用。

此外，有些物質會阻撓維他命的吸收與功能。例如，服用抗生素會大大減低維他命C的吸收，此時，要增加維他命C的補充。

除非有特別情況，維他命與礦物質應該配合三餐使用。脂溶性維他命應該在正餐前服用。而水溶性者應該在兩餐之間或餐後服用。

人工與天然

化學合成維他命的製造，是先在實驗室分離出與天然物相似的化學分子，接著加以人工合成。儘管天然與合成的維他命，在化學成分上沒什麼大不同，但天然的補充品不含其它非天然成分。沒有標示「天然」二字的補充品，可能還含有碳焦、人工色素、防腐劑、糖分、澱粉、其它添加物等。購買時要提防這些有害成分。然而，買者也該注意，標有「天然維他命」的瓶內所含之維他命，可能不是由天然食品中提煉出來的。

研究顯示，有蛋白質結合的補充品較沒有蛋白質結合者，容易被吸收、利用及保存於組織內。食物中的維他命及礦物質，是與蛋白質、脂質、碳水化合物及生物類黃酮（bioflavonoids）鍵結相連。Abram Hoofer博士曾作如下解釋：

食物的組成要素，在自然界並非單獨存在；自然不會產生純粹的蛋白質、脂肪或碳水化合物。這些分子彼此交織成一個非常複雜的立體結構，甚至到目前還無法完全描述。鑲嵌於此複雜構造上的物質，還包括各種維他命及礦物質。同樣地，它們並非個別存在，而是彼此結合成複合分子。

食用天然的維他命及礦物質，是基於它們本身與蛋白質結合，較利於身體吸收的考量。配合三餐服用這些補充品，將提供利於這些補充品吸收的營養素。

架子上面賣什麼

在藥房裡，維他命以不同的形式、組合及數量陳列出來。有錠劑、膠囊、粉末、口含錠、液體等形式。通常，要以什麼方式服用是個人的問題；然而由於身體對這些不同形式之補充品之吸收及利用速率有些微的差異，我們有時將推薦您以某種形式服用。這些建議在書中隨處可見。

維他命補充物通常可以純粹一種或綜合其它營養素的方式取得。因此選擇維他命時，必須確實了解自己的需要。（請參閱下一章節：營養、飲食及健康。）

你所攝取的量必須基於本身的需求。一套為保養健康設計的營養補充方案，與專為克服疾病安排的計畫有所不同。假使你發現一種符合你需要的補充物，記住要每天服用。如果它的含量尚不足你的需求，可考慮再多添幾種。但要注意這可能會提高其它營養素的攝取量。倘若沒有單一種補充品能供給你正尋找的營養素，則考慮綜合幾樣不同的補充品一起服用。

由於大部分維他命的效用可能被陽光減弱，故需確保裝維他命的罐子夠暗不透光，以適當地保存它們。有些人或許對塑膠罐過敏，購買時，可以選擇玻璃瓶裝。維他命應保存在陰涼的地方。

認識各種維他命（維生素）

維他命A（Beta－Carotene，β－胡蘿蔔素）

這補充品預防夜盲症及其它眼疾和一些皮膚毛病，例如粉刺。它增強免疫力，也可能治療消化道潰瘍、防止呼吸系統受污染及癌細胞形成，表皮組織的修護也需要它。它有助骨骼、牙齒發育，協助脂肪貯存，防禦感冒及感染。維他命A扮演一個抗氧化劑的角色，它防止細胞發生癌症及其它疾病，也能減緩老化的速度，身體利用蛋白質也得靠它幫忙。

當含有β－胡蘿蔔素的食物被攝取，它們會在肝臟被轉變成維他命A。根據近來研究報告，β－胡蘿蔔素有助防止癌症。多食β－胡蘿蔔素無大礙，雖然皮膚可能因此稍呈橘黃色。

來源

魚肝油、動物的肝臟、綠色黃色的蔬果中均含有維他命A。富含維他命A的食物包括苜蓿、杏果、蘆筍、甜菜、綠色花椰菜、洋香瓜、胡蘿蔔、恭

菜、蒲公英葉、魚肝油、肝臟、大蒜、甘藍、芥末、木瓜、香菜、桃子、紅青椒、番薯、菠菜、螺旋藻、南瓜、蕪菁葉、水田芥。

注意事項

　　肝臟有毛病的人不該攝取大量的維他命A藥丸或魚丸油。孕婦要避免超過25,000IU（國際單位）的用量。小孩若服用維他命A一個月以上，應避免超過18,000IU的日取量。抗生素、通便劑及一些降低膽固醇的藥物會干擾維他命A的吸收。

　　糖尿病患者與甲狀腺機能衰退者均應避免β－胡蘿蔔素，因為他們無法將它轉變成維他命A，以供身體利用。

維他命B羣

　　維他命B羣有助維護神經、皮膚、眼睛、頭髮、肝臟、口腔的健康及消化道的肌肉色澤。維他命B羣主要是在產生能量的反應中充當輔酶（coenzyme），而且也可能有助於消除憂鬱及焦慮。這些維他命B應該總是一塊兒被服用，但其中有好多種，可以單獨被服用以治療某種疾病。雖然維他命B是一個族羣，我們將一一討論之。

維他命B₁（Thiamine，硫胺素）

　　B_1促進血液循環並輔助鹽酸的製造、血液的形成及醣類代謝。B_1對能量代謝、生長障礙及學習能力均有影響，且有助於腸、胃、心臟的肌肉組織之健全。

來源

　　乾豆、糙米、蛋黃、魚、內臟（肝）、花生、豌豆、豬肉、家禽肉、米糠、黃豆、小麥胚芽、全麥等穀物。其它來源尚有蘆筍、豆類、綠花椰菜、甘藍菜芽、各種核果、燕麥、梅子、乾李、葡萄乾。

注意事項

　　抗生素、磺胺藥劑、口服避孕藥可能會減低體內B_1的含量。高醣類的飲食會增加對B_1的需求。腳氣病（beriberi），一種神經系統的疾病，就是因缺乏B_1引起的。

維他命B₂（Riboflavin，核黃素）

核黃素，俗稱維他命B₂，對紅血球的形成、抗體的製造、細胞呼吸作用及生長是必要的。它減輕眼睛的疲勞，且能防止及治療白內障。它輔助醣類、脂肪、蛋白質的代謝。與維他命A合用，B₂能維持並改善消化道的黏膜組織。B₂也幫助身體組織（皮膚、指甲、頭髮）利用氧氣、去除頭皮屑及協助鐵、維他命B₆的吸收。懷孕期間，缺乏B₂會損害胎兒健康，即使這位母親可能沒有察覺B₂的缺乏。在體內被轉化成菸鹼素（niacin）的色胺酸（try-ptophan）代謝時，需要B₂的幫忙。B₂及B₆有助於腕骨狹窄症候羣（carpal tunnel syndrome）的治療。

缺乏B₂的症狀包括嘴角破裂與生瘡。

來源

豆類、乳酪、雞蛋、魚、肉、牛奶、雞、鴨、鵝肉、菠菜、發酵乳。其它來源有蘆筍、酪梨、綠花椰葉、甘藍菜芽、醋粟、核果。

注意事項

口服避孕藥及費力的運動均會提高對B₂的需求。B₂容易被光、烹飪、抗生素及酒精破壞。

維他命B₃（Niacin, Niacinamide, Nicotinic Acid，菸鹼酸）

維他命B₃為促進血液循環及皮膚健康所必需的。它也協助神經系統運作、醣類、脂肪、蛋白質的代謝及製造消化系統所需的鹽酸。B₃降低膽固醇並改善血液循環，也對精神分裂症（schizophrenia）及其它心理疾病的治療有效用。

來源

菸鹼素（Niacin）及菸鹼醯胺（Niacinamide）均可發現於牛肉、綠花椰菜、胡蘿蔔、乳酪、玉米粉、雞蛋、魚、牛奶、豬肉、馬鈴薯、番茄及全麥。

注意事項

服用菸鹼素會引起無害的發紅、發熱現象。皮膚會出現疹子，且有刺痛

的感覺。孕婦、痛風、胃腸潰瘍、青光眼（glaucome）、肝病、糖尿病患者需提防使用高量的B_3。

泛酸（Pantothenic Acid，維他命B_5）

以消除緊張著稱的泛酸，參與腎上腺荷爾蒙的生產、抗體的形成、協助維他命的利用及轉化脂肪、醣類、蛋白質成能量。腎上腺製造類固醇（steroids）及皮質酮（cortisone）時也需要泛酸。它也是輔酶A（coenzyme A）的必要元素。體內所有的細胞均需要它，它主要集中在各器官內。維持消化道正常功能及治療憂鬱與焦慮，均需要此維他命。

來源

豆類、牛肉、雞蛋、鹹水魚、母奶、豬肉、新鮮蔬菜及全麥。

注意事項

目前為止，還沒有文獻記載服用泛酸會產生副作用。

維他命B_6（Pyridoxine，吡哆醇）

吡吡醇，俗稱維他命B_6，涉及的身體功能比其它任何一種營養素還多。它對身體及心理的健康均有影響。它有助於解決體內水分滯留帶來的不適。胃中鹽酸的製造及脂肪與蛋白質的吸收均需要維他命B_6。此外，它也協助維持體內鉀、鈉離子平衡，並促進紅血球形成。維他命B_6可維持神經系統及大腦的正常功能，而控制細胞分裂及生長的核醣核酸（RNA）與去氧核醣核酸（DNA）等遺傳物質的合成亦不可缺少B_6。它活化多種酵素，並輔助B_{12}的吸收、免疫系統的功能及抗體的產生。B_6同時在癌症免疫性及動脈硬化症（arteriosclerosis）扮演一角色。它能抑制一種稱作高半胱胺酸（homocysteine）的有毒化物之形成。這化學物會攻擊心肌，且使膽固醇沈積在心肌附近。B_6也可能有利於防止草酸鹽引起的腎結石，及充當一種溫和的利尿劑。B_6能減輕月經來臨前的不適症狀，且有助於過敏症、關節炎及哮喘的治療。腕骨狹窄症候羣便與B_6之缺乏有關。

來源

所有食物中或多或少均含有維他命B_6。下列各種食物含量最高：啤酒酵母、胡蘿蔔、雞肉、蛋、魚、肉類、豌豆、菠菜、葵瓜子、核桃、小麥胚

芽。其它B_6含量較低的來源包括酪梨、香蕉、豆類、糖蜜（blackstrap molasses）、糙米及其他全麥穀類、甘藍菜、洋香瓜。

注意事項

興奮劑、動情激素（estrogen）、口服避孕藥會增加身體對維他命B_6的需求。

維他命B_{12}（Cyanocobalamin，氰鈷胺）

維他命B_{12}可以抗貧血。它幫助細胞形成及維持細胞的生命。適當的消化及吸收作用、蛋白質合成、醣類與脂肪的代謝均需要B_{12}。除此，它也預防神經受損、維持生育能力、促進正常的生長與發育。

吸收不良會引起B_{12}的缺乏，這最常見於老年人及消化系統有毛病者。素食者也比較易患B_{12}缺乏症，其症狀包括走路畸型、喪失記憶力、幻想症、眼疾、貧血及消化不良毛病。

來源

富含B_{12}的食物有藍酪（blue cheese）、乳酪、蚌蛤、蛋、鯡、腎、肝、鯖、牛奶、海鮮、豆腐。蔬菜中不含B_{12}；B_{12}僅能由動物性食物獲得。

注意事項

抗痛風藥、抗凝血劑及鉀補充品，均可能阻礙消化道內B_{12}的吸收。素食者需補充維他命B_{12}，因為它主要含在動物性的來源。

生物素（Biotin）

生物素協助細胞生長、製造脂肪酸、代謝醣類、脂肪及蛋白質，且有助於維他命B羣的利用。維護頭髮與皮膚健康需要充足的生物素。對某些男性，它能防止頭髮脫落。生物素也促進汗腺、神經組織及骨髓的健康。

缺乏這種維他命B是罕見的，因為它能在小腸中由食物中被製造。

來源

熟蛋黃、鹹水魚、肉類、牛奶、雞、鴨、鵝肉、黃豆、全麥等穀類、酵母。

注意事項

生蛋白含有一種蛋白質叫卵白素（avidin），它在小腸中會與生物素結合，影響身體對此營養素的吸收。嬰兒有一種皮膚病叫脂漏性皮膚炎（seborrheic dermatitis），會使頭皮或臉部出現乾燥的鱗狀物，這可能因缺乏生物素而引起的。食用腐敗的油脂或代糖會抑制生物素的吸收。使用磺胺劑及抗生素均威脅到生物素的利用性。

膽素（Choline）

神經衝動之傳導、膽囊的調節、肝功能及卵磷脂（lecithin）的形成均需要膽素。它消除肝臟過多的脂肪、協助荷爾蒙製造，且是脂肪與膽固醇代謝所必備的。沒有膽素，則大腦功能與記憶皆會受損。膽素對神經系統方面的疾病如帕金森氏症（Parkinson's disease）及續發性的運動障礙（tardive dyskinesia）均有益處。缺乏膽素可能引起肝臟脂肪堆積。

來源

蛋黃、豆類、肉類、牛奶、全麥等穀物。

注意事項

至今，尚無文獻記載服用膽素會產生副作用。

葉酸（Folic Acid）

被視為大腦食物的葉酸，對製造能量及形成紅血球都是必要的。在DNA合成的過程中，葉酸扮演輔酶（coenzyme）的角色，這對正常的細胞分裂與複製是很重要的。它涉及蛋白質代謝，並一直被拿來預防及治療葉酸貧血症。它也助於消除憂鬱及焦慮，且對子宮頸發育不全（uterine cervical dysplasis）的治療可能有效。葉酸幫忙調節胚胎神經細胞的發育，使它們正常生長與發育。與維他命B_{12}結合時，葉酸最能發揮功用。舌頭紅、痛是缺乏葉酸的症狀之一。

來源

大麥、豆類、牛肉、米糠、啤酒酵母、糙米、乳酪、雞肉、棗椰果、綠葉菜類、羊肉、扁豆、肝臟、牛奶、柳橙、內臟、豆莢、豬肉、根菜類、鮭

魚、鮪魚、小麥胚芽、全麥等穀類、酵母。

注意事項

口服避孕藥可能會增加葉酸的需要量。任何人患有荷爾蒙相關的癌症或痙攣，都應避免長期使用高劑量的葉酸。

肌醇（Inositol）

肌醇對毛髮生長很重要。它有助於預防動脈硬化，且對卵磷脂（lecithin）的形成及脂肪、膽固醇代謝都很重要。它也幫忙清除肝臟的脂肪。

來源

水果、蔬菜、全麥等穀物、肉類、牛奶。

注意事項

飲用過量的咖啡因可能導致體內缺乏肌醇。

對胺基安息香酸(簡稱PABA)

PABA是葉酸基本的組成之一，且它幫助泛酸的利用。這個抗氧化劑幫助預防太陽曬傷及皮膚癌。在蛋白質的分解及利用上扮演輔酶（coenzyme）一角，也助紅血球形成。如果因壓力或營養不良而長白頭髮，服用PABA能幫助毛髮回復原來的顏色。

來源

腎臟、肝臟、糖蜜（molasses）、全麥等穀物。

注意事項

磺胺劑可能引起PABA的缺乏。

維他命C（Ascorbic Acid，抗壞血酸）

維他命C是組織生長及修補、腎上腺功能、健康牙齦必需的抗氧化劑。它預防有害的感染及癌症，也能增強免疫力。它也可能降低膽固醇及高血壓，還能預防動脈硬化。膠原蛋白質（collagen）形成所必需的維他命C，能防止血栓及瘀血，並促進傷口復原及抗神經緊張的荷爾蒙之製造。它也協

助干擾素（interferon）的形成，且幫助葉酸、酪胺酸（tyrosine）、苯丙胺酸（phenylalanine）的代謝。

近來的研究證實維他命C與維他命E會相互合作，也就是，當他們在一起時，能發揮比當它們分開時還大的功能。維他命E負責消除細胞膜上危險的自由基（free radical），維他命C則負責打斷體液內的自由基鏈。這兩種維他命均大大地擴展體內抗氧化作用的範圍。

Ester C polyascorbate是維他命C的一大突破，尤其對那些慢性病患者諸如癌症及愛滋病（AIDS）。這種酯化的維他命C最先是由醫學博士Jonathan Wright研究，他證實使用這種酯化的維他命C，可以使白血球內維他命C的含量提高四倍，而且僅有三分之一的量會經由尿液排出體外。因為人體無法製造維他命C，一定得靠食物或營養補充品獲取。大部分攝取的維他命C會經由尿液流失。當生病需要較多量的維他命C時，用靜脈注射的方式比口服還有效。但這只能在你的醫生建議及指導下，才能這麼做。酯化的維他命C進入血液及組織的速率比普通維他命C快4倍，而且也能較有效率地進入血球細胞。這是有利於免疫系統的一大突破。

Ester C（酯化的維他命C）含有天然的礦物質，能增快吸收的速度。這些礦物質包括鈣、鎂、鋅、鈉。藉由特化作用，能製造出特定礦物質的中性酯化維他命C。

來源

蔬菜、漿果、柑橘類、蘆筍、酪梨、甜菜葉、綠花椰菜、甘藍菜芽、洋香瓜、醋粟、葡萄柚、無頭甘藍（kale）、檸檬、芒果、芥末葉、洋蔥、柳橙、木瓜、香菜、豌豆、甜椒、柿子、鳳梨、蘿蔔、玫瑰實、波菜、草莓、恭菜、番茄、蕪菁葉、水田芥（watercress）。

注意事項

阿司匹靈、酒、鎮痛劑、興奮劑、抗凝血劑、口服避孕藥、類固醇等，都可能降低體內維他命C的含量。糖尿病患者的藥（diabinase）及磺胺劑，與維他命C一起服用時，可能會失去藥物的功效。當測試排便中的血液，大量攝取維他命C會導致偽陰性的判讀。孕婦每日服用的量，不該超過5,000毫克。嬰兒可能形成對此補充品的依賴，且產生壞血症（scurvy）

維他命D

　　此維他命對鈣、磷的吸收及利用是必要的。它對小孩骨骼與牙齒的正常生長及發育尤其重要。在骨質疏鬆症（osteoporosis）、軟骨症及缺乏鈣質的預防和治療上需要維他命D，它同時也可增強免疫力。

　　我們從食物或營養補充物中獲得的維他命D是未完全被活化的狀態。在它完全具有活性之前，得先後在肝及腎中轉化。肝或腎有毛病的人，比較易患骨質疏鬆症。太陽中所含的紫外線能被轉化成維他命D，故將臉及手臂曝曬於太陽下，一週三次，對維他命D的製造是有效的。

來源

　　魚肝油、多脂的鹹水魚、添加維他命D的乳製品、蛋、苜蓿、奶油、蛋黃、比目魚、肝、牛奶、燕麥、鮭魚、沙丁魚、番薯、鮪魚、植物油。維他命D也可由陽光照射皮膚的作用中被轉化成。

注意事項

　　經年累月地每日服用65,000IU以上的量可引發毒性。維他命D應該與鈣一起攝取。小腸、肝臟及膽囊有毛病，都會干擾維他命D的吸收。使用降低膽固醇的藥、制酸劑、礦物油或類固醇荷爾蒙（皮質酮，可體松cortisone）也會干擾其吸收。Thiazide利尿劑會破壞鈣與維他命D的比例。

維他命E

　　維他命E是一種預防癌症及心臟血管疾病的抗氧化劑。它改善血液循環、修護組織，同時對胸肌纖維化及月經來前不適症狀的治療均有幫助。它也促進正常的凝血，並減少傷口的疤痕、降低血壓、防止白內障、改善運動機能及腿部痙攣。藉由抑制脂質過氧化及形成自由基，維他命E也防止細胞受損。它延緩老化，並可能防止老人斑。

　　身體需要鋅，以維持維他命E在血液中的適當量。

來源

　　冷壓蔬菜油、全麥等穀類、深色葉菜類、核果及種子、豆科植物。富含維他命E的食物有乾豆、糙米、玉米粉、蛋、脫水肝、牛奶、燕麥、內臟、番薯、小麥胚芽。

注意事項

請勿同時攝取鐵及維他命E。糖尿病、風濕性心臟病或甲狀腺機能亢進患者，均不宜使用高劑量。患有高血壓者開始服用時宜少量，然後逐漸增加到需要的量。

維他命K

血液凝固時需要維他命K，它也可能與骨骼形成有關。它也可能預防骨質疏鬆症。此外，維他命K將葡萄糖轉化成肝醣以貯存在肝中。

來源

苜蓿、綠花椰菜、深綠色葉菜類、大豆、糖蜜（blackstrap molasses）、甘藍菜芽、甘藍菜、花椰菜、蛋黃、肝、燕麥、黑麥、紅花植物油、小麥。

注意事項

在懷孕的最後幾週使用高劑量的合成維他命K，可能導致胎兒中毒。過量地使用會導致全身發紅及出汗。抗生素會干擾維他命K的吸收。

生物類黃酮（Bioflavonoids）

雖然嚴格來說，生物類黃酮不算真的維他命，但有時，它仍被稱作維他命P。生物類黃酮增加維他命C的吸收，它們宜一起服用。各式各樣的生物類黃酮產品有許多，包括hesperetin,橘皮苷（hesperidin）,eriodictyol,槲皮黃酮（quercetin）,quercetrin及芸香素（rutin）。人體無法自製此維他命，必須由飲食中補充。它們被廣泛地使用於運用傷害，因其能減輕疼痛、腫塊、瘀血。它們也能降低腿部及背部的疼痛，及緩和長期性出血與血清缺鈣的症狀。生物類黃酮與維他命C互助合作，以保護微血管的結構。除此，它有抗菌功效及促進血液循環、刺激膽汁形成、降低膽固醇含量、防治白內障。與維他命C一起服用，還能減輕口部疱疹的症狀。

槲皮黃酮（Quercetin）是一種發現於藍綠藻內的營養補充品，它可能有效地防治哮喘。鳳梨酵素（Bromelin）和quercetin彼此互助，宜一起服用，以增加吸收效果。每日服用1,000至2,000毫克的quercetin，分成3到6份，可治哮喘及過敏。

來源

柳橙類的皮與果肉之間的白色物質、青椒、蕎麥（buckwheat）、黑醋栗均含有生物類黃酮。其它的來源則有杏果、櫻桃、葡萄柚、葡萄、檸檬、柳橙、李、玫瑰實。

注意事項

過度服用可能引起腹瀉。

輔酶Q_{10}（Coenzyme Q_{10}）

輔酶Q_{10}與維他命E相似，但或許是個更強的抗氧化劑。它也被稱作泛醌（ubiquinone）。有十種常見的輔酶Q，但只有輔酶Q_{10}見於人體組織。Q_{10}隨著年齡漸增而漸減，宜由飲食中補充。它在免疫系統的功效及老化的作用上扮演舉足輕重的角色。新英格蘭機構曾報導說，單單輔酶Q本身，就足以減低患有腫瘤及血癌的實驗動物之死亡率。臨床試驗正與化學療法並用，以減低這些藥物的副作用。

在日本，它被用來治療心臟疾病及高血壓，且也被用來增強免疫系統。研究已顯示使用輔酶Q_{10}，有益於過敏、哮喘及呼吸疾病的患者，同時也用來治療一些精神異常的疾病如精神分裂症及阿滋海默症（Alzheimer's disease）。它還有助防止老化、肥胖、念珠菌病（candidiasis）、多發性硬化症、牙周病、糖尿病。由於輔酶Q_{10}對免疫系統的好處相當多，治療愛滋病（AIDS）將是研究Q_{10}的首要目標。稍早，日本人的研究顯示Q_{10}能保護胃及十二指腸的內壁，它或許有助十二指腸潰瘍的治療。Q_{10}能對抗組織胺（histamine，有擴張血管的作用等）、哮喘及過敏。使用輔酶Q_{10}，將為癌症的預防及控制跨出一大步。

購買輔酶Q_{10}時要注意，並非所有的產品都會提供最純的Q_{10}。它的天然顏色是亮黃色，且當它呈粉末狀時，是近似無味。Q_{10}須遠離光與熱。純的輔酶Q_{10}在溫度超過46℃時，將會變質壞掉。

來源

鯖魚、鮭魚、沙丁魚含有高量的輔酶Q_{10}。

注意事項

至今，尚無文獻記載服用輔酶Q_{10}會產生副作用。

營養、飲食及健康

　　要維持良好的健康及幸福的生活，我們須攝取許多營養素。美國食品藥物管理局（FDA）已制定每日營養素推薦量（RDA）。但如在上一章介紹各種維他命時提過，RDA中提供的各種營養素的分配量不足以維持最佳的健康狀況，它只夠用來避免疾病。因此，一般沒有什麼特別毛病的成人，應當由食物和／或補充品中，提高營養素的攝取量。下面的表格將指引你一個方向。雖然這些列出來的量是安全的（不會產生毒性），它們應當根據體型及重量作一些調整。

　　活動量大及經常運動的人，需要較多量的營養素。那些工作壓力很大的人、嚴格節食者、身心有病的人、服用口服避孕藥的婦女、正接受醫療者、剛手術完的病人及抽煙、酗酒者，均需較高量的維他命與礦物質。

　　除了適量飲食，運動及正面的心態也是預防疾病的兩項重要元素。如果你的生活方式符合這幾點，你將感到精神舒暢且體力充沛，這是我們應得的報償。

維持健康所需的營養素及其劑量

　　推薦下列各種營養素給你以維持健康，並建議每日的用量。但在使用任何一種補充品之前，得先向你的醫生請教。劑量要根據年齡及體重調整。

維他命	每日劑量
β－胡蘿蔔素	15,000IU
維他命A	10,000IU
維他命D	400IU
維他命E	600IU
維他命K（苜蓿）	100微克
維他命C與抗壞血酸	3,000毫克
生物類黃酮（Bioflavonoids）	500毫克
維他命P，橘皮苷（Hesperidin）	100毫克
芸香素（Rutin）	25毫克
葉酸	400微克

維他命B₁(硫胺素，Thiamine)	50毫克
維他命B₂(核黃素，Riboflavin)	50毫克
菸鹼素(Niacin)	100毫克
菸鹼醯胺(Niacinamide)	100毫克
泛酸(維他命B₅，Panthothenic acid)	100毫克
維他命B₆(吡哆醇，Pyridoxine)	50毫克
維他命B₁₂(氰鈷胺，Cyanocobalamin)	300微克
生物素(Biothin)	300微克
膽素(Choline)	100毫克
肌醇(Inositol)	100毫克
PABA(Para－aminobenzoic acid)	25毫克
維他命F(不飽和脂肪酸)	

礦物質	每日劑量
鈣	1,500毫克
鉻	150微克
銅	3毫克
碘(海帶)	225微克
鐵(註)	18毫克
鎂	750毫克
錳	2毫克
鉬	30微克
鉀	99毫克
硒	200微克
鋅	30毫克

＊(註)鐵質應該分開攝取，如果無缺乏症狀，也可以省略。勿在多種營養素的配方中加入鐵質。

其它可選擇的補充品	每日劑量
輔酶Q₁₀	30毫克
大蒜(kyolic)	
鍺(Ge－132)	60毫克
肉鹼(L－carnitine)	100毫克
半胱胺酸(L－Cysteine)	50毫克
離胺酸(L－Lysine)	50毫克
甲硫胺酸(L－Methionine)	50毫克
酪胺酸(L－Tyrosine)	100毫克
卵磷脂	200～500毫克

果膠(Pectin)	50毫克
RNA－DNA(核酸)	100毫克
矽	
超氧物歧化酶	
(Superoxide dismutase)	

　　為了增強體力，你還可攝取其它的補充品包括花粉、Bio－Strath、Floradix配方、氨基酸、蒜頭精、二十八烷醇、西伯利亞人參、螺旋藻

維他命及礦物質的互助與缺乏

　　所有的維他命及礦物質都是協同作用的（synergistic）。這表示某些維他命及礦物質彼此合作，以完成某種作用。它們擔任催化劑的角色，促進其它維他命及礦物質的吸收及利用。缺乏維他命或礦物質時，不僅要補充你所缺乏的那種營養，還要添加其它的維他命及礦物質。服用單一種維他命或礦物質可能無效且危險。補充維他命及礦物質時，要隨時記得保持它們的均衡。下面的表格列出治療缺乏症所必需給的維他命和礦物質。

缺乏的維他命	吸收利用所需的營養素
維他命A	膽素、維他命C、D、E、F、鋅
生物素（Biotin）	葉酸、泛酸(B$_5$)、B羣、維他命B$_{12}$及C
膽素（Choline）	B羣、肌醇、維他命B$_{12}$、葉酸
肌醇（Inositol）	B羣、維他命C
菸鹼酸（Niacin）	B羣、維他命C
PABA	B羣、葉酸、維他命C
泛酸（Pantothenic Acid）	B羣、維他命A、C、E
維他命B$_2$（Riboflavin）	B羣、維他命C
維他命B$_1$（Thiamine）	B羣、維他命C、E、錳
維他命B羣	鈣、維他命C、E
維他命C	生物類黃酮、鈣、鎂
維他命D	鈣、膽素、磷、維他命A、C、F
維他命E	肌醇、錳、硒、維他命A、B、C、F
維他命F	維他命A、C、D、E
維他命K	天然來源（例如苜蓿、綠葉菜類）
鈣	鐵、鎂、錳、磷、維他命A、C、D、F
銅	葉酸、鈷、鐵、鋅

碘	鐵、錳、磷
鎂	鈣、磷、鉀、維他命B₆、C、D
錳	B羣、鈣、鐵、維他命E
磷	鈣、鐵、錳、鈉、維他命B₆（pyridoxine）
矽	鐵、磷
鈉	鈣、鉀、硫、維他命D
硫	生物素、泛酸、鉀、維他命B₁
鋅	鈣、銅、磷、維他命B₆

　　最近一項研究顯示，接受美國農業部調查的人口中，有43％的人飲食中所含的其中十種營養素攝取量只達RDA推薦量的60％。這意味著超過半數的人，至少缺乏一種重要的營養素。此外，某食品科技公司在1981年，對37,000人作了一項問卷發現，一半的人口缺乏維他命B₆，42％的人未攝取足夠的鈣，39％的人飲食缺乏足夠的鐵，25～39％的人未獲得充足的維他命C。

　　其它的研究已顯示，缺乏維他命或許不會影響全身，但可能導致某些特定細胞衰弱。那些吸煙者或許會缺乏維他命，但僅止於肺部。

過熟食物潛藏的危機

　　如果你把一種食物煮太久，尤其是放在烤肉架上用煤炭燒烤，食物容易焦黃。這種過熟的食物已經證實有高度致癌性。麵包表層的脆皮與其它烤焦的食物，含有各式各樣的致癌物。事實上，很多能在動物中產生癌症的化學物質，已由煮熟的蛋白質中分離出來。

　　過熟食物的攝取量因人而異，有些人可能一天消費許多公克。吸煙者一天抽兩包煙，相當於吸入半公克有毒的燒焦物質。和不吸煙的人比較起來，吸煙者的尿液中，含有能立即偵測到的致癌物。那些吃炸豬排或煙燻肉的人也會吃入有害的氮化物。當動物中的脂肪、蛋白質及其它的有機化物受到極高的烹飪時，會改變其化學結構，而產生毒性。當吃下這些食物時，無異是增加致癌的風險。

應避免的食物

　　大豆食品及花生含有某些酵素抑制劑，宜適量地攝取。飲食中有太多種豆科植物，例如豆類，會在體內產生過多的氣體及不適。大部分的毛病都伴

有消化問題，因此，不易消化的食物應偶爾吃吃就好。

不要將核果暴露於空氣中及光線中。核果必須是新鮮未烤過的。腐敗的核果含有臭油，會引起多種疾病。

蛋白質的需求

一個體重170磅（約77公斤）做輕活的男子，每日蛋白質的需要量是25～30公克。一碗豆湯、一片全麥麵包及一份生菜沙拉就可供給他的需求。此沙拉醬裏應包含純蘋果醋、冷壓橄欖油或紅花（safflower）植物油（膽固醇過高者應使用者芥花油canola oil）、小蒜、藥草，以及少量的大麥芽糖或蜂蜜，以添些甜度。

完全蛋白質，提供各式各樣的胺基酸，是維持生命必備的營養素。它們是所有生物的結構物質，而且它們參與各種維持生命所需的化學反應。下列食物的組合，綜合起來可以提供一套完整的蛋白質。雖然每一種食物缺乏一種或更多必需胺基酸（請參考第一部的胺基酸），但當它們綜合起來即形成一完全蛋白質，是很好的肉類代替品。

①豆類與下列任何一種搭配：

乳酪、玉米、各式核果、米、芝麻、各式種子、小麥。

②糙米與下列各項搭配：

豆類、乳酪、各式核果、芝麻、小麥。

除此，玉米粉（cornmeal）添加L－離胺酸（L－lysine，一種胺基酸）之後，也可成為一種完全蛋白質。任何未加工的穀物、各種核果及種子、豆科植物（例如豌豆、花生、大豆）、各式綜合蔬菜等混合起來也是一種完全蛋白質。

在正餐中攝取以上所介紹的各種綜合蛋白質，我們身體將不需要動物性蛋白質。你還可以在正餐中添加Veggie Chili及豆類拌糙米兩道菜，來符合蛋白質的需求。吃麵包時，用核果醬或在餐中添加核果及種子。全天吃素的人要切記補充維他命B$_{12}$，因為此維他命幾乎僅見於肉類。

下列水果含有1％或更多的蛋白質：杏果（apricots）、酪梨、香蕉、櫻桃、無花果、葡萄、橄欖、木瓜、番茄。

所有的大豆產品例如豆腐及豆奶均屬完全蛋白質，除此，能單獨提供完

全蛋白質的食物種類相當有限。然而，大豆產品含有各種必需胺基酸，外加若干營養素，適合用以補充不含肉的飲食。大豆油、豆粉、素肉、乳酪及其它大豆產品，均可在健康食品店購得。

酸酪乳（Yogurt）是動物性蛋白質來源中唯一的上品。它是利用酵母菌及其它菌將牛奶發酵製成的。此發酵過程使酸酪乳產生似果凍般的質感。乳酸菌Lactobacillus jacidophilus及其它良性菌，對消化食物及預防許多疾病包括念珠菌病（candidiasis）及鵝口瘡（thrush）都是必要的。消化道中含有一些對身體有益的細菌。這些細菌不僅幫助食物消化，也是生產某些維他命必備的，尤其是維他命B。這些細菌負責維護消化道中正常的共生菌羣，也防止病菌的滋生。酸酪乳就是含有這些良性菌，它也同時含有維他命A、D及B羣。

不要到超市購買那些加糖、加防腐劑的人工加味酸酪乳，因為糖份會引來不必要的細菌。相反的，你可以到健康食品店買新鮮天然的酸酪乳，或者自己動手做。製造酸酪乳的器具不貴、容易使用，且可以在大部分的健康食品店中找到。

新鮮生吃的好處

新鮮蔬菜所含的維他命及酵素較過熟或貯存過久者還多。食物存放愈久，養份流失愈多。

最健康的食物是那些一直都用有機肥栽培的植物。它們的生長都不需用到殺蟲劑、除草劑、人工肥料或生長素。利用有機方式生產的食物可以在特定的健康食品店找到。

所有的食物都必須在食用前澈底沖洗乾淨，以去除殺蟲劑或其它殘留物。使用軟毛菜刷擦拭食物表面，並在水中靜置10分鐘。你也可使用無害的洗潔劑，這可在一些較大的健康食品店中購得。然而，倘若這食物是經由有機肥栽培的，則用水及刷洗大致上就足夠了。

雖然多數人習慣將幾乎所有的食物熟吃，但蔬菜和水果是盡可能生吃較好。維他命及酵素對高溫是極度地敏感的，很容易在烹煮的過程中破壞掉。如果無法取得生鮮的蔬菜，則可以用冷凍蔬菜取代；不要使用加工、罐裝或盒裝的食品。如果你覺得生菜難以入口，可以清蒸或鍋炒。

大部分的蔬果應不分部位都吃進去，因為每一個部位都具有營養價值。除了柳橙類的水果之外，其它的水果應該果皮與果肉皆吃。可以吃柳橙類其果皮與果肉之間的那層白色物質，以補充維他命C及生物類黃酮（bioflavonoid）。然而除了檸檬以外，柳橙類的水果要限量攝取。檸檬汁是一種有效的治療劑。每日起床第一件事便是用一杯溫水泡檸檬汁。

在外用餐時

上館子時，只點燒魚燒雞、清蒸或烘青菜、及輕拌的生菜沙拉。避免所有煎炸及加工的食物。很多餐館用冷凍食品，而且含有鹽、動物脂肪、亞硫酸鹽及防腐劑。在用餐期間，以新鮮檸檬汁加水當飲料，可以幫助消化及解毒。

烹飪器皿

不要使用鋁製炊具。鋁化物可溶於水且也容易被身體吸收。這些鋁化物尚未被發現對人體有益。用鋁鍋烹煮的食物會產生一種氯毒，它會中和消化液，並對腸胃壁進行酸解及形成潰瘍。這不受歡迎的鋁會沈積在腦部及神經系統的組織，且將不斷地累積。過量的鋁與阿滋海默症（Alzheimer's disease）有關（請參考第二部的鋁的毒性與阿滋海默症）。只用耐熱玻璃、不鏽鋼及鐵製的炊具。避免塗漆或鍍金的炊具，因為這些塑膠及金屬也會沈積於食物中。

鹽不是生活的加味料

常見的食鹽（氯化鈉）對身體有數不清的害處。濃度高時，它引起體內微妙的體液與礦物質平衡發生變化。太多鹽會造成體內過多流體的堆積及在組織內產生高流體靜力壓（hydrostatic pressure），最後導致嚴重的心臟疾病及中風。鹽同時也使血液循環不順暢。我們的血液是負責運送養分及氧氣到全身各部的細胞，它也攜帶代謝作用的廢物到排泄的部門。這個功能對任何病況都是極重要的。攝取鹽分造成組織中水分增加，會使這必要的排泄過程更困難。

單醣類對多醣類

食用精製的醣類（如糖）會導致許多毛病。攝取過量的糖分是很多病症的致病因子。這含甜度的物質刺激胰臟製造代謝單醣類所需的胰島素（insulin）。當飲食中含有較多糖分，胰臟必須生產額外的胰島素。攝取過多糖分時，會過度刺激胰臟而導致此腺體的疲乏。當胰臟不能處理飲食中的糖分，糖尿病便由此而生（請參考第二部的糖尿病）。

　　胰臟是身體用來預防疾病的重要器官之一。吃過量的蛋白質（尤其是動物性來源者）會造成過多的胰臟酵素排出體外。這些酵素在癌症的預防上是極重要的。除了食用過量的簡單碳水化合物，沒有節制地攝取動物蛋白質也會導致胰臟損壞。

　　食用精製的單醣類也會導致一種情況叫低血糖症（hypoglycemia），此時身體已無法適當地代謝糖分（請參考第二部的低血糖症）。當胰臟無法代謝單醣類時，足以導致疲勞、頭暈、頭腦不清、頭痛、急躁不安，而最終造成其它疾病例如腎上腺的崩潰。消除緊張及生活壓力有賴腎上腺發揮其功能。當低血糖症出現時表示身體正處於壓力下。假使你患有低血糖症，要記住別再給身體施加壓力。

　　除此，一餐富含脂肪及單醣類的食物，將使你感到疲倦且減低你的思考能力，因為腦組織正缺氧。血球細胞在正常情況下會彼此排斥，以免凝聚在一起形成血塊（clot）。像橡皮筋一般，血球在數百哩長的血管中穿梭時，會彎曲及扭曲。這個作用保持有效的血流。然而，飲食中過量的脂肪將改變此正常的過程。當脂肪經由小腸壁進入血流中，它會把血球包裹起來，造成血球聚集。如此使血球要通過微血管時會發生困難，因而減少對組織的供氧量及導致疲勞和生病。由於在體內造成不良的反應，應減少脂肪的攝取，限制單醣的食用，以防止疾病並幫助疾病復原。

　　雖然單醣類應從飲食中剔除，多醣類則是有益身體應該納入飲食中。它們可以在新鮮蔬果、豆類及天然未加工的穀類中找到。這些多醣類提供了膳食纖維，而且所含的熱量僅有脂肪及單醣類的三分之一。蛋白質與醣類的熱量差不多相同。以澱粉形式存在的醣類含有許多維他命及礦物質。碳水化合物在體內可以被轉化成脂肪，以供應身體能量及溫度。多醣類持續地提供能量，相對地，單醣類僅暫時地湧現能量。

　　想吃甜食的欲望可以藉新鮮的水果來滿足。很多種水果嚐起來既甜又容易消化。它們也含有身體健康所必須的各種營養素。吃水果時應該不添加任何東西，可以當作早晨起床的第一件例行事項，有助清潔腸胃。要知道雖然糖漿（由高粱提煉成的）及蜂蜜含有維他命及礦物質，但它們本身也是醣類，也能引發糖分問題。

　　適量的纖維及膨脹性物質（刺激腸子蠕動）已經證實在飲食中是很重要的。形成纖維與膨脹性物質的食物中含有一些物質，當它們通過消化道時不會被吸收，有清腸作用且保持消化道的乾淨。高纖食物藉由蠕動作用通過消化道，並挾帶許多毒素離開胃腸，以免這些毒素囤積體內產生疾病。完整的

食物例如蔬果、核果、種子及未加工穀類等均含有膨脹性物質與纖維。燕麥麩及米糠是添加膳食纖維的明智選擇。

　　要記住，宇宙中沒有一種東西是隨時保持在顛峰狀態，包括我們的身體。每一事、每一物和每一人都有循環──我們都在經歷高潮和低潮。我們必須不斷地努力保持高度體能狀況並避免情緒低落。這可以經由遵循下列的基本方針達成。

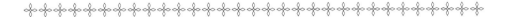

基本營養指南

　　營養的飲食是健康之鑰。當你在決定什麼該吃什麼不該吃以保持身體健康時，下面的表格提供一個遵循指南。

食物種類	應當避免的食物	可以接受的食物
豆類	豆拌肉罐頭、含鹽或防腐劑的豆類罐頭、冷凍豆類。	不用動物脂肪或鹽烹調的各種豆類。
飲料	酒、咖啡、可可、滅菌及加糖果汁、水果飲料、汽水、茶（藥草茶除外）。	藥草茶、新鮮蔬菜及果汁、由穀粒代替咖啡豆製成的代咖啡、礦泉水或蒸餾水。
乳製品	所有軟質乳酪、各種添加橘色的滅菌乳酪品、冰淇淋。	生羊乳酪（低脂）、脫脂乾酪、開菲(Kefir)、不加糖酸酪乳、羊奶、生奶或低脂牛奶、酸乳、各種大豆產品。
蛋	煎炸或醃泡的蛋。	水煮蛋或荷包蛋。（一週限吃4個）
魚	煎炸的魚、甲魚、鹹魚、鯖、浸油的魚肉罐頭。	所有淡水魚、鮭魚、燒烤魚、浸水的鮪魚罐頭。
水果	罐頭、瓶裝或添加糖分的冷凍水果。	所有新鮮、冷凍、燉及脫水不加糖的水果、無硫化物的水果、自製水果罐頭。

食物種類	應當避免的食物	可以接受的食物
穀類	所有白麥粉產品、白米、義大利麵及通心粉、餅乾、過度加工的燕麥片及冷熱麥片（cereals）。	所有含麥麩或米糠的穀類包括麥片、麵包、鬆糕（muffins）、全麥餅乾、麥片粥、蕎麥、粟、燕麥、糙米、野生米。（發酵麵包一週限吃三次）。
肉類	牛肉、豬肉、熱狗、煙燻、醃泡及加工肉、鴨、鵝、排骨肉、肉湯、內臟。	去皮火雞、雞肉及羊肉。（以一週吃三次肉類為限）。
核果類	花生、各種加鹽或烤過的核果。	所有新鮮的生核果（花生除外）。
油脂類	所有飽和脂肪、氫化人造奶油、精煉油、硬化油脂。	所有冷壓過的油：玉米、紅花、芝麻、橄欖、大豆、葵花等油、及canola油；由這些油製成的人造奶油；不加蛋的美乃滋。
調味品	黑或白胡椒、鹽、紅辣椒、白醋、所有人工醋。	蒜、洋蔥、乾香菜、各種藥草、蝦夷蔥、番椒（cayenne）、脫水蔬菜、蘋果醋、tamari、味噌、海藻、海鹽、掌狀紅皮藻（dulse）。
湯類	摻鹽或味精的罐頭湯、含有油脂或乳酪的濃汁。	自製不含鹽、脂肪的豆類、扁豆、豌豆、蔬菜、大麥、糙米、洋蔥。
芽菜和種子	用油或鹽煮的種子	所有稍微煮過的芽菜（苜蓿芽除外）、小麥草、所有生的可食種子。
糖類	白糖、黑糖或生糖、玉米糖漿、巧克力、糖果、果糖、所有的糖漿不包括純楓糖、所有代糖、加糖的果醬及果凍。	麥芽或米製的糖漿、少量的生蜂蜜、純楓糖、未加硫化物的蜜糖（blackstrap molasses）。
蔬菜類	所有添加鹽或其它添加物的罐頭及冷凍蔬菜。	所有生鮮的、冷凍的（不含添加物）蔬菜，或自製的蔬菜罐頭。

礦物質

礦物質的功能

礦物質和維他命一樣也是扮演輔酶（coenzyme）的角色，使身體能迅速確實地執行各項活動。體液中恰當的組成、血液及骨骼的形成，以及神經功能的維護等都需要礦物質。

礦物質是地球上自然存在的元素。岩石就是由礦物質組成的。當岩石與石頭經過數百萬年的侵蝕而裂成碎塊時，沙石也不斷地累積，形成土壤的基質。除了這些礦物鹽的微細粒子，土壤中還充滿能利用這些礦物鹽的微生物。接著這些礦物質由土壤傳給植物，然後這些植物又被草食性的動物吃掉。人類於是藉由攝取這些植物或草食性動物，獲得礦物質以供身體使用。

礦物質可以分作兩組：巨量礦物質（macro or bulk minerals）及微量礦物質（micro or trace minerals）。巨量礦物質包括鈣、鎂、鈉、鉀、磷。身體對這些的需要量大於微量礦物質。雖然身體的微量礦物質的需求量很少，但它們對健康很重要。微量礦物質包括鋅、鐵、銅、錳、鉻、硒、碘。因為礦物質主要是貯存在骨骼與肌肉組織，如果服用極大劑量，很可能導致礦物質過量。然而僅有長期大量服用才會使毒性累積。

架子上面賣什麼

巨量及微量礦物質通常都混在維他命補充品及綜合維他命補充品中。買的時候可由標籤上確認是否你需要的礦物質均含於其中。礦物質也有單獨販售。你可以買到錠劑、膠囊、粉末、液體等各種形式的礦物質補充品。

改善礦物質的吸收

有些礦物質補充品是屬於箝合性的，也就是說這些礦物質被黏附在一種蛋白質分子上，藉由這些蛋白質將礦物質運送到血液內，以增強礦物質的吸收。當礦物質與正餐一起服用時，在消化期間，它們通常會被胃中的某些物質黏附。服用哪一型式的礦物質較好是個爭議性的問題，但我們仍推薦使用箝合性的礦物質。

　　各種運送礦物質的分子以相同的方式運作著。在德國漢諾威（Hanno-ver）的Silbersee醫院的Hans Nieper醫生已發展一套與礦物質輸送相關的理論。他發現在各式各樣的箝合形式中，以與orotates及arginates兩種箝合的方式最有效，因為它們對細胞質有親和力，而且能夠移動到那裏去。我們根據Nieper醫生的礦物質運送理論作實驗，已顯示它們是最有效的。

　　一旦礦物質被吸收，它必須經由血液運送到細胞，然後以細胞能利用的形式通過細胞膜。當某種礦物質進入身體，它勢必與其它礦物質競爭被吸收；因此，礦物質的攝取量應保持均衡。例如，服用過量的鋅會使體內的銅流失，而過量的鈣會影響鎂的吸收。總之，使用均衡的礦物質補充品才有利身體。

　　此外，纖維會減低礦物質的吸收。因此，不要同時服用纖維及礦物質補充劑。

認識各種礦物質

硼（Boron）

　　攝取鈣質及維持骨骼健康需要微量的硼。大部分的人都不會缺乏硼。然而，老年人每日補充2～3毫克的硼是有益的，因為他們對鈣質的吸收較有問題。

　　根據美國農業部最近的研究顯示，一羣已過更年期之受試婦女，連續八天每日補充3毫克的硼，可減少40％的鈣、1／3的鎂，及些許的磷經由尿液流失。

來源

　　葉菜類、水果、核果、穀類。

注意事項

　　每日攝取量勿超過3毫克。

鈣（Calcium）

　　鈣對骨骼與牙齒的形成、正常心跳的維持、神經衝動的傳導等都是很重要的。肌肉的生長與收縮及肌肉痙攣的預防均需要鈣。它也是血液凝固所必需的，且它幫助防止結腸癌。它也降低血壓及預防骨質疏鬆症。鈣提供能量

並參與RNA與DNA藉蛋白質形成其結構的作用。它也參與某些酵素的活化作用，例如解脂酶（lipase）的活化。鈣的吸收需要離胺酸（lysine，一種胺基酸）。

鈣質藉由抑制鉛這有毒金屬的吸收，保護骨骼與牙齒免於鉛害。如果缺乏鈣質，鉛會被身體吸收而沈積於骨骼與牙齒。這點或許可以說明常患齲齒的小孩，體內有較多量的鉛。

缺乏鈣可能會導致下列各種症狀：肌肉痙攣、神經緊張、心悸、脆指甲、濕疹、高血壓、關節痛、膽固醇量升高、風濕性關節炎、蛀牙、失眠、軟骨病，及手臂和／或腿發麻。

少量多次地服用一天所需的鈣質及睡前服用是比較有效的方法。當晚上服用時，還能促進良好的睡眠。一次大量地使用鈣是最沒有效果的。

由於女性荷爾蒙量降低，女運動員及婦女們在停經以後，需攝取較多鈣質。女性荷爾蒙可促進鈣質沈積骨骼中，以保護全身的骨架系統。

來源

乳製品、鮭魚（含魚骨）、沙丁魚、海鮮、綠葉菜類。它也見於杏仁果、蘆筍、粗煉糖蜜（blackstrap molasses）、啤酒酵母、綠花椰菜、酸乳（buttermilk）、甘藍、角豆（carob）、乳酪、collards、蒲公英葉、掌狀紅皮藻（dulse）、無花果（figs）、榛子（filberts）、羊奶、海帶、芥末葉、燕麥、香菜、李子、芝麻、豆腐、蕪菁葉、乳漿（whey）、酸酪乳等。

注意事項

草酸〔見於大豆、甘藍、菠菜、大黃（rhubarb）、甜菜葉、杏仁果、腰果、可可等〕在小腸中會與鈣結合，產生無法被吸收的不可溶物質，因而阻撓鈣質的吸收。偶爾食用含草酸的物質不會有什麼大礙，然而沒有節制的食用會抑制鈣的吸收。

有腎結石或其它腎臟疾病的人，不應當使用鈣補充品。鈣可能干擾Verapami的效用，這是一種心臟的鈣離子通道之阻劑（blocker）。一種稱tums的鈣質來源會中和吸收鈣所需的胃酸。鈣與鐵一起服用會減低兩者的效用。過量的鈣會干擾鋅的吸收，正如過量的鋅會影響鈣的吸收。必要的話，可以分析頭髮來檢驗體內這兩種礦物質的含量。

飲食缺乏維他命D或服用過量的磷與鎂，均會阻礙鈣的吸收。雖然過度

運動也會阻礙鈣的吸收，適量運動則對鈣質吸收有幫助。飽含蛋白質、脂肪或糖類的飲食也會影響鈣質的吸收。一般美國人飲食中含有肉類、精製穀類及汽水（含高量的磷），這導致成年人骨質流失。消費者應多食含高鈣低磷的蔬菜、水果及完整的穀類。

有些維他命公司使用D_1—鈣—磷的型式，但沒有列在標籤上。這種型式的鈣會干擾綜合補充品中各式營養素的吸收。

測試你使用的那一牌鈣質，以確定它們能被身體吸收。把鈣片放入一杯溫水搖一搖。如果鈣片未在24小時內溶解，則更換另一種廠牌使用。

鉻（chromium，GTF）

因為涉及葡萄糖的代謝，鉻又稱葡萄糖耐授因子（glucose tolerance factor, GTF）是生產能量必備的物質。它對膽固醇、脂肪及蛋白質的合成也是相當重要的。這個必需礦物質在糖尿病及低血糖患者體內，透過適當地使用胰島素來維持穩定的血糖濃度。血漿中鉻的濃度低時，表示冠狀動脈有毛病。

一般美國人的飲食缺乏鉻。研究人員估計每三個美國人中就有兩位患有低血糖症、低血糖症前期、或糖尿病。土壤與水源中缺乏鉻，以及飲食中含太多的精製白糖、麵粉、還有垃圾食物，都威脅著體內維持正常血糖濃度的能力。

來源

啤酒、啤酒酵母、糙米、乳酪、肉類、完整的穀類。它也可能見於乾豆、雞肉、玉米及玉米油、乳製品、小牛肝、香菇、馬鈴薯。

注意事項

目前尚未發現任何副作用。

銅（Copper）

銅有助骨骼、血紅蛋白（hemoglobin）及紅血球的形成，且它與鋅、維他命C均衡運作以形成彈性蛋白（elastin）。它還牽涉傷口癒合過程、製造能量、頭髮及皮膚的顏色、味覺等。

缺乏銅的早期症狀之一是骨質疏鬆。銅是形成膠原蛋白所必備的，膠原蛋白（·collagen）構成骨頭間質的結締組織。

來源

　　除了炊具及水管可見到銅，它也廣泛地分佈在各種食物中包括杏仁果、酪梨、大麥、豆類、甜菜根、糖蜜（molasses）、綠花椰菜、蒲公英葉、蒜、扁豆、肝、香菇、核果、燕麥、柳橙、內臟、胡桃、蘿蔔、葡萄乾、鮭魚、海鮮、大豆、綠葉菜等。

注意事項

　　如果攝取高量的鋅或維他命C，會降低體內銅的含量。如果服用過多的銅，維他命C與鋅的含量也會降下來。

鍺（Germanium，Ge-132）

　　這個微量礦物質是最近被kazuhiko Asai此日本科學家發現並研究的。他發現每日服用100～300毫克的鍺，可以改善許多種疾病包括風濕性關節炎、食物過敏、高膽固醇、念珠菌病、慢性病毒感染、癌症、愛滋病等。鍺同時也是一種作用快速的止痛劑。鍺的任務是把自身附著在氧分子上，這些氧會被攜帶到全身各部，以增加細胞的含氧量。我們的身體需要氧，以維持免疫系統正常運作，因為氧有助身體排除毒素。Asai博士相信所有疾病都是由於對那個部位的供氧不足引起的。研究人員已顯示有機鍺是提高組織含氧量的有效方法，因為它與血紅蛋白一樣是氧的攜帶者。

　　鍺－132價格相當昂貴，因為在植物中所發現的量非常少，而且要獲得少量的鍺需要消耗大量的植物。目前僅有一家日本工廠生產鍺。

　　想要多知道鍺－132的訊息請洽：Global Marketing, 435 Brannan street, San Francisco, CA94107;（415）459－8524。

來源

　　蘆薈、治痢草（comfrey）、大蒜、人參、shiitake菇（日本香菇）、洋蔥、Suma藥草等。

注意事項

　　目前尚未發現任何副作用。

碘（Iodine）

對身體而言僅需要微量的碘，它幫助代謝過多的脂肪，且對身心發展頗重要。碘也是維持健康的甲狀腺及防止甲狀腺腫大所必需的礦物質。小孩智障可能由於缺乏碘引起的。除此，近來研究發現缺乏碘與乳癌有關聯。

來源

富含碘的食物包括碘鹽、海鮮、鹹水魚、海帶。也可能見於蘆筍、掌狀紅皮藻（dulse）、白的深水魚、大蒜、皇帝豆、菇類、海鹽、芝麻、大豆、菠菜（請參考下面注意事項）、夏季瓜類（squash）、茶菜、蕪菁葉。

注意事項

有些食物大量生吃會阻礙碘進入甲狀腺。這些包括甘藍菜芽、甘藍菜、白花椰菜、桃子、梨子、菠菜、蕪菁。如果有甲狀腺機能減退的毛病，應限制這些食物的攝取量。過多的碘（超過RDA的30倍）會使口腔產生金屬味及生瘡，還會產生唾腺腫脹、下痢、嘔吐。

鐵（Iron）

或許鐵最重要的功能是製造血紅蛋白（hemoglobin）及使紅血球含氧。鐵是血液中含量最高的礦物質。它對許多酵素都是必要的，且對孩童的成長及疾病的抵抗都很重要。健康的免疫系統及能量的製造也都需要鐵。維他命C能使鐵質的吸收提昇30％。

缺乏鐵的症狀包括毛髮易脆、指甲呈湯匙狀或有縱向的凸起、毛髮脫落、疲勞、臉色蒼白、頭暈、貧血等。

胃內必須有足夠的鹽酸（HCl），以利鐵質吸收。要促進鐵質完全吸收仍需銅、錳、鉬、維他命A，及維他命B羣。

根據Journal of Orthomolecular Medicine此醫學期刊的報導，風濕性關節炎及癌症會破壞鐵質的利用，儘管肝、胰、及骨髓中貯存足夠的鐵質仍會導致貧血。這報導還說鐵質缺乏較常見於念珠菌病及慢性疱疹的患者。

過多的鐵囤積在組織中已被認為與一種叫血色素沈著病的罕見疾病有關，這種病會引起皮膚轉為棕色、肝硬化、糖尿病和心臟毛病。

來源

蛋、魚、肝、肉、家禽、綠葉菜類、完全未加工的穀類、添加營養成分的麵包及麥片。其它食物來源包括杏仁果、酪梨、甜菜、粗煉糖蜜（black-strap molasses）、啤酒酵母、棗椰果、掌狀紅皮藻（dulse）、蛋黃、海帶、腎臟、皇帝豆、扁豆、粟、香菜、桃、梨、乾李、南瓜、葡萄乾、米糠及麥麩、芝麻、大豆。

注意事項

過量的鋅與維他命E會干擾鐵的吸收。那些從事激烈運動及排汗量大的人，容易使鐵質耗盡。因為鐵能貯存於體內，高量攝取鐵會產生問題。組織及器官內增加的鐵質，會導致自由基（free radicals）的形成，且增加維他命E的需求，維他命E是一種重要的抗氧化劑（自由基的清除者）。

鐵質缺乏的原因可能有下列幾種：小腸出血、經血過多、高磷的飲食、消化不良、長期生病、腸胃潰瘍、長期使用制酸劑、飲用過多咖啡或茶、及其它非由營養缺乏引起的原因。醫生在開補充鐵質的營養配方之前，應先調查病人是否有這些症狀。在某些情況，醫生發現缺乏維他命B_6或B_{12}才是貧血的真正原因。

根據1988年的某一期Journal of Orthomolecular Medicine，當患有病菌感染時，不應該補充額外的鐵質。因為病菌生長需要鐵，而且當受到感染時，身體只貯存鐵而不會利用它。

鎂（Magnesium）

鎂是酵素作用所必需的礦物質。它輔助鈣和鉀的吸收。缺乏鎂會干擾神經衝動傳導至肌肉，引起暴躁及緊張。飲食中補充鎂能幫助預防憂鬱、頭暈、肌肉衰竭、肌肉抽痛、心臟疾病、血壓高，並維持體內適當的酸鹼值。此必需礦物質保護動脈管壁免於受血壓突然改變所引起的壓迫，並在骨骼形成及醣類和礦物質代謝等方面，扮演一個角色。在有維他命B_6的情況下，鎂能幫忙減少並溶解磷酸鈣所形成的結石。

來源

大部分食物均含有鎂，尤其是乳製品、魚、肉、海鮮。其它富含鎂的食物包括蘋果、杏果（apricot）、酪梨、香蕉、粗煉糖蜜（blackstrap molasses）、啤酒酵母、糙米、無花果、大蒜、海帶、皇帝豆、粟、桃、黑眼豆、鮭魚、芝麻、豆腐、tourla、綠葉菜類、小麥、未加工穀類。

注意事項

酒精、利尿劑、下痢、氟化物、高量的鋅及維他命D，均增加身體對鎂的需求。鎂結合維他命B₆（pyrodoxine，吡哆醇）可能防止草酸鈣形成的腎結石。高量的脂肪、魚肝油、鈣、維他命D、蛋白質均減低鎂的吸收。食物中含有高量草酸者諸如杏仁果、菠菜、可可、大黃（rhubarb）、茶等，也會抑制鎂的吸收。

錳（Manganese）

蛋白質及脂肪的代謝、健康的神經與免疫系統，及血糖的調節等，均需要少量的錳。它被用以製造能量，且是正常骨骼生長及再生所需要的。錳是缺鐵貧血者必備的礦物質，也是利用維他命B₁與維他命E時所需要的物質。錳與維他命B羣合作無間，使全身上下感到無比的舒暢。它協助製造母乳，而且是氧化脂肪及代謝嘌呤（purines）所需酵素的要素。

來源

含錳最多的食物有酪梨、核果、種子、海藻、未加工穀類。它也可能見於藍莓、蛋黃、豆科植物、乾豆莢、鳳梨、菠菜、綠葉菜類。

注意事項

目前尚未發現任何副作用。

鉬（Molybdenum）

這個必需礦物質用於代謝含氮物質，使身體能利用氮，唯其需要量相當微少。它協助嘌呤（purines）轉為尿酸的最末幾個步驟。它促進正常的細胞功能，且是黃嘌呤氧化酶（xanthine oxidase）系統的一部分。鉬見於肝、骨骼及腎。低攝取量與口腔、牙齦毛病及癌症有關。那些含有許多精製及加工食品的飲食，容易產生缺乏症。缺乏鉬可能使中年以後的男人性無能。

來源

豆類、穀物、豆科植物、豌豆、深綠葉菜類。

注意事項

熱度與濕氣可能改變此礦物質的作用。每日大量攝取超過15毫克，可能會產生痛風（gout）。攝取高量的硫可能減低鉬的含量。過量的鉬可能干擾銅的代謝。

磷（Phosphorus）

骨骼及牙齒形成、細胞生長、心肌收縮、腎臟功能等均需要磷。它也幫助身體利用維他命及把食物轉化成能量。要經常保持鎂、鈣、磷的平衡，如果其中一項過多或不足，將對身體有不良的作用。

來源

缺磷的情況很罕見，因為大部分的食物均含磷，尤其是汽水。含磷豐富的食物有蘆筍、麥麩、啤酒酵母、玉米、乳製品、蛋、魚、脫水水果、大蒜、豆科植物、核果、芝麻、葵瓜子、南瓜子、肉、家禽、鮭魚、未加工穀物。

注意事項

過量的磷會干擾鈣質的吸收。飲食中過多的垃圾食物是常見的禍首。

鉀（Potassium）

這個礦物質對神經的健康及規律的心跳是很重要的。它有助預防中風，協助正常的肌肉收縮，且與鈉合作以控制體內水分的平衡。鉀對細胞內的化學反應很重要，且協助維持穩定的血壓及神經衝動的傳導。它也調節養分轉送到細胞。

來源

含鉀的食物來源包括乳製品、魚、水果、豆科植物、肉、家禽、蔬菜、未加工穀物。鉀尤其見於杏果（apricot）、酪梨、香蕉、粗煉糖蜜（black-strap molasses）、啤酒酵母、糙米、棗椰果、無花果、脫水水果、蒜、核果、馬鈴薯、葡萄乾、冬季瓜類（squash）、tourla、小麥麩、番薯。

注意事項

　　利尿劑、腎臟病、下痢、通便劑等，均破壞鉀的濃度。雖然荷爾蒙分泌需要鉀，但若是因為緊張而分泌的荷爾蒙，會降低細胞內外鉀與鈉的比例。

硒（Selenium）

　　硒是個相當重要的抗氧化劑，尤其與維他命E聯手時更能發揮作用。身為一種抗氧化劑，硒藉由防止自由基（free radicals）形成以保護免疫系統（請參考第一部的抗氧化劑及第二部輻射毒害的自由基專欄）。硒與維他命E協力幫助抗體的製造及維持心臟健康。胰臟功能及組織的彈性均需要此微量元素。癌症與心臟疾病均和缺乏硒有關。

　　紐西蘭的土壤含低量的硒，因此那裏的牛羊常患有肌肉衰竭，包括心肌在內。然而人們能由進口的澳洲小麥中，獲得充足的硒。

來源

　　硒可能見於肉類及穀物中，這要視土壤的成分而定。它也可見於巴西核果、啤酒酵母、綠花椰菜、糙米、雞肉、乳製品、蒜、肝、糖蜜（molasses）、洋蔥、鮭魚、海鮮、tourla、鮪魚、蔬菜、小麥胚芽、及未加工穀物。

注意事項

　　目前尚未發現任何副作用。

矽（Silicon, silica）

　　矽對骨骼及結締組織（膠原蛋白，collagen）的形成、健康的指甲、皮膚及毛髮、及骨骼形成早期的鈣質吸收等均是必要的。維持動脈的彈性需要矽，它是預防心臟血管疾病的主角。矽對抗鋁在體內的作用，且對於預防阿滋海默症（Alzheimer's disease）及骨質疏鬆症是很重要的。矽的濃度會隨著年老而漸減，因此老年人需補充較多量。

　　硼、鈣、鎂、錳、及鉀幫助矽的利用效率。

來源

苜蓿、甜菜、糙米、木賊（一種藥草）、母奶、鐘形椒、大豆、綠葉菜、未加工穀物。

注意事項

目前尚未發現任何副作用。

鈉（Sodium）

維持適當的水分平衡與血液的酸鹼值不可沒有鈉。胃、神經、及肌肉的功能也都需要它。雖然缺乏鈉的情況很少見，但沒有鈉時，會引起頭腦不清、低血糖、體弱、脫水、昏睡、心悸等症狀。鉀鈉的平衡對健康是必要的，但大多數人攝取過多的鈉，自然地增加鉀的需求量。

來源

幾乎所有的食物均含有一些鈉。

注意事項

攝取過量的鈉會導致水腫、血壓高、缺乏鉀、肝及腎的疾病。鈉的攝取量若沒有適當地與鉀平衡，可能會導致心臟疾病。

硫（Sulfur）

身為一種酸化礦物質，且是甲硫胺酸（methionine）、半胱胺酸（cysteine）、牛磺酸（taurine）、麩胱甘肽（glutathione）等化學結構的一部分，硫能消毒血液、抵抗病菌，且保護細胞質。它輔助氧化作用、刺激肝分泌膽汁、預防有毒物質。因能防止有害的輻射及污染作用，硫減緩老化並延長壽命。它可見於血紅蛋白（hemoglobin）及全身組織，且是膠原蛋白（collagen）合成時所需的礦物質。膠原蛋白防止皮膚乾燥並保持其彈性。

來源

甘藍菜芽、乾豆類、甘藍、蛋、魚、蒜、木賊（一種藥草）、菠菜、肉、洋蔥、大豆、蕪菁、小麥胚芽、L－半胱胺酸（L－cysteine）、L－胱胺酸（L－cystine）、及甲硫胺酸（L－methionine）等胺基酸。達文西實驗室有生產碇劑及粉末狀的硫。

注意事項

濕氣和熱度可能損壞或改變硫在體內的作用。

釩（Vanadium）

細胞內的代謝作用及骨骼、牙齒的形成均需釩。它在生長、生殖、及抑制膽固醇合成等方面扮演一角色。心臟血管及腎臟的疾病、不良的生殖力，及嬰兒死亡率之增加等均與缺乏釩有關。釩不易被身體吸收。

來源

魚、植物油、橄欖、扁豆、蒔蘿（dill）、肉、蘿蔔、未加工穀類。

注意事項

釩與鉻之間可能有交互作用。要在不同的時段服用。煙草會減少釩的吸收。

鋅（Zinc）

此必需礦物質對前列腺（prostate gland）的功能與生殖器官的發育頗重要。蛋白質合成及膠原蛋白（collagen）的形成均需要鋅，它並且促進免疫系統的健康及傷口的治療。鋅也產生辛辣刺激的味覺與嗅覺，並保護肝臟免於化學傷害。

要維持血液中維他命E的適當濃度，需要攝取及吸收足量的鋅。

來源

鋅見於魚、豆科植物、肉、牡蠣、家禽、海鮮、未加工穀類。鋅含量豐富的食物有啤酒酵母、蛋黃、羊排、皇帝豆、肝、菇類、胡桃、南瓜子、沙丁魚、各式種子、大豆卵磷脂、大豆、葵瓜子、tourla。

注意事項

每日服用鋅量超過100毫克會抑制免疫系統，然而低於100毫克的用量則能增強免疫反應。下痢、腎臟毛病、肝硬化、糖尿病、及膳食纖維等，可能降低鋅的含量。穀物及豆科植物所含的phylates能與鋅結合，防礙鋅的吸收。

要維持適當的銅鋅平衡。飲用硬水會影響鋅的含量。

水
—

引 言

　　人體約70%是由水組成的。事實上，幾乎體內各種作用包括消化、吸收、循環、排泄等均需要水。水也是把養分傳送到全身各部的主要運輸者，且對所有建設性的功能都是必備的。水有助維持正常體溫，且是攜帶廢物排出體外不可或缺的。因此，每天補充經由汗及尿液損失掉的水分是很重要的。要使身體運作正常，每日必須喝至少八杯水。切記我們的身體可以大約五週不進食，但不能五天以上不喝水。

　　使用或購買符合我們特定需求的水似乎是相當容易；然而，由於水的分類各式各樣，一般消費者容易搞不清可以買到什麼樣的水。通常水的分類可用它的來源（山泉、礦泉、溫泉、公共水源等等。）、礦物質成分（每一百萬份的溶解固體中含至少500份）、或水質處理系統（純化、去離子、氟化、蒸餾等等。）。因為水的分類標準有許多重複之處，有些水會出現在一種以上的分類裏。此外，大部分沒有規範產品標籤的法令，使得許多瓶裝水上的聲稱可能誤導消費者或不正確。接下來的文章是一個指南，用來幫助我們了解各種分類水的涵意及這些水對身體的好、壞處。

硬水對軟水

　　硬水含鈣與鎂，這礦物質會使肥皂不易起泡，而且會在頭髮、衣物、水管、餐盤、以及洗滌盆上留下一層沈澱物。雖然硬水頗煩人，但研究顯示飲用硬水那地區的人，死於心臟疾病的機率比較低。然而，我們相信硬水中的鈣對心臟、動脈、或骨骼都不好。不幸地，硬水將它的鈣質及其它礦物質沈積在這些結構的外面，而對身體真正有益的鈣是發現在這些結構的裏面。

　　軟水可以是天然的，或是硬水利用鈉處理以除去鈣與鎂而成的。人工軟化過的水，其問題在於它比硬水還可能溶解水管的管壁。這使鉛質水管造成一大威脅。除此，由鎘組成的塑膠管及鍍鋅管暴露出另一項毒害的威脅。雖然這兩種管子現在很少被用了，但今日所用的銅管能導致過量的銅、鐵、鋅、砷經由軟水的使用進入體內。（請參考第二部的環境的毒害。）

去離子水或去礦物質水

當一個原子或分子的電荷經由除去或添加電子而被中和後，所形成的水叫做去離子或去礦物質水。除了鎘、鋇、鉛等重金屬與某些形式的鐳以外，這去離子過程還除去硝酸鹽、鈣、鎂。

過濾水

過濾這個方法是使水質純淨、無污染，且味道較好。有許多處理水的方法及不同型的過濾水。大自然讓水流經小溪以過濾水質。當這些水通過溪中的石頭，水中的細菌吸附到石頭上，與石頭的礦物質諸如鈣、鎂等交換。

除了天然的方法，尚有人為的幾種過濾水，例如蒸餾、粒狀活性碳處理，及逆滲透作用。

典型的粒狀活性碳處理是利用一種固體且具有吸收力的物質，當水通過它時，能將水中的有機污染物挑出。這種處理法減少水的氯味。

逆滲透作用被認為是一種過濾水質的好方法。它使用一種特殊的半透膜來濾掉水中的雜質。然而，我們相信沒有任何濾器能阻撓細菌或病毒通過。連最精細的濾器，其每一個濾孔都還足夠讓上百萬個病菌穿透。

氟化水

多年來，飲用水是否該添加氟化物一直是個爭吵不休的問題。支持者表示，氟化物是天然物，且它幫助骨骼及牙齒的發育，並維持它們的健康。反對者則辯稱，由氟化物衍生出來的氟是有毒物質，它會在體內堆積，對免疫系統造成不可挽救的傷害。

今日，在美國超過半數的城市，添加氟化物於用水中。雖然很多疾病一直被認為與氟化水有關，例如唐氏症（蒙古症）、牙齒出現雜斑、癌症等，但將水氟化已成了標準而非例外。

萬一你的自來水含氟化物，而你想除掉它，可以使用逆滲透作用或蒸餾系統來淘汰幾乎所有的氟化物。

礦泉水

礦泉水是天然的泉水，通常來自歐洲或加拿大。這水必須是來自源頭的活水，不可以用幫浦從地下打壓或抽取，且必須在源頭裝瓶。依水源處的不同，水會含有不同的礦物質。如果你正缺乏某種礦物質，且正利用飲用礦泉

水治療，則必須知道你喝的特定廠牌之礦泉水內含有哪些礦物質。如果你喝的礦泉水，其含有的礦物質不是你缺乏的，則壞處可能勝過好處。

天然泉水

天然水意味著其礦物質成分未經改變，但它可能會被過濾或處理。泉水自然地由地下的貯水湧出地表，這種水是不加工的，有時可能添加口味或氣泡。

蒸餾水

蒸餾牽涉到把水煮滾產生汽化的過程。蒸汽上升後，把大部分的細菌、病毒、礦物質、污染物等留下。然後，將這些蒸汽轉移到一個凝結槽，水蒸汽便在此冷凝成蒸餾水。

一旦進入體內，蒸餾水會將被細胞及組織拒絕的無機礦物質清出體外。我們相信只有蒸餾水該被消費者飲用。

增加蒸餾水風味的一種辦法是加一到二湯匙的蘋果醋（來自健康食品店）於一加崙（約3.8公升）的蒸餾水。醋是一種極佳的溶劑，且它有助消化。如果想添加礦物質，你也可以在蒸餾水中加入幾滴由微量礦物質研究室生產的濃縮礦物質液。每加崙的蒸餾水摻入兩湯匙的礦物質液。

自來水

家裏水籠頭流出來的水是得自地表水，也就是那些流經池溏、溪流、小河、及湖等的水。然而，雨水會將空氣中的污染物攜入這些水中，弄髒我們的飲用水。殘留的肥料及殺蟲劑、汽車的含鉛廢氣及工廠排放的廢料，均容易被沖入地表水。除此，為了淨化飲用水，常常使用明礬、碳、氯、氟、石灰、磷酸物、蘇打灰、鋁化鈉等化學物質。這些化學物質原本是用來殺菌，但現在被認為會引起癌症。自來水還可能含有的毒物包括砷、石綿、鎘、氰化物，這些物質能與其它化學物結合形成致癌劑。

並非所有的飲用水中都含有這些毒物。有些城市在飲水安全上排名較高。此外，並非所有城鎮均添加化學物或過濾水源以淨化水質。但有些城鎮加化學物到水中消毒，有些城鎮則過濾他們的水源。飲用水的處理方式及自來水的安全性乃取決於個人。

改良自來水味道的方式有幾種。煮沸自來水可殺菌。然而，這些水若是作為飲用，則必須冷藏。也可能將水存放入未加蓋的水壺達數小時，以改善

水的味道。這種方法可趨散濃重的氯氣。水還可以在攪拌機內打出氣泡，以去除氯與其它化學物質。然而，以上各種方法只能改變水的味道，不能改良水質。

水質分析

EPA已將純水定義為細菌學上安全的水，且推薦水的pH酸鹼值應在6.5到8.5之間。這讓那些通過檢驗可被接受的水有許多迂迴的空間。如果你關心你家水籠頭裏流出的水質，你可以聯絡當地的自來水公司或保健機構，請他們到府上作免費的測驗。

如果你發現你的自來水或許是因為味道，或由於有毒物質，而無法接受，你可以選擇本章提過的其他種用水。

胺基酸（amino acids）

胺基酸的功能

胺基酸是構成蛋白質的化學單位，或通常被稱作堆砌磚（building blocks）。沒有適當的胺基酸組合，蛋白質無法存在。要了解胺基酸的重要性，必須先了解蛋白質對生命的必要性。所有的生物，其結構主要是由蛋白質提供。從最大型的動物到最渺小的微生物，都是蛋白質構成的。而且，蛋白質以不同的形式，參與維持生命的重要化學反應。

人體中的肌肉、韌帶、肌腱、器官、腺體、指甲、頭髮、及體液（膽汁與尿液除外）等均由蛋白質構成。骨骼生長發育必需蛋白質，酵素、荷爾蒙、基因等，也都包含各式蛋白質。僅次於水，蛋白質佔體重的最大部分。因此，可想而知為什麼符合身體對蛋白質的需求對健康是如此重要。

為了製造一個完整無缺的蛋白質，必須含有各種構成此蛋白質的胺基酸。各種胺基酸幾乎可以無限地連結成50,000種不同的蛋白質及20,000種已知道的酵素。因為每一種蛋白質是由不同的胺基酸組成，每一種蛋白質都有特定的任務，因此它們彼此不能互換。胺基酸含有大約百分之十六的氮。這使它們在體內與醣類及脂肪有別。

中樞神經系統不能沒有胺基酸，它們是神經衝動的傳導物（neuro-transmitters）或傳導物的前身。這些神經衝動的傳導物是大腦接收及傳送訊息所必備的。除非所有的胺基酸同時出現，否則幾乎任何岔錯都可能發生於訊息的傳送。高蛋白質的飲食會暫時地增加警覺性（請參考第二部的憂鬱症（depression））。

常見的胺基酸有大約29種，它們構成存在各生物體內許多種不同的蛋白質。人體內，肝製造80％的胺基酸。剩下20％必須由體外的來源獲得。必須由飲食中取得的胺基酸稱必需胺基酸（essential amino acids）。這些包括精胺酸（arginine）、組胺酸（histidine）、異白胺酸（isoleucine）、白胺酸（leucine）、離胺酸（lysine）、甲硫胺酸（methionine）、苯丙胺酸（phenylalanine）、酥胺酸（threonine）、色胺酸（tryptophan）、纈胺酸（valine）。其它身體似乎能從其它來源製造的胺基酸包括丙胺酸

（alanine）、精胺酸（arginine）、天門冬胺酸（aspartic acid）、天門冬醯胺（asparagine）、麩胺酸（glutamic acid）、麩胺醯胺（glutamine）、甘胺酸（glycine）、脯胺酸（proline）、絲胺酸（serine）。

　　大部分的胺基酸（甘胺酸除外）能以兩種形式出現——兩者互為鏡像。它們分別被稱作D－系統與L－系列。因為L－系列的胺基酸與發現於植物或動物組織內的胺基酸同型，L－系列的胺基酸被認為與人體的生化反應較相容。構成一種蛋白質的胺基酸都屬於L型，除了苯丙胺酸（phenylalanine）以外，它可以DL－苯丙胺酸的形式出現。

　　胺基酸組成蛋白質或蛋白質分解為胺基酸以利身體使用是體內持續進行的反應。當我們需要一點酵素蛋白質，身體便製造多一些酵素蛋白質；當我們需要多一點細胞，身體便製造更多的蛋白質給細胞。身體依不同的需要產生不同類的蛋白質。萬一體內庫存的某一必需胺基酸耗盡了，身體將無法製造需要此胺基酸的蛋白質。這導致蛋白質缺乏，容易引起各種疾病。

　　如此的缺乏症是怎麼發生的呢？這答案比你想的還容易。如果飲食不均衡，也就是必需胺基酸的含量不足，身體就會產生毛病。如果一個人因消化不良而患蛋白質缺乏症，還會產生其它的症狀。為了避免這些問題，我們得確定飲食均衡，或可以服用含必需胺基酸的營養補充品。

　　除了其它重要功能，胺基酸還使維他命及礦物質適當地執行它們的任務。縱然維他命及礦物質能迅速地吸收利用，但除非胺基酸在場，否則也無法生效。

架子上面賣什麼

　　與各種綜合維他命結合、含在蛋白質混合物中、含於各式各樣的食品補充物、及許多種胺基酸配方等，都是胺基酸能被取得的方式。你可以買到膠囊、錠劑、粉末等型式的補充品。大多數胺基酸補充品是來自雞蛋蛋白質、酵母蛋白質、或動物性蛋白質。結晶的純胺基酸通常是由各種穀物中萃取出來的。糙米糠是主要的來源，雖然低溫壓縮的酵母及牛奶蛋白質也被使用。不與任何物結合的胺基酸是最純的形式，可以快速地被吸收。這些白色的胺基酸結晶體在室溫下很穩定，但當溫度上升至180℃到350℃之間，會瓦解掉。

認識各種胺基酸

　　每一種胺基酸都有它特定的功能，且是預防各種症狀發生所需的物質。

下面將介紹28種胺基酸的功能及其缺乏症。當為了治療毛病而單獨服用胺基酸時，要空腹服用，以避免與其它胺基酸競爭被身體吸收。胺基酸彼此會競爭進入腦部。

L－丙胺酸（L－Alanine）

L－丙胺酸是協助葡萄糖代謝的胺基酸，葡萄糖是提供身體能量的一種單醣。

L－精胺酸（L－Arginine）

L－精胺酸阻礙腫瘤及癌細胞的生長、幫助肝臟解毒、有助生長激素的分泌及健康免疫系統的維持、去除氨的毒性、增加男性的精子數目、及有助腎臟疾病與外傷。傷口復原時的癒傷組織有高量的精胺酸。此精胺酸是蛋白質合成及正常發育所需的。L－精胺酸存在時，會增加肌肉的分量，減少體內的脂肪。它也有助於膠原蛋白（collagen）的增產，且有益於肝硬化及脂肪肝等肝病。懷孕或餵母乳時，應該避免L－精胺酸。

L－天門冬醯胺（L－Asparagine）

維持中樞神經系統的平衡，需要L－天門冬醯胺，使你免於過度緊張或過度鎮定。

L－天門冬胺酸（Aspartic Acid）

因為L－天門冬胺酸能增加活力，對消除疲勞頗佳。慢性疲勞可能因細胞能量減低使天門冬胺酸的含量也降低所造成的。這胺基酸也藉由協助消除過多的氨，以保護肝臟。L－天門冬胺酸與其它胺基酸結合所形成的分子能吸收毒素並將它們由血液中消除。它協助細胞運作及RNA／DNA的形成。

L－肉鹼（L－Carnitine）

L－肉鹼幫助長鏈脂肪酸的運輸。藉著預防脂肪堆積，此胺基酸協助減輕體重、減低患心臟疾病的機率、及改善運動機能。如果有足量的離胺酸（Lysine）、維他命B_1、B_6、鐵質，體內也可以自製肉鹼。由於素食飲食中離胺酸的含量低，素食者比較容易缺乏肉鹼。

肉鹼也增強維他命E與C的抗氧化效用。

L－瓜胺酸（L－Citrulline）

　　L－瓜胺酸促進能量的製造、刺激免疫系統、去除會損害活細胞的氨毒。瓜胺酸在體內將代謝成精胺酸。

L－半胱胺酸（L－Cysteine）

　　L－半胱胺酸含高量的硫。此胺基酸是在體內由L－甲硫胺酸（L－methionine）轉變成的；然而，這過程必須有維他命B_6。L－半胱胺酸幫忙清除有毒物質以保護細胞。半胱胺酸是L－麩胱甘肽（L－glutathione）的前身。身為最佳自由基破壞者的一員，當與硒及維他命E一起服用，半胱胺酸能發揮最大功力。除了保護細胞免受輻射作用之害，它保護肝及腦不受煙酒之害。治療風濕性關節炎，不妨補充一些L－半胱胺酸。L－半胱胺酸有箝合性（chelating），能與銅結合，將體內過多的銅排出。此胺基酸也促進脂肪燃燒及打造肌肉。

　　因為能破壞呼吸道的黏液，L－半胱胺酸有益於治療支氣管炎、肺氣腫、肺結核等。

　　L－半胱胺酸相當不穩定，且容易轉變為L－胱胺酸（L－cystine）。你可能購買到L－半胱胺酸或胱胺酸補充品；兩者提供的益處相同。

L－胱胺酸（L－Cystine）

　　L－胱胺酸與L－半胱胺酸同樣含高量的硫。它協助皮膚的形成，且對解毒作用是很重要的。藉由減低身體吸收銅，胱胺酸保護細胞免於銅毒。此胺基酸是治療燒傷及手術後的傷口不可或缺的。它幫助治療呼吸道的疾病，例如支氣管炎，且在抵抗疾病的白血球活動上扮演一要角。它輔助胰島素（insulin）的供給，胰島素是體內利用糖及澱粉所必需的。

r－胺基酪酸(Gamma－Aminobutyric Acid)

　　r－胺基酪酸以下簡稱（GABA）防止細胞過度興奮。GABA的鎮定作用與valium及librium相似，使用者無上癮之憂。要發揮其鎮定效果，請服用750毫克的GABA。現在醫界正推薦以GABA取代很多種藥。與菸鹼醯胺（niacinamide）及肌醇（inositol）合作，GABA藉由與它的受體部位（receptor site）結合，而防止焦慮與緊張等相關訊息傳入運動神經中樞。GABA藉由減低神經細胞（neuron）的活力，在中樞神經系統裏擔任神經

衝動的傳導者。

L－麩胺酸（L－Glutamic Acid）

L－麩胺酸（或glutamate）增加神經衝動的傳導。它代謝糖、脂肪，且當與麩胺醯胺合用時，能解除氨毒。此胺基酸也幫忙糾正性格上的毛病。除了葡萄糖，麩胺酸是唯一作為腦部燃料的化合物。腦細胞轉變麩胺酸成為一種調節腦細胞活力的化合物。

L－麩胺醯胺（L－Glutamine）

L－麩胺醯胺在酒精中毒（alcoholism）、嗜吃甜食、智力、性無能、疲勞、癲癇、衰老、精神分裂症、智障、腸胃潰瘍及維持健康的消化系統等方面，都很重要。它在腦部被轉為麩胺酸，這是大腦功能不可缺乏的物質，且L－麩胺醯胺提高GABA的需要量。請勿用L－麩胺酸取代麩胺醯胺，以治療酒精中毒；這樣不管用。

L－麩胱甘肽（L－Glutathione）

L－麩胱甘肽是抑制自由基形成的強抗氧化劑。它抵抗抽煙與輻射帶來的損害、幫忙減輕化學療法及X－光的副作用、及對抗酒精的毒性。身為金屬及藥物的解毒者，它協助血液及肝臟疾病的治療。

L－甘胺酸（L－Glycine）

L－甘胺酸藉由供應更多的肌酸（creatine），延緩肌肉的退化。它是中樞神經及前列腺必需的胺基酸。它的抑制作用有助預防癲癇。這胺基酸已用於治療兩極性的憂鬱症。L－甘胺酸是免疫系統合成非必需胺基酸所需之物。過量的甘胺酸會取代新陳代謝過程中的葡萄糖，並產生疲勞。適量的甘胺酸產生比較多能量。

L－組胺酸（L－Histidine）

L－組胺酸對生長、組織修護、潰瘍、胃酸過多、消化及胃液等，均具重要性。治療過敏、風濕性關節炎、貧血等病，及製造紅血球、白血球，都需要此胺基酸。組織胺（histamine）是由組胺酸形成的，且通常被釋出細胞，作為一種免疫反應。組織胺與組胺酸兩者皆可自體內箝合（chelate）像銅一般的微量元素。

L－異白胺酸（L－Isoleucine）

　　L－異白胺酸是形成血紅蛋白（hemoglobin）必需的，且它穩定並調節血糖與能量的含量。它在肌肉組織內被代謝。服用此胺基酸時，要經常與白胺酸（leucine）及纈胺酸（valine）保持適當的平衡。缺乏L－異白胺酸可導致類似低血糖症的症狀。

L－白胺酸（L－Leucine）

　　L－白胺酸降低上升的血糖濃度。它必須與異白胺酸、纈胺酸（valine）均衡地服用。此重要胺基酸促進骨頭、皮膚、肌肉組織的修復。這是開刀後的復原者應該攝取的補充品。適量地服用白胺酸才不會產生低血糖症。

L－離胺酸（L－Lysine）

　　身為所有蛋白質的必要成分，離胺酸是孩童正常生長與骨骼發育所需的。它幫助成年人吸收鈣質及維持氮的均衡。此胺基酸的許多功能之一是抵抗感冒瘡（cold sores）及疱疹病毒；它還能協助抗體、荷爾蒙、酵素的製造，及膠原蛋白（collagen）的形成與組織的修補。因為它幫助製造肌肉蛋白質，故它對那些剛開刀過及運動傷害的復原者尤其重要。它也降低血清脂肪。

　　缺乏離胺酸會造成體力衰弱、不能集中注意力、暴躁易怒、眼睛充滿血絲、脫髮、貧血、生長受阻、及生殖方面的毛病。

L－甲硫胺酸（L－Methionine）

　　L－甲硫胺酸無法在體內形成，必需由食物或營養補充品中獲得。除了是礦物質硫的好來源，L－甲硫胺酸對治療風濕熱及懷孕引起的毒血症（toxemia）頗重要。它輔助脂肪分解，預防肝及動脈的脂肪堆積，脂肪會阻礙血流到腦部、心臟及腎臟。此胺基酸幫助消化系統、與其它物質作用以解除有害物質的毒性、幫助衰竭的肌肉及預防頭髮變脆，而且對化學過敏與骨質疏鬆症也有益處。半胱胺酸及牛磺酸在體內合成時，可能需仰賴甲硫胺酸。

　　因為我們的身體可利用L－甲硫胺酸來衍生一種大腦的養分叫膽鹼（choline），在飲食中應補充膽鹼或卵磷脂（此物富含膽鹼），使體內的

L－甲硫胺酸不至於被耗盡。

L－鳥胺酸（L－Ornithine）

L－鳥胺酸有助釋放一種生長激素，此激素與L－精胺酸及L－肉鹼結合時，能代謝過多的體脂肪。它是免疫系統及肝臟不可或缺的。此胺基酸也能解除氨毒並促進治療。請勿給孩童使用此營養補充品，除非根據醫師開的藥方。

L－苯丙胺酸（L－Phenylalanine）

L－苯丙胺酸通常用來治療憂鬱症。它產生各種神經衝動傳導物（neurotransmitters）、被大腦用來製造正腎上腺素（norepinephrine）、及協助記憶、學習、肥胖症。因作用於中樞神經，這個胺基酸使人心情飛揚，消除憂鬱，而且能減輕偏頭痛、經痛、關節炎痛等。

L－苯丙胺酸不應該被孕婦或那些患有精神焦慮、血壓高、苯酮尿症（phenylketonuria,PKU）、黑素瘤（melanoma，一種癌症）等患者服用。

DL－苯丙胺酸（DL－Phenylalanine）

DL－苯丙胺酸在控制疼痛方面，尤其是關節炎痛，是非常有效。它是所有胺基酸的組成單位、增加心理上的警覺性、抑制食慾、及有助帕金森氏症（Parkinson's disease）的治療。如果你正懷孕、或是有糖尿病、高血壓，請謹慎使用。如果患有憂鬱症，則切勿使用。

L－脯胺酸（L－Proline）

L－脯胺酸藉協助膠原蛋白（collagen）的製造，改善皮膚的質地，它也修復軟骨組織、強化關節、肌腱及心肌。

L－絲胺酸（L－Serine）

L－絲胺酸對脂肪與脂肪酸的新陳代謝、肌肉生長、及免疫系統等都是需要的，它也輔助免疫球蛋白（immunoglobulins）及抗體的製造。

L－牛磺酸（L－Taurine）

心肌、白血球、骨骼肌、及中樞神經等，均可發現高濃度的牛磺酸。此

胺基酸幫助脂肪消化、心臟毛病、低血糖症、動脈管壁硬化、高血壓、及水腫，且作為所有胺基酸的組成單位。它是膽汁主要的成分，膽汁幫助消化脂肪、吸收脂溶性維他命、及控制血清的膽固醇量。癲癇、憂鬱、過動、及大腦功能不良等症，均與缺乏牛磺酸有關。

　　大部分的動物蛋白質不含牛磺酸；因此，勢必由身體自行合成。牛磺酸可能由半胱胺酸合成，但轉換時需要維他命B_6。

L－酥胺酸（L－Threonine）

　　L－酥胺酸幫忙維持體內蛋白質平衡。它對膠原蛋白（collagen）及彈性蛋白（elastin）的合成頗重要，而且當它與L－天門冬胺酸及L－甲硫胺酸結合時，能協助肝功能和趨脂作用。心臟、中樞神經、骨骼肌均可發現此胺基酸。此重要胺基酸協助控制癲癇突然發作。

L－色胺酸（L－Tryptophan）

　　菸鹼素（niacin）的製造必需L－色胺酸。它治療失眠症、幫助穩定情緒，而且被腦部用來製造基色胺（serotonin），這是一種必需的神經衝動傳導物（neurotransmitter）及使人正常睡眠的神經荷爾蒙。它幫助控制孩童的過度活躍、減輕壓力、對心臟頗佳、協助控制體重、促進製造維他命B_6（吡哆醇）所必需的生長激素分泌。足量的維他命B_6是形成色胺酸所必需的，而色胺酸是形成基色胺的必需物。

　　1989年11月，美國的疾病控制中心曾報導L－色胺酸補充品經證實，與一種血液的疾病叫eosinophiliamyaglia syndrome（EMS）有關。這種病的特徵是白血球數目增加，已有475個案例，且已導致至少一人死亡。EMS常見的症狀有肌肉疼痛、疲勞、呼吸病，例如呼吸困難及咳嗽。受害者可能也會經歷疼痛的水腫和／或發疹子。

　　確定這種血液疾病與含L－色胺酸的產品有關之後，食品藥物管理局（FDA）警告消費者停止使用L－色胺酸補充品，並收回所有含色胺酸或主含色胺酸的產品。EMS的原因仍然未知。

L－酪胺酸（L－Tyrosine）

　　L－酪胺酸幫助焦慮、憂鬱、過敏、頭痛等症的治療。它輔助黑色素（皮膚和頭髮的色素）的製造，及腎上腺、甲狀腺與腦下腺的功能。血漿中含低量的酪胺酸一直被認為與甲狀腺機能衰退有關。它使心情愉快、抑制胃

口、減少體脂肪。它在肝中參與苯丙胺酸的初步分解。L－酪胺酸可由L－苯丙胺酸轉變而成。缺乏酪胺酸會促使大腦某部位缺乏正腎上腺素（norephinephrine），這將造成憂鬱症及情緒上的毛病。除了是正腎上腺素的前身，L－酪胺酸也用於合成腎上腺素及多巴胺（dopamine）。它一直被用來戒除毒癮。

L－纈胺酸（L－Valine）

　　L－纈胺酸有刺激作用。缺乏時，會導致身體的氫不平衡。與白胺酸及異白胺酸一起使用，可促進肌肉新陳代謝、組織修復及氮平衡。

抗氧化劑（ **Antioxidants** ）

引　言

　　維他命、礦物質及酵素中具保護身體，防止自由基形成功能者稱作抗氧化劑。自由基（free radicals）本身是原子或一羣原子，它會損害體內的細胞、破壞免疫系統及導致感染與各種退化病變。三種已知的自由基分別是超氧化物（superoxide）、氫氧（hydroxyl）及過氧化物（peroxide）自由基。（請參考第二部輻射毒害的自由基專欄。）這些自由基可能藉由接觸輻射及有毒化學物、過度日光暴晒，或經由不同的代謝作用，例如分解貯存的脂肪以產生能量等途徑形成的。

　　身體自然發生的自由基清除者（free radical scavenger）能抑制自由基形成。這些清除者會中和自由基。某些酵素具有此重要功能。四種中和自由基的酵素是超氧化物歧化酶（superoxide dismutase,SOD）、methione還原酶（methione reductase）、過氧化氫酶（catalase）、麩胱甘肽過氧化酶（glutathione peroxidase）。我們的身體視製造這些酵素為理所當然。除了這些酵素，我們還可由飲食中攝取天然的抗氧化劑，例如維他命A、C、E及硒，以協助體內清除自由基。

認識各種抗氧化劑

　　如果飲食中缺乏適當的抗氧化劑，或某系統充斥著自由基，你可服用下列各種補充品，以協助身體破壞自由基。

維他命A

　　維他命A是健康的黏膜細胞與促進殺菌酵素功能所必需的。β－胡蘿蔔素與維他命A能破壞致癌物。

維他命C

　　除了增加干擾素（interferon）的製造，維他命C是一種強的作用T細胞（T－effector cell）刺激子，且是一種非常強的抗氧化劑。維他命C減少腦

部與脊髓內的脂質生產，這個製造過程經常會誘發自由基，帶來損害。這些部位可用大量的維他命C保護，維他命C可通過血液與大腦間的屏障。當一種叫橘皮苷的生物類黃酮（bioflavonoid）也在場時，維他命C是一種更強而有效的自由基清除者。

維他命E

維他命E是一種預防脂肪及細胞膜變質的強力抗氧化劑，能保護細胞膜。維他命E改良氧的利用及增強免疫反應。新的證實顯示維持血液中正常的維他命E濃度需要鋅。

Gamma──亞麻油酸（γ−Linoleic Acid,GLA）

GLA是體內主要的一種T−淋巴球調節者。GLA可以由植物油中的亞麻油酸轉變而成，但若缺乏鋅、鎂、維他命C、B_6、B_3、A，則此轉化作用可能無法進行。氫化植物油、人造奶油、或高脂肪飲食等，也能抑制這個重要的轉換。櫻草（evening primrose）油、黑醋粟（black currant）種子油、玻璃苣（borage）油均是GLA前身物（pre−formed）的主要來源。

L−半胱胺酸（L−Cysteine）

製造麩胱甘肽（glutathione）需要此含硫胺基酸。它被肝及淋巴球用以解除化學物質與病菌的毒性。半胱胺酸是酒精、香煙、環境污染物的解毒劑，這些物質都會抑制免疫系統。

L−麩胱甘肽（L−Glutathione）

此強力抗氧化劑去除體內的自由基，保護身體免受金屬、毒品、煙、酒之害。

硒（Selenium）

身為維他命E的好伙伴，硒對麩胱甘肽過氧化酶（glutathione per-oxidase）這個主要的解毒酵素是必要的（每一個酵素分子含有4個硒原子）。它刺激抗體反應以對抗病菌感染。

超氧化物歧化酶（Superoxide Dismutase,SOD）

SOD是一種酵素。健康的人每天可以製造將近五百萬單位的SOD及它

的伙伴過氧化氫酶（catalase）。SOD使細胞恢復元氣並減低細胞的損壞率。它除去最常見的超氧化物（superoxide）。SOD也協助身體利用鋅、銅、錳。隨著年紀漸增，SOD的濃度會減少，此時自由基的含量增多。SOD延遲老化的潛能，目前正被研究著。藥丸或藥片式的SOD補充品必須有一層特殊的保護套膜，使SOD能完整無缺地通過胃部到達小腸被吸收。補充品必須能夠提供大約五百萬或更高單位的日需量。天然的SOD見於大麥草、綠花椰菜、甘藍菜芽、甘藍、小麥草、及大部分的綠色植物。

AOX／PLX（來自生技食品公司）

這個產品含大量的抗氧化劑，以協助身體破壞自由基。

酵素（ Enzymes ）

酵素是什麼？

　　酵素是在所有活的動、植物體內均可發現的物質，它是維持身體正常功能、消化食物、修復組織等必需的。酵素是由蛋白質構成的，它們參與幾乎所有的身體活動，目前已知的酵素有數千種。事實上，儘管有足量的維他命、礦物質、水分及蛋白質，如果沒有酵素，仍無法維持生命。科學家尚無法利用人工合成來製造酵素。

　　每一種酵素在體內都有特定的功能，非其它酵素能完成的。每種酵素的形狀是如此地特殊，以致於僅啟動特定物質的反應。受酵素改變的物質稱受質（ substrate ）。酵素先捉住受質，把它握住，然後將此受質與其它分子接合，增加反應速度。細胞大部分的反應均受這些必要蛋白質催化（ 啟動 ），這些蛋白質上的礦物質組成使反應得以進行。體內許多反應都需靠酵素，但要注意別讓它們負擔過重。例如，假使身體必須製造足量的酵素以執行消化功能時，則製造正常新陳代謝所需的酵素可能會不足。

　　雖然身體能自製酵素以供應需求，但也能由食物中獲取酵素。不幸地，酵素對高溫極端敏感。熱度不高時即可破壞食物中的酵素，因此要從飲食中獲得酵素，必須生吃這食物。煮熟的食物會使所有的酵素流失。那些不吃生食或未在飲食中補充酵素者，無異是在酵素的供應上，給身體施加不當的壓力。因為酵素是提供身體能量的營養素，過分地使用會損害身體運作的限度，使身體易患癌症、肥胖、心臟血管疾病，及成為其它疾病的宿主。

　　要減輕體內自製酵素的負擔，生吃食物是有益的。它們不僅直接提供酵素給身體利用，也能抑制身體分泌消化熟食所需的酵素。這提高體內在必要時供應酵素的能力。酪梨、香蕉、芒果富含酵素，但各種芽菜（ sprouts ）是最豐富的來源。如果一餐中同時有生、熟食，則在用餐期間，服用一到三份酵素補充品。酵素膠囊可以打開，灑在食物上。

酵素的功能

　　酵素輔助體內所有的功能。在水解（ hydrolysis ）反應中，消化酵素分

解食物顆粒，以貯存於肝或肌肉中，此貯存的能量稍後會在必要時，由其它酵素轉化給身體使用。酵素也利用攝取進來的食物以建造新的肌肉組織、神經細胞、骨骼、皮膚或腺體組織。例如，有一種酵素能轉化飲食中的磷為骨骼。

這些重要的營養素也協助結腸、腎、肺、皮膚等排出毒素。例如，有一種酵素催化尿素的形成，此氨化物經由尿液排出，另一種酵素使二氧化碳由肺部排出。

除此，酵素還分解有毒的過氧化氫（hydrogen peroxide），並將健康的氧氣從中釋放出來。由於酵素的作用，使鐵質集中於血液，酵素也幫助血液凝固，以停止流血。酵素也促進氧化作用，此過程中氧會被結合到其它物質上。氧化作用會製造能量。酵素也將有毒廢物轉變成容易排出體外的形式以保護血液。

架子上面賣什麼

酵素產品的種類包括錠劑、膠囊、粉末及液體等形式。它們可以彼此搭配或分開單買。有些酵素產品可能還含有蒜以利消化。大部分商品化的酵素來自動物酵素，例如胰酶（pancreatin）及胃蛋白酶（pepsin）。一旦食物抵達胃的底部及小腸，這些補充品能幫助消化。有些酵素產品則取自植物酵素（麴菌），它們在胃的上半部便已開始消化前的工作。這樣減少身體的工作量，因此為身體省下許多需要的酵素。

所有形式的酵素都應該存放於適冷的地方以確保其效用。錠劑與液體可置於冰箱。然而粉末及膠囊不該放入冰箱，因其容易受潮；它們應存放在涼爽、乾燥的地方。

商品化的酵素主要是消化酶；也就是說，它們專門參與消化過程。其它的商品則是新陳代謝酵素，處理其它生命現象的各種反應。體內所有的器官、組織及細胞，皆由這些新陳代謝酵素掌管。它們負責利用蛋白質、醣類及脂肪建造身體。

商品化酵素

市面上賣的消化酶有三種：澱粉酶（amylase）、蛋白酶（protease）、解脂酶（lipase）。澱粉酶與蛋白酶是體內又多又有效的消化酶。澱粉酶見於唾液中，能分解醣類，而蛋白酶見於胃液中，能幫助消化蛋白質。除此，胰液與腸液也均含此兩種酵素。

　　脂肪酶輔助脂肪的消化。脂肪酶在連續的反應中，最能發揮其功能。食物脂肪內所含的脂肪酶喜歡在較酸性的環境下工作，而胰臟分泌的脂肪酶則偏好強鹼環境。如果食物中的脂肪僅與胰臟分泌的脂肪酶接觸，則此脂肪未經歷胃部賁門（胃與食道的銜接處）中的食物脂肪酶的消化作用以改變此受質（substrate）。酸鹼喜好不一的酵素連續作用於受質時，其效果較好，也可能產生較有利的產物，這個結果可能在後來的新陳代謝作用中張顯出來。每天在動物的消化道上半部，脂肪與來自食物中數以百億的脂肪酶不斷地進行交互作用。

　　植物酵素與動物酵素差別很大。胰酶（pancreatin）源自動物的胰臟，在鹼性的小腸環境中功能最佳。這個酵素目前對癌症的研究很重要。

　　未成熟的木瓜、鳳梨、麴菌等均是酵素的極佳來源。由木瓜與鳳梨中分別抽取出來的木瓜酵素（papain）及鳳梨酵素（bromelin），均是分解蛋白質的酵素。藉由水解作用，它們將蛋白質分解成較小的胜肽鏈。其它分解蛋白質的酵素還包括胃蛋白酶（pepsin）、胰蛋白酶（trypsin）、凝乳酶（rennin）、胰酶（pancretin）及胰凝乳蛋白酶（chymotrypsin）。胃蛋白酶見於胃液，它負責將蛋白質分解成較小的胜肽（peptides）。

　　使用蛋白質分解酵素（proteolytic enzymes）當作一種消炎劑，已獲得良好的結果。這些酵素被用以治療運動傷害、呼吸道疾病、喉頭炎、支氣管炎、肺炎、肺氣腫、病毒感染、癌症及大部分的退化疾病。蛋白質分解酵素可由Nature's Plus及Miller Pharmacal Group公司獲得。

　　麴菌這種植物有不同的品系，使得蛋白酶（protease）、澱粉酶（amylase）、解脂酶（lipase）均能被抽取到，以保證良好的消化作用。你所選擇的酵素補充品應該包含所有的酵素羣，以確保任何煮熟的食物均能充分地被消化。

Inflazyme Forte

　　Inflazyme Forte是American Beiologics公司開發的產品，它是酵素與抗氧化劑的特殊綜合品，幫助需要補充消化酶的人分解食物中的蛋白質、脂肪及醣類。研究也顯示Inflazyme Forte中提供的綜合酵素與抗氧化劑，可能對慢性與急性發炎的臨床運用也頗有利。

　　使用Inflazyme的推薦劑量是每餐後1到3錠劑。假使Inflazyme被運用到臨床上，則在三餐前一小時，服用3到6錠劑。那些限鈉飲食者，可以服用Inflazyme Forte。

一小粒Inflazyme Forte含有下列物質：

胰酶N.F.	800.0毫克
鳳梨酵素	125.0毫克
木瓜酵素	120.0毫克
胰蛋白酶	120.0毫克
胰凝乳蛋白酶	2.5毫克
L－半胱胺酸	10.0毫克
解脂酶	35.0毫克
澱粉酶	35.0毫克
芸香素	85.0毫克
鋅	2.6毫克
過氧化氫酶	50.0IU
超氧化物歧化酶	100.0IU

天然的食物補充品

引 言

　　天然的食物補充品林林總總，幾乎所有的健康食品店均有販售，且有許多藥局也都開始出售這些補充品。通常，天然的食物補充品是由那些有益身體健康的食品組成或衍生而來。在某些情況下，業者宣稱有益健康是基於此補充品在傳統醫療上的用途而言；其它則是基於現代的醫學研究及發展而言。

　　食物補充品可為富含某種營養素或含活化成分以助消化或代謝作用、或提供營養素與活化成分兩者的綜合物。提醒你要注意有些粗心的業者，會作錯誤的保證。因此，做個有見識的消費者也是很重要的。同時也要提防有許多保守的檢驗機構，可能利用少數未證實的產品，以偏概全地將整個製造業貼上不可信賴的標籤。這種情形是有的，許多這樣的產品人們早就知道很有效，例如近來醫學界所倡導的大蒜，蘆薈、纖維、魚油及米糠麥麩等物，這些物質在其它國家早已被使用了好幾世紀了。

架子上面賣什麼

　　食物補充品各式各樣，包括錠劑、膠囊、粉末、液體、果凍狀、乳液、小餅乾、薄脆餅（wafer）、顆粒等等。產品的包裝完全視補充品內的成分特性而定。這些產品的效力都不一樣。因為它們都是由天然的食物、食品衍生物或副產物製成的，故它們的效力具有時間性，而且將受它們所處的溫度影響。如果你不清楚如何使用某產品，可以請教別人或讀有關此補充品的說明。

　　如果你從未使用過某種產品，記住，你可能會在第一次使用時感到不適，這是非常正常的。但一旦熟悉它的使用及好處，你便逐漸習慣此產品。

　　下面列出各種食物補充品，它們已被推薦於各種毛病的治療，我們將在本書第二部討論這些疾病。

嗜乳酸桿菌（Lactobacillus Acidophilus）

酸性的產品諸如酸乳、發酵乳、酸酪乳、乳酪及嗜乳酸桿菌的工作是協助蛋白質消化，在此作用中將產生乳酸、過氧化氫、酵素、抗生素、及維他命B羣等。

根據結腸健康手冊此書所指，健康的結腸應含至少85％的乳酸桿菌及15％的大腸桿菌。然而，一般的結腸菌數測試的結果恰恰相反，因而產生脹氣、小腸及整個系統的毒性、便秘及吸收不良，此症狀會導致念珠菌生長過盛。

嗜乳酸桿菌可能也有助於解毒。導致的因素包括反覆地使用抗生素、口服避孕藥、阿司匹靈、皮質類固醇（corticosteroids）、飲食欠佳、吃甜食、酵母菌、緊張。這些都造成良性菌的不平衡。良性菌容易與一些廢物結合，而被排出體外。

嗜乳酸桿菌也有抗菌作用。應該避免攝取過多的鋅與鐵，因為鋅促進念珠菌的生長，而鐵無法被吸收，要直到念珠菌病治癒。（請見第二部的念珠菌病）

含在各種產品中的嗜乳酸桿菌在高溫時會失去效用。將它保存在乾涼的地方──冰箱，但不要放在冷凍庫。我們不建議你購買綜合產品。因為不同的菌種可能會互相抗衡。每一公克含至少十億或更多菌數的純菌種產品通常都比綜合菌種的產品好。

服用嗜乳酸桿菌的時間是早晨空腹時及三餐前一小時。如果你正服用抗生素，則抗生素與嗜乳酸桿菌以不要同時服用。嗜乳酸桿菌有錠劑、膠囊及粉末等形式。我們推薦用室溫的蒸餾水來沖泡的那種粉末形式。

有些嗜乳酸桿菌產品不是來自乳製品，諸如來自Wakunaga of America公司的DDS Acidophilus及Kyo－Dophilus、來自Nature's Way Products的Primadophilus、來自New Moon Extracts的Neo－Flora。這些產品是那些對食物過敏（牛奶）者的佳音，而且它們能有效地對抗念珠菌。Natren公司有售菌數含量豐富的高級產品。

Kyo－Dophilus是一種不含牛奶的產品，在高溫時仍維持穩定。它含有能在消化系統繁殖的嗜乳酸菌種。它目前正被100多所大學的醫學中心及30,000間醫院使用。Kyo－Dophilus綜合了三種互助合作的良性菌，它們通常活在健康的小腸道內。Kyo－Dophilus是改良小腸共生菌的理想補充品。

Acidophilus、Maxidophilus、Megadophilus等嗜乳酸菌及不含乳製

品的同類產品均有抗真菌、降低血膽固醇、協助消化作用、增強營養素吸收的特性。

苜蓿（Alfalfa）

身為礦物質含量最多的一種食物，它的根深入土中達130英呎（約40公尺）。苜蓿的產品是液體狀，且很適合禁食的時候使用，因為它含有葉綠素及營養成分。苜蓿含有鈣、鎂、磷、鉀、加上各種已知的維他命。這些礦物質已呈均衡狀態，這促進吸收。這些礦物質是鹼性的，但在小腸道有中和的作用。

對那些需要補充礦物質的人，這是個明智的選擇。它已幫助許多關節炎患者。含有葉綠素的苜蓿、小麥草、大麥、螺旋藻，已被發現有助於治療小腸潰瘍、胃炎、肝臟毛病、濕疹、痔瘡、哮喘、高血壓、貧血、便秘、體臭、口臭、牙齦流血、病菌感染、化膿、灼傷、香港腳、癌症。

蘆薈（Aloe Vera）

這種植物是以其治療功效及被用於許多化妝品和洗髮精而聞名。在世界上的乾燥地區，分佈著超過200種不同的蘆薈。

蘆薈是公認的皮膚治療劑、保濕劑及柔軟劑。它被用在割傷、燒傷、蚊蟲咬傷、瘀血、面疱黑斑、有毒長春籐、重擊傷痕、潰爛的皮膚組織、水腫、太陽曬傷。它也幫助胃部毛病、潰瘍、便秘、痔瘡、直腸發癢、結腸炎及所有結腸問題的治療。蘆薈對病菌感染、靜脈曲張、皮膚癌及關節炎等均有幫助。

我們開發的Aerobic's和George's Aloe Vera Juice都有極佳的成果。George's不需冷藏而且嚐起來像白開水。與一種結腸清潔劑叫Aerobic Bulk Cleanse（ABC）及果汁合用時，George's不僅有治療功效，而且假如患有下痢或便秘，它有助於整腸。清理結腸要費數週的時間，但持續地使用能保持結腸的乾淨。

我們還發現這種綜合品對食物過敏及結腸有毛病的患者有益。ABC清腸劑使結腸的皺摺與囊袋裏沒有毒素殘留。然而，某些人，尤其是糖尿病人，可能對蘆薈汁產生排斥。

大麥草（Barley Grass）

大麥草富含鈣、鐵、所有的必需胺基酸、維他命C、生物類黃酮（bioflavonoids）、維他命B$_{12}$、許多種礦物質加酵素。東京的Kubota博士相信這個食物能治療胃和十二指腸的毛病以及胰臟炎，而且它是理想的消炎物質。

蜜蜂的副產品（Bee By－Products）

請見花粉、蜂蜜、蜂膠（蜂蠟）、蜂王乳。

花粉和蜂蜜

花粉是開花植物的花藥（anthers）產生的細粉末物質，也是蜜蜂採集的物質。花粉含維他命B羣、維他命C、胺基酸、多元不飽和脂肪酸、酵素、胡蘿蔔素、鈣、銅、鐵、鎂、鉀、錳、鈉及蛋白質（10～35％）。花粉、蜂蠟及蜂蜜有抗菌作用。蜂蜜是蜜蜂利用花蜜——花朵分泌的甜性汁液，與它們自己的酵素混合所產生的。

根據花朵與花蜜的來源，蜂蜜有不同的顏色與味道。它含有35％的蛋白質（所有胺基酸成分的一半），而且被視為一完美無缺的食品。它是必需營養素的高濃度來源，含有大量的醣類（糖類）、維他命B羣、C、D、E及一些礦物質。它被用於促進體能及治療疾病。每天兩湯匙就夠了。它的甜度是糖的兩倍，因此不需太多。購買時，應該僅選擇未過濾、未加熱、未加工的蜂蜜。

糖尿病患及低血糖症者應謹慎使用蜂蜜及其副產品。血糖濃度會因這些物質而變化，正如血糖對精製糖類的反應一樣。然而，山茱萸（tupelo）釀製的蜂蜜比其它任何蜂蜜所含的左旋糖（levulose）還多，且被吸收的速率較慢，所以那些低血糖症者可以謹慎地使用這種蜂蜜。如果你是低血糖病患，請向你的醫護人員諮詢。

不到一歲的嬰兒，請勿餵以蜂蜜，因為如此容易導致肉類桿菌中毒（botulism）。

蜂膠（Bee Propolis）或稱蜂蠟

蜂膠是蜜蜂從各種植物收集而來的樹脂質；它不是蜜蜂製造的。蜂膠與蜂蠟一同被用於築構蜂巢。當作一種補充品時，蜂膠能有效地對抗病菌感染。一位蘇俄的科學家曾發表蜂膠能促進白血球對細菌的吞噬作用（phago-cytosis），以協助破壞細菌。蘇俄的外科醫師通常在手術之前，給病人服用蜂蜜以預防感染。

　　蜂膠同時也是一種很好的擦傷、瘀血軟膏，因為它具有抗菌功效。研究報告已公布蜂膠對於口腔、咽喉黏膜發炎、咳嗽、口臭、扁桃腺炎、潰瘍、粉刺及免疫系統的激活等均有好的成效。

　　要確保所有來自蜜蜂的產品均是新鮮及密封的。最好是向專門製造蜜蜂產品的業者購買。如果是利用蜜蜂產品來治療過敏症，最好是向方圓十里附近的廠商購買，如此可以就近獲得少量的花粉，以去除對當地花粉的敏感性。

啤酒酵母

　　請見酵母菌（yeast）。

CamoCave（產品名稱）

　　CamoCave含有甘菊及其它活性成分。它能減輕肌肉、關節等相關疾病的疼痛，例如背痛及關節炎痛。甘菊的作用與皮質酮（cortisone）類似，但它無副作用。將CamoCave這種乳液塗在患部，一天四次，效果最佳。

纖維素（Cellulose）

　　請見纖維（fiber）。

綠藻（Chlorella）

　　綠藻需多一道加工手續，以分解其堅硬的細胞壁。綠藻內所含的葉綠素能加速清潔血液。綠藻富含RNA及DNA，且已被發現能抵抗紫外線輻射。

葉綠素（Chlorophyll）

　　請見綠藻、kyo－Green、Green Magma。

玉米胚芽（Corn Germ）

　　玉米胚芽此產品比小麥胚芽的使用期限還久，而且，某些營養素的含量也比小麥胚芽還高，尤其是鋅。玉米胚芽的鋅含量是小麥胚芽的十倍。可以用玉米胚芽粉灑在雞肉或魚上。它也適合添加入麥片中及灑在其它食物上。

脫水肝

　　脫水肝是將肝臟乾燥去水，濃縮成粉末或錠劑的產品。它含有維他命

A、D、C、B羣，及鈣、銅、磷、鐵等礦物質。脫水肝對貧血及製造紅血球均有益處。它能增強體力、協助肝臟毛病、幫助減輕緊張與壓力。使用時，請認明肝臟的來源是用有機方式畜養的阿根廷肉牛。

必需脂肪酸（維他命F）

必需脂肪酸是指那些體內無法製造，非得由食物提供的脂肪酸，簡稱EFAs（essential fatty acids），又稱維他命F。這些必需脂肪酸也是多元不飽和脂肪酸（polyunsaturate fatty acids），能幫助降低膽固醇、高血壓及減少罹患心臟疾病與中風的機率。

強化亞麻（fortfied flax）飽含Ω－3因子、鎂、鉀、纖維。它也是維他命B羣、蛋白質及鋅的好來源。強化亞麻子（flaxseed）含低量的飽和脂肪及熱量，且不含膽固醇。它嚐起來有核果味，且能與水或其它果菜汁混合。也能加入生菜沙拉、酸酪乳（yogurt）及麥片。

最重要的必需脂肪酸是亞麻油酸（linoleic acid）。每日攝取必需脂肪酸的量約佔總熱量的10%～20%，就算足夠了。天然的必需脂肪酸見於許多種蔬菜及植物油（椰子或棕櫚仁油除外）。如果這些油經過高溫或氫化處理，則亞麻油酸將被轉換成無法被利用的反式（trans）脂肪酸。

櫻草油（primrose oil）及黑醋粟油（black currant oil）含高量的亞麻油酸。鮭魚、鯖、大鮃、鮃及沙丁魚等，見於深冷的水域，是魚脂的極佳來源，因為它們有最高的脂肪含量，且提供比其它種魚還多的Ω－3因子。例如，4盎司的鮭魚含3,600毫克的Ω－3因子，而等量的鱈魚（一種低脂魚）僅含300毫克。雖然糖尿病患不應該服用魚脂補充品，但他們應該攝取魚肉，以補充必需脂肪酸。

Carlson實驗室有生產我們推薦的挪威鮭魚油。我們也推薦wakunaga of Amenica公司出品的Kyolic及Cardiovascular公司製造的綜合必需脂肪酸。挪威製造的魚肝油是最普遍被用的，且味道比較溫和。Dale Alexander宣稱魚肝油對治療關節炎相當管用。他曾銷售一種每湯匙含有維他命A 13,800IU及維他命D1380IU的魚油。定期服用的人，不要超過此劑量。請勿仰賴魚肝油以獲得必需脂肪酸，因為在你獲得足量脂肪酸的同時，你所得到的維他命A、D已超量了。

許多疾病都需要必需脂肪酸的救助。它們降低血壓、幫助預防關節炎、減慢乳癌的生長速度、降低膽固醇及脂肪（三酸甘油酯）的含量、協助濕疹、乾癬及動脈硬化的治療。在腦部含量很高的EFAs，能協助神經衝動的

傳導及正常的大腦功能。必需脂肪酸也用於治療念珠菌病及冠狀心臟疾病，及減少血栓的形成。

　　奧瑞崗健康科學大學的醫學教授威廉·康納（William E.Connor）博士，根據實驗結果指出，飲食中的Ω－3脂肪酸是大腦正常功能與發育必需的要素。日本研究者也同時發現，缺乏必需脂肪酸會損害大腦學習與記憶的能力。

宿櫻草油（Evening Primrose oil）本品為西洋藥草

　　宿櫻草油含有最多量的γ－亞麻油酸（以下簡稱GLA）。GLA是一種必需脂肪酸。身體無法自製GLA；必須由食物供應。這個脂肪酸已知能幫助預防動脈硬化、心臟疾病、月經前不適症狀、多重硬化症（multiple sclerosis）、血壓高。它對性荷爾蒙的反應包括動情激素（estrogen，女性荷爾蒙）及睪固酮（testosterone）有正面的作用，也幫助降低膽固醇，且對肝硬化的治療頗重要。研究也顯示宿櫻草油幫助減輕疼痛及發炎。缺乏GLA可能導致前列腺素（prostaglandins）的含量不正常。

　　那些與女性荷爾蒙失調相關的乳癌患者，應避免或限量使用宿櫻草油。黑醋粟油是很好的取代品。

纖維（Fiber）

　　在許多食品都可見到的纖維，有助於降低血膽固醇含量及穩定血糖。它能預防結腸癌、便秘、痔瘡、肥胖及許多其它的疾病。因為精製的加工過程已由食物中除去許多天然的纖維，美國人的飲食正缺乏纖維。每年發生在美國的結腸癌病例超過八萬五千件，而且這個數字仍持續上升。

　　纖維分為7種：果膠（pectin）、麥麩米糠（bran）、纖維素（cellulose）、半纖維素（hemicellulose）、木質素（lignin）、樹脂橡膠（gums）、黏膠質（mucilage）。每一種都各有其功能。剛開始先服用少量的纖維，然後漸漸地增加攝取量，直到能定時地排便。那些患有局部性迴腸炎（crohn's disease）者應該避免纖維補充品及天然的纖維食物。

①果膠

　　因為果膠減慢三餐飯後的消化作用，因此它很適合糖尿病人。它也能去除不需要的金屬及毒素，對放射性療法頗具價值也有助降低膽固醇及減少罹患心臟疾病與膽結石的機率。蘋果、胡蘿蔔、甜菜、香蕉、甘藍菜、柳橙類、豌豆、秋葵均含果膠。

②**纖維素**

　　纖維素是蔬菜、水果表皮所含的一種人體無法消化的醣類。它適合痔瘡、靜脈曲張、結腸炎、便秘的人，且有助於從結腸壁除去致癌物質。蘋果、梨子、皇帝豆、胡蘿蔔、綠花椰菜、豌豆、全麥等穀物、巴西核果、綠色豆類、甜菜等，均含有纖維素。

③**半纖維素**

　　半纖維素是一種無法消化的多醣類，能吸收水分。它適合減肥、結腸癌及控制小腸內的致癌劑。蘋果、甜菜、全麥等穀物、甘藍菜、香蕉、豆類、玉米、青椒、綠葉菜、梨子等，均含半纖維素。

④**木質素**

　　這種纖維能降低膽固醇，並藉由與膽汁內的酸性物質結合，以預防膽結石形成。它對糖尿病或結腸癌患者有益處。胡蘿蔔、綠色豆類、豌豆、全麥等穀物、巴西核果、桃子、番茄、草莓、馬鈴薯等，均含木質素。

⑤**樹脂和膠質**

　　樹脂和膠質這兩種纖維均有助調節血糖濃度、降低膽固醇、清除毒素。燕麥片、燕麥麩、芝麻、乾豆類等，均含有這些纖維。

　　每日的飲食應該包括下列纖維食品中的某一種：

● **燕麥麩及米糠**　此物有助降低膽固醇。這是藉由篩濾的方式分開穀類的外殼與澱粉質部分，進而將外殼弄碎製成的。

● **有氧堆體清腸劑（Aerobic Bulk Cleanse, ABC）**　這是一種含洋車前（psyllium）種子外殼、甘草（licorice）、錦葵類植物（hibiscus，可當藥草）的極佳纖維質。把它加入蘆薈汁與果汁各佔一半的綜合汁液裏，一起飲用。並把它當作早晨起床空腹時的第一件事。充分地攪拌，且快速地喝完，以免它凝固變硬。這個具有療效的飲料有助於清腸，對下痢與便秘相當有效。

● **葡萄糖甘露蜜（Glucomannan）**　此物來自amorphophallis植物的塊根。它能剔除結腸壁的脂肪。因為能趨動脂肪，此物質適合糖尿病與肥胖症者。它已被公認具有使血糖濃度正常化的功能，且對低血糖症者頗佳。葡萄醣甘露蜜能膨脹到它原來重量的60倍，因此有助於克制食慾。服用的方法是餐前30分鐘，2－3粒膠囊，配一大杯水。如此將有助於減少過敏反應及一些與高低血糖毛病相關的症狀。請勿將纖維與醫藥或其它補充品一起服用。如此不僅將減低纖維質的效力，而且基於纖維質的吸收特性，除了能吸收有益的物質，還可能將有害的物質吸收。葡萄糖甘露蜜無味、無

臭，且可以添加到食物中，以利調節餐後的血糖濃度。

● **Guar樹膠脂（Guar Gum）**　此物適合糖尿病患及克制食慾者。那些吞嚥有困難或腸胃曾經動過手術的人，應該避免使用。一些結腸有毛病的人，或許也無法使用此纖維。它也能降低膽固醇、三酸甘油酯（triglyceride，即脂肪）及低密度脂蛋白（low−density lipoprotein）的含量。它還能與有毒物質結合，並將它們攜出體外。

● **洋車前（Psyllium）種子**　此物是一種很好的清腸劑與糞便軟化劑。這是最受歡迎的纖維之一。它會快速凝固變硬，因此必須迅速地服用。前面提到的ABC清腸劑即含有此種子的外殼、甘草及錦葵科植物。有些醫師建議使用Metamucil，這物質含有洋車前親水性植物膠質，可作為通便劑及纖維補充品。此產品含洋車前種子。我們最好選擇加工較少及全天然的產品。

● **茴香（Fennel）種子**　此物幫助清除小腸中的黏液。

　　最好能輪流使用這些纖維補充品。除了上述的幾種，還有許多選擇包括玉米、糙米、蘋果皮、蘋果膠、亞麻子、洋菜凍。這些物質都有助於消除某些有毒金屬。海帶（kelp）也很好，且幫助控制體重。

　　正確的飲食應該包含纖維質。建議你將下列各種食物納入飲食中：全麥等穀類製成的麥片及麥粉、糙米、各種麩糠、杏果（apricot）、乾李、蘋果、各式水果（柑橘除外，此物過酸，對關節炎及高度過敏症不好）、核果、種子、豆類、扁豆、豌豆、蔬菜類。每日攝取數種。蘋果與馬鈴薯不要去皮。烤雞肉以前，先在雞肉上覆一層玉米糠或燕麥。在麥片及麵包中多加一些麥麩。

　　常用通便劑會養成習慣，而且刺激結腸。定期清腸，並食用流質食物1～3天，能促進健康。糖尿病人應避免在清腸期間僅吃流質食物，但吃生菜是頗有益處的。低血糖症患者在清腸期間，則適用含有螺旋藻（spirulina）的流質食物。螺旋藻含有維他命、礦物質、葉綠素及穩定血糖濃度所需的蛋白質。

　　要減輕體重，應將纖維及運動列入計畫。試著找出最適合自己的纖維質。把1/4杯的蘆薈汁加入果汁，起床、睡前各一杯，功效奇特。不加鹽及奶油的爆米花也是增加纖維攝取量的好來源。

　　現今的飲食缺乏纖維質，但過量的纖維質可能減少鋅、鐵、鈣的吸收。服用纖維時，要與維他命及礦物質分開。

大蒜（Garlic）

大蒜是地球上最有價值的食物之一。它自聖經發展的時代以來，一直被人類使用，且也見於古希伯來、希臘、巴比倫、羅馬及埃及人的文獻中。建造金字塔的人，每天吃大蒜以補充耐力與體力。

大蒜藉由所含的甲烷蒜基三硫化物（methyl allyl trisulfide）的作用降低血管壓，此物質能擴張管壁。大蒜能使血液變稀，如此可減低血凝塊的機率，且有助預防心臟病。它也降低血清膽固醇的濃度，且幫助消化。大蒜被用於很多疾病的治療包括癌症。它是個有效的免疫系統促進劑。蘇俄人稱大蒜為天然的抗生素。應該每天攝取它。

大蒜含有一種胺基酸衍生物叫青蔥素（allium）。當大蒜進入體內，有一種能夠將青蔥素轉換成蒜素（allicin）的大蒜酶（allinase）會被釋出。蒜素有抗生素的功效；它的抗菌作用是盤尼西林抗生素的百分之一。因為大蒜有此特性，在第一次世界大戰期間，它曾被用來治療傷口與感染，並預防壞疽（gangrene）。

大蒜同時也能抗真菌感染，對付念珠菌病、香港腳、陰道感染及大部分的致病性真菌等均能奏效。兩位楊百翰大學（Brigham Young University）的微生物學家報導，大蒜抽取液能破壞某些病毒，諸如那些與發燒、起水泡、生殖器官的疱疹、普通感冒、天花及流行性感冒等相關之病毒。

蒜頭油對心臟及結腸都很好，且對治療關節炎、念珠菌病及血液循環的毛病等均有效果。把蒜頭加進1/4的橄欖油或canola油，置於冰箱冷藏。這個混合物可以保存一個月之久。大蒜能被用於煎、炸的烹飪、沙拉醬、或各種其它的用法。如果食用後、口腔蒜味很濃，可咀嚼一些香菜嫩枝、薄荷葛縷子（mint caraway）、茴香種子（fennel seeds）。

你也可以選用美國Wakunaga of America公司生產的Kyolic。Kyolic是一種無味的大蒜產品，它有錠劑、膠囊、萃取油等種類。

人參（Ginseng）

人參是廣為東方人使用的一種滋補品，用於身體虛弱及補充體力。有許多種人參：西伯利亞參、美國參、中國參或高麗參及日本參。中國參或高麗參是最普遍被使用的。

人參含有十三種不同的人參糖苷（ginseriosides，即三萜類植物皂質，triterpenoid saponins）。最重要的成分包括：欖香烯、人參素、低分子量

澱粉、果膠、維他命B_1、B_2、B_3、B_5、B_{12}、生物素、膽鹼、礦物質、單醣、少許的鍺、類黃酮。美國印地安人很熟悉人參，而且利用它來治胃痛、支氣管毛病、哮喘及頸部痠痛。

蘇俄科學家聲稱人參促進身體與心理的活動、改善內分泌腺的功能、對生殖腺有正面的作用。今日，人參被用以消除疲勞，因為它能增加脂肪酸的消耗以產生能量，可節省肌肉中肝醣的利用。它也被用於強化運動機能、恢復青春、延長壽命及解毒整個系統使之正常化。

很多種綜合補充品均有添加人參，但它們的含量偏低，以致於可能無效。較低劑量的人參似乎會提高血壓，而較高較量的人參似乎會降低血壓。研究顯示較高量的人參對發炎方面的疾病，例如風濕性關節炎可能有效，而且無類固醇的副作用，同時也能抵抗輻射傷害。低血糖症者應避免使用大量的人參。因為人參會降低血清的皮質素（cortisol）含量（皮質素與胰島素相抗），因此人參對糖尿病患有益。

我們推薦蘇俄的服用方式：連續使用15～20天，接著停用兩週。避免長期使用高量的人參，縱使尚未發現有任何副作用。人參產品有許多種：有賣完整的一個根系、根枝或根鬚，這種產品不是未處理就是經過漂白而已；還有作成粉末或將抽取物製成粉末；也有作成抽取液或濃縮液；或作成顆粒，以便立即沖泡成茶；當作酊劑（tincture）、與油脂混合、製成錠劑或膠囊等。這些產品都不應該含糖類或加色素，應該是純人參。

美國的Wakunage of Americal公司經銷若干高級的高麗參與西伯利亞參產品：
- **ENAXPG1**　這是根據古法精製成的高品質高麗參。
- **ENAXEG1**　這是西伯利亞參粉，來自北太平洋一個偏遠、零污染的小島。
- **ENAXEG2**　這是西伯利亞參的抽取物及粉末，來自與ENAXEG1相同的高品質植株，但有較強的效力。

海帶（Kelp）

海帶是一種海草，能生吃，但它通常被乾燥、製成顆粒、或磨成粉末。顆粒狀的及粉末式的海帶，常被當作調味料。海帶是維他命、礦物質及許多微量元素的豐富來源，而且由於它含有碘質，海帶也被用於治療甲狀腺的毛病。海帶被推薦為每日飲食的補充品，且能成為鹽巴的代替品。如果它的味道不甚吸引你，你可以在健康食品店買到錠劑式的海帶產品。

乳酸桿菌（Lactobacillus Acidophilus）

嗜乳酸桿菌構成小腸共生菌群，用以協助維他命B群的合成。雙叉乳酸桿菌是小腸內共生菌中佔優勢的菌種，它提供一個製造維他命B群及維他命K的優良環境。

當服用抗生素時，這些「友善」的細菌會與有害的細菌一同被破壞。補充嗜乳酸桿菌有助於維持健康的腸內共生菌群。不健康的菌群會釋出大量的氨，因而刺激小腸膜。而且，這些氨會進入血液中，引起噁心、食慾減低、嘔吐及其它中毒反應。

嗜乳酸桿菌產品是專門為維持小腸良性菌群而設計的。未被消化的食物會滯留於腸內導致便秘及排氣。這些由未消化食物產生的腐敗細菌，可能產生過量的組織氨，導致過敏反應及額外的毒素堆積。

用嗜乳酸桿菌和水清洗真菌感染的陰道，效果頗佳。嗜乳酸桿菌能破壞病原菌。當作一種灌腸劑時，也有助於建立一個健康的腸內環境。它藉由促進腸的蠕動來改善腸的功能，並軟化糞便。有了嗜乳酸桿菌，有害的病菌及囤積在小腸內的毒素均可被破壞。

雙叉乳酸桿菌已經證實能有效地治療肝硬化與慢性肝炎。許多對嗜乳酸桿菌沒反應的人，對雙叉乳酸桿菌都有正面的反應。

卵磷脂（Lecithin）

人體內每一個活細胞均需要卵磷脂。調節營養素進出細胞的細胞膜，有一大部分是由卵磷脂構成的。若缺乏卵磷脂，細胞膜會硬化。它的結構保護細胞免於氧化作用的傷害。大腦外部圍繞的保護鞘膜是由卵磷脂組成的，而且肌肉與神經細胞也含有這種必需脂肪酸。卵磷脂有一大部分由B維他命膽鹼（B Vitamin Choline）組成，也含有亞麻油酸（linoleic acid）及肌醇（inositol）。雖然卵磷脂是一種酯類，但它扮演的是一種乳化劑（emulsifying agent）。

卵磷脂對老年人尤其重要，因為它能預防動脈硬化及心臟血管疾病、增強大腦功能、協助肝臟吸收硫胺素（即維他命B_1）及小腸吸收維他命A。卵磷脂也能增強體力，且有助於修護被酒精中毒的肝。

對任何人而言，飲食中添加卵磷脂均是明智之舉。可以在麥片、湯類、果汁或麵包中加入兩湯匙的卵磷脂（細粒狀）。卵磷脂也有膠囊的形式。餐前服用一粒膠囊，有助脂肪的消化及脂溶性維他命的吸收。那些服用菸鹼素

以降低血清膽固醇及脂肪的人，應將卵磷脂列入餐飲計畫中。卵磷脂使膽固醇與其它脂類物質在水中分散，並排出體外。把卵磷脂納入飲食中，可避免脂類物質在重要器官及動脈內堆積。

　　大部分的卵磷脂來自大豆，但近來，由新鮮蛋黃製成的卵磷脂日漸風行。液體的卵磷脂可從Source Naturals公司購得。他們宣稱將Eggs－Act此產品攪拌時，便可實際觀察到乳化作用（emulsifying）。這混合物在一小時內會變壞，因此要立刻飲用。雞蛋卵磷脂可能成為愛滋病、疱疹、慢性非洲淋巴細胞瘤（Epstein Barr）病毒及與老化相關之免疫系統毛病者的福音。其它卵磷脂的來源尚有啤酒酵母、穀類、豆科植物、魚及小麥胚芽等。

二十八烷醇（Octacosanol）

　　二十八烷醇是源自小麥胚芽。雖然也可能從全麥抽取二十八烷醇，但要獲得1,000毫克的二十八烷醇要消耗10磅的全麥。研究顯示二十八烷醇是改善體力的優良物質。因此，它對於那些運動後肌肉疼痛或耐力不足的人有很大的幫助。

　　這個天然小麥胚芽油的濃縮物，經臨床證實，能在運動時增加氧的利用。二十八烷醇也降低血膽固醇、肌肉萎縮及其他神經肌肉的病變。長久以來，小麥胚芽一直以其好處多多著稱。今日，2,000毫克的小麥胚芽抽取物，已知能改善肌肉中肝醣的貯存及耐力及反應時間、減輕高山恐懼症、協助組織氧和（oxygenation）。經常活動的人，應將小麥胚芽列入飲食計畫中。

蜂王乳（Royal Jelly）

　　這是一種由六天到十二天大的褓姆蜂，從咽喉腺分泌出來的稠乳狀物質。當蜂蜜與花粉在這些年幼褓姆蜂的體內結合並精煉，蜂王乳很天然地被分泌出來。它含有各種維他命B羣，包括高濃度的泛酸（B_5）及吡哆醇（B_6），且是乙醯膽鹼唯一的天然來源。蜂王乳還含有礦物質、維他命A、C、D、E、酵素、荷爾蒙、十八種胺基酸、抗生素的組成物質。此產品必須與蜂蜜結合，以保留其效力。蜂王乳已知能輔助支氣管哮喘、肝病、胰臟炎、失眠、胃潰瘍、腎臟疾病、骨折、皮膚病，且能增強免疫系統功能。蜂王乳容易變質。要冷藏，並確定購買時是密封包裝。

Shiitake

Shiitake是日本香菇，它們含有一種病毒，能被用以生產干擾素（interferon）。它們對治療癌症的效力，曾在koibe大學醫學系與日本Kinoko機構合作的研究中報導出來。這種香菇被視為一道佳餚，且整株皆可食用。

Shiitake有兩種。Reishi香菇在東方至少流行了2,000年。Reishi有六種。Shiitake和Reishi兩者均有精緻的質地，且有強壯的莖幹，上面有清晰可辨的氣孔。這兩種菇的外觀都很迷人，而且皆有驚人的特質。

Reishi香菇是中國古代排名第一的優良中藥，而且曾被誇張地視為一種長生不老藥。Shiitake與Reishi兩者長久以來，被用於治療各式各樣的毛病及增強體力。它們還被用於預防高血壓及心臟疾病、控制膽固醇、增強疾病之抵抗力、治療疲勞與病毒感染。現在，它們以具有治療癌症的功效而聞名。可以購買到乾燥的香菇，加入菜湯裏。

螺旋藻（蟠曲菌Spirulina）

螺旋藻是全世界公認為最有開發前途的微生物藻類，它被視為一種快速的營養來源。螺旋藻生長在陽光充足的氣候帶及鹼性的水域。它象徵著食品製造的一大突破，它所生產的蛋白質是相同土地面積上種植大豆所得蛋白質量的20倍。

螺旋藻所含的濃縮營養素與其它穀類、藥草或食物不同。它含有γ－次亞麻油酸（gamma－linolenic acid,GLA）、亞麻油酸（linoleic acid）、花生四烯酸（arachidonic acid）、高量的維他命B_{12}（是健康紅血球所需要的，素食者尤需補充B_{12}）、高量的鐵質、60～70％的蛋白質、必需胺基酸、RNA與DNA核酸、葉綠素、一種僅見於藍綠藻的藍色素（藻青素，phycocyanin），此色素能提高患有肝癌的實驗老鼠之存活率。

螺旋藻是一種天然易消化的食品，它有助於保護免疫系統、降低膽固醇、吸收礦物質。禁食期間，服用螺旋藻頗佳。它提供能幫助清除體內毒素及治療患部的營養素，而同時也抑制食慾。因其所含的高量蛋白質有助穩定血糖，在兩餐之間服用螺旋藻，可能對低血糖患者有益。

Sub－Adrene（產品名稱）

美國Amenican Biologics公司出品的Sub－Adrene是牛的腎上腺皮質抽取物的高度濃縮品。此物的配方經過特別設計，以期含於舌下服用時，能

有最大的吸收作用。它帶有薄荷的味道，並提供均衡、有效的天然類固醇（steroids），這是許多人缺乏的。

Sub－Adrene是裝在塑膠滴瓶內，含有3,000毫克純的腎上腺皮質抽取物。使用時，通常是一天5滴，可以一次完成。

小麥胚芽（Wheat Germ）

小麥胚芽很快就腐爛。購買小麥胚芽時，如果是與澱粉質部分分開買，必須確定產品的新鮮度。此產品應該真空包裝或冷藏，並標上包裝日期或安全使用期限。烘過的小麥胚芽能保存較久，但未經加工烘焙的產品比較好。可以使用小麥胚芽油膠囊或密封好的小麥胚芽。

小麥草（Wheatgrass）

小麥草是安・維格摩爾博士（Dr. Ann Wigmore）發現的一種營養豐富的食品。她聲稱小麥草含最多種的維他命、礦物質、微量元素，而且15磅新鮮小麥草的營養價值相當於350磅精心挑選的蔬菜之營養價值。

維格摩爾博士也報導與生鮮食品搭配的小麥草療法，已幫助消滅癌細胞的生長，並有助於其它病症，包括心理衛生的問題。小麥草也用於灌腸、通便的治療上。

小麥草汁的分子結構非常接近血紅蛋白，即紅血球內攜帶氧分子的蛋白質，這也許也能說明葉綠素對人體的功效。血紅蛋白與葉綠素主要差別於它們所含的金屬元素，前者是鐵，後者是鎂。對貧血的動物作實驗，發現在服用葉綠素4到5天之後，它們的血液計量又回升到正常值。

酵母菌（啤酒酵母，Brewer's Yeast）

酵母菌是一種單細胞生物，它能以極快的速度繁殖，在兩小時後菌數增加一倍。它富含各種基本營養素，例如維他命B羣（B_2除外）、鉻、16種胺基酸、14種或更多的礦物質、17種維他命（不包括維他命A、C、E）。蛋白質含量佔總重的52%。酵母菌也含高量的磷，因此要記得補充額外的鈣質。

酵母菌被培養在各式各樣的來源中。啤酒酵母是利用啤酒花（啤酒的副產品）培養的，此種酵母也稱營養酵母。Tourla酵母則是用糖蜜或木漿培養的。有一種瑞士生產的液體酵母Bio－Strath，是源自於藥草、蜂蜜、麥芽糖等等。這是我們極力推薦的天然產品。

應該避免食用活的麵包酵母。活的酵母菌會消耗體內的維他命B及其它

營養素。由於可能尚存一些活酵母菌，家庭自製的麵包宜第二天使用。在營養酵母中的酵母菌已被破壞。

　　酵母可以摻在果汁或水中一起飲用，而且是兩餐之間很好的一種體力補充品。酵母也可加入飲食中，輔助某些體內的毛病。它有助於糖類代謝，且對濕疹、心臟毛病、痛風、神經緊張、疲勞等病頗佳。透過它增強免疫系統的功能，酵母在癌症的放射治療及化學療法期間，是一重要的補充品。它似乎也能增強心理及身體的功能。那些患有骨質疏鬆症者，應避免使用酵母產品。庫克威廉博士（Dr.William Crook）指出假使一個人患有與念珠菌（Candida）相關的毛病，是不會特別對酵母菌過敏，因此服用含有酵母的食物補充品沒有關係。但我們仍建議如果你懷疑可能患有念珠菌病，應當避免使用酵母產品。

藥用植物（**Herbs**）

引 言

　　好幾世紀前人類已知藥用植物的醫學價值。羅馬、埃及、波斯、希伯來人的醫藥記載指出，藥用植物廣泛地用於各疾病的醫療上。許多藥用植物含有功效奇佳的成分，如能善用它們，可以治療身體的疾病。早期的製藥業界便是靠分離及純化這些物質的技術來生產醫藥。然而藥用植物學家辯稱，同一種藥用植物內尚含有其它成分，能與這些功效較強的成分平衡。雖然這些次要的成分效力較弱，但它們可充當一種緩衝劑、協助劑、或制衡劑。因此，藉由使用整株藥用植物，我們的身體才能夠利用大自然賜予的均衡成分。

　　所有的樹根、樹皮均有殺菌（真菌、細菌）功效，否則病菌早在土中破壞它們了。樹根、樹皮及其它藥用植物，若澈底乾燥並繼續保持乾燥，它們的醫藥價值可以長年保存。

　　許多人相信藥用植物的醫療功效與化學藥劑一樣，只是前者無副作用。藥用植物的效力有時很強，因此要注意調節劑量。大部分的化學藥劑藥效均太強了。我們觀察到一個有趣的現象，當今許多工業化的國家，醫生開的是藥用植物的處方，而且可以到藥房購買。事實上，在那些就醫不方便的國家，藥用植物便是他們僅有的醫藥。

　　藥用植物確實在體內發揮許多醫療功能，但必須適當地使用，而不是毫無選擇。記住，並非所有植物都對人體有益。有些植物有毒，有些會致死，尤其是長期使用後。事實上，大家要知道合格的藥用植物學家是相當謹慎地使用藥用植物。因為藥用植物內含有活性成分，你應該注意有些成分可能會與醫生開的藥方產生負面的作用。因此，聰明的人都知道，有任何關於安全性的問題時，應該請教專業人員。

　　一般的常識裏告訴我們，大部分嚐起來苦苦的植物是藥用植物。味道嚐起來較溫和者，潛藏的毒性較低，可以較常使用。有些藥用植物僅能在醫療期間使用，且不要一次持續使用六個月以上。同時，大部分的藥用植物成分，在新鮮時效力較強。

架子上面賣什麼

　　新鮮藥用植物的葉子與根部可以直接使用，或可將它們製成錠劑、膠囊、液體、樹皮片、粉末、抽取物、酊劑、乳液、藥水、軟膏、油脂。也有乾燥整株植物的葉片，賣給消費者。

如何使用藥用植物

　　使用藥用植物的許多種方式如下：

● **藥敷**　先將布浸入冷卻的藥用植物溶液，然後直接覆蓋在患部。

● **煎藥**　用樹皮、樹根、種子或漿果的部分熬汁。注意不可用大火煮沸，應該用慢火燉煮。

● **揮發精油**　這些油都是利用蒸餾或低溫萃取藥草或其它植物所得到的。它們通常都與植物油或水混合，被用作口腔、耳朵或眼睛的沖洗藥水，或當作吸入劑、體外患部灌洗劑或茶。這些油脂也能外用於按摩或割傷及擦傷。這些精油會迅速地與皮膚內的天然脂肪結合。

● **萃取物**　先將藥用植物置入一種溶劑浸泡並使溶液蒸發。這種方式所取得的抽取物，是治療重病最有效的一種藥用植物形式。

　　下列是一些藥用植物的萃取物，它們具有極佳的治療功效。把它們加入果汁或在禁食期間服用，好處多多。它們可以在健康食品店購得。

芹菜（celery）	蕁麻（nettle）	suma
菊花屬植物（echinacea）	香菜（parsley）	纈草根(valerian root)
無花果（fig）	保哥果(pau d'arco)	
金印草（goldenseal）	南瓜（pumpkin）	
山楂（hawthorn）	紅甜菜晶（red beet crystals）	
木賊（horsetail）	紅苜蓿（red clover）	

● **藥醋**　將藥用植物置入生的蘋果醋、米或麥芽糖中，靜置二週或更久。

● **浸液**　利用葉片、花或植物的某部分浸入（而非煮沸）熱水5分鐘，使藥用植物的成分不被破壞。

● **藥膏**　將粉末狀的藥用植物添入軟膏製成的。

● **糊藥**　以糊狀麵粉、芥茉、藥用植物及其它物質製成濕熱的軟布藥，且在疼痛或發炎部位敷上一到八小時，以減輕患部的不適。這其中所含的藥用植物以磨碎或呈顆粒狀最宜。這塊布冷卻時要換除。請見第三部的糊藥，以獲得更進一步的使用訊息。

- **藥粉**　將藥用植物有用的部位磨成粉末，也可製成錠劑或膠囊。膠囊與錠劑通常用以治療某些毛病，但不要一次連續使用半年以上。
- **糖漿**　在藥用植物中加入糖，然後一起燉煮而成。
- **軟膏**　軟膏、乳液、油脂、藥水通常被用在瘀血、疼痛、發炎的治療，也被用於糊藥上。
- **酊劑**　大部分酊劑含50％的酒精；然而，現在市面上有賣酒精含量較少的產品。將藥粉加入酒精與水各佔50％的溶液。酊劑可以保存良久，並且應該僅在重病時使用。

藥草茶（Herb Tea）與它們的效用

　　藥草茶對身體很好，尤其是長期使用。某些藥用植物可能太刺激，但製成茶飲則不會。溫和的藥草茶可以每天使用，作為一種提神滋補飲料及一般保健用途。

　　如果有數種藥用植物均可治療某種疾病，則輪流使用這些藥用植物，以期獲得最大的利益。製作藥草茶的方式是每杯沸水加入一到三茶匙的藥草。使用你平常煮茶的茶壺來煮水，但請勿用鋁壺。把熱水倒入大杯子或鍋子；再將青草茶浸入至少五分鐘，但請勿浸泡超過十分鐘，否則茶會變苦。假使你偏好較濃的茶，請增加藥草的用量，而不是延長浸泡時間。同時，請勿把藥用植物存放於透明玻璃罐內；要使用琥珀色的罐子。因為藥效可能會被光線破壞。

❖✧❖✧❖✧❖✧❖✧❖✧❖✧❖✧❖✧❖✧❖✧❖✧❖✧❖✧❖✧❖✧❖✧❖✧❖

藥用植物的種類及用途

　　下列表格說明每一種藥用植物可能利用的部位，而且列出其化學及營養成分，也解釋其用途。

藥用植物	使用部位	化學及營養成分	用途	說明
苜蓿 (alfalfa)	葉、花瓣 、花芽。	生物素、鈣、膽鹼、肌醇、鐵、鎂、PABA、磷、鉀、蛋白質、鈉、硫、色胺酸(一種胺基酸)、維他命A、B羣、C、D、E、K、U	高含葉綠素及營養素。鹼化體質,並爲身體解毒,尤其是肝。對各種結腸毛病、貧血、出血、糖尿病、潰瘍及關節炎均有益。促進腦下腺功能。含一種抗眞菌劑。	
紫雲英 (as- tragalus)	根部。	甜菜鹼、B－麥胚脂醇(B－sitosterol)、膽鹼、二甲基氧異黃素(di-methoxyisoflavane)、醛糖酸(glucoronic acid)、kumatakenin及蔗糖。	當作一種保護免疫系統的滋補品,一種減輕水腫的利尿劑(尤其對腎臟炎),也是一種脫水劑。協助腎上腺功能及消化作用。促進新陳代謝、傷勢復原,提供體力抵抗疲勞。對慢性肺病有效,並造成自發性的排汗。	
伏牛花 (barberry)	果實,根,樹皮。	小蘗鹼(berbamine、berberine、berberu-bine)、可魯巴因(co-lumbamine)、甲種北美黃連鹼(hydrastine)仙人掌素(jatrorrhizine)、錳、伏牛花鹼(oxy-acanthine)、非洲防己鹼(palmatine)及維他命C。	減慢心跳速率、抑制呼吸、刺激小腸蠕動、減輕支氣管緊縮、消滅皮膚上的細菌。	
蜜蜂花粉 (bee pollen)	來自蜜蜂的新鮮花粉。	胺基酸、鈣、胡蘿蔔素、銅、酵素、鐵、鎂、錳、多元不飽和脂肪酸、鉀、鈉、植物醇、單醣類、維他命B羣及C。	對抗疲勞、憂鬱、癌及結腸毛病均有效。具有抗微生物功效。蜂蜜是一種防腐劑及燒傷軟膏。	注意:約有0.05% 的人可能對蜜蜂花粉過敏。第一次先使用少量,如有發疹、喘息、不適或其它症狀,應停止使用。

藥用植物	使用部位	化學及營養成分	用途	說明
北美升麻 (black cohosh)	地下莖及根 。	升麻素(actaeine、ci- micifungin)、春情素 、異阿魏酸(isoferulic)、油酸(十八烯酸)、棕 櫚酸、磷、葡萄酸(ra- cemosin)、鞣酸三萜(triterpenes)及維他命 A與B_5。	有助減輕靜脈瘤炎及哮 喘。降低膽固醇及血壓 。減輕疼痛、害喜、皮 膚發熱及經痛。有益毒 蚊蟲咬傷。減低黏液濃 度。	注意:如果 是孕婦或有 任何慢性病 者,勿食用 此藥草。
黑核桃 (black walnut)	果皮、內樹 皮、葉、核 果。	鞣花酸(ellagic)、胡桃 酮(juglone)及胡桃酸(nucin)。	有助肺結核、下痢、婦 女病、喉嚨痛及肺病的 治療。協助消化並促進 口腔及喉嚨痛的復原。 消除體內的縧蟲及寄生 蟲。	
氣胞海藻 (bladde- rwrack)	各部位。	藻酸、溴化碘、岩藻多 醣(fucodin)及昆布多 醣。	對肥胖、甲狀腺腫、及 腎功能頗佳。去除寄生 蟲,提升甲狀腺活力, 並吸收小腸中的水分以 形成堆體。	
幸福薊 (blessed thistle)	各部位。	cincin及精油。	增加食慾及胃的分泌作 用。治療肝。改善血液 循環、純化血液、強化 心臟及減輕肺炎。可充 當大腦的養分。協助田 乳分泌。	注意:小心 處理,以免 引起皮膚中 毒。
北美升麻 (blue co- hosh)	根部。	鈣、植物皂素樹膠、肌 醇、鐵、leonitin、鎂 、甲基胱胺酸、磷酸、 磷、鉀、鹽類、矽、澱 粉、及維他命B_3、B_5、 B_9、E。	一種味苦,略具毒性的 藥草,可治月經不順、 痙攣、白帶、風濕、神 經系統毛病、陰道發炎 、絞痛及糖尿病。提高 血壓,並在分娩時促進 子宮收縮。	

藥用植物	使用部位	化學及營養成分	用途	說明
藍馬鞭草 (blue vervain)	根、葉、莖。	精油、黏膠質、鞣酸、馬鞭草素(verbenaline 及 verbenine)	對下列各症頗佳：發燒、傷害、感冒、肺炎、哮喘、發炎、寄生蟲、神經毛病、癲癇、神經錯亂、頭痛、皮膚病、婦女病及腸胃病。紓解膀胱。也有助於去痰。	
布枯葉 (buchu)	葉部。	布枯樹樟腦、diasmin、lenthone、檸檬黃素、黏膠質、精油及樹脂。	可治黏膜、鼻竇、前列腺、結腸、陰道及牙齦等發炎。有助於控制糖尿病、潰瘍、低血糖症、呼吸疾病、膀胱及腎臟毛病、消化毛病、水腫、排氣、脹氣、及胰臟疾病。	
牛蒡根 (burdock root)	根部及種子。	牛蒡素、生物素、銅、木香素(inulin)、鐵、錳、精油、硫、鞣酸、維他命 B_1、B_6，B_{12}，E 及鋅。	幫助皮膚病(即腫疱與癤疔)，且減輕痛風的症狀。清血、恢復肝與膽功能，並促進免疫系統。	注意：牛蒡根內用時會干擾鐵的吸收。
假葉樹 (butcher's broom)	頂部及種子。	生物鹼、乾酪胺(hydroxytyramine)及 ruscogenins	可治循環系統的毛病、痛風、腳抽痙、靜脈曲張、痔瘡、靜脈炎、栓塞、黃疸。對腎及膀胱也很好。能減輕發炎。	
番椒 (capsi-cum, cayenne)	果實。	apsaicine、番椒晶素、番椒花素、番椒油、對胺基安息香酸(PABA)、維他命 A、B_1、B_2、B_3、B_5、B_6、B_9、C。	所有藥用植物的催化劑。改善循環、幫助消化、使潰瘍止血。對腎、肺、脾、胰、心及胃部很好。嘔吐、風濕、關節炎及胸膜炎均可服用。	治療神經系統毛病時，需與山梗菜並用。

藥用植物	使用部位	化學及營養成分	用途	說明
鼠李 (cascara sagrada)	樹皮。	蒽醌、鈣、鼠李糖苷、精油、肌醇、錳、對胺基安息香酸(PABA)、鉀、維他命B羣及維他命B_2、B_6。	可治肝病、膽結石、白血病、結腸炎、寄生蟲感染及憩室炎。可當作一種結腸清潔劑及通便劑。	
貓薄荷 catnip	葉部。	乙酸、生物素、丁酸、膽鹼、檸檬醛、雙戊烯、肌醇、llfronella、檸檬油精、錳、貓薄荷草酸、精油、對胺基安息香酸(PABA)、磷、鈉硫、纈草酸、維他命A、B_1、B_2、B_3、B_5、B_6、B_9、B_{12}。	控制發燒(貓薄荷灌腸劑迅速退燒)。對腹絞痛、傷風、感冒、發炎、疼痛、及痙攣有效。促進食慾。幫助消化及睡眠。減輕緊張。	
芹菜子 (celery seed)	汁液、根、種子。	鐵、維他命A、B、C。	降低血壓。減輕肌肉痙攣。對關節炎及肝的毛病頗佳。可當作一種抗氧化劑及鎮靜劑。	
甘菊 (chamo- mile)	各部分。	甘菊素、甘菊酸、甘菊醇、芹菜配質、鈣、田菊藍烯、鐵、鎂、錳、精油、鉀、鞣酸、巴豆酸(tiglic acid)及維他命A。	有效的神經滋補品、睡眠促進劑、食慾促進劑及消化輔助劑。減輕膀胱毛病、傷風、哮喘、結腸炎、憩室炎、發燒、頭痛、痔瘡、肌肉痙攣及疼痛。對治療風濕、關節炎、寄生蟲感染及黃疸均有效。	注意:請勿長期使用。過去,甘菊曾被種在一種生病的植物旁邊,但不久移走後,這生病的植物隔一段時間又舊病復發。如果對豕草過敏,請勿使用甘菊。

藥用植物	使用部位	化學及營養成分	用途	說明
(chaparr-al)	葉部。	Nordihydroqualare-tic acid、鈉、硫及鋅。	此藥帶苦味，是一種自由基消除者。抵抗輻射及日曬的傷害。對皮膚病(即，腫疱)、腿痙攣、及關節炎佳。減輕疼痛、純化血液、增加腎上腺抗壞血酸的濃度、及抵抗腫瘤及癌細胞生長。改善腎、肺及肝功能。	
蘩縷 (chi-ckweed)	各部分。	抗壞血酸(維他命C)、生物素、膽鹼、銅、肌醇、對胺基安息香酸(PABA)、磷、木灰鹽類(potash salts)、芸香素(rutin)、矽、鈉、維他命B_6、B_{12}、D。	減少肺部黏液堆積。對哮喘可能有效。可治腸胃病、便秘、咳嗽、傷風、風濕、壞血病、胸膜炎、皮膚病、腫瘤、癌症、發炎及血液毛病。可補充維他命C。	
欵冬 (co-ltsfoot)	果實、葉部。	彈性樹膠、精油、果膠、樹脂、及鞣酸。	對各種皮膚病、持續咳嗽、哮喘、支氣管炎、卡他黏膜炎、發炎、發燒、下痢、潰瘍及燒傷部位很好。	
治痢草根 (comfrey root)	葉部及根部。	尿囊素、癒合素、黏膠質、磷、鉀、四甲基亞胺(pyrrolizidine)、澱粉、鞣酸、及維他命A、C、E。	一種清血劑。對哮喘、咳嗽、卡他黏膜炎、潰瘍、腫脹、痙攣、肺結核、疼痛、及燒傷有益。對胃、腎、腸、肺也佳。	僅在醫師或看護人員監督下使用。請勿一次用3個月以上。此藥可造成肝損害。

藥用植物	使用部位	化學及營養成分	用途	說明
玉蜀黍絲 (cornsilk)	花柱。	植物鹼、抗壞血酸、隱黃質 (cryptoxanthin)、氟、蘋果酸、草酸、棕櫚酸、泛酸、樹脂、植物皂質、矽、麥胚脂醇、毒扁豆酯醇、酒石酸、維他命K。	此藥味甜，有助腎、膀胱、及小腸功能。可治高血壓、水腫、尿道功能不良、結石、尿床、及前列腺引起的小便疼痛。可作利尿劑。	
透納樹 (damiana)	葉部。	熊果葉素 (arbutin)、葉綠素、透納樹質、精油、樹脂、澱粉、糖、及鞣酸。	減輕頭痛、控制尿床、刺激小腸肌肉收縮。	注意：當內服時，透納樹會干擾鐵質吸收。
蒲公英 (dandelion)	葉、根及頂部。	生物素、鈣、膽鹼、脂肪、穀蛋白(gluten)、樹膠脂、肌醇、木香素(inulin)、鐵、蒿苣苦素、亞麻油酸、錳、菸鹼素、對胺基安息香酸(PABA)、磷、木灰(potash)、蛋白質、樹脂、硫、維他命A、B_1、B_2、B_5、B_6、B_9、B_12、C、E、P及鋅。	及增加膽汁產量。當作利尿劑。改善胰、脾、胃、腎功能。可治貧血、痛風、風濕、黃疸、肝硬化、肝炎、膿腫(abscesses)、腫疱、痙攣、水腫、便秘、乳癌。可能有助預防乳癌及老人斑。降低血清膽固醇及尿酸。	
當歸 (dong quai)	根部。	酒精、杜松油精、胡蘿蔔素、香旱芹萜酚(carvacrol)、黃樟油素(isosafro、safrol)、精油、半萜類(sesquiterpenes)、蔗糖、維他命A、B_12及E。	用以治療婦女病，例如皮膚突然發熱(hotflashes)、停經、經前症候羣、陰道乾燥。增高卵巢／睪丸荷爾蒙的作用。	

藥用植物	使用部位	化學及營養成分	用途	說明
菊花屬植物（echina-cea）	根及葉部。	阿拉伯膠糖、甜菜鹼、銅、菊花素（echinacen、echinacinB、echinacoside、echinolone）、酵素、果糖、脂肪酸、半乳糖、葡萄糖、醛糖酸、木香素（in-ulin）、類木香素、鐵、pentadecadiene、聚乙烯、多醣、鉀、蛋白質、樹脂、鼠李糖、蔗糖、硫、鞣酸、維他命A、C、E及木糖。	此藥味苦，用以治療腹絞痛、傷風、感冒、感染及毒蛇咬傷。具有抗生素、抗病毒及抗感染之特性。對免疫系統、淋巴系統及腺體腫大有益。	可買到新鮮的冷凍乾燥、脫水、或酒精萃取物、液體、茶、膠囊或軟膏等各種產品。（急性發炎每2小時使用一次，並漸減劑量。）注意：酒精酊劑可能破壞此藥所含之能激發免疫系統的多醣，儘管其它活性成分仍保留完整。大部分酊劑含20%酒精以保存藥效，但即使10%的酒精，仍將破壞此類植物。我們偏好冷凍乾燥的形式。

藥用植物	使用部位	化學及營養成分	用途	說明
宿櫻草油 (evening primrose oil)	種子。	γ－次亞麻油酸(GLA)、亞麻油酸及維他命F(必需脂肪酸)。	幫助減輕體重、降低高血壓，且有助於治療各種皮膚病、婦女病、例如經痛及大量出血、皮膚突然發熱、多重硬化症、關節炎、酒精中毒及許多其它病變。	假如亞麻油酸無法轉變成γ－次亞麻油酸，則不能發揮預期的效果。
小米草 (eyebri- ght)	整株植物，根部除外。	苦味劑、肌醇、精油、對胺基安息香酸(PABA)、硫、鞣酸、維他命A、B_3、B_5、B_{12}、C、D、E。	用作一種眼藥水。預防流質分泌並減輕眼壓或輕微的不適。對各種眼疾皆佳。	
茴香 (fennel)	果實、根莖。	洋茴香聰、鈣、樟腦油精、歐時蘿油精、膽鹼、雙戊烯、小茴香精油、香豆素、精油、油酸(十八烯酸)、洋芹素、非侖局令(phellandrene)、松油萜、檸檬油精、毒扁豆脂醇、硫、維他命A、C。	味甜，用作一種食慾壓抑劑及眼藥水。促進脾、肝、腎功能，也能清肺。可治胃酸過多。它減輕排氣、腸胃道痙攣、腹痛及結腸毛病。對治療痛風有效，而且對化學、輻射療法後的癌症病人有益。	
葫蘆巴 (fenu- greek)	種子。	生物素、膽鹼、肌醇、鐵、卵磷脂、黏膠質、精油、PABA、磷酸鹽、蛋白質、胡蘆巴素、三甲基胺及維他命A、B_1、B_2、B_3、B_5、B_6、B_9、B_{12}、D。	藉由減少黏液幫助哮喘及鼻竇炎。對肺病及發炎有益。也當作一種形成堆體的通便劑。退燒、降低膽固醇及潤滑小腸。對眼睛很好。	
小白菊 (feve- rfew)	樹皮、乾花及葉子。	龍腦(borneol)、樟腦、parthenolide、除蟲菊素、santamarin及萜類。	減輕頭痛、關節痛、消化不良、傷風、發燒及肌肉緊張。消除寄生蟲。刺激食慾、增加肺及支氣管黏液的流動性、刺激子宮收縮並促進月經來臨。	

藥用植物	使用部位	化學及營養成分	用途	說明
亞麻仁 (flaxseed)	種子。	糖苷類、樹膠脂、亞麻苦苷、亞麻油酸、次亞麻油酸、黏膠質、油酸、蛋白質、飽和酸、鞣酸及蠟。	用以治療婦女病、結腸毛病、發炎、及腫瘤。強健指甲、骨頭、牙齒及肌膚。	
大蒜 (garlic)	鱗莖(蒜頭)。	不飽和醛、蒜素、二硫化丙烯、鈣、銅、鍺、鐵、鎂、錳、精油、磷、植物素、鉀、硒、硫、維他命A、B_1、B_2、C及鋅。	一種天然的抗生素。預防感染、解毒、強化血管及降低血壓。有助治療動脈血管硬化、哮喘、關節炎、癌症、循環毛病、傷風、感冒、消化問題、心臟疾病、失眠、肝病、靜脈竇炎、潰瘍及真菌感染。對各種疾病、病菌感染都好。	無 臭 大 蒜 (Kyolic)已 上市。
龍膽 (gentian)	根及葉。	龍膽素(gentiamarin、gentiin)、龍膽黃質(gentisin)、新龍膽配質(mesogentioigenin)、糖、黃嘌呤素。	刺激胃液分泌、幫助消化、促進食慾、增加血液循環、及消滅瘧原蟲(引起瘧疾的微生物)與寄生蟲。對肝、脾功能、發燒、傷風、痛風都好。	
薑 (ginger)	根及地下莖。	藍棕二烯、龍腦、樟腦油精、膽鹼、桉油酚(cineol)、檸檬醛、薑油、肌醇、精油、對胺基安息香酸(PABA)、非侖屆令、乾樹脂、半萜類、維他命B_3、B_5、B_9、薑酮、薑萜。	帶辛辣味,可治結腸炎、憩室炎、噁心、排氣、消化不良、舌頭麻痺、害喜、嘔吐、皮膚突然發熱及經痛。清腸,刺激血液循環及減輕痙攣。	

藥用植物	使用部位	化學及營養成分	用途	說明
銀杏 (ginkgo biloba)	葉子。	銀杏鹼、糖苷類。	改善記憶力喪失、大腦功能、憂鬱、腦循環及末梢循環、充氧作用及血流。對耳鳴、哮喘、老年痴呆、心與腎毛病及葡萄糖的利用佳。	
人參 (ginseng，西伯利亞參、美國參、中國參或高麗參)	根部。	阿拉伯膠糖、鈣、樟腦、人參苷(gineosides)、鐵、黏膠質、樹脂、植物皂質(saponin)、澱粉、維他命A、B₁₂、E。	用於性無能(刺激男性性腺)、緊張(強化腎上腺)、戒古柯鹼、體力差、糖尿病、防輻射傷害、傷風、及胸部問題。促進肺功能、增強免疫功能、刺激食慾、及使血壓正常。	
金印草 (goldenseal)	根及地下莖。	白蛋白、小蘗素、生物素、鈣、甘迎素、膽鹼、氯、膽酸、脂肪、金印草素(hydrastine)、肌醇、鐵、木質素、錳、精油、對胺基安息香酸(PABA)、磷、鉀、樹脂、澱粉、糖、維他命B羣、A、C、E。	一種味苦的萬靈丹，能強化免疫系統、當作抗生素、具有消炎抗菌的特質、強化胰島素及清潔身體。對傷風、感冒、發炎、腺體腫大、牙齦病變、害喜、糖尿病、低血糖症及潰瘍佳。促進心臟、淋巴與呼吸系統、肝、脾、胰及結腸等器官的功能。適合胃、前列腺、膀胱及陰道的疾病。淨化黏膜組織、調理月經、改善消化及對抗感染。也減少子宮流血、降低血壓、及激發中樞神經系統。	注意：長期使用可減弱結腸的共生菌羣。與柯拉樹(gotu kola)並用，金印草可作補腦品。

藥用植物	使用部位	化學及營養成分	用途	說明
柯拉樹 (gotu Kola)	種子、核果及根部。	兒茶酚、上兒茶酚、鎂、可可鹼(theobromine)、及維他命K。	略苦,能刺激中樞神經系統、協助去除過多的體液、縮小組織、減少疲勞及憂鬱、及增加性衝動。用於風濕、血液疾病、心理病、高血壓、充血性心臟衰竭、喉嚨痛、扁桃腺炎、肝炎、陰道感染、性病、麻疹、失眠及緊張。可作一種利尿劑。可能中和血酸及降低體溫。對肝及心臟功能佳。	與 eclipta 並用時,可能促進生髮。
山楂果 (hawthorn berries)	果實及葉子。	花青素、膽鹼、檸檬酸、山楂酸、類黃酮、glavone、糖苷、肌醇、對胺基安息香酸、嘌呤、植物皂質、酒石酸、維他命B_1、B_2、B_3、B_5、B_6、B_9、B_{12}、C。	用於擴張冠狀血管、恢復心肌壁及降低膽固醇。也用於治療心臟疾病、喉嚨痛、皮膚病。減輕腹脹與下痢。	
蛇麻草 (hops)	果實及葉子。	天門冬素、膽鹼、蛇麻草素(humulene)、肌醇、蛇麻草粉(lupulin)、蛇麻草酸、錳、精油、對胺基息香酸(PABA)、苦味酸、樹脂及維他命B_6。	適合神經緊張、不安、疼痛、失眠、牙痛、耳痛、淋病、潰瘍、血液循環、肌肉痙攣、及休克。降低對酒精的慾望。	
苦薄荷 (horehound)	花及葉。	鐵、苦薄荷素、精油、鉀、樹脂、鞣酸、維他命A、C、E、F。	用於咳嗽、傷風、哮喘、黃疸、喉嚨痛、小腸脹氣、及寄生蟲。減低支氣管及肺部黏液的稠度及增加其流動性。	

藥用植物	使用部位	化學及營養成分	用途	說明
木賊 (horse- tail)	莖部。	烏頭酸(aconitic)、鈣、銅、equisitine、脂肪酸、氟、菸鹼素、對胺基安息香酸(PABA)、矽土、鈉、澱粉、維他命B_5及鋅。	當作一種利尿劑及用於腎結石。強健毛髮、指甲、骨頭及牙齒、促進皮膚健康、增加鈣質吸收。也用於治療膀胱炎、小腸毛病、風濕及痛風。促進骨折及結締組織的復原。	作成糊藥(poultice)以抑制流血，加速傷口復原。
越橘 (huckle- berries)	整株植物。	脂肪酸、金雞納醇(hy-droquinone)、鐵、loeanolic acid、新桃金孃素(neomyrtillin)、鈉、鞣酸、三松稀油(ursolic acid)	適合糖尿病、靜脈竇炎、腎與膀胱問題及潰瘍。幫助降低胰島素及血糖濃度及減輕發炎。	注意：當內服時，會干擾鐵質吸收。
箭筈鹿角菜 (Irish moss)	整株植物。	胺基酸、溴、鈣、鹿角菜素、氯、碘、鐵、錳、鹽類、黏液素、蛋白質、鈉。	用於甲狀腺毛病(甲狀腺腫)、結腸病及肥胖症。協助腺體產生及改善下痢。可作護手乳液。	
杜松 (juniper berries)	果實。	酒精、杜松油精、樟腦油精、黃酮、精油、樹脂、沙芬素(sabinal)、糖、硫、鞣酸、萜類。	減輕發炎及靜脈竇炎。幫助治療胰、腎及膀胱的毛病、低血糖症及潰瘍。調節血糖濃度。當作一種利尿劑。	注意：當內服時，可能干擾鐵及其它礦物質的吸收。
海帶 (kelp)	葉子。	藻醣酸、生物素、溴、鈣、膽鹼、銅、肌醇、碘、對胺基安息香酸、(PABA)、鉀、硒、鈉、硫、維他命A、B_1、B_3、B_5、B_6、B_9、B_{12}、C、E及鋅。	據報導，對感覺神經、腦膜、脊髓及腦組織有益。用於脫髮、甲狀腺腫、潰瘍及肥胖症。對甲狀腺功能、動脈及指甲佳。防輻射傷害及軟化糞便。適合那些缺乏礦物質的人。	

藥用植物	使用部位	化學及營養成分	用途	說明
甘草根 (licorice root)	根部。	天門冬素、生物素、膽鹼、脂肪、甘草素、樹膠脂、肌醇、卵磷脂、錳、對胺基安息香酸（PABA）、泛酸、五環萜類、磷、蛋白質、糖、維他命B_1、B_2、B_3、B_5、B_6、B_9、E及黃色素。	對低血糖症、支氣管炎、結腸炎、憩室炎、胃炎、緊張、傷風、噁心、發炎等有益。清結腸、促進腎上腺功能、減少肌肉或骨骼痙攣、增加肺與支氣管黏液的流動性。具有似女性荷爾蒙之作用；能使人變聲。	研究顯示甘草根刺激干擾素的產生。注意：高血壓者勿用。去甘草素的甘草可能刺激身體的防禦機制，它利用增加消化道分泌黏液的細胞，來預防潰瘍。此物改善黏液的品質、延長小腸細胞壽命及增強腸胃黏膜中的微循環。在歐洲，甘草衍生物已被推薦給潰瘍患者當作一種標準的營養物。
山梗菜 (lobelia)	種子、花、葉。	植物鹼、白屈葉酸、異山梗素、山梗素、山梗酸、硒、硫。	一種鎮咳劑及減輕發燒與傷風的鬆弛劑。有益於治療喉嚨痛、喉炎、腹絞痛、哮喘、支氣管炎、狹心症及癲癇。協助製造荷爾蒙。	

藥用植物	使用部位	化學及營養成分	用途	說明
牛奶薊 (milk thi-stle,Sily-marin)	果實(含量最高)、種子及葉子。	活性牛奶薊類黃酮(flavonoid silymarin)，是一種獨特的類黃酮，具抗氧化能力。	可治各種肝病，例如黃疸及肝炎。含有某些已知最強的保肝物質。當作抗氧化劑，可預防自由基的損害，保護肝臟。刺激新的肝細胞生成及防止有害的白三烯形成。也保護腎臟，且對牛皮癬有益。	
乳草 (mi-lkweed)	根部。	馬利筋苷(asclepladin、asclepion)及(gali-toxin)。	刺激腸胃道並增加排汗。有助於治療膽囊、婦女病、腎臟病、哮喘、關節炎及支氣管炎。	注意：對小孩及年過55的人可能危險。
毛蕊花 (mullein)	葉子。	桃葉珊瑚苷(aucubin)、膽鹼、檸檬黃素、鎂、對胺基安息香酸、硫、毛蕊花鹼、維他命B_2、B_5、B_{12}、D。	適用呼吸困難、哮喘、腺體腫大及花粉熱。當作一種止痛劑、安眠藥及通便劑。能去除疣。	
蕁麻 (nettle)	葉、花、根。	膽鹼、葉綠素、甲酸、碘、鎂、鉀、矽土、鈉、硫、鞣酸、維他命A、C。	對結腸及泌尿毛病、關節炎、痔瘡、腎炎、膀胱炎、下痢濕疹、寄生蟲及哮喘等佳。改善肺的黏液、甲狀腺腫及發炎。一種利尿劑、祛痰藥、止痛藥及補品。	
香菜 (parsley)	果實、莖、根。	洋香菜苷、香菜醇、佛手柑腦(bergaptein)、鈣、油脂、黃酮香苷、呋喃糖香豆素佛手柑腦、碘、鐵、異前胡素(isoimperatorin)、黏膠質、精油、肉豆蔻油精、香菜樟腦、洋芹酸、磷、松油萜、鉀、維他命A、C。	味甜，含一種抑制腫瘤細胞生長的物質。適合甲狀腺腫、肥胖症、水腫、尿床、流質滯留、風濕、消化不良、排氣、月經不正常及寄生蟲。對甲狀腺、肺、胃、膀胱、肝及腎功能好。是一種利尿劑、興奮劑、通氣藥及驅蠕蟲藥。	

藥用植物	使用部位	化學及營養成分	用途	說明
保哥果 (pau d'arco)	內樹皮。	抗菌劑。	味苦，含一種天然抗菌劑，有療效，且能清血。適合念珠菌病、吸煙者的咳嗽、疣、各種感染、糖尿病、潰瘍、風濕、過敏、腫瘤、愛滋病、白血病、癌症及肝病等患者。	有些病人對此藥不再有反應，可喝mathake藥草茶代替。保哥果(pau d'arco)需要煮沸。mathohe可作一般茶飲。由於基因突變，抵抗力強的念珠菌種能迅速繁衍。因此交替治療方法是有益的。
薄荷油 (penny royal)	整株植物。	胡薄荷酮、精油。	用於傷風、生痰、呼吸毛病、黃疸、噁心、皮膚病、潰瘍、頭痛、發燒、月經不正常及痛風。減輕排氣及胃痛。純化血液、刺激子宮收縮、增加排汗。也是一種加味劑。	注意：使用過多(2盎司)可能引起嚴重的腎/肝損害。孕婦勿用。
薄荷 (peppe- rmint)	葉及花的頂端。	薄荷腦、薄荷油酮、甲基乙酸、精油、鞣酸、萜類及維他命C。	增加胃酸。刺激黏膜組織及腸胃道。用於受寒、腹絞痛、發燒、噁心、下痢、心臟毛病、風濕、痙攣及頭痛。	注意：可能干擾鐵質吸收。
洋車前 (psyllium)	種子。	桃葉珊瑚甙、酵素、脂肪、糖甙類、黏膠質、蛋白質。	軟化糞便、預防便秘、結腸炎及痔瘡。清腸。	

藥用植物	使用部位	化學及營養成分	用途	說明
南瓜 (pumpkin)	種子及外皮。	驅蟲藥、異類戊烯化物、維他命F。	用於前列腺毛病、胃病、寄生蟲及噁心(害喜)。	
紅苜蓿 (red clover)	花。	生物素、膽鹼、銅、香豆素(coumarins)、糖苷類、肌醇、鎂、錳、硒、維他命A、B_1、B_2、B_3、B_5、B_6、B_9、B_9、B_{12}、C、P及鋅。	味甜，可純化血液、可作為對抗肺結核及其它細菌的抗生素、一種鬆弛劑及食慾抑制劑。對肺炎、百日咳、痛風及關節炎、皮膚病、及愛滋病毒等均宜。	當與chap-arral並用，對癌症病人有正面作用。
紅覆盆子 (red raspberry)	樹皮、葉子、根。	檸檬酸、果膠、矽、維他命C及D。	適用於下痢、婦女病，例如害喜、皮膚突然發熱及經痛。強健子宮壁、鬆弛子宮與小腸痙攣、及減少經血。也能治療口壞疽及促進指甲、骨頭、牙齒及皮膚的健康。	注意：當內服時，可能干擾鐵質吸收。
大黃根 (rhubarb root)	根部。	黃酮、沒食子酸(gallic acid)、葡萄糖蓋利因(glucogallin)、棕櫚素(palmidine)、果膠、植物脂醇、芸香素、澱粉、鞣酸。	幫助結腸、脾、肝的疾病。減輕頭痛、下痢、便秘及痔瘡。消除寄生蟲。促進十二指腸復原。增強囊膽功能。具抗生素特質。	
玫瑰實 (rose hips)	果實。	檸檬酸、類黃酮、果糖、蘋果酸、蔗糖、鞣酸、維他命A、B_3、C、D、E、P及鋅	對各種感染及膀胱毛病好。幫助對抗緊張。	

藥用植物	使用部位	化學及營養成分	用途	說明
洋菝葜 (sar- saparilla)	根部。	銅、脂肪、糖苷類(gly-cosides)、鐵、鎂、精油、洋菝葜苷(parillin)、樹脂、植物皂質、菝葜皂質、麥胚脂醇、毒扁豆脂醇、鈉、糖、硫、維他命A、D及鋅。	味甜,用於性無能、肝毛病、緊張、風濕、痛風、性病(梅毒)、白帶、疱疹、其它血液不潔引起的疾病、癲癇、及神經系統毛病。減輕發燒、清除皮膚病、例如濕疹及牛皮癬、控制糖尿病。對胃與腎的毛病也很好。調節荷爾蒙、增強體力、及防輻射傷害。	
並頭草 (skullcap)	氣生部(aerial)。	脂肪、糖苷類、鐵、精油、糖、鞣酸及維他命E。	對神經毛病、歇斯底里症、偏頭痛、風濕、癲癇、及痙攣等佳。減輕疼痛、緊張、肌肉痙攣。改善血液循環、強化心肌並幫助睡眠。	
榆樹 (slippery elm)	內層樹皮。	鈣、黏膠質(mucilage)、磷、多醣、澱粉、鞣酸、維他命K及P。	用於胃、腸及尿道的黏膜發炎。治下痢。	
suma	樹皮、葉、果實及根部。	鋁、鍺(免疫系統的強化劑,有助癌症病患)、蘋果酸、精油、pfaffic酸(抑制某些癌細胞生長)、六種植物皂質(稱pfaffosides A、B、C、D、E、F)、鞣酸。	具有對抗貧血、疲倦、緊張及糖尿病的特質。免疫系統的強化劑。	在巴西,此植物根據報導,比人參的效力還強,而且被視為巴西人參。日本的研究發現suma根部含pfaffic酸,能抑制某些癌細胞生長。Takemoto博士是日本第一位研究suma的人。

藥用植物	使用部位	化學及營養成分	用途	說明
百里草（麝香草，thyme）	果實、葉子及花。	龍腦、cavacrol、氟、樹膠質、微量礦物質、精油、鞣酸、硫胺素、麝香草油、麝香草酚、三萜酸、維他命B羣、C、D。	用於靜脈竇炎及哮喘。排氣及減輕發燒、頭痛及黏液。對慢性呼吸毛病、傷風、感冒、及喉嚨痛佳。降低膽固醇。	
熊果葉（uva ursi）	葉子。	熊果葉素、膽鹼、ellagic酸、ericolin、沒食子酸、金雞納醇、蘋果酸、甲基熊果葉素、楊梅樹皮色素（myricetin）、精油、槲皮素、鞣酸、三松稀油酸、及一種似槲皮素物質。	味苦，用於腎及膀胱感染、腎結石、糖尿病及痔瘡。強化心肌、有助脾、肝、胰、小腸的病變之改善。當作一種利尿劑。對婦女病佳。	
纈草根（valerian root）	根及地下莖。	乙酸、丁酸、樟腦油精、Chatinine、甲酸、糖苷、鎂、精油、松油萜、纈草酸、纈草素。	對神經緊張、潰瘍、頭痛、腹絞痛、脹氣、疼痛、緊張、焦慮、失眠、抽搐、肌肉痙攣等佳。改善血液循環，並當作一種鎮靜劑。減少感冒時的黏液。	
水田芥（materoress）	花及葉。	鈣、氯、鈷、銅、氟、碘、鐵、錳、磷、硫、釩、維他命A、B_1、B_2、C及鋅。	對泌尿（膀胱）毛病佳。促進腎功能。藉由減輕流質滯留，幫助心臟疾病。改善消化不良及排氣。刺激代謝速率。	
白橡樹皮（white oak bark）	樹皮。	鈣、鈷、鐵、磷、鉀、鈉、硫及維他命B_{12}。	對痔瘡、經前症侯羣（PMS）、靜脈曲張、甲狀腺腫、膽結石、腎結石、發燒、各部疼痛、及膀胱毛病等佳。對牙齒也很好。	此藥用於灌腸劑中及體外灌洗劑中。

藥用植物	使用部位	化學及營養成分	用途	說明
藿香木 (wood betony)	葉子	鎂、錳、磷、鞣酸。	對消化不良、胃抽痙、黃疸、帕金森氏症、寄生蟲、頭痛、痛風、腹絞痛、疼痛、感冒及肺結核等佳。刺激心臟。	
西洋蓍草 (yarrow)	葉、果實	蓍草素、蓍草酸、ca-ledivain、精油、鉀、鞣酸、維他命C。	用於肺出血、潰瘍、麻疹、天花、水痘。對黏膜組織有療效、減輕下痢、及改善血液凝結。	注意：此物干擾鐵及其它礦物質的吸收。
黃酸模 (yellow dock)	葉及根	驅蟲豆素、鐵、錳、鉀、草酸及大黃苷酸。	味苦，對肝及結腸功能、皮膚病(例如，牛皮癬、濕疹及蕁麻疹)、缺鐵、孕婦貧血、痔瘡、肺出血、膽充血、及風濕等均好。一種清血劑。滋養全身系統。	與土當歸並用，可當作一種治慢性皮膚病的茶飲。
巴拉圭草 (yerba-mate)	所有部位。	葉綠素、鐵、微量礦物質及維他命B₅、C、E。	用於關節炎、頭痛、痔瘡、流質滯留、肥胖症、疲勞、緊張便秘、過敏及花粉熱。清血、補神經、延緩老化、振奮心理、控制食慾、促進皮質酮分泌，且被認為能提高其它藥用植物的療效。	將 2～3 湯匙的巴拉圭草泡入16盎司熱水中，以紓解便秘及過敏症狀。空腹時服用。
絲蘭 (yucca)	根部。	植物皂質。	味甜，用於痛風。也有益於尿道炎及前列腺炎的治療。一種清血劑。	此物在某些診所，是例行地開給關節炎(骨關節炎及風濕性關節炎)患者。可在水中割裂，產生天然泡沫，代替肥皂，可加入洗髮精或可直接用來洗頭(放 1 杯於2杯水中)。

第二部
各種疾病

引　言

　　在第一部中我們探討了身體對飲食營養的需求。為了保持健康，必須隨時補充能量，才不會使各種生理停擺。現今，環境中有害人體的物質日益增多，我們必須獲得適當的營養，以維護良好的免疫系統。假使免疫系統衰弱，則身體容易受許多有害物質的入侵。

　　第二部將按照疾病類別列出各種有害物質或飲食不當造成的各種病症。文中對各種疾病的描述，有助你辨認是否患有此病。假如你的症狀與我們描述的某一病症符合，請與你的醫師確認。一旦經由診斷確認後，你可參考我們提供的飲食指南、建議事項及營養補充計畫，來幫助你儘快恢復健康。萬一你對於任何推薦的營養素有疑問時，請向你的醫師（或營養師）請教。

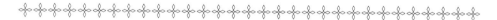

判別各種疑難雜症

　　不同的疾病可能有相同的症狀。下面表格列出一些常見疾病及其相對的症狀。若你有下列的任何症狀，請向醫師諮詢。雖然你可能經歷下列的某些症狀，但你未必患有任何於列右邊的疾病，你的身體只是向你透露某個部位不對勁了。學習聽從身體傳來的訊息，可以幫助你在病發之前，及時遏止此問題。請勿自信你不可能患有下列各疾病。

症狀	可能原因
腹痛	結腸炎、憩室病（diverticular disease）、食物過敏、食物中毒、裂孔赫尼亞（hiatal hernia）、腸子不適症候羣、月經前夕症候羣。
背痛	背扭傷或過度使用、椎間板病、缺乏運動、婦女病、脊椎受傷。
尿、糞便、嘔吐帶血或陰道、陰莖流血	腎臟、膀胱或子宮癌；痔瘡；病菌感染；息肉（polyps）；腸癌；潰瘍。

症狀	可能原因
經常性的咳嗽	食物過敏、癌症、鬱結（emphysema）、肺病、肺炎（pneumonia）。
經常性發燒	支氣管炎、傷風、糖尿病、慢性感染、流行感冒、單核白血球增多症（mononucleosis）、風濕病。
經常性頭痛	過敏症、哮喘、服用藥品、眼睛疲勞、青光眼、高血壓、鼻竇炎（sinusitis）、緊張、腦瘤、缺乏維他命。
消化不良	酸血症；鹼毒症；過敏；飲食不良；缺乏酵素或鹽酸；膽囊毛病；心臟疾病；垃圾食物；肝、胰或腎上腺毛病；緊張；潰瘍。
發疹起水泡	帶狀疱疹。
吞嚥困難	食道憩室癌、裂孔赫尼亞（hiatal hernia）、緊張。扁桃腺發炎、食道腫瘤。
流汗過多	食物過敏、發燒、惡性肉芽腫（Hodgkins' disease）、病菌感染、停經、緊張、甲狀腺毛病。
腳踝、小腿大腿、雙手、腹部的腫大	食物過敏、水腫、心臟疾病、腎臟毛病、藥物醫療、口服避孕藥、服用類固醇。
淋巴結腫大	惡性肉芽腫（Hodgkin's disease）、慢性感染、淋巴瘤、有毒金屬、毒素之堆積。
過度口渴	糖尿病、發燒、病菌感染。
頻尿	膀胱感染、膀胱排尿不全、利尿劑作用／飲用過多液體、癌症。
陰道分泌物	衣菌（Chlamydia）、性疱疹、淋病、滴蟲病（trichomoniasis）、真菌感染（念珠菌病，candidiasis）。
體重突然增加	水腫、甲狀腺機能衰退。
原因不明的體重減輕	癌症、糖尿病、肝炎、吸收不良症候羣、寄生蟲感染、甲狀腺機能亢進。

㈠神經系統與精神疾病

腦膜炎（ Meningitis ）

　　腦膜炎即位於腦及頭顱之間的腦膜發生感染。此病具有傳染性。它可由營養不良造成，或由病毒（ 例如，脊髓灰白質炎、麻疹的病毒 ）、真菌、細菌（ 例如，腦膜球菌、肺炎雙球菌、鏈球菌 ）、結核病等造成。它也可能源自嚴重的鼻子及喉嚨感染。腦膜炎較常見於小孩身上。

　　腦膜炎的初期症狀包括喉痛、皮膚出紅或紫疹、及呼吸系統疾病的徵兆。其它典型的症狀包括脖子僵硬、頭痛、高燒、畏寒、噁心、嘔吐、妄想、懼光。性情及睡眠的改變是腦液發生變化的訊號，通常出現在休克及死亡之前。

　　醫生需迅速地診斷腦膜炎以儘快治療，否則可能發生併發症，諸如，永久性的腦損壞及麻痺。只有用顯微鏡分析及培養腦脊髓液之後，才能確定是否有腦膜炎。若沒有併發症，通常在醫生的看護下，需三週的時間復原。

　　下列的營養品是用來輔助醫療，並非用以取代之。

營養素

補充品	建議用量	說明
● 有幫助者		
葡萄糖酸 （ DMG ）	1錠，每日2次，含於口中。	攜帶氧到細胞裏，能紓解許多症狀。
蒜頭精膠囊 （ kyolic ）	2粒，用餐時服用。	無臭蒜頭。促進免疫功能。
鍺（Ge－132）	每天200毫克。	增強免疫功能。
綜合維他命及礦物質	依照產品指示。	保護組織及幫助復原。

補充品	建議用量	說明
蛋白質 （含各單一胺基酸）	依照產品指示。	修補組織及保護細胞膜。單一胺基酸較快被吸收利用。
胸腺萃取物	500毫克，每天2次	增強免疫反應。
維他命A乳劑或膠囊	乳劑100,000IU或膠囊75,000IU，5天後，均降至50,000IU，7天後再降至25,000IU，之後便保持此劑量。	是強力的抗氧化劑及免疫系統促進劑。用於保護及治療各組織器官之外膜。乳劑較易被吸收。
維他命C含生物類黃酮	每天3,000～10,000毫克。	減少感染及幫助清血。
葡萄糖酸鋅□含錠	1錠，每天3次	含於□中漸溶解。勿咀嚼。

藥用植物

　　發燒時可使用貓薄荷茶灌腸劑（請見第三部的灌腸劑）。此茶慢慢啜飲，效果不錯。

考慮事項

□飲食需均衡，包括新鮮蔬果（50％生菜）、核果、種子、穀類、酸酪乳，但並非僅限於這些食品。避免會刺激黏膜分泌的食物：動物性蛋白及其副產品、乳製品（酸酪乳除外）、鹽、咖啡因、白麵粉製品。
□在光線微弱的室內休息。喝大量品質佳的液體。
□用冷水擦澡。

癲癇（Epilepsy）

　　癲癇是一種猝發病，起因於大腦某部神經細胞的電訊錯亂。輕微的癲癇患者會出現發呆或抽痙。嚴重的癲癇，患者會全身倒地、昏迷及痙攣。75％的發作始於童年時期，他們的特徵是間歇的發呆及短暫（數秒鐘）的心智消

失。25％的人長大才發作。

　　癲癇的原因有病菌感染、腦膜炎、佝僂病（軟骨症）、狂犬病、破傷風、營養不良、低血糖症、運動傷害、頭部受傷、發燒、或過敏。它也可能來自眼傷或中風所留下的疤痕組織、缺氧、血管痙攣、動脈血管硬化症。也有人認為可能與遺傳有關。通常，其發病原因不明。

　　根據亞利桑那州州立大學生化系之研究，Nutra Sweet這種代糖與癲癇的發作有關。鉛毒及鋁毒也可能與此病有關。應作一次毛髮分析，以除去這些金屬中毒的可能性。

癲癇發作的類型：

①癲癇小發作（petit mal,absence）。最常見於孩童。症狀是兩眼無神、呆滯。發作期間，對周遭一切失去知覺。
②鬆弛性癲癇（atonic,drop attack）。發生於孩提時期。小孩在腳軟倒地後，約有10秒鐘失去意識。
③複雜的部分性癲癇（Complex partial, temporal lobe）。此型的特徵是眼神呆滯、有咀嚼動作、隨意活動。病人可能對周遭失去知覺，也可能舉止異常。病人對此發作不具記憶力。
④癲癇大發作（grandmal, generalized tonic－clonic）。此型的特徵是突然大叫、全身倒地、身體僵硬、肌肉痙攣、呼吸短淺、皮膚泛紅。可能膀胱失禁。發作通常持續2至5分鐘，接著是意識混淆、疲倦、或喪失記憶力。
⑤肌陣攣性癲癇（myoclonic）。短暫的肌肉痙攣。
⑥簡單的部分性癲癇（simple partial, Jacksonian）。由手指及腳指開始痙攣，然後遍佈全身，此時患者仍清醒著。
⑦感覺性癲癇（Sensory,simple partial）。患者可能看見、聽到或感覺到不存在的事物。可能是大發作的前兆。
　　補充營養對癲癇患者很重要。

營養素

補充品	建議用量	說明
●必需者 L－牛磺酸(taurine)及L－酪胺酸(tyrosine)	每天3次，一次500毫克。	幫助大腦功能正常。
鎂（氯化鎂）	兩餐間的空腹時，服用700毫克，配蘋果醋或鹽酸甜菜鹼（betain HCl）。	氯化鎂是極佳的鎂來源。
維他命B$_6$	在醫師指示下，每天100～600毫克，分成數次。	所有的維他命B對中樞神經系統都極重要。
維他命B$_{12}$口含錠	200微克，含於舌下，每天2次，空腹時服用。	
●非常重要者 鈣	每天1500毫克。	幫助正常的神經衝動傳送。
維他命B羣添加 維他命B$_6$及 維他命B$_{12}$及 葉酸及泛酸及菸鹼素	用量如前述。 用量如前述。 每天50毫克。	對神經衝動之傳導重要。必要時，可在醫師的指示下注射維他命B液。
鋅	每天50～80毫克。	幫助RNA／DNA的合成。
●重要者 DMG（葡萄糖酸）	50毫克含於舌下，早晚各一次。	促進免疫反應。
鍺	每天200毫克。	改善細胞的氧化作用
●有幫助者 鉻（GTF）	每天200微克。	對腦部的糖類代謝很重要。焦油形式（picolinate form）功效好。

補充品	建議用量	說明
海帶或苜蓿	每天5錠。	補充各種必需的礦物質。
蛋白質分解酵素及消化酶	兩餐之間服用。 用餐時服用。	
生的（未精製的）胸腺濃縮物及甲狀腺萃取物	依照產品標示。	此兩者對腦部的功能很重要。請見第三部的腺體器官食療法。
維他命A	每天25,000IU。	一種重要的抗氧化劑，協助保護大腦功能。
維他命C加生物類黃酮	每天2,000～7,000毫克，分成數次	對腎上腺的功能很重要，腎上腺是對付緊張狀況的腺體。
維他命E	剛開始400IU，漸增至1,600IU。	協助血液循環及免疫功能。

藥用植物

癲癇患者應將北美升麻（black cohosh）、山梗菜（lobelia）及牛膝草（hyssop）列入食療計畫中。

建議事項

☐如果你遇見有人癲癇發作，應採取下列行動：
　①把病人附近的尖物品或危險物品移開。
　②將病人置於床上或地板上。
　③解開緊身衣物。
　④如果可能，為病人轉至側身。
　⑤勿放任何東西於其口中。此時吞嚥比咬到舌頭還危險。
　⑥保持鎮定，記住，病人此時毫無感覺。
☐喝酸性乳品，例如，酸酪乳及開菲（Kefir，高加索人的發酵乳）。喝綠色果菜汁（包括綠色豆類、海藻、甜菜、胡蘿蔔、紅葡萄）。也要攝取生的核果、種子、菠菜、甜菜葉、大豆、綠葉菜類、蛋、牛奶、生乳酪。

□避免酒精飲料、動物蛋白質、咖啡因、人工甘味劑（例如NutraSweet代糖）、尼古丁、糖、精製食品。

□減少食量，勿一次喝下大量的液體。每天用2湯匙橄欖油。

□如果腸子未每天蠕動，可在睡前喝些檸檬汁（2粒檸檬加2.3公升的水）。

□作Epsom鹽水浴，每週2次。

□避開殺蟲劑。

□正確的飲食是控制癲癇症的關鍵。改善腦部的血液循環是很重要的。運動對患者極佳！也需避免情緒緊張及壓力。

考慮事項

孕婦缺乏錳，可能導致出生的嬰兒患癲癇症。

□使用高壓氧氣治療法（hyperbaric therapy）已有好的效果。

□日本的一項研究中，使用tranxene此藥的29位癲癇患者，有21人受益。唯一的副作用是輕微的記憶力受損。

□各種抗發作的醫療可能產生肝問題、身體或心理的疲勞、似血白病的症狀等副作用，在有些病例中，甚至導致死亡。

□檢查是否有鹼毒症（alkalosis）（請見第二部的鹼毒症）

帕金森氏症(Parkinson's Disease)

此症又稱震顫麻痺，它是一種退化症，影響神經系統。它的起因不明，但當腦部的度巴明（dopamine）及乙醯膽鹼此二化學物質不平衡時，便會出現症狀。科學家們發現某些腦細胞缺乏度巴明。此化學物質負責將訊息由一神經細胞傳至另一個。當腦部無法製造度巴明，將引發帕金森氏症。營養不佳被認為是主要的潛在因子。

此症的症狀包括肌肉僵硬、流口水、失去食慾、步行時彎腰駝背並拖著腳走路、語無倫次、臉部表情呆滯、顫抖（包括拇指及食指不斷地互相搓揉）。此症最初的症狀可能是坐下休息時，雙手會震顫。漸漸地，身體僵直且四肢變硬。

左旋度巴（levodopa）是最常用於治療此症的藥，然而，單獨使用效用不佳，而且可能產生嚴重副作用，包括幻想症及神經失常。如果服用此藥，勿服用維他命B$_6$。光使用維他命B$_6$或許較安全有效。消化過的蛋白質會

阻礙此藥抵達腦部降低藥效，故勿同時使用蛋白質及此藥。此外，Sinemet
這種藥物能減少僵硬。

營養素

補充品	建議用量	說明
●非常重要者		
鈣及 鎂	每天1,500毫克。 每天750毫克。	用於神經衝動的傳導。鈣及鎂 彼此分工合作。
γ－胺基酪酸 （GABA）	依照產品指示。	當作中樞神經系統的神經傳導 物質，穩定神經細胞的反應。
卵磷脂和／或磷脂醯 膽鹼	1湯匙，每天3次。	是傳導神經衝動的重要物質。
L－麩胺酸（L－ glutamic acid）	依照產品指示。	改善神經衝動的傳導。
L－酪胺酸（tyro- sine）	僅由醫生開處方。	情緒調節劑。
維他命B羣	100毫克，與三餐同時使用。	對腦功能及酵素作用極重要。
維他命B_6	最多1,000毫克。	注射是最佳方式。腦部製造度 巴明需仰賴B_6。
維他命C加生物類黃 酮	3,000～8,000毫克。	改善腦部循環。有效的抗氧化 劑及抗緊張物質。
維他命E	600～1,000毫克。起初少 量，漸增劑量。	保護重要的維他命及礦物質免 於自由基的破壞。是一種抗氧 化劑。
●有幫助者		
啤酒酵母或Bio- Strath	依照產品指示。	含中樞神經系統所需的維他命 B及均衡的礦物質。

補充品	建議用量	說明
Gervital　H－3（GH－3），羅馬尼亞製	依照產品指示。	改善記憶力及大腦功能。
綜合消化酶	依照產品指示。	幫助消化。
綜合維他命及礦物質	依照產品指示。	帕金森氏症患者常有營養不佳的現象。
菸鹼素（B₃）	100毫克，每天3次，與正餐同時服用。	改善腦部的血液循環。使用B₃可能產生皮膚泛紅，這是正常的現象。
腦部濃縮物	依照產品說明。	能直接改善腦部功能。

建議事項

□飲食中，需包含75％的生菜及種子、穀物、核果、生奶。

□禁食及箝合療法（chelation）均有益。（請見第三部的相關章節。）

□如果正服用左旋度巴，應僅適量使用香蕉、牛肉、魚、肝、燕麥、花生、馬鈴薯、全麥等穀物。這些食物含維他命B₆，將干擾此藥的效果。

暈眩（Vertigo）

　　此症是一種頭暈、或輕微頭痛的現象。它與平衡感有關。當中樞神經系統從內耳、眼睛、肌肉或皮膚接收到紊亂的訊息，便容易發生暈眩。

　　暈眩的患者會感到自己一直下沈或下降，周遭的物體似乎在旋轉，有時自己也跟著轉。腦瘤、高低血壓、過敏症、頭部受傷、腦部缺氧、貧血、感染、營養不足、神經疾病、情緒緊張、氣壓改變、耳管或耳咽管阻塞、中耳炎、突然快速地站立或坐下、耳垢過多等等，均可能引起暈眩。腦部血液循環差也可能造成暈眩及失去平衡感。暈眩的人有時還會有噁心及聽覺喪失。

營養素

補允品	建議用量	說明
● 非常重要者		
DMG（葡萄糖酸）	依產品指示。	增加腦部含氧量。
菸鹼素（B₃）	100毫克每天3次。	改善腦部血液循環及降低膽固醇。
綜合維他命B注射液及B₆和B₁₂	每天100～400毫克。	保持大腦中樞神經系統的功能正常
維他命C	每天3,000～10,000毫克，分成數次。	一抗氧化劑，也改善血液循環。
維他命E	每天400～800IU，漸增劑量。	改善血液循環。
● 重要者		
膽鹼或肌醇或／或卵磷脂	依產品指示，每天3次。	神經功能之必需物。卵磷脂預防動脈硬化並改善腦部功能。
輔酶Q₁₀	每天60毫克。	改善腦部血液循環。
銀杏（白果）精	每天120毫克。	供應氧氣以改善腦功能。
● 有幫助者		
啤酒酵母	起初少量，漸增	含均衡的維他命B
鈣與鎂	每天1,500毫克。每天750毫克。	幫助心跳，促進血液循環。
鍺	100毫克。	增加腦的含氧量。
海帶	每天5錠。	提供均衡的礦物質及維他命。
綜合維他命及礦物質	依產品指示。	提供均衡的營養素。

藥用植物

□假葉樹（butcher's broom）、番椒、蒲公英茶、銀杏（白果）精，對暈眩均佳。

建議事項

□避免尼古丁、咖啡因、鹽、油炸食物。避免極快速地移動頭部或變換姿勢。

暈車（暈機、暈船，Motion Sickness）

此病的症狀包括嚴重的頭痛、噁心、嘔吐。當震動過度，內耳前庭、眼睛及感覺神經將輸送混亂的訊號給大腦，使大腦誤解這些訊息，故引起暈車、暈機等症狀。如果情況嚴重的話，患者會完全失去協調性。女性較男性容易患此處。二歲以下的小孩及老年通常不受過度震動、搖晃影響。

其它的暈機症狀有失去食慾、唾液分泌過剩、冒冷汗，昏昏欲睡及頭暈。有噁心的症狀往往意味著需要注意肝功能。

天然療法已成功地應用在暈車、暈機的治療上。預防是主要的關鍵。勿吃過度加工的食物、酒精、或垃圾食物。作長途旅行前及途中，吃一些全麥餅乾將有幫助。避免香煙及惡臭的食物。儘可能保持全身乾爽。如果暈船症狀一出現時，立即閉眼躺下。

營養素

補充品	建議用量	說明
● 必需者		
木炭錠	旅行前1小時，服用5錠。	一種解毒劑。可在健康食品店購得。
薑膠囊	旅行前1小時開始，每3小時服用2粒。	適合噁心及反胃等症狀。

補充品	建議用量	說明
鎂	旅行前1小時，服用500毫克。	當作一種神經補品。
維他命B₆	旅行前1小時，100毫克。2小時以後，再100毫克。	紓解噁心症狀。
●有幫助者 Cyclizine(商品名爲Marezine)	依照產品指示。	藥房有賣。不一定有效。
Dimenhydrinate抗組織胺劑(商品名爲Dramamine)	依照產品指示。	藥房有賣。不一定有效。
美克利淨抗噁心劑(Meclizine，商品名爲Antivert)	依照醫生指示。	有時有效。
美克利淨(Meclizine，商品名爲Bonine)	依照產品指示。	藥房有賣。不一定有效。
Promethazine抗組織胺劑(商品名爲Phenergan)	依照醫生指示。	效果良好，但會引起睡意。

建議事項

□肝臟順勢療法（liver homeopathy）可能有助減輕噁心症狀。可能也需要維他命B羣及磷酸鹽以滋養神經。

神經炎（Neuritis）

神經炎即一條神經或一羣神經發炎或變質。症狀包括疼痛、刺痛及患部的神經失去感覺、患部紅腫，情況嚴重者還會痙攣。神經炎的起因不一，包

括缺乏營養素（維他命B）、代謝失調、受外力直接打擊或骨折、神經受感染、糖尿病、痛風、血癌等病、服用甲醇、過量的鉛及汞等有毒金屬。

當眼內的視覺神經發炎，將逐漸或突然地使視覺模糊。情況嚴重者，可能在數日後產生暫時性的失明，同時也可能有眼痛的現象。

營養素

補充品	建議用量	說明
●必需者		
卵磷脂	用餐時服用。	保護及修補神經。
綜合維他命及礦物質，含維他命A		神經發炎常常是營養不良的首要徵兆。
硫胺素(B_1)	100毫克，每天2次。	神經炎患者常缺乏硫胺素。
維他命B羣加維他命B_{12}	每天100毫克以上。	用注射液最佳。患者常缺乏維他命B。
●非常重要者		
鈣箝合劑(chelate)	每天2,000毫克。	協助神經衝動的傳導。
氯化鎂	每天400～1,000毫克	協助神經衝動的傳導。
蛋白質（含各種單一胺基酸）	依照產品指示。	是修補神經及維持神經功能所必需之物。胺基酸較快被身體吸收利用。
●重要者		
蛋白質分解酵素或 Inflazyme Forte	每天3次，空腹服用。	有效的消炎劑。
●有幫助者		
啤酒酵母或 Bio-Strath	依照產品指示。	含各種必需的營養素及蛋白質。
維他命C加生物類黃酮	每天3,000～6,000毫克，分成數次。	有抗病毒及消炎功效。
鋅	每天50～80毫克。	免疫系統的重要物質。

建議事項

□多攝取水分，並避免咖啡、汽水、香煙等刺激物。
□水果、蔬菜、核果、種子、穀類是有益的食物。

頭痛（Headache）

　　那些經常頭痛的人可能對下列食品有反應：小麥、巧克力、味精（MSG）、亞硫酸鹽（用於沙拉吧）、糖、熱狗、檸檬酸、發酵食物（乳酪、酸酪乳）、酒、醋、滷味。

　　其它還有許多因素也可能引起頭痛，包括：情緒緊張、壓力、焦慮、便秘、眼、鼻、喉的疾病、頭部創傷、空氣污染、鼻竇炎、使用藥物、抽煙、發燒、使用香水、刮鬍水、或過敏症。另外的一些可能性包括：腸子問題、黴菌過敏、腦部問題、貧血、低血糖、使用過量的維他命A（停用後，即可解決問題）、缺乏維他命B、高血壓、磨牙、及喝過量的咖啡。

　　如果下列任何症狀伴隨頭痛而生，請向醫生詢問：視線模糊、懼光、嘔吐後能消除眼睛後面的壓力、食物過敏、臉部鼻竇內有壓力、頭部及太陽穴有脈搏顫動、心悸、色彩的視覺改變、感到頭部即將爆裂。

　　脊椎排列不良可能減少流向腦部的血液。脊椎指壓療法通常有幫助。脊椎不齊常由扁平足或穿高跟鞋所致。

營養素

補充品	建議用量	說明
●有幫助者		
鈣及	每天1,500毫克。	箝合形式（chelated）的鈣及
鎂	每天1,000毫克。	鎂能提供最佳吸收利用效率。
輔酶Q_{10}	30毫克，每天2次。	改善氧和作用（oxygenation）。
DMG（葡萄糖酸）	1錠，每天2次。含於口中慢慢溶解。	改善氧和作用。

補充品	建議用量	說明
菸鹼素(B₃)及菸鹼醯胺	剛開始，每天300毫克，逐日漸增劑量至發揮效用為止，然後維持此劑量。	需經醫師或專業人員的指示。
鉀	每天99毫克。	用以保持體內的鉀鈉平衡，以避免水分滯留。體內水分淤積可能對腦部產生壓迫感。
維他命B₆加維他命B羣	50毫克，每天3次。50毫克，每天3次。	頭痛患者應避免含酵母菌的產品。B₆能排除組織內過多的水分。情況嚴重時，可能需注射維他命B羣（需經醫師指示）
維他命C加生物類黃酮	每天2000～8000毫克，分成數次。	酯化或緩衝過的形式最佳。
維他命E	剛開始時400IU，漸增至1200IU。	改善血液循環。

藥用植物

☐下列植物有助於減輕頭痛：牛蒡根、小白菊（feverfew）、金印草根、薰衣草（lavender）、山梗菜（lobelia）、藥蜀葵（marshmallow）、薄荷草、迷迭香（rosemary）、brigham。

建議事項

☐限制使用下列食物：酒、香蕉、咖啡因、乳酪、雞肉、巧克力、柳橙類水果、冷盤、燻魚、鯖魚、洋蔥、花生醬、豬肉、醋、烘焙的發酵食品。根據德國的報導，這些食物含乾酪胺（tyramine，一種胺基酸），它使血壓上升，造成腦部不適。可作食物過敏測試，以找出引起頭痛的食物。

☐如果懷疑對某種食物過敏，在吃它之前的一小時內先服用5粒木炭錠，吃後再服用3粒。若吃後發生嚴重的頭痛，儘速服用灌腸劑，將毒素排出。勿天天服用木炭錠，因為它們也會吸收營養成分。

☐避免使用含乾酪胺及苯丙胺酸（phenylalanine）的產品，例如Equal、

Accent（一種味精）、NutraSweet（代糖）及亞硝酸鹽（存於熱狗內的防腐劑）等商品。

考慮事項

☐睡前服用肌醇、色胺酸（tryptophan）和／或鈣片，有助於睡眠。吃半個葡萄柚也有幫助。下午5點以後，勿再吃甜分高的水果或其它甜食。

☐飲食要均衡。頭痛常由過敏所致。避免口香糖、冰淇淋、冰飲料、鹽及過度日曬。

☐有些人的頭痛是群發性地來襲，醫生會給病人一種稱來多卡因（lidocaine）的藥。此藥是由鼻腔滴入，能在數分鐘後減輕症狀。

☐也請見第二部的偏頭痛及過敏症。

偏頭痛（Migraine）

偏頭痛的開始是搏動性的頭痛，通常源自某一眼的上方或後面；或也可能從頭的背面開始發作，然後延及頭的一整邊。它通常伴有噁心、嘔吐、視線模糊、四肢刺痛及麻痺（可持續18小時之久）。典型的偏頭痛在發生時是有前兆的，包括視覺混淆、語無倫次、體虛、各種感覺受擾。另外也可能包括視野中有一些閃亮的星光火花或簡單的幾何形狀掠過。

過敏症是常見的偏頭痛原因。它也可由肝功能不良引起。便秘、緊張及壓力、環境過敏症、缺乏運動等等，均可能是引起偏頭痛的潛在因素。

70％的偏頭痛患者是女性，而且此病通常有家族性。許多病人腦部的化學組成含量不正常，導致腦血管過度擴張或收縮。

營養素

補充品	建議用量	說明
●非常重要者		
葡萄糖酸(DMG)	1錠，含於口中溶解，每天2次。	改善腦的氧和作用（oxygenatlon）。
綜合維他命及礦物質	依照產品標示。	

補充品	建議用量	說明
菸鹼醯胺加 菸鹼素（B₃）	800毫克。 200毫克，每天3次。	改善腦部的血液循環。
芸香素(rutin)	200毫克。	除去可能造成偏頭痛的有毒金屬。
不飽和脂肪酸(EPA Pure／700，來自 Nature's　Pro- ducts)或鮭魚油或 櫻草油	依照產品的標示。	用於腦細胞及脂肪代謝。
●有幫助者 鈣加 鎂	2,000毫克。 1,000毫克。	箝合制是最有效的形式。幫助肌肉收縮及傳導神經衝動至全身及腦部。
蒜頭精膠囊 (kyolic)	2粒，用餐時使用。	無臭蒜頭。強力解毒劑。
泛酸(B₅)或蜂王乳(天然的)	100毫克，每天2次。	蜂王乳富含泛酸。提供腎上腺應付緊張的狀況。
維他命B羣	依照產品指示。	有益神經系統健康。使用低過敏型產品。必要時可用注射的。
維他命B₆	50毫克，每天3次。	正常的大腦功能所需之物。使用低過敏型產品。
維他命C	3,000〜6,000毫克。	協助腎上腺分泌抗緊張荷爾蒙。增強免疫力。緩衝過的或酯化的維他命C最佳。

藥用植物

□小白菊（feverfew）、銀杏（白果）萃取素、歐薄荷（peppermint）、迷

迷香（rosemary）、艾草（wormwood）均是治療偏頭痛的有效物質。
小白菊能紓解疼痛，銀杏促進腦部血液循環。

□一項小白菊藥性的實驗顯示，24％的使用者減輕偏頭痛及嘔吐的症狀，而
且沒有副作用。

考慮事項

□避免鹽及會產生酸的食物，例如，肉類、穀類、麵包。也避免油炸食物及
油膩多脂的食物。不吃乳製品、黃乳酪及其它含乾酪胺（tyramine）的乳
酪。避免苯丙胺酸（phenylalanine）及乾酪胺、亞硝酸鹽（熱狗中所含
的防腐劑）、阿司匹靈、味素。

□巧克力及柳橙類水果可能突發偏頭痛。

□運動有益。每天按摩頸部及後腦杓也有幫助。

□僅用低過敏性的營養品。

考慮事項

□麥角胺是最常使用的藥，用者可能上癮，故每週不宜服用兩天以上。

□女性的偏頭痛可能由於月經週期的荷爾蒙變化所造成的。

□通常在更年期後，偏頭痛就漸漸減少了。

□輕音樂有鎮定作用，有助於紓解偏頭痛。

□少量多餐以穩定血糖濃度，以免引發偏頭痛。請見第二部的低血糖症，並
參考其飲食指南。飲食中應包含杏仁果、杏仁奶、水田芥（water-
cress）、香芹、茴香（fennel）、蒜頭、櫻桃、鳳梨。

□也請見第二部的頭痛。

失眠症（Insomnia）

失眠症即習慣性的睡不著，夜復一夜。這可能由於藥物、低血糖症、肌
肉痛、消化不良、氣喘、緊張及壓力等因素造成。缺乏鈣及鎂將使你在入睡
數小時後醒來，而且無法再入眠。還有那些含咖啡因的食品也會使睡眠發生
困難。

系統性的疾病，包括肺、肝、心、腎、胰、消化系統、內分泌系統及腦
部等，均可能影響睡眠，營養不均衡亦然。

　　有若干特別的疾病會干擾睡眠。睡眠暫停呼吸症（Sleep apnea）即夜間入睡時，數度呼吸暫停的現象。這最常見於成人，但也會發生於小孩。胸部、背部、頸部、或腦部基底處的畸型，均可能是造成此問題的原因。肥胖是引起睡眠暫停呼吸的主要因素。內分泌問題、甲狀腺機能不足、肢端肥大（acromegaly，一種罕見的生長疾病）、使用酒精、安眠藥等，均會影響睡眠。

　　發作性睡病（narcolepsy）的患者在白天裏將感到昏昏欲睡。此病通常在15歲以後才發生。腦部感染、頭部創傷，甚至腦瘤，均可能誘發此病。

營養素

補充品	建議用量	說明
●重要者		
乳酸鈣或	1,000毫克	飯後及睡前服用。
鈣箝合劑(chelate)	每天1,500～2,000毫克，分成數次。	
鎂	1,000毫克。	
●有幫助者		
維他命B羣添加	依照產品指示。	幫助入睡。
泛酸及		
B₆及	單獨服用或添加鈣	
肌醇		

藥用植物

□ 貓薄荷（catnip）、EZ caps、蛇麻草（hops）、杓蘭（lady slipper）、西番蓮（passionflower）、並頭草（skullcap）、纈草根（valerian）對失眠均有幫助。

建議事項

□ 富含色胺酸（tryptophan）的食物促進睡眠。睡前吃火雞、香蕉、無花果、棗椰果、酸酪乳、鮪魚、全麥餅乾、核果醬、一半葡萄柚，均能幫助睡眠。

□睡前勿用咖啡因、酒精、糖、香煙、乳酪、巧克力、臘腸、培根、火腿、
　熱狗、茄子、馬鈴薯、菠菜、番茄。這些食物含乾酪胺（tyramine），會
　刺激正腎上腺素的分泌，這將使腦部興奮。

考慮事項

□研究顯示，有多數的婦女缺乏銅及鐵，這可能導致失眠。不妨作毛髮分
　析，以檢查是否缺乏這些礦物質。
□下列的配方既有效且安全：
●Calcium Night（來自Source Naturals）。
●Silent Night（來自Nature's Way Products）
●纈草根萃取素（Valerian root extract）。

緊張與焦慮(Stress and Anxiety)

　　情緒緊張可源自許多事情：工作壓力、人際關係、經濟問題、孤獨、人
羣、交通阻塞。由於今日世界的複雜、繁忙，每個人或多或少皆有緊張的經
驗。

　　長期的緊張來自於引起焦慮的狀況一直未獲紓解。例如，三餐不繼或無
家可歸的人，或精神、身體受創傷的人，都易受困於極度緊張、焦慮的情
緒。

　　即使生活富裕、教育程度高或身體健康的人，也可能經歷緊張與焦慮。
無人可倖免。有些人憂心忡忡，其實是庸人自擾。這是繁雜的今日社會所引
起的文明病。

　　雖然每個人都有緊張的經驗，但並不是每一個人都能調適妥善。我們的
身體可應付一些生理及心理的逆境，大部分人均具此能力。若是短暫的逆
境，身體應可輕鬆對付，主要是長期處於緊張或焦慮中，才致使身體崩潰。

　　許多人把緊張、焦慮的症狀歸類到神經出問題，事實上，它們最初影響
的是與神經系統有關的其它部位，特別是消化系統（腸、胃）。緊張引起的
消化病症，最先可能出現潰瘍或結腸炎。緊張還會加重高血壓、頭痛及頸
痛、下痢、頭暈、沒胃口、及其它疾病。如果產生這些症狀的緊張與焦慮未
被善加處理，則可能引發更嚴重的疾病。

　　曾有研究指出，當腦部處於不佳狀況時，它將分泌過量的親腎上腺物質

激素。此荷爾蒙抑制白血球此抗菌細胞的製造。

　　經常焦慮的人很難辦到放鬆心情，但這種情緒勢必紓解。適當的飲食極重要。由焦慮引起的疾病，通常源自營養不足，因為此時身體無法正常地處理營養素。維他命B羣對神經系統的運作相當重要。注射維他命B液可改善大腦功能、減輕焦慮、保護免疫系統。

營養素

補充品	建議用量	說明
● 必需者		
維他命B羣加	1c.c	肌肉內注射效果顯著。
肝液及	1c.c.	
B₆注射液	0.5c.c.每週3次，2個月後降至每週1次，2個月後，視情況決定續用否。	
或維他命B羣錠劑及	每天100毫克。	
泛酸(B₅)	100毫克，每天3次。	
● 非常重要者		
鈣及	每天2,000毫克。	服用箝合劑或乳酸鈣。若對牛奶過敏，勿使用乳酸鈣。
鎂	每天1,000毫克。	
L－酪胺酸	1,000毫克（白天及睡前各500毫克，空腹使用）。和50毫克維他命B₆及500毫克維他命C共用，以利吸收。	紓解緊張。幫助睡眠。
SP14(Solaray製)	依產品指示。	抗緊張藥物。
維他命C含生物類黃酮	3,000～10,000毫克。	緊張消耗腎上腺荷爾蒙（抗緊張）。維他命C是腎上腺功能必需的。
● 有幫助者		
啤酒酵母或Bio-Strath	依產品指示。	Bio-Strath含濃縮啤酒酵母、酵素、氨基酸、維他命、礦物質、是一補品。
纖維（ABC清腸劑或燕麥麩）	依產品指示。	清腸及改善腸功能

補充品	建議用量	說明
γ－胺氨基酸(GABA) 加肌醇	依產品指示。	一鎮定劑。
海帶錠	每天5錠。	含均衡維他命及礦物質。
卵磷脂	用餐時2膠囊。	保護神經纖維、細胞及大腦功能。
L－離胺酸和維他命C 及葡萄糖酸鋅	依產品指示。	抵抗感冒瘡，這經常是緊張焦慮的最初症狀。減輕緊張。
綜合維他命及礦物質 含維他命A 及鉀	每天25,000IU。 每天99毫克。	尤其是處於緊張狀況時所必需的。鉀是腎上腺功能所需的。
蛋白質分解酵素	兩餐之間服用。	破壞緊張或焦慮時所釋出的自由基。
腎上腺及胸腺濃縮物		促進腎上腺及胸腺，以應付緊張狀況
維他命E	400IU。	免疫功能所需。
鋅	50毫克。	免疫功能所需。

藥用植物

□可使用貓薄荷、洋甘菊（chamomile）、蛇麻草（hops）、杓蘭（lady slipper）、西番蓮、保哥果（pau d'arco）、玫瑰實、迷迭香（rosemary）及香蜂草（melissa）、西伯利亞人參、並頭草（skullcap）、纈草根（valerian）。

建議事項

□飲食相當重要！避免可樂、油炸食物、垃圾食物、糖、白麥粉製品、洋芋片等易刺激身體的食品。飲食需含50％～75％的生菜。三週內勿食乳品；

之後，陸續加入飲食中，並觀察是否有什麼不適症狀。正確的飲食、運動及休息非常重要！你將驚訝它們帶來的效果。

□毛髮分析可判斷憂鬱症是否由重金屬中毒引起的。也檢查是否有食物過敏症，以刪除此可能原因。

如何應付緊張與焦慮

緊張是生活中不可避免的一環。每個人都有此經驗，而且每天些許的壓力並無大礙，相反地，適量的緊張使生活更有勁，至少較不單調。

有些人擅於調適生活壓力，有些人則頗受影響。後者多是有野心、肯打拚的人，他們有A型的性格，而前者是比較懂得放鬆心情的人，屬於B型性格。

曾有研究指出，最常引起精神焦慮不安的原因是配偶及親人死亡，其次是離婚、婚姻不美滿、及生病。一個人所受的刺激與打擊愈多，愈容易發病。

根據一位專家的說法，緊張與焦慮本身無害，可怕的是心理長期處於此種狀態所帶來的沮喪與痛苦，它可導致生理和心理上的疾病。輕者包括疲勞、頭痛、胃灼熱、消化不良、失眠、甚至掉頭髮。重者可產生酸血症、背痛、癌症、局部性迴腸炎、憂鬱症、下痢、憩室炎、高血壓、陽萎、偏頭痛、胰臟毛病、潰瘍。

身體面臨高度緊張狀況時，其反應如下：消化作用停止、心跳加速、血壓上升及呼吸變快、貯存的脂肪及糖類被釋放出來、膽固醇量上升、血液組成改變以因應血液凝結之需（提防受傷的措施）。在遠古時代，這些身體的變化幫助人類脫逃或抵禦。現今，人們已罕用這套反應。長久處於緊張終將使身體疲乏、免疫系統衰弱、產生高血壓、高膽固醇，並引發頭痛、失眠、消化不良、憂鬱症等病。

下列幾點建議幫助你紓解緊張，選擇最適合自己的方式：

● 作運動可消除煩惱及控制緊張與焦慮的情緒。可以跑步、走路、打球等等。任何形式的運動都有益，但要能定時定量。一個月才運動一次，不會有效果的。

● 有些人認為藥物治療能幫助心情放鬆及調適生活壓力。

● 多休息及睡眠充足。這可能不易辦到，因為緊張常使人難以入眠，儘管仍有些人利用睡眠逃避事實。睡眠愈少，情緒將愈緊繃，更有可能發病，因為免疫系統已變弱。

- 在家裏、工作場所、或其它地方，當面臨情緒緊張時，不妨作深呼吸，有助於紓解壓力。假日期間，可開車兜風或到海邊逛逛。儘量作一些有益身心的活動，拋開工作的煩惱。
- 從事嗜好是紓解心情的極佳方式。不妨花些錢和時間去作自己喜愛的事。
- 若自己無法處理緊張情緒，大可向專業人員求助，不必感到靦腆。
- 避免咖啡因、香煙、酒精、藥物。酒精、藥物可能提供暫時的解脫，但隔天緊張又來襲，而且這些物質本身也殘害健康。因此，應該學習如何調適，而不是光靠逃避。

　　在身心面臨緊張及焦慮的迫害時，很重要的一點是飲食正當。除了避開咖啡因及酒精，還需遠離糖、白麵粉製品、醃肉、辛辣刺激的調味料等。勿吃垃圾食物！正確的飲食將強化身體，使免疫系統及神經系統狀況佳。

憂鬱症（ Depression ）

　　有些人傾向退居於人羣外，他們對周遭的事物失去了興趣，因而無法體驗到各種快樂。對他們而言，每件事物都顯得晦暗，而時間也變得很難熬。通常，他們脾氣暴躁，而且常試著用睡眠來驅走憂鬱或煩悶，或者他們會隨處坐躺、無所事事。大部分人所患的憂鬱症並不嚴重。他們仍像正常人一樣做各種活動，只是能力較差，動作較慢。

　　憂鬱症的症狀包括慢性疲勞症候羣、失眠或經常睡覺且睡眠時間過長、失去食慾或狼吞虎嚥、頭痛、背痛、結腸毛病，而且會感到人生空虛及毫無意義。許多患者想到用死解脫。

　　憂鬱可能由下列因素造成：生活緊張、胃不舒服、頭痛、營養不足、飲食不良、糖、單核白血球增多症（ mononucleosis ）、甲狀腺疾病、子宮內膜炎（與婦女憂鬱症有關）、任何嚴重的身體傷害、過敏症。有些人在冬天日短夜長時，會變得比較憂鬱。日光及明亮的光線似乎能啟動一種腦部荷爾蒙稱melatonin（由松果腺分泌），此荷爾蒙的部分作用即是預防憂鬱。在天氣陰暗的日子裏，最好待在燈火通明的室內。研究顯示，接受2小時的晨光對消除憂鬱很有幫助。相對地，黃昏的日光效果不彰。

　　憂鬱症起因於腦部管制情緒的區域受擾亂。大部分人都能處理日常的情緒緊張，但是當此壓力太大、超過其調整機能所能應付的範疇，憂鬱症可能由此而生。

　　研究已發現食物顯著地影響腦部的行為。飲食是最常見的憂鬱原因，例如，飲食習慣差及常吃零食。腦中負責管理我們行為的神經衝動傳導物質會受我們所吃的食物影響。度巴明（dopamine）、基色胺（serotonin）、正腎上腺素（norepinephrine）都是神經衝動傳導物質。當腦部分泌基色胺時，腦部呈休息、放鬆狀態。當分泌度巴明及正腎上腺素時，我們傾向思考、動作敏捷，也較具警覺性。吃醣類對腦部似乎有安定的作用，蛋白質則提高警覺性。吃含必需脂肪酸和／或醣類的蛋白質能增加警覺性。鮭魚及白魚都是好的來源。避免富含飽和脂肪的食物；豬肉或油炸食物，例如，漢堡、薯條，會導致行動緩慢、思考遲鈍及疲勞。脂肪抑制腦部合成神經衝動傳導物質，並造成血球凝集，導致血液循環不良，尤其是腦部。

　　在神經化學及生理學的層面上，神經衝動傳導物是極其重要的。這些物質在神經細胞之間傳遞神經衝動。色胺酸（tryptophan，一種胺基酸）是基色胺（serotonin）的前身，它增加腦部製造基色胺的量。多醣類能提高腦部色胺酸的量，因而有安定的作用；蛋白質促進度巴明及正腎上腺素的製造，因而提高警覺性。當飲食綜合了此兩種營養素，腦部便達到平衡。用全麥麵包作的火雞肉三明治即是一種好的綜合品：火雞肉富含蛋白質及色胺酸，而全麥麵包提供複合醣類（即多醣）。如果你感到緊張而希望能放鬆心情時，可吃較多的醣類，如果你感到疲倦而希望能振作精神時，可吃較多的蛋白質。憂鬱的人可以藉由攝取富含蛋白質及色胺酸的食物，例如，火雞肉及鮭魚，以提升精神。

　　注意：身體對單醣的反應較多醣（複合醣類）快。然而繼此單醣所供應的能量之後，會迅速地感到疲勞及情緒低落。

　　酪胺酸（tyrosine）也是腦部功能所需的物質。這個胺基酸可能對那些長期處於情緒緊張的人有好處。如果飲食含有此胺基酸，則一些無法控制的情緒狀況可能得以避免。

　　遺傳是憂鬱症的一個重要因素。50％經常患憂鬱症的人，其父親或母親也曾患此病。

營養素

補充品	建議用量	說明
●必需者		
維他命B羣或	每天3次，各100毫克	腦部功能正常所必需的物質。
B羣及	2c.c.	如果患嚴重憂鬱症，僅在醫生
維他命B_6及	0.5c.c.	指示下使用注射液。
維他命B_{12}或	1c.c.	
肝液注射加	2c.c.	
維他命B_{12}	1c.c.	
●重要者		
膽鹼及肌醇或卵磷脂	每天2次，各100毫克。	對腦部功能及神經衝動之傳導很重要。不適用於躁鬱症者。
Gerovital　H－3 (GH－3)來自羅馬尼亞	依照產品指示，適用於35歲以上的人。	抑制腦部單胺氧化酶（mono-amine oxidase, MAO）的形成，此酶與憂鬱症有直接關連。
L－酪胺酸（胺基酸）	每一公斤體重，服用100毫克，空腹時，與1000毫克的維他命C及50毫克的維他命B_6合用。	酪胺酸促進腎上腺素的製造及提高度巴明的含量，能減輕緊張。缺乏酪胺酸導致腦部某區域缺乏正腎上腺素，造成一些情緒失常，例如，憂鬱症。
菸鹼素(B_3)加菸鹼醯胺	每天3次，各100毫克。 每天200毫克。	改善腦部的血液循環
Aslavitol或Mega-vitol HP Forte 及 RNA （核酸）	依照產品標示。	對老年人尤其佳。
●有幫助者		
鈣及 鎂	每天1500毫克。 每天1000毫克。	有鎮定作用。是神經系統所需的。Asporotate及箝合的形式最有效。

補充品	建議用量	說明
鉻(GTF)	每天300微克。	幫助脂肪代謝,以提供能量。
GABA(γ－胺基酪酸)	每天750毫克。	有鎮定作用。
鋰化物(Lithium Arginate 或 Lithium orotate)	每天120～480毫克。	適合躁鬱症者。
綜合維他命及礦物質複合物加鋅箝合劑及GTF	依照產品標示。	憂鬱症與缺乏維他命、礦物質有關。
櫻草油或黑醋粟油(black currant oil)	每天2次,各2膠囊。	提供必需脂肪酸給所有細胞。
螺旋藻及未精煉的花粉	兩餐之間使用5錠。	改善體力。Nature's Plus產的Spiru－Tein是好的選擇。
維他命B₆加泛酸(B₅)	每天3次,各50毫克 每天500毫克。	正常的腦部功能需要B₆。B₅是抗緊張的維他命,有助於憂鬱症者。
維他命C加芸香素(蕎麥的副產品)	每天2000～5000毫克,分成數次。	是免疫系統所需之物。有助防止憂鬱。

建議事項

☐飲食需包括生鮮蔬果、大豆及其副產品。飲食僅含些微的多醣類(複合醣類),可造成基色胺(serotonin)的流失及產生憂鬱症。

☐如果焦慮不安的情緒來襲時,應避免使用苯丙胺酸(Phenylalanine)補充品。

☐躁鬱症患者應該避免膽鹼、鳥胺酸(ornithine)、精胺酸(arginine)。這些物質可能加重病情。

☐請見第二部的甲狀腺機能不足,並作一次腋下測試,以檢查甲狀腺是否功

能正常。如果腋溫低於平常，可服用甲狀腺萃取物。我們推薦Armour Thyroid Extract這牌產品。

□如果服用抑制單胺氧化酶（MAO）的藥物，需避免使用酪胺酸（tyrosine）。它會使血壓上升。同時也應適量地攝取下列食物：酪梨、乳酪、巧克力、鯖魚、肉類軟化劑、葡萄乾、酸乳、醬油、酵母、酸酪乳、酒及啤酒。

□低血糖症、過敏症、甲狀腺機能不足、吸收不良等患者要注意。在這些情況下，維他命B_{12}及葉酸無法進入體內，因此易導致憂鬱。

□保持心靈活躍，並充分休息。儘可能避免有害的情緒。

考慮事項

□類固醇藥物及口服避孕藥可能降低腦部基色胺的量。

躁鬱病(Manic-depressive disorder)

　　這是一種精神病，其特徵是極端的情緒變化。典型的躁鬱病患者可以從狂喜滑落到狂悲。當患者處於抑鬱低潮時期，他會顯得很沒自尊，並且感到自己無藥可救。他將缺乏做任何事的意願，甚至包括起床。有些處於這種階段的人可以睡上好幾週。他們從社交活動中抽身，離羣索居，同時也失去工作能力。

　　當處於瘋狂的時期，此躁鬱病病人似乎有無限的精力。他可以廿四小時或更久不需睡眠或休息。

　　這種瘋狂週期會突然來臨，毫無事先跡象。它們沒來由地出現，而且迅速惡化。有些病人經常受這種週期來襲，有些人則數年才復發一次。患者在瘋狂時期以外的時候似乎表現得相當正常。在美國約有3％的人口患此病。

　　躁鬱病的部分症狀包括睡眠習慣改變、離羣索居、極端悲觀、做事虎頭蛇尾、慢性亢奮、突然發怒、缺乏克制力，尤其對性行為。

　　關於此症的起因有數個理論。它可能由極度壓力與緊張引起的。有些研究相信，在幼年時期的悲痛經驗，例如，喪失父母親或其它的童年創傷，是一個重要的因素。同時，也有證據顯示，在情緒動盪不定的時期，患者細胞內的鈉濃度增加，當患者恢復後，鈉濃度也降回正常值。患者抑鬱時，將耗盡腦部的單胺類（monoamines）。

營養素

補充品	建議用量	說明
● 非常重要者		
L－牛磺酸(taurine)	500毫克，每天３次。與50毫克維他命B_6及100毫克維他命C一起服用，以利吸收。	缺乏牛磺酸將導致過度好動、焦慮、大腦功能差。
L－酪胺酸(tyrosine)	500毫克，每天２次，空腹使用。添加些許維他命B_6及C，以利吸收。	是治療抑鬱的重要物質。穩定情緒變化。
蛋白質(含各種單一胺基酸)	每天２次，空腹使用。	幫助腦部功能正常。抵抗抑鬱。
維他命B羣或 肝液注射及 維他命B_{12}及 維他命B_6或 維他命B羣膠囊或錠劑 及B_{12}口含錠	 2c.c.，一週２次。 1c.c.，一週２次。 0.5c.c.，一週２次。 100毫克，每天３次。 1錠，每天２次，空腹使用。	維他命B羣對腦部的正常功能及健康的神經系統均是必需的。 是製造神經髓鞘的重要物質。
鋅	每天50毫克。	保護腦細胞。
● 重要者		
鋰	僅能由醫師指定使用。	改變瘋狂及抑鬱的循環，穩定情緒。
● 有幫助者		
綜合維他命及礦物質 含鈣及 鎂	 1,500毫克。 750毫克。	礦物質不均衡可能造成抑鬱。
不飽和脂肪酸	依照產品指示。	是改善腦部血液循環及穩定血壓的重要物質。
維他命C	3,000～6,000毫克	強力免疫促進劑。有助抗過敏。

建議事項

☐患者應避免糖製品、乳製品、酒精、汽水、咖啡因。也應避免添加化學成
　分及色素的食品。

☐飲食中應包含蔬菜、水果、核果、種子、豆類。全麥等穀類是很好的選
　擇，但勿食用過多的麵包。每週吃2次白肉魚及火雞。

☐躁鬱病患者不易吸收維他命B羣，因此需大量補充。

考慮事項

☐根據新英格蘭醫學期刊的報導（1984年），憂鬱症及躁鬱病患者容易對乙
　醯膽鹼過敏，這是神經衝動的傳遞物質。因此，勿過量服用膽鹼（即勿超
　過綜合維他命內所含的膽鹼量）。

☐根據報導（The Journal of Orthomolecular Psychiatry, 1979），躁鬱
　症患者缺乏維他命B羣，而且在注射B$_{12}$及服用大量維他命B羣後，狀況出
　現好轉。維他命B羣對腦部有類似鋰的作用。鋰這微量元素能改變規律性
　的循環週期，幫助躁鬱症患者。

☐使用高劑量的鋰治療，可能產生下列副作用：噁心、嘔吐、顫抖、腎臟功
　能失調、甲狀腺腫大。

☐胺基酸是治療此病的重要物質，尤其是牛膽胺基酸及酪胺酸。

☐請見第二部的過敏症，檢查是否有食物過敏。某些食物可能誘發病情。

☐也請見第二部的憂鬱症。

精神分裂症（Schizophrenia）

　　心理病有兩種，一是情緒問題，另一即精神問題。情緒問題的患者在發
作期的前後，顯得正常無異樣。然而，精神分裂症在兩次發作之間，少有正
常表現。精神分裂症的症狀包括緊張、憂鬱、人格有問題、疲勞、幻想症、
心理錯亂。

　　因為要診斷病人為精神分裂症不易，治療過程中經常由錯誤的嘗試改
進，以最顯著的症狀為指引。當藥物無效時，醫生們改用電擊療法。鋰經常
用於治療此症，而且一些用過的病人已改善情況。

　　最輕微的精神分裂症是偏執狂及人格分裂，最嚴重的是慢性惡化精神分

裂症。有些研究者認為精神分裂症是來自遺傳，或是出生時的併發症、頭部受傷、病毒反應、或環境毒素抵達腦部等因素引起的。確實有不少精神分裂症患者在孩提時曾有頭部受傷或出生併發症。

　　精神科專家認為精神分裂症與癩皮病（缺乏菸鹼素引起的）有關連。有關麩質（gluten）不耐症，請見第二部的糙皮病及粥狀瀉。粥狀瀉可能產生與精神分裂症類似的症狀。麩質不耐症也能改變心理狀態，造成嚴重憂鬱。精神分裂症經常與組織內的高銅含量有關。有些病例被認為與食物過敏有關，因此，不妨考慮作一次食物過敏測試。許多病人在禁食後情況改善。許多醫生忽略了食物與心理的關連，大部分未被認定的疾病都是因為未將食物過敏與心理問題聯想在一起（請見第二部的過敏症及第三部的禁食篇）。有許多藥物也能產生與精神分裂症相似的症狀。

　　有科學證據顯示，精神分裂症是體內的化學組成缺陷所致，這種缺陷通常來自遺傳，使患者體內攜帶訊息至大腦的化學物質功能異常。

營養素

補充品	建議用量	說明
●必需者		
銀杏萃取素	2膠囊，每天3次。	改善大腦功能及腦部血液循環。
●非常重要者		
鍺	每天200毫克。	促進腦部對氧的利用。
菸鹼素或	100毫克，每天3次。	缺乏菸鹼素與精神分裂有關。
菸鹼醯胺	每天1,000毫克。	在觀察中的患者，每天使用數克，效果很好。注射最佳，每天作或每週3次。
蛋白質補充物（含各種單一胺基酸）	每天3次，空腹使用。	是大腦正常功能所需之物。單一胺基酸較快被吸收利用。
維他命B羣加維他命B₁₂注射液或	1c.c.，每週3次（僅在醫師指示下用）	缺乏維他命B與大腦功能失常有關。
維他命B羣膠囊	100毫克，每天3次。	

補充品	建議用量	說明
維他命B₆	100毫克，每天2次。	維他命B₆是神經系統及正常大腦功能所需的。
維他命E乳劑	起初200IU，漸增至800IU（或1000IU膠囊）。	一抗氧化劑，改善腦部血液循環。乳劑較快被吸收。
●重要者 輔酶Q₁₀	每天75毫克。	改善腦部血液循環
葡萄糖酸(DMG)	依產品指示。	增加腦部的用氧。
必需脂肪酸(櫻草油)	2膠囊，每天3次。	幫助腦部血液循環及供給必需脂肪酸，例如，亞油酸。
L－麩胺醯胺	每天1～4克。空腹時，與些許維他命B₆、C共服用。	大腦正常功能所需的神經衝動傳導物。
卵磷脂	餐前1湯匙或1膠囊。	改善大腦功能。含膽鹼及肌醇。與維他命E合作良好。
維他命C	5,000～10,000毫克。	改善大腦功能及增強免疫系統。
●有幫助者 Bio－Strath	依產品指示。	一種補品，也供應有機鐵。
海帶錠	每天8錠。	含均衡的必需礦物質。
鋰	僅由醫師開處方。	幫助憂鬱症。
綜合維他命及礦物質複合物	依產品指示。	大腦正常功能所需。
甲狀腺萃取物	依產品指示。	甲狀腺功能減退會導致大腦功能不良。請見第二部甲狀腺機能不良及第三部腺體器官食療法

補充品	建議用量	說明
鋅和錳	依產品指示。	重要礦物質。鋅平衡過量的銅。錳促進大腦所需的維他命B。

建議事項

☐ 毛髮分析可測知是否礦物質失調。

☐ 參照第二部低血糖症的飲食。

☐ 飲食應包括雞胸肉、啤酒酵母、大比目魚（halibut）、豌豆、葵瓜子、鮪魚。也攝富含菸鹼素的食物，例如，綠花椰菜、胡蘿蔔、玉米、雞蛋、魚、馬鈴薯、番茄、全麥。

☐ 有時必須服用某些極高劑量的維他命，以保持心理正常運作。

考慮事項

☐ 注射下列物質，效果良好：1c.c.肝萃取液、1c.c.維他命B羣、0.5c.c.維他命B_6。每週3次，三週後，減至每週2次，3個月後，減至每週1次。

☐ 許多年輕人自殺事件可能與其潛藏的精神分裂症有關。

阿滋海默症（早老性精神病 Alzheimer's Disease）

　　阿滋海默症在美國的病例已超過二百五十萬個，它為害15％年齡高於65歲的美國人。這種先前被歸為老年性的痴呆，其特徵是腦海馬（hippocampus）周圍的神經纖維纏結、混亂。腦海馬是腦部的記憶中樞。當腦海馬周遭的神經紊亂，神經衝動便無法輸送往來大腦的訊息。由於腦部的迴路被中斷了，因而訊息無法再被讀取。這種精神錯亂的情形並不會破壞原本存在腦海馬的資料，而是防礙了訊息的傳遞。

　　這病最初是由一位德國神經學家在1907年發現的，此退化症的特徵是心智損壞，使患者的社交與工作能力受阻礙。記憶力與思考能力也被破壞。此病的一些特徵包括記憶力喪失、嚴重的情緒搖擺不定、性格的改變、時空認知的混淆及無法集中注意力或溝通。健康逐漸惡化，直到患者完全失去各種

能力。受害者若未加以治療，通常將在五年內死亡。

許多人擔心他們的健忘是阿滋海默症的徵兆。許多人常忘記鑰匙或眼鏡放在哪裏；這並非阿滋海默症的前兆。然而，當一個人忘了他有戴眼鏡，那麼他正顯示出痴呆的徵兆。

阿滋海默症不限發生在老年人。當一個人到了40多歲時，他可能患老年痴呆（presenile dementia）。因為痴呆症（dementia）是許多病的症狀之一，通常診斷一個人患有阿滋海默症，是當其它的病都被排除了才能確定。目前，仍無實驗方法或生化指標能確認阿滋海默症。當對腦部的血液供應因動脈硬化而慢慢被斷絕時，可能造成痴呆症。由一連串輕微中風或由腦部漸增的流質堆積，所形成的腦組織壞損，也可能引起痴呆症。對藥物的毒性反應、腦部有小血塊、嚴重的梅毒、腦瘤及甲狀腺機能不足等病，通常出現與阿滋海默症相同之症狀。

最近一項對78位痴呆症病人的調查顯示，68%也患有阿滋海默症，5%有一種維他命缺乏症（尤其是B_{12}），8%有輕微型的憂鬱症，5%的痴呆症來自多次的中風。

研究已顯示阿滋海默症與過量的鋁堆積於腦部有密切的關係。檢驗阿滋海默症死者的腦部發現，其中含過量的鋁和矽。阿滋海默症病人的腦海馬區及腦皮質，不僅含過量的鋁，而且還有溴、鈣、矽及硫。此外，還發現缺乏硼、鉀、硒、維他命B_{12}及鋅。這些結果可能暗示著飲食中過多的鋁，加上缺乏一些必需礦物質，將直接或間接地使人容易罹患阿滋海默症。雖然這裏的資訊讓我們對預防阿滋海默症抱著希望，但科學界尚未知要如何減輕此心智上的損壞。檢查體內是否含有毒金屬，可能需要借用一種毛髮分析。

除了在阿滋海默症病人的體內發現礦物質不均衡，研究還指出，女性荷爾蒙的濃度也會被擾亂。洛克斐勒大學的麥耶文布魯斯博士（Dr. Bruce McEwen）發現，女性阿滋海默症病患的女性荷爾蒙濃度比健康女性低。

營養素

補充品	建議用量	說明
●重要者 過氧化物歧化酶（SOD）：AOX／PLX， 來自生技食品公司（Bio-tec Foods）	依照產品標示。	這種高效力抗氧化劑不僅改善氧的利用，而且還含麩胱甘肽過氧化酶，這是一種含硒的酵素。

補充品	建議用量	說明
● 有幫助者		
輔酶Q_{10}	每日100毫克。	此天然物攜氧至細胞，而且負責生產細胞的能量。
鍺	每日200毫克。	增強免疫功能。
海帶	每日5錠。	可補充礦物質。
卵磷脂	一湯匙，與正餐服用。	大腦功能所需之物。
高效綜合維他命中所含的鉀	每日99毫克。	是必需的營養素。
蛋白質補充品（各種單一胺基酸）	每日2次，空腹服用。	改善大腦功能與修護組織所需之物。
RNA－DNA（核酸）錠	每錠含RNA 200毫克，DNA 100毫克。依照產品標示。	這些物質是腦細胞的構造單位，可由健康食品店內的營養補充品獲得。
硒加	每日200微克。	
鋅、	每日50微克。	
釩、	每日5毫克。	
硼。	每日3毫克。	
維他命B羣加	每週3次，各2c.c.。	是大腦功能所需的。幫助食物消化。
維他命B_6（吡哆醇）	每週3次，各0.5c.c.。	
維他命B_{12}	每週3次，各1c.c.。	
維他命C加生物類黃酮。	每日6,000～10,000毫克，分成數次。	增強免疫功能及增加體力。
維他命E	剛開始，每日400IU，漸增至每日800IU。	幫助運輸氧氣到腦細胞。

藥用植物

□使用假葉樹（butcher's broom）及銀杏。

建議事項

□只飲用蒸餾水。

考慮事項

□sandostatin及四氫胺吖啶（tetrahydroaminoacridine，THA）等藥物可能減輕阿滋海默症的部分症狀。

□酒精中毒的徵兆與阿滋海默症的徵兆十分相同。有時會發生誤診。

□酸雨會攜出土壤中的鋁，帶入我們的飲用水中。

□湯姆沃倫（Tom Waren）的著作「打擊阿滋海默症」（Beating Alzheimer's）中指出，飲食及化學性過敏可能在阿滋海默症中扮演重要的角色。飲食要包含多量的纖維。可以試試燕麥麩或有氧堆體清腸劑（Aerobic Bulk Cleanse, ABC）。

□也請見第二部的鋁中毒（Aluminum toxicity）。

老年癡呆症(Senile Dementia)

　　此症發生在年老時，但事實上，它不是老年人常見的疾病。許多被診斷為老年癡呆症的人，其實是藥物的作用、憂鬱症、耳聾、腦瘤、甲狀腺問題、或肝、腎問題所致。此症的症狀有神經錯亂、中風、大腦功能失常。營養缺乏症往往是導致此症的原因。

營養素

補充品	建議用量	說明
●必需者		
Bio-Strath	依產品指示。	這可作為補品，效果佳。
蛋白質（含各種單一胺基酸）。	依產品指示。	老人常缺乏蛋白質。蛋白質是正常腦功能所需之物。

補充品	建議用量	說明
維他命B群及 維他命B_{12}。	100毫克，每天3次。 每天2000微克。病情重者 ，用注射的最佳，加些許B_6 。口含錠也有效。	老年人對維他命B群吸收不良 。
●非常重要者		
膽鹼。	500毫克，每天2次。	對大腦功能重要。改善記憶及 心智能力。
菸鹼素（B_3）	每天100～500毫克與菸鹼 醯胺共用以消除發紅，此現 象無害。	改善腦部血液循環及降低膽固 醇。
維他命C	每天3,000～10,000毫克 。	防止血塊形成，改善腦部血液 循環。
維他命E	每天600～1,000IU。起初 200IU，漸增。	提升免疫力（老化過程中，免疫 力漸衰）。改善腦部血液循環。
●重要者		
Gerovital　　H－3 （GH－3）	依產品指示。	考慮用注射的。效果佳。
●有幫助者		
輔酶Q_{10}	每天60毫克。	強力的自由基清除者及免疫促 進劑。供應細胞氧氣。
鍺	每天100毫克。	強力的自由基清除者及免疫促 進劑。供應細胞氧氣。
L－麩胺醯胺	依產品指示。空腹時，與50 毫克維他命B_6及500毫克維 他命C服用。	大腦正常功能所需之物。
卵磷脂	三餐前各1湯匙或2膠囊。	保護腦細胞及其功能。

補充品	建議用量	說明
綜合維他命	依產品指示。	補充必需的維他命。
鋅	每天50～80毫克。	協助去除體內重金屬及增強免疫力。

★注意：避免糖衣過厚或過硬的維他命！老年人不易分解這類的維他命。

藥用植物

□使用北美升麻（blue cohosh）及洋茴香（anise）有助於頭腦敏銳。銀杏（白果）改善腦部血液循環，增強腦的功能及記憶力。一次400毫克，每天服用3次。

建議事項

□飲食極重要！應包含50～75％的生菜及全麥麵包、生核果、種子、酸酪乳。每天吃糙米及大量的纖維。喝大量的水分，即使你不感覺口渴，口渴的感覺會隨著年齡增加而漸趨遲鈍。

□每天都需排便，必要時，可用灌腸劑（請見第三部的灌腸劑）。燕麥麩、米糠、高纖飲食都很重要。ABC（結腸清潔劑）也很有幫助。

□多運動、走路、保持心智活躍、從事嗜好。有些老年人變得較孤僻，有些無法接受老化的事實。他們都需要家人的愛。

□注射1c.c.維他命B群及1c.c.肝液，加0.5c.c.維他命B_6，對老年人很有幫助，每週至少注射一次。老年人易產生吸收不良的問題，往往造成營養不足，尤其是水溶性維他命。

□作毛髮分析以檢查身體是否受有毒金屬（例如鋁及鉛）破壞。也作食物過敏測試，以剔除過敏食物。（見第二部過敏症）。

□也請見第二部的鋁中毒及阿滋海默氏病。

改善記憶力（Memory Improvement）

　　維他命B群在維持記憶力上扮演一個重要的角色，尤其是膽鹼及B_6。胺基酸也是非常重要的。欠缺營養的飲食及飽含加工食品、垃圾食品及油炸食

物的飲食，可能導致記憶力差與注意力不集中。荷爾蒙失調，例如停經後及某些腺體疾病，也可能造成記憶力喪失。對某些食物過敏也可能影響大腦功能。

營養素

補充品	建議用量	說明
● 非常重要者		
膽鹼。	100毫克，每天3次。	增加乙醯膽鹼的量，這是重要的神經衝動傳導物質。
菸鹼素及菸鹼醯胺 (B₃)	依照產品指示。	幫助大腦功能及血液循環。
維他命B群添加 B₆及 泛酸(B₅)	每天100毫克。 50毫克，每天3次。 50毫克，每天3次。	必要時可用注射的。改善記憶力。幫助膽鹼轉換成乙醯膽鹼。
維他命C	3,000～10,000毫克。	強力抗氧化劑。改善血液循環。
● 重要者 L－麩胺醯胺(glu-tamine)及L－苯丙胺酸(phenylalani-ne)及天門冬胺酸。	依照產品指示。	正常大腦功能所必需的物質。
卵磷脂	1茶匙或2膠囊，用餐時服用。	改善腦部功能(富含膽鹼及肌醇，均為重要的維他命B)。
● 有幫助者 輔酶Q₁₀	每天100毫克。	改善腦部的氧和作用(oxygen-ation)。
葡萄糖酸(DMG)	依照產品指示。	改善腦部的氧和作用。
Gerovital H－3 (GH－3) 或 As-lavital。	依照產品指示。	來自羅馬尼亞，適合老年人。

補充品	建議用量	說明
核酸 （RNA－DNA）	依照產品指示。	增加能量，以幫助腦部的記憶轉移。注意：如果有痛風或尿酸，勿使用此物。

如果你已開始服用綜合維他命及礦物質補充品，不妨試試下列配方以增強記憶力：

● Bio Source製的腦力包（Brain Power Packs）。
● Cognitex 1－Life Extension Products。
● Nature's Plus製的Fuel for Thought。
● Memo－Vites。

藥物植物

□ 洋茴香（anise）、藍升麻（blue cohosh）、銀杏（白果）萃取素、人參、迷迭香（rosemary）、蜜蜂花粉等物均有幫助。

建議事項

□ 需經常食用下列食物：全麥等穀類、豆腐、鷄蛋、豆類、小麥胚芽、魚類、啤酒酵母、核果、粟、糙米、生菜。
□ 禁吃乳製品及麵粉製品1個月。如果對記憶力沒有改善，再慢慢將這些食物添回飲食中。
□ 勿食精製的甜食，它們將使腦部的功能遲鈍。
□ 飲食中若全部都是醣類將影響記憶力。最好能包含10％的蛋白質及10％的必需脂肪酸。
□ 練習每小時禁止呼吸30秒，如此作30天，可改善心理上的警覺性。
□ 作毛髮分析以排除重金屬（例如，鋁及鉛）中毒的可能。
□ 也請見第二部的動脈硬化症及第三部的改善腦部功能。

神經性厭食症（Anorexia Nervosa）

患此狀況者有強烈的肥胖恐懼症，其中95％的患者是女性。他們不是拒絕吃東西，直到饑餓非凡，就是吃後立即將食物嘔吐出來。此病典型地出現

在青春期間，為害著1%～2%年齡界於12歲到18歲的女性。原先，神經性厭食症被認為主要源於心理作用；然而，在過去幾年中，醫學研究者及營養學家們曾指出，一些神經性厭食症的案例可能由嚴重缺乏鋅所造成的。

　　即使他們已經很瘦弱了，患者仍經常感到自己很胖。這可源自於他們的同輩或父母的過度嘲諷。厭食症者往往對長大抱著極大的恐懼，而且女性的患者，經常有不良的母女關係。通常，他們拒絕各種治療，而且沒有任何的常識或勸導能強迫他們改變他們心目中的自我形象。

　　厭食症的徵兆有頸部腫大、臼齒的琺瑯質因過度的嘔吐而磨損、臉部血管破裂、體重過輕、身體極度虛弱、頭暈、停經、脈搏減慢及血壓降低。

　　厭食症的症狀包括讓自己挨餓、蓄意催吐、和／或服用大量的通便劑。有些厭食者只是不進食，有些只是吃後又催吐，有些則服用通便劑，而有些則三件事都做。使用通便劑的主要問題是它們會使體內的鉀流失。這造成心跳不規律，會導致心臟衰竭。約30%的厭食症，一生都在此毛病中掙扎，40%的患者能克服之，而30%的患者則至少有一次威脅生命的發作。幾乎所有厭食症的受害者均死於早年。雖然厭食症已被視為一嚴重及普遍的問題，但直到1983年，歌手凱倫・卡本特（Karen Carpenter）死於厭食症的併發症，才使厭食症受人重視。許多厭食症者需要住院，以便接受鉀與綜合維他命等營養素的靜脈注射。

營養素

補充品	建議用量	說明
● 非常重要者 綜合維他命及礦物質含鉀、硒、鋅。	巨量（megadoses）。鉀每日99毫克。硒每日200微克。鋅每日50毫克。	必須服用極高量的綜合維他命，因為它們迅速地通過消化道，而不易被吸收利用。
● 重要者 嗜酸菌（acidophilus 或 megadophilus。）	依照產品標示。空腹服用，以便快速抵達小腸。	用以補充使用通便劑和／或嘔吐時所流失的良性菌。
礦物質（必需的）包括鋅	每日5－100毫克。鋅勿超過100毫克。	用以補充流失的礦物質。

補充品	建議用量	說明
蛋白質補充品（各種單一胺基酸）	依照產品標示。	用以修補所有組織。
維他命B群及B₁₂注射液加肝注射液。	每日3次，各100毫克。每週3次，各1cc。每週3次，各2cc。	幫助預防貧血。補充流失的維他命B。
維他命C	每日5000毫克，分成數次。	是受損的免疫系統所需的，而且能減輕腎上腺的壓力。
● 有幫助者Bio-Strath 或Floradix Formula（此兩者均來自德國）	每日3次。每日3次。	當作一種補品。鐵的天然來源。
啤酒酵母	剛開始少量服用，然後漸增。	含有均衡的各種維他命B。
海帶	每日6錠。	用以補充礦物質。
蛋白質分解酵素	兩餐之間及正餐期間均服用。	幫助消化及再造組織。
維他命A	每日15,000IU。	用以修補所有組織，及協助免疫系統。
維他命D	每日600IU。	防止骨質流失。
維他命E	每日600IU。	增加體內氧氣的攝取以幫助治療。

藥用植物

□下列植物均能促進食慾：薑、人參、柯拉(gotu kola)、薄荷。

建議事項

□當培養規律的飲食習慣之際，必須採用高纖及均衡的飲食，以維持健康。

勿攝取任何形式的糖，並避免白麵粉作成的食品。注意可能出現禁戒症狀（withdrawal symptoms）。

過動症（Hyperactivity）

　　過動症是中樞神經系統內的某個機轉出了毛病所致。有許多因子已被視認為與過動症有關，包括遺傳、懷孕時期抽煙、出生時氧氣不足、食品中的人工添加物、環境污染物、鉛中毒、胎兒期的創傷。含水楊酸鹽（salicylates）的防腐劑或食品也與此症有關。低蛋白質的飲食也可能是造成因素。

　　過動症的部分症狀有敲頭、注意力不集中、擾亂其他孩童、自我殘害、脾氣暴躁、缺乏耐心、容易挫折、坐不穩（甚至包括吃飯時間）、行動笨拙、睡不安穩、學習障礙（即使IQ正常）。並非所有症狀都會出現於同一個孩童。

　　作一次毛髮分析以除去重金屬中毒的可能性。鉛及銅已被視為與行為問題有關。最新的發現指出，磷酸添加物可能造成肌肉運動過度（hyperkinesis）。50%的過動兒呈現學習障礙及青少年犯罪。

　　雖然過動症主要發生於孩童，但成年人也可能出現此症。不過，治療的方式皆相同。

　　下列表格中的劑量需依年齡及嚴重度作調整。

營養素

補充品	建議用量	說明
● 非常重要者 鈣加鎂。	依照產品指示，並在睡前服用少量。	用來幫助正常的發育，並有鎮定作用。
維他命B群添加泛酸（B₅）及B₆（吡哆醇）及菸鹼素（B₃）。	用量視年齡及體重而定。依照產品指示。	幫助腦部功能正常及消化正常。增強腎上腺功能。
● 有幫助者 Bio－strath（來自德國）	依照產品指示。	含酵田菌、藥用植物成分及各種有鎮定作用的維他命B。

補充品	建議用量	說明
啤酒酵母	依照產品指示。	維他命B的天然來源。但需注意可能產生過敏。先試用1/4茶匙，然後一邊觀察，一邊漸增。
L－半胱胺酸（Cysteine）	依照產品指示。	當毛髮分析顯示體內含高量的金屬，服用此物有效。
綜合維他命及礦物質	依照產品指示。	提供各種營養素。
維他命C	用量依年齡而定。	是抗緊張的維他命。

建議事項

□飲食中需除去白糖及其製品、鹽、汽水、茶、醬油、蘋果醋、牛奶、番茄醬、辣椒醬、加色素的乳酪、巧克力、義大利臘腸、豬肉、熱狗、肉條、培根、火腿、小麥、玉米、芥末、奶油、人造奶油、冰淇淋（除非完全不含添加物）、糖果（除了自製的）、喉糖、抗酸劑、香水、牙膏。使用健康食品店所賣的天然牙膏。

□過動兒也不應食用含人工色素、加味劑、BHT防腐劑、天然水楊酸鹽的食物，包括杏仁果、蘋果、杏果（apricot）、櫻桃、醋栗（currant）、所有莓子、桃、李、梅、番茄、黃瓜、柳橙。

□過動兒可以吃以上未列出的水果和蔬菜及穀類、麵包，及燕麥或米製成的餅乾。為了觀察哪一種食物促使孩童好動，可以試著將那些被淘汰的食物加回飲食中，但一次僅加回一種，觀察一週，看孩童有何改變。

□保持低磷酸鹽的飲食。需避免碳酸飲料。高磷及偏低的鈣鎂含量（可藉由毛髮分析測知）通常暗示著過度好動的可能。肉及脂肪含豐富的磷。過量的銅與行為失調有關。

□纈草根（valerian root）內的成分對過度好動有奇佳的鎮定作用，而且無副作用。將此植物的萃取物與果汁混合（用量需視年齡而定），每天喝2～3次。

考慮事項

□研究顯示服用γ－胺基酪酸（GABA）能減少過度好動以及暴力、癲癇、智

障及學習障礙的傾向。

多發性硬化症(Multiple Sclerosis)

多發性硬化症(簡稱MS)是中樞神經系統的一種漸進性的退化症。此病的演變不一，藉由破壞神經髓鞘(包圍神經的物質，myelin sheaths)而影響神經系統的各部位，造成發炎反應。此病的症狀包括蹣跚跛行、視覺模糊、頭暈、麻痺、呼吸困難、體弱、顫抖、口齒不清、膀胱及腸子出問題、情緒不穩、陽萎、癱瘓。

MS尚無療方，主要是因為此病原因不明；然而，緊張、壓力與營養不良容易引發此病。

如同許多退化症一樣，強化免疫系統是治療MS所必需的。強健的免疫系統有助於避免感染，進而避免誘發此病。根據一項新的研究，共聚合子1號(copolymer 1)是治療MS的嶄新方式。此藥對患者無害，也可能預防MS的來襲，只是有時會抑制免疫系統。

MS此症通常發生於25~40歲的人身上。此症緩慢地演變，而且可能消失一段時間，又間歇性地復發，復發的症狀往往更劇烈。長期的MS患者，使用營養補品可能效果不大，但對於剛出現症狀的年輕病患，補充營養素或許能延緩或甚至停止此病的演進。

營養素

補充品	建議用量	說明
● 非常重要者		
葡萄糖酸(DMG)	含1粒於舌下溶解，每天2次。	增加組織利用氧的效率。減少體內自由基的含量。
海帶錠	每天5~10錠。	提供礦物質及碘。
硫錠	500毫克，每天2~3次。	雞蛋、蒜頭、洋蔥、半胱胺酸及光胺酸(胺基酸)都含硫。

補充品	建議用量	說明
● 重要者		
嗜酸菌（acidophi-lus 或 Megado-phiuls 或 Maxido-philus）	1茶匙，每天2次，空腹服用。	補充被胃酸破壞的良性菌。
鈣及 鎂（箝合劑，che-late）	2,000～3,000毫克。 1,000～1,500毫克。	箝合式的鈣及鎂最益於吸收。
肌醇及 膽鹼	300～600毫克。 150毫克。	
L－白胺酸（leucine）、異白胺酸及L－纈胺酸（valine）的綜合物	1／4茶匙，每天2次，空腹使用。	這些胺基酸需一起服用，以維持平衡。協助肌肉吸收營養素。
綜合消化酶	餐後服用。	
鉀	300～1,000毫克。	
櫻草油	2粒膠囊，每天3次。	含必需的亞麻油酸。
蛋白質（含各種單一胺基酸）	1／4茶匙，含於舌下，兩餐之間使用。	胺基酸利於吸收利用。(Ecological Formulas是不錯的選擇)。
硒	150～300微克。	
維他命A加 β－胡蘿蔔素	25,000IU。 15,000IU。	使用維他命A乳劑以利於吸收。
維他命B群	100毫克，每天3次。	低過敏型的產品最佳。
維他命B_6	100毫克，每天3次。	低過敏型的產品最佳。

補充品	建議用量	說明
維他命B$_{12}$	100微克，每天2次。	使用各種維他命B，均可考慮採用注射的方式。詢問醫生。
維他命C	3,000～5,000毫克。	使用緩衝的或酯化的維他命C最佳。
維他命D	800～1,200IU。	
維他命E乳劑	起初400IU，漸增至1,800 IU。	有益血液循環、破壞自由基、保護神經系統。
維他命K（苜蓿錠）	200微克，用餐時服用。	可使用苜蓿錠或汁。
● 有幫助者		
啤酒酵母	起初少量，漸增用量。	
輔酶Q$_{10}$	30毫克，每天2次。	改善血液循環及組織的氧和作用。強化免疫系統。
鍺（Ge－132）	200毫克。	強化免疫系統。
Kyo－Green（綠色飲料）	1茶匙於水中，每天3次。	含天然的葉綠素、活性酵素、維他命、礦物質、胺基酸等。
卵磷脂	1茶匙，每天3次或1膠囊，每天4次，餐前使用。	保護細胞。是正常的大腦功能所需之物。
錳	25毫克。	
綜合礦物質		
磷	900毫克。	用於細胞內的能量轉移。
蛋白質分解酵素	兩餐之間服用，每天3次。	幫助消化。
胸腺萃取物	500毫克，每天2次。	加強免疫功能。

建議事項

□均衡的飲食相當重要。所有的食物應該來自天然有機的培育方式(不含化學物質)，包括水果、蔬菜、穀類、種子、核果、受精的蛋、低溫壓縮油(決不酸敗)。生菜芽、小麥、黑麥、苜蓿及含乳酸的食品都很好。

□按摩、運動(尤其游泳)、保持頭腦敏捷，對於消除症狀都極有幫助。容易使體溫升高的運動可能降低某些神經的功能，而使症狀更惡化。在冷水中運動可減少體重的負擔。體操可預防肌肉萎縮。

□MS患者的家屬必須了解此症。精神支柱是必需的。通常患者需作物理治療。

考慮事項

□多攝取纖維以避免便秘。定期使用新鮮檸檬汁清腸。(請見第三部的灌腸劑)。

□避免極高溫的熱水浴，或過度溫暖的環境，以免引發此症。

□根據研究報告，淋巴腺及脾臟的X光線照射已使25％的MS患者停止病情的演進。然而，輻射線會抑制免疫系統的功能。

□另一項報告指出，注射天然的人體纖維母細胞所分泌的干擾素於患者的骨髓中，能減輕MS病情的惡化。

□勿吃糖、咖啡、功克力、鹽、過度調味的食物，及辛辣、加工、罐頭、或冷凍的食品。

□短暫的禁食有幫助。請見第三部的禁食篇。

□林姆病(Lyme disease)的症狀與多發性硬化症(MS)類似。請見第二部的林姆病。

鹼毒症(鹼血症，Alkalosis)

　　當身體過鹼性，便產生鹼毒症。通常這是過度使用鹼性藥物的結果，例如治療胃發炎或潰瘍所使用的碳酸氫鈉。它也可能由過量嘔吐、高膽固醇、內分泌失調、飲食不良、下痢及骨關節炎(osteoarthritis)等症引起。鹼中毒的症狀包括肌肉疼痛、關節會嘎嘎響、滑囊炎(bursitis)、骨刺、頭暈、凸眼、高血壓、體溫過低、猝發病(seizure)、水腫、過敏、半夜痙攣、哮

喘、慢性消化不良、夜咳、嘔吐、血液過快凝結及血液變稠、月經不正常、糞便乾硬、前列腺炎(攝護腺炎)、皮膚加厚，並有灼熱及發癢的感覺。

　　鹼毒症發生的機率較酸血症低(請見第二部的酸血症(Acidosis))。它造成神經過度興奮——末梢神經首先受影響。此症狀可在高度緊張的狀況中，包括換氣過度(hyperventilation)，清楚顯示出來，也可能產生痙攣。

　　鹼毒症可能造成體內鈣質堆積，例如在骨頭或腳跟的突起(spurs)。

酸性及鹼性的自我測試

　　此測試將檢查出你的體液是否過酸或過鹼。酸鹼不平衡會引起酸血症或鹼毒症等病。

　　到藥局購買石蕊試紙，然後將唾液和／或尿液沾在試紙上。通常在進食前或進食後至少一小時作此試驗。藉由試紙顏色的變化，指出你的身體是否過酸或過鹼。紅石蕊試紙遇鹼變藍色，藍石蕊試紙遇酸則變紅色。

　　水的pH值是7.0，屬於中性。任何物質其pH值低於7.0者屬於酸性，而pH值高於7.0者，屬於鹼性。唾液與尿液之理想pH值是在6.0～6.8之間。我們的身體很自然地呈弱酸性。因此，體液的pH值若低於6.3，將被視為過酸；若此pH值高於6.8則過鹼。牛奶的pH值在6.2～7.3之間。

　　假如測試顯示你的身體過酸和過鹼，飲食中應省略會形成酸或鹼的食物，直到身體的pH值回復正常為止。當身體過酸時(pH值小於7)，應攝取形成鹼性的食物。當pH過鹼時，應該攝取形成酸性的食物。含低量酸及含低量鹼的食物幾乎是算中性的。有關形成酸或形成鹼的食物，請見第二部的酸血症。

營養素

補充品	建議用量	說明
●非常重要者		
苜蓿	依照產品標示。也可使用天然的來源。	對小腸有中和作用。
氯化銨	依照產品標示。	見於海水中及葛粉(arrowroot)。
鹽酸甜菜鹼	依照產品標示。	一種釋放酸質到消化道的消化酶。

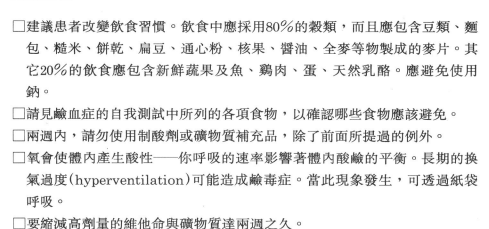

補充品	建議用量	說明
L－半胱胺酸（L－Cysteine）	每日2次，各500毫克。	是製造麩胱甘肽（glutathione，一種主要的解毒化學物）必需的。也幫助組織變得較酸性。
生的腎臟濃縮物	每日500毫克。	激發腎功能。
硒	每日200微克。	抵抗鹼毒症所產生的自由基。
硫（來自達文西實驗室的MSM）	每日250毫克，或2膠囊。	一種食用硫化物（甲硫磺酸物，methylsulfonyl）的有機來源。
維他命B₆（吡哆醇）加維他命B群	B₆每日3次，各50毫克。B群每日100毫克。	是製造鹽酸（HCl）必需的。減輕流質滯留的現象。維他命B群是穩定及保持pH正常所必需的。
維他命C與玫瑰實（rose hips）加柳橙類（citrus）和生物類黃酮	每日3000～6000毫克，分成數次。	這是強力抗氧化劑及自由基清除者。

建議事項

□建議患者改變飲食習慣。飲食中應採用80％的穀類，而且應包含豆類、麵包、糙米、餅乾、扁豆、通心粉、核果、醬油、全麥等物製成的麥片。其它20％的飲食應包含新鮮蔬果及魚、雞肉、蛋、天然乳酪。應避免使用鈉。

□請見鹼血症的自我測試中所列的各項食物，以確認哪些食物應該避免。

□兩週內，請勿使用制酸劑或礦物質補充品，除了前面所提過的例外。

□氧會使體內產生酸性——你呼吸的速率影響著體內酸鹼的平衡。長期的換氣過度（hyperventilation）可能造成鹼毒症。當此現象發生，可透過紙袋呼吸。

□要縮減高劑量的維他命與礦物質達兩週之久。

酒精中毒（Alcoholism）

　　酒精中毒是由長期依靠酒精（不論是心理上或生理上的需求）所引起的一種慢性症。酒精對人體的某些作用包括失去抑制力及損害大腦、肝、胰、十二指腸及中樞神經系統。酒精是專門剋人類的毒品！它對每一個細胞造成代謝上的傷害，並且壓抑免疫系統。假使一個酒徒繼續喝下去，他的壽命可能縮短10年到15年。

　　酒精是在肝臟分解的。酒精對肝的毒性很強。酗酒徒首先經歷的是肝細胞脂肪變性（fatty degeneration）。接下來產生的是肝炎（hepatitis），這是他肝細胞發炎及壞死的現象。通常致命的末期是肝硬化（cirrhosis）。長期飲用酒品會抑制肝製造消化酶，因而損害身體吸收蛋白質及脂肪的能力。連肝臟吸收維他命A、D、E、K的能力也受損。許多必需的營養素也無法儲存以便身體使用；它們會迅速地經由酗酒徒的尿液排出體外。

　　酒精對人體的影響，因人而異。有些人可能第一次喝就中毒了；其他人可能在有任何徵兆出現以前，可以灌上4、5杯。酒精中毒是一種漸進性的疾病，通常開端於社交時適量的酌飲。很快地，這導致在每種心情下都要來一杯：要使自己鎮定、冷靜時，喝它一杯；要使精神振作時，也來一杯；要慶祝、狂歡時，再來一杯。這個酗酒徒很快地不需要什麼藉口，拿起酒便喝。喝了第一杯還想喝第二杯。最後他完全被酒精控制。

　　因為酗酒徒缺乏克制力，他對自己衝動的舉止，會感到羞愧及忿怒。他感到內心空虛；然而他藉由最親近他的人洩憤。如果一個酗酒者希望重新生活，他必須避免所有的酒品。因為一小啜酒精能使他再度墜入酗酒的生活模式，唯一的辦法是全然禁慾，滴酒不沾。他必須選擇不喝酒。

　　幫助酗酒者回復正常生活，或許可藉由避免他們接觸以前的人、事及地方。應該重新結交不喝酒的朋友。培養嗜好、參加球類活動及多作運動，都將提升自尊，並提供有益身心的體能發洩方式。

　　酗酒者在戒酒的第一週會有嚴重的症狀。可能發生失眠、視覺與聽覺的虛幻現象、痙攣、急性焦慮症、脈搏加速、大量出汗及發燒；然而，在適當的監視下，這些症狀都將過去，而戒酒者也會平安無事！

　　婦女懷孕時要提防飲酒。酒精可能造成胎兒畸型。酒精經由母體的胎盤進入胎兒的血液中。此有害物質會壓抑胎兒的中樞神經系統，同時這個嬰孩

的肝臟必須試著代謝酒精。因為胎兒的肝尚未完全發育好，這些酒精會滯留在此嬰孩體內。婦女懷孕時喝酒，通常生下來的嬰兒體重比較輕。而且可能發育不良。這個嬰孩的大腦可能很小，而且可能產生智障。心臟與腎臟也可能有缺陷。四肢、關節、指頭及臉部可能畸型。某些小孩在進入青春期後，會變得過度活潑、好動，而且出現學習障礙。即使適量的酒精也可能對胎兒有害，尤其是懷孕的前3個月～4個月期間。孕婦應該避免所有的酒類。

營養素

補充品	建議用量	說明
●必需者 硫胺素（thiamine, 維他命B$_1$）	每日3次，各200毫克。	酗酒者通常缺乏維他命B，尤其是B$_1$。
維他命B群和／或肝	建議使用高劑量。維他命B$_{12}$的注射通常是必要的。僅在醫師指示下使用。	肝是維他命及礦物質的豐富來源，而且含高量的蛋白質、B$_{12}$、菸鹼素、核黃素及其它維他命B。也是銅、鐵、磷、維他命A、C、D的來源。
●非常重要者 必需脂肪酸（櫻草油）	2膠囊，與正餐一起服用。	在歐洲頗受好評，此物是好的必需脂肪酸來源。
蛋白質補充品（含純胺基酸），添加L－半胱胺酸（L－Cysteine）	每日3次，每種各500毫克。 L－半胱胺酸是趁空腹時服用。漸增至每日1克。	這些胺基酸協助戒酒，且是腦及肝功能所需之物。蛋白質是肝細胞再生所必需的。
L－麩胺醯胺（L－glutamine）	空腹時，3克，與B$_6$（吡哆醇）一起服用。	請勿使用麩胺酸。
L－甲硫胺酸（L－methionine）	必須空腹時使用，且最好是與少量的維他命B$_6$及C一起服用。	

補充品	建議用量	說明
鎂	每日1,000毫克。	使用酒精會造成體內的鎂流失。
泛酸(B₅)	每日3次，各100毫克。	
蛋白質分解酶	兩餐間使用2膠囊，加上與正餐一起用的消化酶。	是蛋白質被吸收、利用所必需的。
維他命C加生物類黃銅	每日3,000－10,000毫克，分成數次。	當作強力抗氧化劑，有醫療效用。
●重要者 卵磷脂(膽鹼及肌醇)	餐前1膠囊或1湯匙。	對大腦功能佳。有助改善肝脂肪變性(fatty liver degeneration)。
綜合維他命、礦物質、含硒	硒每日200微克。	硒是增強免疫功能的一種重要微量礦物質。
菸鹼素(B₃)	每日200～1,000毫克。請勿使用高劑量達三個月以上。	可與菸鹼醯胺(niacinamide)混合，以預防發紅(flush)。
●有幫助者 鈣	每日2000毫克。	一種具有鎮靜作用的重要礦物質。
膽鹼複合物或乙醯複合物或Oxy－Free(來自Nature's Plus)或磷脂醯類(phosphatidyl)	依照產品標示。	有效的綜合物，能減低脂肪肝的變化，改良肝功能。
DMG(達文西實驗生產的葡萄糖酸)	每日3次，各100毫克。	能將氧帶到細胞。
鋰(lithium)，一種微量礦物質	依照醫師指示。	有助減輕憂鬱症。

補充品	建議用量	說明
Maxidophilus 或 Megadophilus 或 Bulgaricnm I.B. 或 Bifido Factor／Life Start Two 等乳酸桿菌產品	依照產品標示。	幫助消化作用及受損的肝臟。
生的大腦、十二指腸、肝臟、胰臟等濃縮物	可在健康食品店購得；依照產品標示的劑量使用。	請見第三部的腺體、器官食療法(Glandular Therapy)。
維他命A－D－E乳劑	維他命A 25,000IU；維他命D 400IU；維他命E 400～1,200IU。請勿服用等量的錠劑。	

藥用植物

□德國人使用的纈草植物(valerian)其根部具有鎮靜效用。牛奶薊(milk thistle)的萃取物silymarin有助於修補受損的肝臟。

建議事項

□假如你懷疑某人酗酒，應鼓勵此人尋求專業的看護。在看護的早期，酗酒者需要大量的休息、好的營養及服用補充品，以協助修補全身受損的部位。在此漫長的復原過程中，需要付出耐心。

□最好避免使用鎮靜劑，以免導致對某種藥物上癮。戒酒不應該使用藥物。

考慮事項

□最新的研究發現，酗酒者的小孩比較傾向於使用毒品，包括古柯鹼(cocaine)。這些小孩使用毒品的可能性是那些家族中無酒癮病例的小孩的400倍。在瑞典的研究顯示，即使酗酒者的嬰孩被不酗酒的家庭收養，此嬰孩後來仍變成酗酒者。此項發現指出長期依賴化學物質與遺傳之間的關係。

□有些內科醫師使用Antabuse（一種戒酒藥）來幫助酗酒者保持清醒。那

些使用此藥的人會有嘔吐、嚴重頭痛、視線模糊的現象,甚至,如果再喝一小啜酒,他們會覺得死亡就在眼前。使用此藥物通常能導致戒酒。

□作一次維持10天的禁食、清腸,或許有益身體。(請見第三部的禁食(Fasting))。

□也請見第二部的肝硬化及毒癮。

㈡眼、耳、鼻、喉、口腔、齒疾病

眼睛的疾病(Eye problems)

　　相信大多數人都曾患眼疾或一些小毛病，例如，眼睛佈滿血絲、灼燒、乾澀、感染、痛癢、對光敏感(懼光)、潰瘍、或一直流眼淚等等。眼睛不舒服通常是其它疾病的初期徵兆。例如，眼眶濕潤(似流眼淚)是感冒的症狀。眼球突出及閱讀困難可能是甲狀腺出問題的症狀。過敏症也會反應在眼睛上。眼睛發紅、變腫、和／或眼眶濕潤、眼下有深色圈圈等表示有過敏反應。黃疸造成的眼睛泛黃，可能是肝炎、膽囊疾病、膽結石的徵兆。高血壓及糖尿病則通常顯示於週期性的視線模糊。除此，眼睛下垂通常是重症肌無力(myasthenia graris)的早期徵兆，這是一種眼睛肌肉衰弱的疾病。兩眼瞳孔的大小差異甚迴，可能暗示著體內某處有腫瘤。

　　只要有一種維他命不足，即可能導致各種眼睛毛病。為了避免這些麻煩，應該在飲食中補充各種維他命及礦物質。其中某些補充品能抵制自由基的形成，保護眼睛免受其害。本節將介紹一些能藉由補充營養素而得到改善的眼部問題。

藥用植物

☐治療各種眼睛毛病包括發炎及眼壓，可使用口服小米草(eyebright)膠囊、或配製成茶、或直接用來沖洗眼睛。金印草可取代小米草，但孕婦勿使用大量的金印草。每天服用3次SP藥草配方(來自Solaray)，一次2膠囊。口服月桂樹皮、紅覆盆子葉(raspberry)、番椒(cayenne)等也有幫助。

建議事項

☐飲食中需包括綠花椰菜、生甘藍菜、胡蘿蔔、白花椰菜、綠色蔬菜、脫水肝臟、瓜類、葵瓜子、水田芥(watercress)。避免糖及白麵粉製品。
☐胡蘿蔔汁有助於預防或減輕眼疾。2湯匙的魚肝油也有幫助。

考慮事項

□尼古丁、糖、及咖啡因若同時使用，可能暫時影響視覺。

□鍍顏色的眼鏡阻礙必要的光線進入眼睛。最好只戴透明的防紫外線眼鏡。
　光對人體主要腺體的影響，請見討論光線那一節。

□戴隱形眼鏡的人需特別注意眼睛感染的疾病。

□蓋瑞普利斯・陶德博士(Gary Price Todd，著有Eye Talk)曾說，使用人
　造奶油及植物起酥油(shortening)對有眼疾的人不利。應該用奶油及植物
　油代替之。他也建議在作眼部手術的前一晚，補充一些綜合維他命及礦物
　質，包括維他命A 10,000IU，維他命C1000毫克，及維他命E 1,200IU。
　他也建議手術後繼續服用這些物質，並添加2毫克的銅及20毫克的鋅。

□小心使用藥物。有些藥可能引起眼睛的問題。可能損害視神經、視網膜及
　眼睛其它重要部位的藥物包括：

● ACTH(促腎上腺皮質素)

● 別嘌呤醇(allopurinol)，治痛風的藥。

● 抗凝血劑。

● 阿司匹靈。

● 皮質類固醇(corticosteroids)。

● 抗糖尿病劑(Diabinese)。

● 利尿劑、抗組織胺、毛地黃(digitalis)，都可能干擾辨色能力。

● 吲哚甲阿辛(indomethacin)。

● 大麻(marijuana)，使人對色彩混淆。

● 菸鹼酸(如果長期使用)。

● 鏈黴素(streptomycin)。

● 硫化物藥劑。

● 四環素(tetracycline)。

　　根據Ocular Diagosis and Therapy(眼部診療)期刊的報導，消炎劑、
diaxepam、haloperidol、奎寧(quinine)、磺醯胺(sulfonamides)、影響
精神的藥(psychotropic drugs)等，可能加速眼疾惡化。

眼睛保健

　　眼睛像身體的其它部位，也需要適當地休息。除了看書看電視時要保持
適當距離及光線充足，保護視力還需補給足夠的維他命及礦物質。包含新鮮

蔬果的均衡飲食有益於眼睛的健康。要確保飲食中攝取足量的維他命A、B群、C、E、及硒、鋅。這些營養都可從蔬菜水果中獲得，同時也要攝取大量的胡蘿蔔、番薯、洋香瓜(cantaloupe)。

營養素

補充品	建議用量	說明
蛋白質補充品(含各種單一胺基酸)	依照產品指示。	單一胺基酸較快被吸收利用。
硒	每天200微克。	硒可破壞自由基，使眼睛不受其損害。
維他命A乳劑加 β－胡蘿蔔素	75,000IU。若服用膠囊，則15,000IU。 15,000IU。	維他命A是眼睛必需之物。保護眼睛免於自由基的損害。
維他命B群	每天2次，各100毫克。	眼細胞內代謝作用所需之物。
維他命C	每天3次，各2,000毫克。	一種抗氧化劑，能減輕眼壓。
維他命E	每天400IU。	用於修復組織及免疫功能。
鋅	每天50毫克。	視網膜剝落已被認為與缺乏鋅有關。

建議事項

閉上眼睛作冷敷，可能有效。

結合膜乾燥(畢托氏斑點，Bitot's spots)

結合膜乾燥的特徵是在眼白部分(角膜)出現白斑。有此眼疾的人應避免用眼過度及香煙瀰漫的室內。

營養素

補充品	建議用量	說明
維他命A乳劑	100,000IU，2週後減至50,000IU，一個月後，轉用膠囊，每天25,000IU。	有助於分解畢托氏白斑，這些白斑可能由於缺乏維他命A所引起的。

眼佈血絲(Bloodshot eyes)

此常見的毛病可用覆盆子葉(raspberry)清洗眼睛，以去紅消痛。也可製成茶，冷卻後，敷於患部。

視線模糊(Blurred vision)

如果有時感覺物體看不清楚，可在飲食中添加維他命A及鉀。

營養素

補充品	建議用量	說明
鉀	每天99毫克。	平衡過量的鈉。
維他命A	每天25,000～50,000IU。	是平衡眼內液體所必需之物。

白內障(Cataracts)

當眼球內的水晶體出現雲霧狀或混濁，會使眼睛無法對焦，而無法看清物體。這種症狀即稱白內障。眼睛受傷，使用藥物(例如類固醇)、糖尿病、重金屬中毒等等都可能造成白內障。白內障是導致失明的首因。

最常見的白內障是老年型白內障，患者多是65歲以上的老年人。通常是由自由基所引起的。曝露於紫外光及少量X光導致眼內形成一些易起反應的化學物質，例如自由基，這些自由基會破壞水晶體的結構蛋白質、酵素、及細胞膜。

營養素

補充品	建議用量	說明
銅加錳及硒及鋅	每天3毫克銅。每天50毫克鋅。	這些礦物質對組織復原及阻礙白內障的生長有幫助。
L－離胺酸(lysine)(胺基酸)	依照產品標示。	促進組織的膠原蛋白形式,這是修復水晶體所必需的。離胺酸也可消除破壞水晶體的病毒。
泛酸(B₅)	每天500毫克。	是一種抗緊張維他命。
硫胺素(B₁)及核黃素(B₂)	與B羣維他命一起服用,B₁及B₂每天各50毫克。	對眼細胞內的代謝有幫助。白內障與缺乏核黃素有關。
維他命A	每天25,000～50,000IU。	維護正常視覺功能所必需之物。
維他命C	每天3000毫克,分成數次。	自由基的摧毀者。降低眼壓。
維他命E	每天400IU。	一種重要的自由基摧毀者。

建議事項

□如果你患白內障,需避免抗組織胺。山桑子(bilberry)含生物類黃酮,能協助清除視網膜內的化學物質。

色盲(Color blindness)

辨色有困難的人可服用維他命A。

營養素

補充品	建議用量	說明
維他命A	每天50,000IU。	可能有效。(改善夜盲症)

結合膜炎(Conjunctivitis)

　　結合膜炎的特徵是眼皮內的襯膜發炎。若是由病毒感染引起的，則具有高度的傳染性。眼睛可能腫大、佈滿血絲；通常會痛癢不舒服。由於感染部位長滿膿，使眼皮容易在久閉之後(例如睡眠後)黏在一起，無法張開。促成結合膜炎的因素包括：細菌感染、眼睛受傷、過敏、刺激眼睛的物質(例如煙、香煙、隱形眼鏡沖洗液、游泳池中的氯、化妝品)。如果發生視線模糊或眼睛疼痛，需立刻就醫。

營養素

補充品	建議用量	說明
維他命A乳劑	每天100,000IU，一個月後轉用膠囊，每天25,000IU。	維他命A、C及鋅均促進免疫力，此對常見的病毒性結合膜炎尤其重要。維他命C保護眼睛免於更進一步的發炎。也促進組織復原。
維他命C	每天2,000～6,000毫克，分成數次。	
鋅	每天50毫克。	增強免疫反應。對眼疾有幫助。

藥用植物

□洋甘菊(chamomile)、茴香(fennel)、紅小米草(eyebright)可被製成藥草茶。用這些茶作熱敷。

考慮事項

□與花粉熱(乾草熱)有關的結合膜炎，可用含類固醇的眼藥水治療。

□如果眼部的細菌感染在使用補充品4天後仍不見改善，通常得用抗生素治療。

□如果眼皮腫大，可試將馬鈴薯切成細絲，包在紗布內，然後置於眼睛上。馬鈴薯可當作一種收斂劑，具有治療功效。

視力減弱或失明

抽煙者最常發生的一種視力減弱症稱煙草性弱視(amblyopia)。患者通常是使用煙斗的吸煙者。

建議事項

☐戒煙！

涙管乾燥(Dry tear ducts)

涙管乾燥是因為涙腺分泌不足。眼睛乾澀通常源自維他命A缺乏。如果涙管乾燥，需求醫。這可能是風濕性關節炎的症狀。

營養素

補充品	建議用量	說明
必需脂肪酸(櫻草油)	每天3次，各2膠囊。	櫻草油(primrose oil)是好的必需脂肪酸來源。
維他命A軟膏和／或維他命A	依照產品標示。25,000IU。	眼淚中含維他命A。維他命A對眼睛乾癢有益。

建議事項

☐如果涙管腫大，可在飲食中添加鈣質，並且避免加工食品。
☐勿使用那些宣稱能消紅去腫的產品。

浮游物(Floaters)

「浮游物」在此指的是那些游移於眼內的小碎屑。因為這些浮游物在視網膜上形成黑影，使視線中出現小黑點。大部分的小黑點終將游離視線，不會形成干擾。如果浮游物為數不少，需請眼科醫生檢查。眼內出現少量的浮游物有時是難免的，但若數量過多是不正常的現象，應立即求醫。如果延誤就醫時間，可能導致視網膜剝離，此症需冗長的手術治療。

青光眼(綠內障，Glaucoma)

青光眼是一種嚴重的眼疾，其特徵為眼球內的液體對眼睛的其它部分施壓。這股壓力若未解除，易促使眼球硬化。它也可能傷及視網膜，最後破壞視神經，導致失明。也請見第二部的青光眼。

營養素

補充品	建議用量	說明
維他命C	每天 10,000～15,000 毫克。在醫生指示下，可增加此抗壞血酸的洗滌量至30,000毫克(相當於30克)。	降低眼壓。

建議事項

□避免使用甘草(licorice)及高量的菸鹼素。也勿使用鎮定劑及抗組織胺。

遠視(Hyperopia,farsightedness)

遠視的特徵是眼睛灼熱、發癢、疲勞、眼皮邊緣泛紅。因為眼球出奇地扁短，使光線聚焦在視網膜之後。遠視的人可將遠處的物體看清楚，但對近距離的物體分辨困難。

營養素

補充品	建議用量	說明
維他命B羣添加核黃素(B_2)	每天50～100毫克。	改善眼細胞內的代謝作用。

眼睛癢(Itchy eyes)

如果眼睛痠、眼睛癢，可在飲食中補充維他命B羣，添加核黃素(B_2)。其用量如前者。

黏液(Mucus)

　　眼內若分泌物過多，可用金印草根清洗眼睛。孕婦勿使用大量的金印草。

眼睛底部疼痛(Pain behind the eye)

　　此症狀可能由於用眼過度或眼部肌肉出問題所引起的。

營養素

補充品	建議用量	說明
維他命B羣添加核黃素(B₂)	每天50～100毫克。	改善眼細胞內的代謝作用。

懼光(Photophobia)

　　懼光的人無法忍受光線，因為光線使他們眼睛痛。

營養素

補充品	建議用量	說明
維他命A	每天50,000IU。	所有的眼疾都需要維他命A。

視網膜脈管破裂、微動脈瘤、視網膜水腫

　　眼睛的其它問題包括輸送眼液的脈管破裂、眼部血管異常地變大、眼部液體淤積過多。

營養素

補充品	建議用量	說明
鈣及	每天1,000毫克。	使用2:1的鈣及鎂有助於眼部
鎂	每天500毫克。	的微循環。

補充品	建議用量	說明
硒及 超氧化物歧化酶 （SOD）及 維他命A、C、E	每天100～200微克。 依產品標示。 大量（megadoses）。	這些物質都是有效的自由基清除者。自由基已被認為會破壞視網膜及微循環。
維他命B	每天100毫克。	改善眼細胞內的代謝作用。

帶狀疱疹（Shingles,Herpes zoster）

　　帶狀疱疹若長在眼睛附近，容易損壞角膜，也可能導致失明。當帶狀疱疹出現在額頭或鼻尖等靠近眼睛的部位，需速就眼醫。在水泡剛出現時服用適當的補充品，能促進水泡在24小時內變乾，以減輕患部的不適。

營養素

補充品	建議用量	說明
維他命及礦物質復合物。		
維他命B₁₂	2,000微克含於口中溶解。 每天3次，空腹服用。	防止視神經受損。
維他命E	每天1,000IU。	如果你有高血壓，而且很久未用維他命E，勿使用此量。應該從400IU開始服用，之後，漸增用量。

建議事項

□在水泡及患部抹氧化鋅乳霜可能有效。當水泡消除後，可嘗試在患部塗蘆薈及維他命E。

□如果使用上述方法在3日內仍不見改善，可考慮靜脈注射25克的維他命C，此法提供立即的紓解。

考慮事項

□也請見第二部的帶狀疱疹。

眼前暗點(Scotoma)

此症的患者有時會在眼前看見黑點。這種視野內出現盲點的症狀通常是由視網膜問題引起的。

營養素

補充品	建議用量	說明
維他命A乳劑	每天100,000IU，使用2個月。若服用膠囊，則每天25,000IU。	乳劑配方較易被體內吸收利用。

瞼腺炎(麥粒腫，styes)

瞼腺炎即是眼皮的皮脂腺發炎。這種由眼組織感染所造成的發炎將使眼皮像長粉刺一樣。早期治療可防止情況惡化。瞼腺炎若延誤治療，可能需用手術將膿疱除去。勿試著擠破膿疱，以免擴散到血液中，造成致命的感染。

建議事項

□如果經常患瞼腺炎，可在飲食中補充維他命A。
□在患部作熱敷有助消除不適。
□必要時，可使用抗生素。
□利用覆盆子葉製成茶，清洗患部，有助於消炎。

眼睫毛變稀疏(Thinning of eyelashes)

飲食中多攝取維他命B羣可預防睫毛稀疏。

營養素

補充品	建議用量	說明
維他命B羣添加核黃素(B₂) 加啤酒酵田及菸鹼素(B₃)。	每天50～100毫克。 每天2湯匙啤酒酵田。	預防睫毛脫落。 啤酒酵田是好的維他命B來源。

建議事項

睡前在眼睫毛上擦一些亞麻仁油或蓖麻油。

眼睛潰瘍(Ulcerated eye)

當眼睛內正常的護膜受損，易使眼睛發炎，導致眼睛潰瘍。通常是由病毒引起的。

營養素

補充品	建議用量	說明
維他命C	每天6000毫克，分成次數。	一種抗發炎，抗病毒的物質。

眼皮潰瘍(Ulcerated eyelids)

當眼皮潰瘍造成眼睛發炎，可使用黃酸模(yellow dock)。也可將它製成膏藥；或製成茶，把布浸入茶中吸飽後，覆在發炎的眼皮上。

乾眼病(Xerophthalmia)

乾眼病是一種眼表保護膜的發炎，其症狀即眼睛乾燥。

營養素

補充品	建議用量	說明
維他命A	每天25,000～50,000IU。	對眼睛乾燥尤其有效。
維他命B₆及 維他命C及 鋅	每天50毫克。 每天2,000～4,000毫克， 分成數次。 每天50毫克。	維他命B₆、維他命C及鋅三者 併用，有助解決眼睛乾燥。

白內障（Cataracts）

請見第二部的眼睛的疾病。

青光眼（綠內障，Glaucoma）

　　青光眼是造成失明的第二大原因。現今已知有將近七百萬的病例。通常，40歲以上的人較易患此症，而且女性患者又較男性患者常見。青光眼的特徵是眼球內部的眼壓增加，且眼球表面硬化。此病的症狀包括眼睛痛或不舒服（主要發生於早晨）、視線模糊、光源四周有光環、瞳孔無法於黑暗中適度調節放大、餘光（周邊視力）的消失。青光眼的起因很多，然最常見者乃與緊張及營養問題有關。如果緊張是主要因素，可注射維他命B羣，效果不錯。

　　假使藥物治療仍無法控制病情，則在採取其它外科手術前，不妨試試雷射療法。每個人的狀況都各有其特異性，故在作決定前，最好多聽聽各種意見。

　　新的測試已顯示雷射療法對廣角性青光眼（open angle glaucoma）有效。其方法是利用雷射線照射虹膜，形成一個小洞，以紓解眼壓。如果發生急性或閉角性青光眼，此時，角膜會受眼壓過高所形成的水腫影響而變模糊。在這種情況下，雷射療法恐怕不是最佳選擇，而需要更進一步的手術。

青光眼的自我測試

　　如果懷疑自己有青光眼，應立即求醫。也可作一簡單的測試，以檢查是否患有青光眼，但任何檢查結果均需經過醫師的確定。

　　眼科醫師鼓勵病人使用壓力計，以測量自己的眼壓（即眼睛內部的壓力）。此壓力計將測出覆於眼角膜表面之薄膜所反射出來的光。

　　首先，利用麻醉眼藥水或戴上薄的塑膠隱形眼鏡，使眼角膜暫時失去敏感性。接著，注視壓力計，集中焦點於一畫有十字的圓圈，以調整眼睛與壓力計之適當位置，然後按下一塑膠球，以記錄壓力值。

　　如果醫師所推薦的藥物能有效地控制病情，則繼續地使用它。也可服用高劑量的維他命C，但僅在醫師指示下使用。

營養素

補充品	建議用量	說明
● 非常重要者		
膽鹼	每天1,000～2,000毫克。	一種重要的維他命B。
泛酸(B₅)	每天3次，各100毫克。	抗緊張維他命，是腎上腺所需之物。
芸香素	每天3次，各50毫克。	維他命C複合物之重要部分，能幫助降低眼睛後面的壓力。
維他命B羣	每天3次，各50毫克，用餐時服用。	必要時可用注射的。
維他命C加生物類黃酮	每天3次，各3,000～7,000毫克。	能大幅地降低眼壓。請見第三部抗壞血酸的洗滌。
維他命E	每天400IU。	近來的研究顯示維他命E有助排除水晶體內的小顆粒。
● 有幫助者		
鍺	眼睛不舒服時，服用100毫克。或每天服用200毫克。	提供氧氣給組織，並紓解疼痛。

補充品	建議用量	說明
肌醇	依照產品標示。	一種重要的維他命B。能減輕緊張的狀況。
綜合維他命及礦物質，含維他命A及β－胡蘿蔔素	依照產品標示。	含各種能幫助組織復原及減輕眼球後面壓力的營養成份。

建議事項

□避免長期使用眼力，例如，看電視及閱讀。

□避免抽煙、咖啡、酒、尼古丁。每次僅喝少量液體。

□輪流使用溫的茴香（fennel）茶及洋甘菊（chamomille）與小米草（eyebright）清洗眼睛，或利用滴管在每眼中滴3滴藥茶，每天3次，均有幫助。

考慮事項

□耶魯大學曾報導來自鞘紫蘇（coleus）植物的福克林（Forskolin）對治療青光眼有效，而且無副作用。

畢托氏斑點（結膜乾燥症Bitot's spots）

請見眼睛的疾病。

耳朵感染（Ear infection）

95％的小孩在六歲以前曾患過耳朵感染。如果感染一直持續，可能導致耳鼓受損，最後將喪失聽力。外耳或中耳感染增加耳道內侷促空間的壓力，這股力量壓迫敏感的末梢神經，引起疼痛。

造成孩童耳朵感染的主因不易被確認出來。一種稱Branhamell catarrhalis（B－cat）的細菌曾被以為無害，而且能抵抗一般的抗生素。所幸，有一種新的抗生素稱增進素（augmentin）能破壞B－cat這種細菌。

　　耳朵感染有數型，而最常見的是外耳炎(otitis exterma)或稱游泳耳(swimmer's ear)。耳鼓以外的耳道會出現發炎及腫大。症狀包括輕微發燒、耳朵有分泌物、觸碰耳垂使疼痛更劇烈，發炎的那耳會暫時失去聽力。

　　如果有頭昏、耳鳴、耳朵流血、突然作痛、一耳或兩耳失去聽力，應立即求醫。這些症狀可能表示耳膜破裂。耳朵感染時，勿擤鼻涕，並保持耳道乾燥。洗澡時，用棉花塞住耳朵。勿游泳或淋雨。

　　耳鼓膜破裂的原因是耳朵受到一股突然的內作力，例如，游泳、跳水、打巴掌、爆炸聲、猛力地親吻耳朵等等。最常見的耳鼓膜破裂是由嚴重的中耳炎引起的。

　　中耳炎是嬰兒及孩童期相當常見的感染病。發生的部位是在耳鼓後之小耳骨所在處。症狀包括耳痛、耳朵感到飽脹及受壓迫、發燒高達40℃或更高。小孩通常會禁不住去抓耳朵，以減輕不適。高緯度及寒帶氣候增加罹患中耳炎的機率。坐飛機時的減壓容易引發此感染。

　　避免一些不衛生的場合。中耳炎可能由於生病後抵抗力差而引起。藥房賣的一些藥水(滴入耳內)或許能減輕疼痛。鼻腔噴液有助於打通耳咽管，減輕耳內的壓力。然而，抗生素可能還是免不了。向醫生詢問。

　　下表中所列的用量僅適用於成人，小孩使用時，需減少用量。

營養素

補充品	建議用量	說明
●非常重要者		
錳	每天10毫克。	耳朵疾病與缺乏錳有關。
維他命A及E乳劑	維他命A,50,000IU。維他命E,600IU。	控制感染。小孩可使用一茶匙魚肝油。
維他命C	每天3,000～7,000毫克，分成數次。	使用緩衝過的維他命C(抗壞血酸鈣或抗壞血酸鋅)。
鋅口含錠	每天3次，各10毫克，5天後改成鋅丸，每天1次。	加速免疫反應。有助減輕感染。

補充品	建議用量	說明
●重要者		
維他命B羣加	每天3次，各50毫克。	是復原組織及免疫系統所必需
維他命B$_6$	每天50毫克。	的。減輕耳朵壓力。
維他命E	400～800IU（漸增用量）。	增強免疫功能。
●有幫助者		
Immuno－Plex　＃ 402A（來自Enyma- tic Therapy）	依照產品標示。	如果持續發炎可使用此物。幫 助免疫系統。

建議事項

☐必要時可能需要開刀處理患部及使用抗生素。

☐如果毒素累積過量使身體出現反應，可服用大蒜灌腸劑。毒素累積會產生發燒、畏寒、及各部疼痛。（請見第三部的灌腸劑）。

☐若有耳鳴，可用1品脫的溫水（約500c.c.）加1茶匙鹽及1茶匙甘油，配成溶液。裝入噴鼻瓶中，噴入鼻孔直到此溶液由喉嚨後面流下。也要向喉嚨噴此液。如此一日數回。

☐減輕疼痛可用少許溫橄欖油或大蒜油滴入耳朵，然後加一、二滴山梗菜（lobelia）酊劑。也可用洋蔥粉製成軟膏敷在耳外，以減輕疼痛。

考慮事項

☐耳疾較常見於抽煙的家庭。

☐常患耳朵感染的小孩應該作一次食物過敏測試。請見第二部的食物過敏。

耳性眩暈症候羣（梅尼艾氏病）
（Meniere's syndrome）

　　耳鳴、多變性的失聰、失去平衡感、頭暈、噁心、嘔吐等，都是此症的特徵。這種情形可能影響一耳或雙耳。此病往往源自於代謝不正常，而此代謝問題則可能由低血糖症此醣類的代謝毛病所引起的。血液循環差及輸血至

大腦的動脈受阻也可能是造成此病的原因。請見第二部的血液循環問題及動脈硬化症。

　　在內耳的半規管裏，滯留的水分壓迫內耳，容易擾亂平衡感及聽力。婦女月經來潮前夕的水分滯留、過敏症、內耳的血管痙攣，均可能引起此病。

營養素

補充品	建議用量	說明
●必需者		
錳	每天5毫克。	缺乏錳可能是此病的原因。
●非常重要者		
Bio－Strath	依照產品指示。	維他命B羣的天然來源。增強大腦功能，可視為一種補品。
輔酶Q$_{10}$	100毫克。	改善血液循環。
菸鹼素(B$_3$)	200毫克，每天3次。	菸鹼素可能使皮膚出現不舒適的發紅，此時可用菸鹼醯胺。
●重要者		
維他命B羣加維他命B$_6$	100毫克，每天4次。	幫助神經系統。
維他命C添加生物類黃酮	3,000～6,000毫克，分成數次。	酯化或緩衝過的維他命C最佳。
●有幫助者		
鈣及	1,500毫克。	箝合劑(chelate)的形式是最有效的。用於穩定神經系統及肌肉收縮。
鎂	1,000毫克。	
卵磷脂	餐前1膠囊或1茶匙。	保護細胞及大腦功能。
不飽和脂肪酸		可使用鮭魚油或櫻草油。幫助代謝不正常。
維他命E	400IU，漸增。	促進氧的利用。

藥用植物

□可使用假葉樹（butcher's broom）及銀杏（白果）的萃取液。

建議事項

□避免脂肪、咖啡因飲料、鹽、糖、油炸食物。
□請參考第二部低血糖症的飲食方案。

考慮事項

□孕婦、肝病、痛風、高血壓患者，勿使用200毫克以上的菸鹼素。

過敏性鼻炎（Allergic rhintis）

請見花粉熱（乾草熱，Hay fever）。

鼻竇炎（Sinusitis）

　　鼻竇炎伴有上呼吸道感染。50％以上的鼻竇炎是由細菌造成。此感染也影響其它部位的竇，包括眼睛上面、顴骨內、鼻樑後、鼻子上部。

　　急性鼻竇炎通常由感冒或細菌及病毒感染鼻、喉和上呼吸道所致。慢性鼻竇炎則可能由鼻子發育不良、鼻骨受傷、抽煙、刺激性的污煙及氣味所致。過敏症鼻竇炎可能由花粉熱及食物過敏（尤其是牛奶等乳品）引起。

　　鼻竇炎症狀包括頭痛、耳痛、牙痛、臉痛、頭顱壓迫、喪失味覺、前額及顴骨易脆、偶爾高燒。有時，鼻竇炎會使臉發腫、鼻塞及濃稠的黏膜分泌物。抗生素可能是必要的治療。如果一週後這些黏液呈透明，你可能沒有感染。若黏液略綠或略黃，則有感染。如果分泌物透明而且沒有感冒，則可能是過敏症。

　　眼睛附近腫脹是嚴重的徵兆。若未加以治療，鼻竇炎可導致氣喘、支氣管炎、咽炎、喉炎、肺炎或其它呼吸疾病。

營養素

補充品	建議用量	說明
●非常重要者		
蜂膠	起初少量，漸增。	增強免疫力及加速復原。
Fenu－Thyme(Na- ture's way Pro- ducts製)或Bronc －Ease(Nature's Herbs製)	2膠囊，每天3次。	紓解鼻塞及鼻竇充血。
維他命B羣添加維他 命B$_6$及 泛酸(B$_5$)	125毫克以上，每天2次。 100毫克，每天3次。	需超大劑量配方。
維他命C加生物類黃 酮	每天2,000～10,000毫克 ，分成數次。	加強免疫功能及破壞病毒。
●有幫助者		
輔酶Q$_{10}$	每天60毫克。	促進免疫系統及細胞的氧和作 用。
蒜頭精膠囊 (Kyolic)	2膠囊，每天3次。	無臭蒜頭。促進免疫系統。天 然抗生素，控制感染。
鍺	每天100毫克。	促進免疫系統及細胞的氧和作 用。
蛋白質分解酵素	正餐時及兩餐之間服用。	破壞自由基。也協助食物的消 化。
葡萄糖酸鋅口含錠	每2～4小時用一次。	抗病毒及提升免疫力。感冒剛 出現時使用。

藥用植物

□下列藥用植物對鼻竇炎有效：洋茴香(anise)及苦薄荷(horehound)、伯明漢茶(brigham)、菊花植物(echinacea)、胡蘆巴(fenugreek)、金印草根、山梗菜、藥蜀葵(marshmallow)、毛蕊花(mullein)、紅苜蓿(red clover)、玫瑰實。Terra Maxa製的PSI藥草配方也有益。

建議事項

□勿猛力擤鼻涕，如此易迫使黏液回到鼻竇腔。應該將鼻涕吸入喉嚨，再咳出。使用濕氣機有益。勿常期使用消腫塞劑，而且如果有高血壓或心臟問題，勿使用此劑，因為它可能使血壓上升。

□飲食應保持75％生菜。減少鹽的用量。清腸禁食很重要(請見第三部禁食篇。)喝大量的蒸餾水及果汁。勿食乳品(酸酪乳、白乳酪除外)，因為它們刺激黏液形成。

□熱飲有助黏液排出，紓解充血及竇壓。

流鼻血(Nosebleeds)

　　流鼻血通常是由外力傷害所致，例如鼻子受撞擊。過度乾燥（使鼻膜開裂）、氣壓突然改變、用指甲挖鼻孔、或擤鼻嚏過猛，也可能使鼻黏膜受傷而流血。

　　流鼻血有兩型：前位型及後位型。後位型主要影響老年人，尤其是高血壓患者。此型中，血液由鼻子後面流出，延著口腔後部流進喉嚨，不論患者處於什麼姿勢。嚴重者，血流的方向可能前、後皆有。這種流鼻血需要醫院的看護。

　　常見的流鼻血屬於前位型的，它由鼻子前方流出。站立或坐下時，血由一邊或雙邊鼻孔流出。躺臥時，則血流可能進入喉嚨。這種流鼻血可能很嚇人，但並不嚴重。阻止這種鼻血的方法如下：

1. 先把所有的血塊擤出鼻外。

2. 坐在椅子上，身體向前傾（勿將頭部仰回）。

3. 在兩邊鼻孔內塞入一小塊紗布，然後，用拇指和食指將鼻孔捏在一起，達5分鐘。

4.用碎冰或冰毛巾冷敷鼻子、頸部及臉頰。

5.躺下休息數小時，並至少兩天不作激烈運動。

建議事項

□當鼻血被控制後，在鼻內塗一些維他命E。如果沒有維他命E、可用少許凡士林代替。

□維他命K是正常凝血作用所必需的。其來源有苜蓿、海帶、及所有深綠色葉菜類。

□鼻黏膜若因乾燥而產生疼痛，可使用蘆薈或治痢草(comfrey)軟膏。

□如果經常流鼻血，應看醫生。

考慮事項

□試改善環境的濕度。

□有時，使用肝素(heparin)、抗血凝素(coumadin)或阿司匹靈，可能引起流鼻血。

喉嚨痛(Sore throat)

　　任何刺激喉嚨及口腔黏膜的物質都可能引起喉嚨痛。這些刺激來源包括病毒、細菌感染、過敏反應、灰塵、香煙、廢氣、極熱飲料或食物、牙齒或牙齦感染及磨損。慢性咳嗽及說話過大聲也會刺激喉嚨。聲音嘶啞是常見的副作用。

　　普通感冒、扁桃腺炎、鼻竇炎、或病毒感染通常伴有喉痛。急性喉痛應在數天至數週內自動消失。

營養素

補充品	建議用量	說明
● 有幫助者		
嗜酸菌膠囊或液體	依產品指示。	服用抗生素者尤需使用此物。
蜂膠	依產品指示。	保護口腔及喉嚨黏膜。

補充品	建議用量	說明
蒜頭精膠囊（Kyolic 或Kyo－Green）	用餐時2膠囊。	無臭蒜頭。改善免疫功能。含活酵素、胺基酸、維他命、礦物質、葉綠素，可幫助復原。
維他命A乳劑	100,000IU，一週後降至50,000IU，一週後降至25,000IU。或使用膠囊，每天50,000IU。	較快被吸收利用。協助復原。增強免疫功能。
葡萄糖鋅口含錠	每2小時1錠，直到疼痛減輕。勿使用高劑量達一週以上。	止痛、改善免疫功能。

建議事項

□啜飲維他命C有益。慢慢流經喉嚨。每隔幾小時輪流以維他命C與葉綠素加海鹽（用一杯溫水加半茶匙）漱喉嚨。喝大量液體，鮮果汁最佳。參照第三部的禁食篇。生蜂蜜加檸檬保護喉嚨。

□貓薄荷茶灌腸劑可退燒。請見第三部的灌腸劑。

考慮事項

□如果喉嚨痛經常復發或持續良久，應檢查是否患單核白血球增多症。

□持續性喉嚨癢或慢性咳嗽，可能表示食物過敏。

□若服用抗生素，別忘了攝取嗜酸菌及酸酪乳，以補充被破壞的良性菌。

□許多喉嚨疼痛及感染可能源自牙刷上的細菌。牙刷孳生細菌需費17～35天，故應每月換一次牙刷。

□也請見第二部的普通感冒、單核白血球增多症、鼻竇炎、扁桃腺炎。

扁桃腺炎（Tonsillitis）

　　扁桃腺是淋巴組織的腺體，位於喉嚨入口的兩側。扁桃腺發炎主要由病毒及細菌（通常是鏈球菌類）引起，它們趁身體抵抗力差的時候入侵。扁

桃腺炎也可由高醣類及低蛋白的不當飲食引起。一個人愈常復發扁桃腺炎，愈不易治療。每一次扁桃腺發炎，就有傷痕組織堆積於表面。

　　扁桃腺發炎的症狀包括扁桃腺紅、腫、熱、痛，吞嚥困難、聲音嘶啞、咳嗽，其它可能症狀有頭痛、耳痛、發燒及畏寒、噁心及嘔吐、鼻塞、鼻涕、各部淋巴結腫大。

　　各年齡的人均可能感染扁桃腺炎，不僅限於孩童。

營養素

補充品	建議用量	說明
●重要者		
維他命C	3,000～5,000毫克。	見第三部抗壞血酸的洗滌。
葡萄糖酸鋅□含錠	每2～3小時,含一粒於□中。	促進免疫功能,協助復原。
●有幫助者		
嗜酸菌膠囊或液體	依產品指示。	服用抗生素者必須使用此物。
葉綠素		當作漱喉水。
魚肝油	依產品指示。	協助免疫反應及組織復原。
蛋白質分解酵素	兩餐之間服用。	減少發炎。
維他命A乳劑	10,000IU,5天後增至50,000IU,一週後,減至25,000IU。	用於修補組織。協助復原。
維他命B₆及泛酸(B₅) 加B羣		消腫。
維他命E膠囊	400IU	

藥用植物

□洋甘菊(chamomile)、菊花植物(echinacea)、保哥果(pau d'arco)、鼠尾草(sage)、麝香草(thyme)均有益扁桃腺炎。

□貓薄荷(catnip)灌腸劑對退燒尤佳。1／4茶匙山梗菜精(lobelia)有助於退燒、消腫、止痛。每2小時使用一次，直到燒退為止。多休息，並喝大量的水分。

建議事項

□禁食3天，僅喝果菜汁，有益身體。請見第三部。
□用溫鹽水嗽喉嚨。勿抽煙。

口臭(Halitosis或Bad breath)

　　口臭主要由口腔衛生不良引起。然而其它因素也會造成口臭，包括：牙周病、蛀牙、鼻喉感染、飲食不當、便秘、抽煙過量、口腔內有外來細菌、肝功能差、消化不良、蛋白質消化不良。

　　口臭也可能是健康欠佳的信號。如果下列的建議仍無法改善情況，需作一次徹底的體檢。

營養素

補充品	建議用量	說明
●非常重要者 葉綠素（苜蓿汁或小麥草汁或大麥汁）	1湯匙於果汁中，每天2次。	綠色飲料是對抗口臭的最佳方法之一。也可利用葉綠素作嗽口水──加1湯匙於半杯水中。
纖維（ABC有氧堆體清腸劑）或燕麥麩或米糠	加1湯匙與果汁中，空腹使用，每天2次。	注意：勿同時服用維他命(或藥物)及纖維，因為纖維可能吸收這些物質。
維他命C	每天2,000～6,000毫克。	幫助口腔及牙齦恢復健康及防止牙齦流血。也是好的解毒劑；能排除過多的黏膜分泌物及毒素(這些物質均可能造成口臭。)

補充品	建議用量	說明
●重要者		
嗜酸菌	依產品指示。	用以補充結腸內的良性菌。良性菌不足及有害細菌過多都可能導致口臭。
苜蓿錠或汁	每天6錠或1湯匙苜蓿汁於水或或果汁中，每天3次。	葉綠素能清腸、清血、口臭往往起源於不乾淨的結腸及血液。
蒜頭精膠囊 (Kyolic)	用餐時及睡前各2粒。	無臭蒜頭，是天然的抗生素，能消滅口腔及結腸的外來菌。
●有幫助者		
蜂膠 (bee propolis)	依照產品指示。	幫助牙齦恢復健康、控制體內的感染、有抗菌效果。
維他命A加 β－胡蘿蔔素	每天15,000IU。 每天10,000IU。	用以控制感染及口腔的復原。
維他命B羣加維他命B₆及菸鹼素(B₃)	每天100毫克。 每天50毫克。 50毫克，每天3次。	維他命B₆是體內酵素系統需之物。菸鹼素使微血管擴張，以改善血流至感染部位。

藥用植物

□可使用沒藥(myrrh)刷牙及漱口，或用薄荷、迷迭香(rosemary)及鼠尾草(sage)。

建議事項

□用餐畢，記得刷牙及舌頭。每月換牙刷一次，以防細菌累積。每天使用牙線及葉綠素漱口水。也可購買能消滅細菌的牙刷清潔機。此機器每半小時會自動滅菌兩分鐘，使牙刷全天候地保持乾淨衛生。

□用新鮮的檸檬水作清腸禁食也有幫助。（請見第三部的禁食篇。）

□Stim－U－Dent木製牙籤可按摩齒間，每餐後使用。

□節食5天，每天至少吃50％的生菜。
□也請見第二部的牙周病。

牙周病(Periodontal disease)

此病指的是發生在牙齦上的各種疾病。天然的治療方法是補充營養，以對抗感染及再造骨骼組織。

齒齦炎是牙周病的初期症狀，它是由細菌、黏液、食物殘渣等黏質的沈積物所致。研究人員相信齒斑的累積將使牙齦發炎、腫大及流血。當牙齦發腫，齒間會形成小囊袋，使牙斑更易堆積。牙齦將變紅、變軟，且有光澤。其它造成齒齦發炎的原因包括口呼吸、銀粉未填妥，影響到鄰近的牙齦組織、及吃太多軟性食品，使牙齒及牙齦缺乏磨練的機會。

齒齦炎若未予以治療，將導致膿漏(pyorrhea)。這是較嚴重的牙周病，通常與缺乏維他命C、生物類黃酮、鈣、葉酸或菸鹼素有關。此症是發生於牙齒及牙齦之間的細菌感染。膿漏會引起口臭，且牙齦會流血及疼痛。此症使顎骨逐漸被侵蝕。常出現膿腫(abscesses)。情況嚴重時，需用手術除去牙齒上的感染組織，並重整骨形。

膿漏的原因包括營養欠佳、刷牙不當、吃糖、慢性病、腺體毛病、血液問題、抽煙、使用藥物、酒精過量。

營養素

補充品	建議用量	說明
● 必需者		
輔酶Q_{10}	100毫克。	在日本用於口腔及牙齦疾病，效果好。
維他命C加生物類黃酮	4,000～10,000毫克	促進復原，尤其是牙齦出血。
● 非常重要者		
鈣	1,500毫克。	預防牙齦周圍的骨質流失。

補充品	建議用量	說明
鎂	750毫克。	使用箝合劑的形成。
維他命A	起初100,000IU，一個月後減至50,000IU，2週後減至25,000IU。	用於修補牙齦組織。乳劑的形式較易被吸收。
維他命E	400IU，漸增至1,000IU。	用於修補牙齦組織。也可將此膠囊打開，直接將維他命E塗在牙齦上。
●重要者 蛋白質分解酵素	兩餐之間及睡前用2錠。	幫助食物分解，尤其是那些殘留在結腸中的食物顆粒。
維他命B羣添加 葉酸及 菸鹼素	50毫克，與正餐共用。 100毫克，與正餐共用。 100毫克，與正餐共用。	幫助消化。
鋅	50～80毫克。	用於預防感染及治療。

建議事項

☐ 每日用金印草粉刷牙，至少一個月。之後，每個月換不同品牌的牙膏。勿固定使用某牌牙膏，有些廠牌可能刺激牙齦。每個月換牙刷，因牙刷上有細菌孳生。也可買滅菌箱，這種機器每半小時會自動滅菌2分鐘，提供牙刷一天24小時的清潔與衛生。用麵包蘇打(碳酸氫鈉)與雙氧水混成糊狀，敷在牙齒周圍，過夜，也有幫助。

☐ 每天使用牙線。飯後用牙線清潔齒縫並按摩牙齦。

☐ 用Play漱口液，以幫助去除齒斑。李斯德林漱口水也有幫助。

☐ Interplak是一種電動刷牙器，能幫助齒斑去除。

☐ 使用軟毛牙刷。別忘了刷牙齦及舌頭。最佳的刷牙方式是將牙刷傾斜向牙齒，由內向外刷出。當你刷畢，可咀嚼一種錠劑，它會用顏色顯示未刷乾淨的部位，繼續刷到顏色消失。

☐ 打開一粒維他命E膠囊，將它直接擦在發炎的牙齦上。此方法相當具有療

效，也可止痛。

□除了以上所述的產品，我們還推薦下列有益牙齒及牙齦的產品：

●Dentie：黑色牙膏，源自日本；茶紅茄子粉及海鹽的混合物。Dentie的成份包括茄子粉、黏土、海藻纖維素、甘油、天然薄荷精。

●Nature de France（Pierre Cattier）：主要含黏土成分，用於治療。

●Nature's Gate：含能有效防止齒斑及牙齦病的碳酸氫鈉及海鹽。也含維他命C。

●Meswak：有抗生素及消炎的特質。

●Peelu：含天然的牙齒漂白劑，此植物原產於中東及亞洲。許多世紀以降，人們咀嚼此樹的枝條，使牙齒保持潔白。此產品也含天然香味、果膠、月桂酯硫酸鈉(來自椰子油)、植物甘油。

●Tom's Natural Toothpaste：以天然鈣為主成分。含沒藥(myrrh，有收斂作用的藥草)及蜂膠。

●Weleda Solt Toothpaste：含碳酸氫鈉、藥用植物及矽土。

●Vicco Pure Herbal Toothpaste：含印度草藥治病法中所使用的植物抽取素(根、莖、葉、花、樹皮)。

考慮事項

□糖尿病及其它血液疾病的患者易產生牙周病。

□牙痛時，可對牙齦作冰敷，直到就醫為止。也可在牙齒上擦丁香油(clove oil)。

□所有的維他命及礦物質都是牙齒發育及保健不可或缺的，尤其是維他命C，攝取足量的維他命C有助於預防牙周病，缺乏時，易使牙齒鬆動及變質。維他命A有益於牙齦健康，缺乏此維他命，經常導致牙齦感染。維他命A也是孩童的牙齒發育及維護所必需的。有益牙齒健康的礦物質包括鈉、鉀、鈣、磷、鐵、鎂。廣泛攝取各種鮮果、綠葉蔬菜、肉類、全麥麵包，將提供牙齒及牙齦充足的咀嚼活動，並供應牙齒保健所需的各種維他命及礦物質。

氟化物新知

　　氟化物是可怕的化學物質，但少量的氟並不危險；然而，美國政府曾作過一項調查，發現體內堆積的氟可能終究導致癌症和／或其它致命的疾病。雖然已針對氟作過動物及人類流行病學的研究，但尚未深入到能確定氟為致

癌劑。水是第一大氟來源，牙膏則次之。

㈢呼吸系統

病毒感染（Virus infections）

　　病毒是比細菌還小的感染源，它能通過體內最小的細胞濾網。病毒進入體內後，靠細胞內的酵素維生。病毒感染的特徵是發燒、頭痛、肌肉痛、畏寒。普通感冒、某類假膜性喉炎、單核白血球增多症、流行性感冒、小兒麻痺（脊髓灰質炎）、扁桃腺炎、肝炎、腦炎、麻疹、某類膀胱炎、氣喘等病均由病毒引起。

　　藥物僅減輕症狀，無法殺死病毒。抗生素對病毒感染無效，它們專殺細菌。當病毒退除，卻併發細菌感染，此時，抗生素才見效。無論哪個器官被病毒感染，體內免疫系統都發動相同的反應對抗。

營養素

補充品	建議用量	說明
●非常重要者 蛋白質分解酵素或 Inflazyme Forte	兩餐之間2膠囊	有抗病毒能力。
維他命C和生物類黃酮	3,000～10,000毫克分成數次。	有效的抗病毒劑。請見第三部抗壞血酸的洗滌。
鋅	每天50～100毫克。	抗病毒功能。
●重要者 DMG（葡萄糖酸）	依照產品指示。	改善組織的含氧量，以中和病毒的作用。
嗜酸菌（Maxidophi-lus或acidophilue）	1／4茶匙，每天3次。	抑制病毒。使用抗生素尤需服用此。

補充品	建議用量	說明
胸腺濃縮物	依照產品指示。	促進胸腺之免疫功能。
維他命A乳劑或膠囊	依照產品指示。	有效的抗氧化劑及自由基清除劑。乳劑較易被吸收利用。
● 有幫助者		
蒜頭精膠囊(Kyolic)	2粒，每天3次	增強免疫功能。
鍺	每天200毫克。	增強免疫功能。
海帶	每天6錠。	提供均衡的礦物質及維他命。
L－半胱胺酸		抗氧化劑，能抵抗病毒。
維他命B羣和泛酸(B₅)	依照產品指示。100～200毫克。	抗緊張。服用抗生素者需要此物。

藥用植物

☐ 每天喝菊花植物茶(echinacea)及保哥果茶(pau d'arco)。貓薄荷茶也佳。貓薄荷灌腸劑可退燒。

建議事項

☐ 勿吃乳品、肉類、白麵粉製品、糖類。嘗試生菜及水果的飲食。
☐ 禁食三天或更久，僅喝果汁。(見第三部)。
☐ 充分休息。
☐ 如果感染經常復發，應檢查甲狀腺功能是否良好，請見第二部甲狀腺機能不足的自我測試。也順便檢查是否有食物過敏，因而影響免疫功能。

感冒(Common cold)

　　感冒的徵狀包括頭部充血、呼吸困難、咳嗽、頭痛、發燒、情緒不安、噴嚏、眼睛出水、各部疼痛不適。勿使用鼻腔去充血劑，應讓黏膜自然流

出。這是身體去除感染的方式。

　　感冒不易治療，因為引起感冒的病毒有本領改變大小與形狀，而且有上百種形式，使對付感冒的疫苗幾乎無從製造。

　　感冒通常發生在上呼吸道；如果出現胸部充血，最好向醫師詢問，因為胸腔肺部的感染具有危險性。同時，如果發燒超過38.9℃達三天以上或喉嚨出現黃斑或白斑、下顎及頸部的淋巴節腫大，或畏寒及呼吸不順發生時，均應求醫診治。

營養素

補充品	建議用量	說明
● 必需者		
維他命A及 β－胡蘿蔔素	每天15,000IU。 每天15,000IU。	幫助發炎的黏膜恢復正常，強化免疫系統。
維他命C	每天5,000～10,000毫克，分成數次。	破壞感冒病毒。請見第三部抗壞血酸的洗滌。給小孩選用緩衝過的維他命C或抗壞血酸鈣。
鋅葡萄糖酸口含錠	前三天，每隔3小時使用1粒，以後的一週內，降為每4小時1粒。	隨時備有此種錠劑，在感冒最初時使用。一直用到症狀消失。小孩也是如此使用。
● 重要者 蒜頭精膠囊	每天3次，各2粒。	天然的抗生素及免疫增強劑。
蛋白質補充品（含各種單一胺基酸）	依照產品標示。	單一胺基酸較快被身體吸收利用。
● 有幫助者 Bifido Factor／ Life Start Two， 來自Natren感冒膠囊（含天然藥草成分）	依照產品標示。 每天3次，各2粒。	小孩、嬰兒使用的產品。補充良性的共生菌。可在天然食品店購得。
Fenu－百里草（thyme）或Fenu－Comf 膠囊 來自Nature's Way，藥草配方	每天3次，各2粒。	幫助解除鼻塞。

補充品	建議用量	說明
綜合礦物質或海帶	每天5～10錠。	海帶是各種必需礦物質的豐富來源。
蛋白質分解酵素	兩餐之間，2～4錠。	抗發炎。
維他命B羣	每天3次，各50～100毫克。	用於復原及增強免疫力。

藥用植物

□菊花植物(echinacea)、薑、保哥果(pau d'arco)、滑榆、西洋蓍草(yarrow)茶，均有幫助。治發燒則使用貓薄荷茶灌腸劑及1／4～1／2茶匙的山梗菜酊劑，每3至4小時使用一次，直到燒退。此劑量也適合小孩。

□用滑榆樹皮加一份沸水及半杯蜂蜜對咳嗽及喉痛很好。配製好後，存入瓶罐中，每3至4小時使用1茶匙。

□尤加利油(eucalyptus oil)也有幫助。滴5滴於熱水浴中，或6滴於一杯沸水中，將熱氣吸入。

□菊花植物(echinacea)及金印草製的酊劑最適合小孩。在液體中滴入8至10滴，每3小時使用一次，直到所有症狀消失。此配方也可向McZand Herbal公司購買，品名為Zand Formular，地址如下：P.O.Box 5312, Santa Monica, GA90405。

建議事項

□常患感冒的小孩，應檢查是否甲狀腺功能出毛病。在小孩早晨起床前，測其肛溫或腋溫。假如在他沒生病時測得低溫，要帶他去看醫生。同時，過敏症也可造成感冒頻繁。不妨作一次過敏測試。

□請見第二部的甲狀腺機能不足，參考甲狀腺機能的自我測試。

□經常洗手，並將使用過的衛生紙沖走，因為這些衛生紙窩藏病毒，很可能傳染給他人或使你再度感染。

□啜熱湯，例如火雞或雞湯。

□謹防給予小孩使用阿司匹靈(請見第二部的瑞氏症候羣(Reye's Syndrom)

考慮事項

□當免疫系統因生活緊張、飲食不良等原因而變衰弱時，等於給自己製造感

冒的機會，使病毒大行其道。

☐每天喝2次馬鈴薯皮湯(Potato Peeling Broth)，要趁新鮮時使用。將馬鈴薯(不去皮)削成半吋厚的條狀，中心部分去掉。煮沸20至30分鐘。過濾、冷卻後飲用。可加入胡蘿蔔或芹菜一起飲用。

流行性感冒(Influenza)

　　流行性感冒是呼吸道的病毒感染所致，具有高度傳染性。由於此病能藉由咳嗽或打噴嚏快速地傳染，流行性感冒的爆發是十分常見的。因為病毒種類不斷地改變，所以對抗流行性感冒的疫苗不甚管用。

　　在潛伏1～3天以後，流行性感冒可能突然乍現。流行性感冒的早期症狀類似普通感冒的症狀，包括頭痛、身體虛弱、手臂、腿及背部酸痛。患者可能感到忽冷忽熱。而且大部分病人有喉乾及咳嗽的現象。他們通常感到疲倦不堪，而不想吃東西或做其它的事。有時也會出現噁心及嘔吐。雖然流行性感冒本身罕有致命性，但它容易使患者併發肺炎、耳朵感染、鼻竇炎。

營養素

補充品	建議用量	說明
● 必需者		
抗壞血酸的洗滌或維他命C	每天5,000～10,000毫克，分成數次。	給小孩選用緩衝過的維他命C或抗壞血酸鈣。請見第三部抗壞血酸的洗滌。
維他命A加 β－胡蘿蔔素	每天15,000IU 每天15,000IU。	一種強力抗氧化劑及免疫促進劑。
葡萄糖酸鋅含錠	每2小時服用1錠，含於舌下。	強力免疫促進劑。隨時備好此錠劑。一出現流行感冒跡象，立刻服用，直至症狀消除。對小孩也是如法泡製。
● 重要者		
蒜頭精膠囊(kyolic)	2粒，每天3次。	無臭蒜頭，能增進免疫力。是一種天然抗生素，有清潔體內的功效。

補充品	建議用量	說明
蛋白質（含各種單一胺基酸）	依照產品指示。	修復組織及控制發燒。單一胺基酸較快被身體吸收利用。
●有幫助者 Bifido Factor／Life Start Two（來自Natren）	依照產品指示。	嬰兒及孩童適用。補充良性菌，充當一種抗生素。
感冒膠囊（Cold−Control，含天然藥草成份）	依照產品指示。	可在天然健康食品店購得。
Fenu−Thyme（麝香草）或Fenu−Comf藥草配方（來自Nature's Way）	依照產品指示。	去除鼻腔、鼻竇的黏膜。
綜合礦物質或海帶錠	依照產品指示。 每天5～10錠。	礦物質是預防及治療疾病必需的
蛋白質分解酵素	兩餐間服用2～4錠。	有抗病毒功效。消炎。
維他命B羣	每天100毫克。	爲所有細胞內的酵素功能所需。

藥用植物

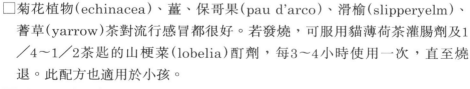

□菊花植物（echinacea）、薑、保哥果（pau d'arco）、滑榆（slipperyelm）、蓍草（yarrow）茶對流行感冒都很好。若發燒，可服用貓薄荷茶灌腸劑及1／4～1/2茶匙的山梗菜（lobelia）酊劑，每3～4小時使用一次，直至燒退。此配方也適用於小孩。

□1茶匙滑榆樹皮粉加1杯沸水及半杯蜂蜜，對咳嗽喉痛有幫助。將此配製的混合物存於瓶罐中，每3～4小時，使用1茶匙。

□尤加利油也有益處。放5滴於熱水浴中或6滴於1杯沸水中，用毛巾沾濕後，覆於臉上，將蒸氣吸入。

□菊花植物(echinacea)及金印草的酊劑頗適合小孩。每3小時，使用8～10滴於液體中，直到所有症狀全消失。欲取得此配方，可聯絡McZand Herbal, P.O.Box5312, Santa Monica, CA90405, U.S.A.。向他們索取Zand配方。

建議事項

□經常患流行感冒的小孩需檢查甲狀腺是否功能良好。可為此小孩量肛溫，以判斷之。
□也請見第二部的肺炎。

支氣管炎(Bronchitis)

　　支氣管炎是通到肺部的支氣管或呼吸道發炎或受阻造成的。跟隨發炎而來的是不停的咳嗽，起因於黏液累積、發燒、背痛及胸痛、喉嚨痛及呼吸困難。典型的急性支氣管炎發生於上呼吸道感染(例如流行性感冒)之後，通常導致肺炎。慢性支氣管炎則得自肺部經常性的不適，但與感染無關。過敏可能是慢性支氣管炎的原因。除此，由於肺部裡氧氣與二氧化碳的交換空間減縮，心臟必需更努力工作，來維持足量的血液。這樣可導致心臟疾病。

　　抽煙及急性上呼吸道感染，通常與支氣管炎有關。如果是由細菌引起的，應該服用抗生素；然而，治療中，不應使用鎮咳劑。應該作胸腔X光檢查，以排除肺癌的可能。

　　一種可能由病毒引起的新型支氣管炎已為害許多女性。此病非常難治療，通常持續3週到5個月。抗生素或許有用，尤其是Doryx。

營養素

補充品	建議用量	說明
●必需者		
維他命C加生物類黃酮	每日3,000～10,000毫克，分成數次。	用緩衝過的粉末形式是最佳的。與維他命E一起使用。

補充品	建議用量	說明
● 非常重要者		
β−胡蘿蔔素	每日15,000IU。	用於保護肺組織。
DMG（葡萄糖酸，來自達文西實驗室）	每日2次，各1錠，含於舌下。	一種強力的氧分子攜帶者。
蛋白質分解酵素	兩餐之間服用。	幫助減輕發炎作用。
維他命A膠囊	每日2次，各20,000IU，一個月後，減至15,000IU。	用於復原組織及保護所有組織。
維他命E	每日2次，各400IU，漸增。與維他命C一起使用。	強力的自由基清除者。用於復原組織及改善呼吸。
● 重要者		
葉綠素錠(小麥草)或液體或新鮮的綠汁	每日3次，依照產品標示。	Kyo−Green是好的選擇。
蒜頭精錠(Kyolic)	2錠，與正餐一起服用。	Kyolic無臭。是一天然抗生素，能減少感染及解毒。
綜合礦物質加鋅	每天50毫克。	
● 有幫助者		
鈣箝合劑加鎂	每日1,000毫克。	是復原必需的物質。
輔酶Q$_{10}$	每日60毫克。	促進血液循環及改善呼吸。
L−精胺酸(胺基酸)	睡前服用2克，及少量的L−離胺酸。	預防胺基酸不均衡。有助肝的解毒功能。用於蛋白質合成，以協助患部復原。可降低氨的濃度。
L−半胱胺酸(胺基酸)	每日2次，各500毫克。	保養細胞，且含有體內需要的硫。

補充品	建議用量	說明
l－鳥胺酸(胺基酸)	每日2次，各500毫克，空腹服用，只有成人能用。將此胺基酸泡入果汁——避免用牛奶或蛋白質飲料——因為胺基酸彼此會競爭被小腸吸收的機會。	注意：小孩勿食用。解除氨毒。
超氧化物歧化酶(SOD)	依照產品指示。	促進患部復原，而且是一種極佳的抗氧化劑。
維他命B羣	每日3次，各100毫克。	活化許多復原期間所需的酵素。

★備註：空腹服用各種胺基酸，並與少量維他命C及B。一起服用，吸收利用的效果較好。

藥用植物

□Bronc－Ease(來自Nature's Herbs公司)是極佳的藥用植物配方。它紓解氣塞、咳嗽及煩躁。也可使用黑蘿蔔萃取物或乾燥過的植株、繁縷(chickweed)、欵冬(coltsfoot)、菊花植物茶(echinacea tea，每天喝)、尤加利樹、葫蘆巴(fenugreek)、薑、冰島蘚、毛蕊(mullein)、沒藥樹脂(myrrh)、保哥果(paud'arco)茶(每天喝)、滑榆樹皮及小麥草膠囊。吸尤加利葉的蒸氣幫助紓解呼吸問題。冰島蘚用於黏液充塞症狀。

建議事項

□增加空氣中的水氣。喝大量的流質。
□對那些有慢性支氣管炎者，抽煙——即使是吸二手煙——是非常有害的。除了導致黏液阻塞氣道的有害物質被去除，否則並沒什麼妙方可治。抽煙是最常見的有害物。

哮喘(氣喘Asthma)

哮喘是由支氣管(肺部內的小氣道)周圍的肌肉痙攣所引起的，這阻礙了

肺部不新鮮空氣的排出。典型的症狀有咳嗽、氣喘、胸部鬱悶、呼吸困難。當空氣無法自由地在肺部的氣囊中交換，支氣管性氣喘便產生。而心臟氣喘是心臟功能不正常所導致。

　　肌肉痙攣加上黏液增多，是由於在過敏反應期間，免疫系統製造組織胺(histamine)所造成的。因此，任何過敏原(allergen)均可誘發氣喘。

　　研究人員相信，鎂的攝取量較低或是缺乏鎂，可能在某型氣喘病上扮演一角色。

營養素

補充品	建議用量	說明
● 必需者		
維他命A加	每日15,000IU。	用以修補組織及增強免疫力。
β－胡蘿蔔素	每日10,000IU。	
泛酸(B₅)	每日3次，各50毫克。	B₅是抗緊張維他命。
維他命B羣包括	每日4次，各50毫克。	激活免疫系統，尤其是B₆。注
B₆(吡哆醇)及	每日3次,各50毫克或1／2cc	射液是最有效的方式。
B₁₂錠劑或口含片	。	
	每日2次，各100毫克，	
	兩餐間服用。	
維他命E	每日600IU，然後逐漸增加	強力抗氧化劑。
	。	
● 非常重要者		
鎂	每日750毫克。	鎂箝合劑(chelate)或aspo-rotate可能止住嚴重的氣喘。
綜合維他命礦物質複		是增強免疫功能所必需的。
合物(高效力)，含硒	每日200微克。	
及β－胡蘿蔔素	每日15,000IU。	
鳳梨酵素(bromelin)及	每日3次，各100毫克。	有效的免疫促進劑。Querce-tin C有抗組織胺的作用。兩者
Quercetin C	每日3次，各500毫克。	一起服用，以得最佳效果。

補充品	建議用量	說明
維他命C加生物類黃酮	每日3次，各1,500毫克。	
● 有幫助者		
蜜蜂花粉	剛開始數顆粒；漸增至每日1茶匙	最好是使用離家方圓十里內的花粉所製成的產品。
鈣	每日1,500毫克	箝合形是最有效的。
輔酶Q$_{10}$	每日100毫克。	具有對抗組織胺的能力。
DMG(葡萄糖酸，來自達文西實驗室)	依照產品標示。	改善肺部組織的氧和作用(oxygenation)。
Inspir Ease(來自Key製藥廠)	依照產品標示。	一種吸入劑。
海帶錠	每日10錠，三個星期後減至每日3錠	以求礦物質均衡。
L－甲硫胺酸(胺基酸)加	每日2次，各500毫克。	L－甲硫胺酸是重要的抗氧化劑。
維他命B$_6$加	每日50毫克。	
維他命C	每日500毫克。空腹時一起服用這些補充品，吸收效果較佳。	
維他命D	每日600IU。	

藥用植物

□用藥花藥物(echinacea)、馬尾草、杜松實(juniper berries)、甘草根、馬黃(Ma Huang)、保哥果(pau d'arco)、蜂膠、滑榆樹皮錠劑。每日飲用三杯pau d'arco茶，它可當作一天然抗生素。山梗茶精(loblia)在氣喘發作時有幫助；它是一種支氣管平滑肌的鬆弛劑。銀杏含有銀杏鹼B(ginkgolide B)此活性成分，也在許多研究中展現良好的效果。

建議事項

□飲食中主要包括新鮮蔬果、核果及種子、燕麥片、糙米、全麥等穀類等。接下來應採用一種低血糖性的飲食——不含糖而含高蛋白質及低碳水化合物。

□要謹慎使用β－阻塞劑(β－blocking drugs)、非類固醇性的抗發炎藥及阿司匹靈。

□需要補充綠色飲料。Wakunaga of America company所生產的Kyo－Green是極佳選擇。每日3次，餐前半小時使用。每個月實施三天的禁食，只喝蒸餾水及檸檬汁，或兩者的綜合，有助身體除去毒素及黏液。

考慮事項

□要避免苜蓿、甜菜、紅蘿蔔、可樂、冷飲(可能引起支氣管痙攣)、乳製品(包括牛奶及冰淇淋)、魚、紅肉(尤其是豬肉)、加工食品、鹽、菠菜、雞肉及火雞肉、白麵粉、白糖。

□也要避免毛絨絨的動物；阿司匹靈、BHA及BHT食品添加物；F、D及C黃色5號色素；抽煙及煙草；色胺酸(tryptophan)。

□使用克里斯多夫博士的Air Breathe Ease(幫助呼吸順暢的藥劑)。每日2~3次。也在背部及肺部附近及腎臟部位敷用蓖麻油包。將蓖麻油置於平底鍋加熱，但不要煮沸。將一塊紗布或棉布浸入油中，直到布將油吸飽了。將此布敷在患部，並蓋上一塊比此布還大的塑膠袋。再將加熱袋覆在塑膠袋上。如此持續半小時到2小時。

□一篇刊於過敏症與臨床免疫學第81卷(Journal of Allergy and ClinicalImmunnology, vol.81)中的文章曾建議，氣喘病人每餐前要服用2粒鮭魚油膠囊，而且每週吃三次魚。

□大部分餐廳使用亞硫酸鹽保存生菜沙拉、酪梨醬、水果切片、涼拌捲心菜(coleslow)、冷凍式灌頭貝類、罐頭洋、沾醬與肉汁(gravies)、湯類、醃製品、冷凍薯條、洋芋片、酒醋、蘋果汁、馬鈴薯、烘烤食品、臘腸、啤酒及其它酒品。亞硫酸鹽可見於任何一種食物。有些人在吃過含亞硫酸鹽的食物後，會有嚴重的突發症，甚至會導致死亡。

□亞硫酸鹽包括重亞硫酸鈉(sodium bisulfite)、重亞硫酸鉀(potassium metabisulfite, potassium bisulfite)及二氧化硫。它們經常被用來防止食物變色及細菌滋生。

□用來檢驗食物中是否含亞硫酸鹽的試紙已上市了，欲知詳情，請寫信到：Sulfitest, Center Laboratories, 35 Channel Dr., Port Washington, NY 11050或請電(800)645-6335或(516)767-1800(若是在紐約)。這種試紙遇亞硫酸鹽呈紅色，否則呈綠色。這種試紙是由堪薩斯州立大學的芭芭拉馬克利(BarbaraMarkley)所發展出來的。

□Theo-Dur Sprinkle這種藥，被用來灑在小孩的食物上，以預防氣喘症狀。在加拿大使用，效果良好。

□也請見第二的過敏症(Allergies)

假膜性喉炎(Croup)

這是一種呼吸感染，使喉頭或氣管因腫大而變窄。患者有呼吸困難、刺耳的咳嗽、聲音嘶啞、肺部緊悶、窒息的感覺。

假膜性喉炎主要特徵是透過發炎聲帶所發出的一種不尋常噪音。此噪音發生於年輕的孩童，因為他們的呼吸道比成人窄許多，而且通常被黏液阻塞。假膜性喉炎通常是由感冒、支氣管炎或過敏引起，但是當吸入外來物時，也可能引發此症。發病經常在晚上。

小孩有呼吸困難的症狀，應到醫院照喉頭X光。抗生素及氧氣可能有幫助。若服用抗生素，別忘了使用嗜酸菌。大部分的小孩幾天後即可復原。

下表中的劑量適合6歲以上的小孩。6歲以下的小孩，需調整用量。

營養素

補充品	建議用量	說明
●必需者		
維他命C	每天4次，各500毫克。4歲以下者，各100毫克。	增強免疫系統以控制感染及發燒。請見第三部的抗壞血酸的洗滌。
鋅口含錠	3歲以上的小孩每天3次，各5毫克，如此使用3天。	口含錠較快被吸收。鋅促進免疫功能，且是復原時必需的物質。

補充品	建議用量	說明
●非常重要者		
維他命A	每天2,000IU。	用以治療黏膜。使用乳劑的形式。
維他命E	每天50毫克。	破壞自由基，並攜氧至各細胞。使用乳劑的形式。
●重要者		
魚肝油	每天2次，1湯匙，配果汁。	給小孩使用以取代維他命A。

藥用植物

□可使用治痢草根(comfrey)、菊花植物(echinacea)酊劑、胡蘆巴(fenu-greek)、金印草、百里草(麝香草，thyme)、Herbal C (Green Farms出品，治充血)。若有發燒現象，應使用菊花植物(echinacea)酊劑。每隔3至4小時，滴15滴此藥於液體中使用。Nature's Way Products生產的Fenu－Thyme綜合藥草也有效。

□到健康食品店買尤加利油(eucalyptus oil)，用水蒸氣機使之氣化，然後吸入。

□用薑作溫水浴，然後用厚毛巾裹住身體，直接去睡覺，有助於排汗。如此可化解黏液，去除體內毒素。

建議事項

□在胸部及背部敷熱洋蔥，一天三次。洋蔥切片，放入布袋中，再覆上熱敷袋。這種作法的療效在於打開毛孔及紓解充血現象。

花粉熱（乾草熱，Hay fever）

花粉熱過敏性鼻炎影響眼、鼻、喉的黏膜組織。灰塵、花粉(來自木本、草本及開花植物)、羽毛及動物的毛髮是常見的原因；然而，過敏症也可能是潛藏的因素。花粉熱的症狀包括眼睛癢、眼睛及鼻腔內的分泌物增

多、打噴嚏及神經過敏。

　　花粉熱患者通常也患有氣喘及皮膚炎。常年性鼻炎病人指的是那些一年到頭一直受乾草熱所困的人。

　　花粉熱患者應服用專為過敏症所設計的補充品。也不妨作一次過敏測試（請見第二部的過敏症）。

營養素

補充品	建議用量	說明
●非常重要者		
輔酶Q_{10}	30毫克，每天2次。	改善組織的氧和作用(oxygenation)及免疫功能。
生的(粗製)胸腺	500毫克，每天2次。	促進免疫功能。
維他命A	每天100,000IU，一個月後，降至25,000IU。	一種強力免疫促進劑。乳劑的形式最佳。
維他命B羣添加 B_6及 泛酸(B_5)	50毫克，每天2次 100毫克，每天3次	增強免疫功能。
維他命C加生物類黃酮	3,000～10,000毫克，每天3次。	強力免疫促進劑。酯化或緩衝過的形式最佳
●重要者		
鍺	100毫克，每天2次	改善免疫系統功能。
蛋白質分解酵素	用餐時，及兩餐之間使用。	幫助必需營養素的消化，以供免疫系統之需。
蜂王乳膠囊	依照產品標示。	幫助退燒及破壞細菌。
鋅	每天50～80毫克。	若發燒，則避免使用。
●有幫助者		
苜蓿汁	每天2次。	提供葉綠素及維他命K。

補充品	建議用量	說明
Dioxychlor（來自 American Bio-logics），或有氧 Aerobic O7（來自有氧生活產品公司）	5滴於水中，每天2次。	提供穩定的氧氣。
海帶	每天5錠。	豐富的礦物質來源。
超氧化物歧化酶（SOD），來自生技食品公司	依照產品標示。	一種強力抗氧化劑。
維他命E	每天400～800IU。	增強免疫系統。

建議事項

□多吃水果、蔬菜、穀類、生的種子及核果。每週吃三次酸酪乳或其它酸食品。避免乳品、白麵粉食品、糖類、罐頭產品、香煙、咖啡、巧克力、汽水、糕點、及其它垃圾食品。

考慮事項

□作清腸禁食(請見第三部的禁食篇)。
□也請見第二部的過敏症及第三部抗壞血酸的洗滌。

肺炎(Pneumonia)

　　肺炎是由不同的細菌、病毒及真菌引起的。病發時，肺裏的小氣囊發炎，而且充滿了黏液及膿。肺炎的傳染性不高。

　　肺炎的症狀由輕微到嚴重不等，不過通常都包括發燒、畏寒、咳嗽、肌肉痛、疲勞、喉嚨痛、頸部的淋巴腺腫大、指甲變藍、胸部疼痛、呼吸短促及困難。

　　典型的肺炎促成因子包括普通感冒、流行性感冒、中風、酒精中毒、抽

煙、腎臟衰竭、鐮刀細胞症、營養欠佳、呼吸道有異物、細菌、病毒及化學刺激物、甚至過敏症。

維他命A是維持呼吸道黏膜健康所必需的。缺乏此維他命會提高呼吸道感染的機率，最後可能導致肺炎。

細菌性肺炎是相當危險的。症狀通常包括顫抖、畏寒、體溫高。起初是乾咳，隨後會出現帶鏽色痰，而且呼吸變得短促及費力。12歲以下的兒童最常感染此型肺炎。

在復原後，身體仍持續4～8週的衰弱。肺炎的陽性反應僅能藉由胸腔X光診斷出。

下列表格中建議的用量僅適合超過45公斤的人，否則應調整用量。

營養素

補充品	建議用量	說明
● 必需者		
β－胡蘿蔔素	每天15,000IU。	保護肺部免於自由基的傷害。
維他命A乳劑	每天100,000IU。	可以安全地使用高劑量的維他命A，因為它不需經過肝臟。它能較快被吸收，用於修補組織及免疫功能。
維他命C加 生物類黃酮	3,000～10,000毫克，分成數次。 100毫克，每天2次。	對免疫反應及消炎非常重要。生物類黃酮用以活化維他命C。請見第三部抗壞血酸洗滌。
● 非常重要者 布國乳桿菌（Bulgaricum I.B.），Natren出品	依照說明空腹使用。	補充良性菌。
L－肉鹼及L－半胱胺酸	依照產品標示。	保護肺部免於自由基傷害。
蛋白質（含各種單一胺基酸）	依照產品標示。	幫助組織的修補。

補充品	建議用量	說明
● 必需者		
維他命B羣	100毫克，每天3次。	用於消化、製造抗體、形成紅血球、及黏膜的健康。
● 重要者		
胸腺萃取物及肺組織	每種各500毫克，每天2次。	刺激免疫反應及促進肺組織復原。
維他命E乳劑或膠囊	1,500IU。400IU，每日2次，餐前使用。	一種強力抗氧化劑，能保護肺組織及促進氧的利用。
鋅	每天80毫克	修護組織及增進免疫功能。葡萄糖酸鋅口含錠非常有效
● 有幫助者		
輔酶Q$_{10}$	每天100毫克。	促進細胞的用氧率。
鍺	每天200毫克。	協助紓解不適。促進免疫反應。
Inflazyme Forte(American Bio-logics出品)	2錠，在兩餐之間及睡前的空腹期服用。	有助於控制感染。
蛋白質分解酵素	3次，空腹服用。	幫助營養素吸收。消炎。

藥用植物

□薑及Green Farms Herbal C有益於治療肺炎。

建議事項

□如果懷疑感染了肺炎，應立即看醫生。若服用抗生素，別忘了服用嗜酸菌膠囊或2湯匙的嗜酸菌液，每天3次。

□飲食應由生鮮的蔬果構成。服用植物性的蛋白質補充品(含各種單一胺

基酸)及葉綠素(綠色飲料或錠劑)。

□飲食應避免乳製品、糖、白麵粉產品、咖啡、各種茶(除了藥草茶以外)、香煙。

□喝大量的果汁。液體有助於消除肺內的分泌物。用純果汁、新鮮檸檬汁及蒸餾水禁食也有幫助。(請見第三部的禁食。)

考慮事項

□用濕氣機產生冷的水氣有幫助。在胸口熱敷可減輕疼痛。
□請見第二部的流行感冒及普通感冒。

肺氣腫(Emphysema)

　　肺氣腫的特徵是用力時會發生氣短、氣促的現象。這種呼吸困難是由於肺部組織失去彈性所造成的。病人呼氣時需費很大的功夫。如此造成不新鮮的空氣困陷於肺中,使氧氣及二氧化碳無法交換。肺氣腫最常見的症狀是無論用力多輕微都會發生喘不過氣,緊接著是咳嗽。通常,肺氣腫病人多為老年人,但此狀況也可能在年輕或中年時開始,端賴之前是否有任何呼吸毛病。有些人因血清蛋白質缺乏而得此病;然而,大部分的病例都是與抽煙有關。如果你有肺氣腫,又是老煙鎗,那你必須戒煙。抽煙加速肺氣腫的惡化,最後將致命。

　　肺氣腫尚無法治癒,它與氣喘(或稱哮喘,asthma)一併被列為一種慢性肺梗塞(Chronic obstructive pulmonary disease, COPD)。

營養素

補充品	建議用量	說明
●必需者		
葉綠素 (Kyo-Green),(來自Wakunaga of America Company)	每天3次。	提供活性酵素。維他命、礦物質及葉綠素幫助呼吸順暢。

補充品	建議用量	說明
● 非常重要者		
輔酶Q$_{10}$	每天60毫克。	一種強力抗氧化劑
大蒜精膠囊 （Kyolic）	用餐時2粒。	無臭大蒜，是一種天然抗生素 ，能防止感染。
鍺	每天200毫克。	改善組織的氧和作用（oxygen- ation）。
L－半胱胺酸及L－ 甲硫胺酸（胺基酸）	每天2次，各500毫克，空 腹使用。	有助於修補受損的肺部組織。
蛋白質補充品（含各 種單一胺基酸）	依照產品標示。	用於修補肺部組織。
維他命A乳劑	100,000IU，一個月後降至 50,000IU。最後保持 25,000IU（或使用等量的膠 囊，同時加10,000IU的β－ 胡蘿蔔素）。	用於組織修復及免疫系統。
維他命C	每天5,000～10,000毫克 ，分成數次。	強化免疫反應，幫助發炎的組 織復原。
● 重要者		
生的胸腺及肺之混合 物（來自Enzymatic Therapy）	依照產品標示。	使用此物的益處請見第三部的 腺體器官食療法。
維他命E乳劑	1,000IU。（或使用膠囊，開 始400IU，漸增至1,600IU ）	這是氧的攜帶者及強力抗氧化 劑。缺乏維他命E可導致細胞 膜受損。
● 有幫助者		
有氧 Aerobic O7（ 來自 Aerobic Life Products，有氧生 活產品）	每天一次，9滴於水中。	提供氧氣及殺菌。

補充品	建議用量	說明
鈣螯合劑(chelate) 及 鎂	每天2,000毫克。 每天1,000毫克。	滋養神經系統,保護神經末梢,並促進睡眠。
海帶	每天5錠。	
綜合酵素及 蛋白質分解酶	與正餐一起服用。 兩餐之間使用。	能清肺,預防感染。
蛋白質補充品(來自 蔬菜的植物蛋白質)		修補受損的肺部組織。

藥用植物

☐治療肺氣腫可用下列植物:治痢草(comfrey)加葫蘆巴(fenugreek)、西洋山葫菜(horseradish)毛蕊花茶、迷迭香、麝香草。Life Extension公司有一種綜合產品稱CXI,有助於解毒作用。麝香草也很有幫助。

建議事項

☐早晨起床時,服用一茶匙純的低溫壓縮橄欖油。這不僅幫助膽囊及大腸清除毒素及廢物,也同時提供體內必需脂肪酸。

☐飲食中,生菜需佔50%。每天都要攝取洋蔥及大蒜。避免鹽巴以及會造成消化道、肺部、鼻竇(sinuses)、鼻腔等處分泌過多黏液的食物,包括肉、蛋、乳製品、加工食品、抽煙、垃圾食物、白麵粉食品。

☐儘量吃些不太需要咀嚼的食物。有慢性肺病的人在咀嚼時容易產生呼吸困難。避免豆類、甘藍菜等易脹氣的食物。因為這些食物使腹部膨脹而影響呼吸。勿食典型的美國早餐。反之,應該用熱的清澈飲料(例如,藥草茶)幫助清除黏液。喝過這類飲料之後,再使用ABC結腸堆體清潔劑,對身體有益。將一杯果汁與ABC混合,迅速喝下。如此有助於清除結腸內過多的黏液,並減少脹氣。

☐可使用蓖麻油敷袋覆在胸及背部。

☐避開空氣污染。必要時可換個乾淨、清新的工作環境。勿使用噴霧劑。

☐多休息,避免情緒緊張。多呼吸新鮮空氣。

□進行清腸禁食，使用胡蘿蔔、芹菜、菠菜、及綠色飲料。(請見第三部的禁食)。

考慮事項

□也請見第三部抗壞血酸的洗滌及第二部環境的毒害。

結核病(Tuberculosis)

　　結核病是由結核桿菌引起的，具有高度的傳染性。它主要影響肺部，但可擴散至骨頭、腎、肝、脾、腸。

　　此病的症狀較慢出現，而且初期類似流行性感冒。通常由咳嗽開始，並且痰裏帶血絲。情況繼續惡化時，患者出現發燒、嚴重盜汗、慢性疲勞、體重下降、胸痛、呼吸短促、尿道感染。更嚴重的患者，將產生喉結核，使病人無法説話。

　　不注重衛生、與患者親密接觸、免疫功能不全(源自慢性病，例如愛滋病)、飲食不均衡、久坐的生活方式(例如工作上的需要)，均增加患結核病的機率。

營養素

補充品	建議用量	說明
●非常重要者		
輔酶Q₁₀	75毫克。	攜帶氧氣至組織,以幫助復原。
蒜頭精膠囊 (Kyollc)	用餐時，服用2粒。	無臭蒜頭，是一天然抗生素。促進免疫功能及控制感染
L-半胱胺酸及L-甲硫胺酸	500毫克，每天2次。	去除毒素，保護肺及肝。
蛋白質(各種單一胺基酸)		用於修補組織。胺基酸較易被吸收。
硒	每天200微克。	抵抗自由基，促進免疫系統健康。

補充品	建議用量	說明
維他命A乳劑或 膠囊	200,000IU。 25,000IU。	幫助肺組織復原的重要物質。
維他命B羣 加啤酒酵田及 泛酸(B₅)和 維他命B₆	必要時，可用注射的。 100毫克，每天3次。 50毫克，每天3次。	製造紅血球及抗體所需之物。 幫助氧的利用。
維他命C	見第三部抗壞血酸的洗滌。 參照其指示及劑量。	強化免疫反應。促進復原。
維他命D膠囊	起初每天1,000IU。漸減至 每天用400IU。	鈣及磷的利用所必需的。結核 病患每天都需要日光和／或維 他命D，以助治療。
維他命E膠囊	起初每天400IU，漸增至 1,600IU。	強力的自由基清除者。保護肺 組織，並提供細胞氧氣。 注意：如果有高血壓，每天用 400IU，漸增至1,600IU。
●重要者 鍺	200毫克。	吸收過量的氫離子，將它們排 出體外，使組織更易獲氧。
綜合礦物質含鈣和鎂	與正餐共用。勿用堅硬不易 溶解的配方。鈣每天1,000 毫克，鎂750毫克。	用於強化身體及幫助復原。
海帶錠	每天10粒。	提供天然礦物質。富含碘
OXY-5000	依照產品標示。	含超氧化物歧化酶(SOD)的抗 氧化劑。
蛋白質分解酵素及綜 合消化酶	與正餐共用。	用於控制發炎、幫助消化、改 善吸收。
鋅	50～80毫克。	促進免疫功能及組織復原。

藥用植物

□用菊花植物(echinacea)及保哥果(pau d'arco)製成茶，每天喝3杯。

建議事項

□飲食至少應包括50%的生菜。每天吃2個受精過的雞蛋。也吃酸酪乳、
　魚、家禽、生乳酪、生核果、種子、蒜頭。
□每天喝鳳梨汁、鮮蘿蔔汁、綠色飲料。開菲奶(kefir)及新鮮不加糖的酸酪
　乳應該每天攝取。

考慮事項

□胸部X光檢查或結核病皮膚測試可檢查出此病。
□避免情緒緊張、焦慮。休息、陽光、新鮮空氣是最重要不過了。乾燥的氣
　候對患者較宜。
□目前已有抗結核病的藥物可用，但得小心其副作用。

抽煙成癖(Smoking dependency)

　　在美國，1／3的癌症死者及1／4的心臟病死者源於抽煙。事實上，許多
機能退化疾病與抽煙有關，例如肺癌、慢性支氣管炎、心臟疾病、氣腫、呼
吸病、及其它癌症，諸如口腔癌及喉癌(來自無煙煙草)、腸癌、氣塞病(狹
心症)、下痢、胃灼熱、胃潰瘍。唇、咽、喉、食道等癌症與咀嚼無煙煙草
有關。同時，由於咀嚼煙草的人口增加，使近年的舌癌病例幾乎增為兩倍。

　　每年在美國有17.2%的死亡病患與香煙有關。85%肺癌與抽煙有關，而
且85%死於慢性阻塞肺病者是直接源自抽煙。在美國，每年死於抽煙的人數
是350,000。此數目大於酗酒、吸毒、車禍、自殺、殺人等死亡人數的總
和。

　　事實證明抽煙真的很可怕。它使壽命縮短10～15年。40%的煙癮者死於
退休年齡之前。此外，就心理學觀點而言，抽煙是一種自殺行為。因為他們
明知抽煙的危險，卻照抽不誤。

　　抽煙者或可能成為抽煙的人一旦知道香煙裏的成分，應立刻警覺其危險
性。除了某些少量的氣體及未詳的作用，香煙裏含尼古丁、一氧化碳、致癌

劑、過敏物質。雖然尼古丁是一種興奮劑，但量多時反而有抑制作用。尼古丁使心跳加速，增加心臟負擔，提高心臟發病的可能性。儘管抽煙者宣稱香煙使他們放鬆心情，實際上，尼古丁會引起心悸及焦慮。一氧化碳與體內的血紅素結合後，將阻礙氧氣的輸送。一氧化碳也使膽固醇沈積於動脈管壁。此二因素增加了心臟病及中風的危機。香煙裏的氰化氫會造成支氣管發炎。

　　煙癮的研究指出，尼古丁的作用與海洛英、古柯鹼、酒精等非常相似。實際上，當被靜脈注射尼古丁後，許多受試者分不出尼古丁和古柯鹼有什麼差別。尼古丁影響中樞神經系統，使抽煙者將產生愉快的感覺及生理上的需求。戒煙者通常會出現痛苦的禁戒症，例如，煩躁、憂鬱、焦慮、咳痰、胃抽痙、頭痛。這些症狀通常在數週後消失。

　　抽煙對女性頗具威脅性。研究顯示，女性抽煙者將產生下列後果：更年期提前來臨，因為煙草裏的有毒成分影響卵巢內的荷爾蒙製造細胞；停經後，骨質疏鬆症的機率較高；再者，除了肺癌罹患率較高，她們患子宮頸或子宮癌的機率比一般女性更高。抽煙女性不易懷孕，她們容易出現流產、早產、死胎。嬰兒較小，也較難存活。

　　長年抽煙的男性較可能有勃起困難，因為煙損害供應陰莖的血管，使其血壓降低。

　　如果無法戒煙，下列營養素將幫助你抵抗煙害。

營養素

補充品	建議用量	說明
●必需者 OXY－5000	2錠，每天3次	強力抗氧化劑。破壞香煙產生的自由基。
維他命B羣添加維他命B₁₂及葉酸	每天100毫克。	細胞內的酵素系統所必需的。
維他命C	每天3,000～7,000毫克。	重要的抗氧化劑。抽煙使維他命C大量流失。
●非常重要者 維他命A及 β－胡蘿蔔素	每天25,000IU。 每天15,000IU。	抗氧化劑，協助黏膜的復原。β－胡蘿蔔素保護肺。
鋅	每天50～80毫克。	促進免疫功能。

補充品	建議用量	說明
● 必需者		
● 有幫助者		
輔酶Q$_{10}$	每天30毫克。	消除自由基。改善組織的氧量。
鍺	每天30毫克。	消除自由基。改善組織的氧量。
L－甲硫胺酸及L－半胱胺酸及L－胱胺酸	依照產品標示。	強力解毒劑，保護肺、肝、腦、組織免於煙害。
綜合維他命及礦物質及		免疫功能所必需的。
β－胡蘿蔔素含	每天25,000IU。	
硒	每天200微克。	硒預防細胞受損。
胸腺	依照產品標示。	改善免疫功能。
維他命E	每天800IU。起初200IU，每月增加200IU，直到800IU。	重要抗氧化劑，保護細胞免於煙害。

建議事項

□ 想抽根煙的衝動僅持續3～5分鐘。雖然不易把持，但試著忍耐到慾望消除，你會發現愈來愈容易辦到。煙癮來襲時，不要靜坐忍耐，可以走走路、作仰臥起坐、或其它事，以轉移注意力。

考慮事項

□ 每天喝新鮮胡蘿蔔汁是最佳的預防肺癌措施。適當的飲食重要。儘量避免壓力與緊張。多吃蘆筍、綠花椰菜、白花椰菜、甘藍菜芽、甘藍菜、洋香瓜、菠菜、番薯、蕪菁。請見第二部的癌症。

□ 缺乏β－胡蘿蔔素及維他命B羣已被認為與肺癌及喉癌有關。

□ 由肺及支氣管咳出的痰可以檢驗是否有癌細胞。然而此方法及其正確一直受到醫師們的爭議。但是人們仍然冀望此方法能比胸腔X光還早數年偵測出癌細胞。

退伍軍人病
(Legionnaires' disease)

這種肺及支氣管感染的疾病是由Legionella pneumophilia菌引起的，最初發現於1976年美國退伍軍人大會中，有182位與會人士感染此流行病。此細菌藉由空氣傳播，在接觸此菌後，潛伏期約2～10天。這種細菌有時出現於開鑿的土裏及新犁過的土壤中。

此病的症狀包括頭痛、畏寒、高燒至41℃、肌肉痛、咳嗽、噁心、嘔吐、下痢、失去方向感。咳嗽起初無痰，但最後仍產生灰色或帶血的痰。

此病進展快速，必要時得住院。但它可能不具傳染性。作血液及痰的化驗將有助於診斷此症。

營養素

補充品	建議用量	說明
●必需者 β－胡蘿蔔素	依照產品標示。	這是維他命A裏的活性成分，能保護肺部。
蒜頭精膠囊	2粒，與正餐合用。	破壞細菌。
維他命C加 生物類黃酮	3,000毫克，每天3次。100毫克，每天2次。靜脈注射可能有益向醫生詢問。	強力抗氧化劑，幫助殺菌。
●非常重要者 布國乳桿菌(Bulgaricum I.B.)	依照產品標示。	幫助消化及破壞外來細菌。
L－肉鹼及L－半胱胺酸	各500毫克。	幫助免疫功能。
維他命B群	每天100毫克。	這是綜合的輔酶，為細胞功能所需，並能保護細胞。

補充品	建議用量	說明
● 重要者		
Intenzyme	每天3次，空腹使用。	促進免疫功能，減少體內的發炎。
胸腺及肺組織的萃取物	依照產品標示。	能促進胸腺、肺及免疫功能。
維他命A乳劑	每天最多100,000IU。	乳劑的形式使用者能大量服用而不會有毒，因為它不需經過肝臟，能迅速提供給肺及免疫系統，以修復損壞的組織。
維他命E乳劑或膠囊	最多400IU，每天2次。	是重要的抗氧化劑，能保護肺部組織。
鋅	每天80毫克。	含於口中溶化的葡萄糖酸鋅是最佳選擇。幫助免疫功能。
● 有幫助者		
輔酶Q_{10}加 鍺	每天60毫克。 每天200毫克。	增強及調節免疫力。將氧氣攜至細胞。
Dioxychlor（ 來 自 American Bio-logics）或 有 氧 Aerobic O7	依照產品標示。	破壞感染的細菌，但保留良性細菌。

藥用植物

□可使用菊花植物(echinacea)、尤加利、金印草。若發燒，可喝貓薄荷茶。

建議事項

□飲食應含75%的生菜及稍微蒸過的蔬菜。

□避免酒精、乳製品、油炸食物、糖類、香煙。

□定期清洗及檢查居家的空調(冷、暖)系統,並經常換新濾網。感染病的病源往往藏匿於此。

□使用涼爽的濕氣機。保持暖和,勿著涼,否則將使病情惡化。

□練習作深呼吸的運動。

□使用熱敷於胸部,以減輕疼痛。

㈣血液循環系統

血液循環問題
（Circulatory problems）

有許多疾病都與血液循環問題有關。當膽固醇沈積於動脈管壁造成動脈硬化及緊繃時，高血壓便產生。由於血管緊張，增加血液壓迫血管的力量，使血壓上升。動脈硬化症也是由於脂肪沈積血管壁，使動脈變窄、血液循環不良所造成的。除此，血液循環問題可導致中風及心絞痛。請見第二部的心臟血管疾病、動脈硬化症、高血壓。

另外一種血液循環疾病稱倍耳勾氏病（血栓閉塞性血管炎，Buerger's disease），發生在身體的下半部，是由慢性的靜脈及動脈發炎所造成的。這種病最常見於抽煙的人。倍耳勾氏病的初期徵兆是刺痛的感覺（有如針刺一般），且手指與腳指有灼熱的感覺。

另一種嚴重的血液循環疾病稱雷諾氏病（對稱性壞疽，Raynaud's disease），它的特徵是手指、腳指及鼻尖等血管末稍處發生緊縮及痙攣的現象。傷風、緊張、抽煙及其它因素均可能使手指、腳指麻木失去感覺；由於血液循環不良及動脈抽筋，使血管末梢可能蒼白無血色。這種病最常見於女性，偶爾導致壞疽。請見第二部的雷諾氏病（對稱性壞疽）。除此，由於靜脈管壁失去彈性所造成的靜脈曲張，也可導致血液循環不良。（請見第二部的靜脈曲張）

因為有若干因素均可造成血液循環緩慢，所以若有任何持續發生的現象，應請教醫師。

營養素

補充品	建議用量	說明
● 必需者		
L－肉鹼（胺基酸）	每日2次，各500毫克。	幫助強化心肌，並藉由輸送長鏈脂肪酸來促進血流通暢。
● 非常重要者		
葉綠素	液體或錠劑，依照產品標示。	促進血液循環，並有助建造健康細胞。也可用綠葉菜自製綠色飲料。
輔酶Q_{10}	每天100毫克。	改善組織的氧和作用（oxygenation）。
蒜頭精膠囊（kyolic）	2粒，與正餐一起服用。	此無臭大蒜有助強化心肌，並降低血壓。
卵磷脂	三餐前各2粒或1湯匙。	有時用Dr. Rinse配方取代卵磷脂。卵磷脂乳化脂肪。
綜合消化酶	與正餐一起服用。	幫助消化及血液循環，並促進氧的利用。
維他命B羣，添加葉酸、B_6、B_{12}、B_3、對胺基安息香酸。	使用注射液或許有幫助。	藉由代謝脂肪及膽固醇來改善血液循環。
維他命C加生物類黃酮	每天5,000～10,000毫克，分成數次。	預防血液凝結。
● 重要者		
鈣及鎂	鈣1,500～2,000毫克，鎂750～1,000毫克，分成三餐後及睡前服用。	鈣是維持正常的血液黏性所必需的，也能強化心跳。
DMG（葡萄糖酸）	每天2次，各50毫克。	增加組織的氧和作用。（oxygenation）

補充品	建議用量	說明
鍺	每日200毫克。	增加組織的氧和作用。
綜合維他命及礦物質複合物	依照產品標示。	是血液循環所需之基本物質。
維他命A及E乳劑	每天維他命A50,000。維他命E由200IU漸增至1,000IU。乳劑較快被吸收利用。	維他命A幫助貯存脂肪，並當作一種抗氧化劑。維他命E也抑制自由基的形成。
● 有幫助者 膽鹼、肌醇及菸鹼素	每天3次，每種一次100毫克，與正餐一起服用。	膽鹼有助消除脂肪沈積及改善循環。肌醇及菸鹼素幫助降低膽固醇。
銅	每天3毫克。	用以平衡鋅。
L－甲硫胺酸及L－半胱胺酸(胺基酸)	空腹時，與維他命B_6及C同時服用，加入果汁中，但勿用牛奶代替。	藉由解毒功效保護細胞。預防脂肪累積於肝及動脈中。
蛋白質分解酵素	2粒，兩餐間服用。	作用於結腸及血液中未消化的食物。
硒	每天200微克。	缺乏硒及被認為與心臟疾病有關。
鋅箔合劑	每天500毫克。	是免疫功能所需的。

藥用植物

□使用北美升麻(black cohosh)、假葉樹(butcher's broom)、辣椒、蘩縷(chickweed)、Circu(瑞士製的一種綜合藥草)、龍膽根、銀杏萃取精、金印草、山楂果、山蒢菜(horseradish)、木賊、牛膝草(hyssop)、甘草根、玫瑰實、艾草。辣椒加速脈搏，北美升麻則相反。銀杏在許多醫院都被用來治療血液循環的疾病。

建議事項

□要採用高纖飲食。燕麥麩能降低膽固醇濃度。飲食中應包括下列食物：香蕉、綠花椰菜、糙米、菊苣(endive)、大蒜、皇帝豆、洋蔥、梨、豌豆、菠菜。避免動物蛋白質及多脂食物(例如紅肉)、白麵粉製品、糖。勿用咖啡、可樂、抽煙、或含許多調味品的食物。

□使用絲瓜綿或天然澡刷作全身按摩。也可用毛巾沾水擦拭全身各部。

□定期運動有助血液循環，並使動脈柔軟、暢通。

□保持標準的體重。

考慮事項

□僅使用蒸餾水。

□請見第二部的心臟疾病、高血壓、高膽固醇、甲狀腺機能不足、雷諾氏病、靜脈曲張。

□也請見第三部的箝合劑療法。

心臟血管疾病
(Cardiovascular disease)

　　心臟血管系統即是由心臟及血管組成的；血液由心臟輸出，藉由血管循環至全身各部。心臟血管疾病是西方國家首屈一指的健康問題。它在美國是第一大死亡原因，每年死於此病的人不下一百萬。估計有五千萬名美國人患有心臟與血管疾病，其中有許多人是不具症狀的。

　　供應血液給心臟的動脈稱冠狀動脈。當心臟的血管變窄，使心臟的氧量不足，會產生一種胸痛稱心絞痛。當供應心肌氧氣與養份的冠狀動脈受阻時，會發生心臟病或心肌梗塞，導致心肌受損。動脈硬化是最常見的血管阻塞原因。大部分死於心臟病者，都與動脈硬化有關。冠狀動脈中的血塊也會導致心臟病。心臟病發作要即刻送醫處理。

　　除了動脈硬化症，高血壓也是心臟出毛病的前兆。冠狀動脈疾病若未經治療，會引起心臟病，而高血壓若未加以控制，則導致中風。

　　每一分鐘都有人正處於心臟病。心絞痛(狹心症)是常見的心臟病前兆。心絞痛的特徵是胸部緊繃、有強烈的疼痛。它通常發生在某種使勁出力之

後，由於心肌的血流量不足而引起的。病人會感覺到好像有人用力在壓他的胸部。這個疼痛可能持續數分鐘，而且通常會延伸到肩膀、手臂、頸部或上下顎。其它心臟病的徵兆包括：流汗、嘔吐、呼吸不足、頭暈、昏倒、焦慮、吞嚥困難、突然耳鳴、語言能力喪失。如果你有上述任何症狀，應立刻就醫，即使症狀僅持續幾分鐘。

　　不幸地，雖然診斷及治療心臟毛病均已採用新科技，然而，當心臟血管疾病的第一個徵兆出現時，很可能已對生命造成威脅。心臟血管方面的疾病在出現症狀後，往往已經不是初期了。更不幸的是，約有25％的心臟病患根本沒有前兆。許多人甚至將心臟病的徵兆誤以為是胃部的毛病。胸口疼痛的程度因人而異。有些心臟病人感到劇烈疼痛，有些人只感到稍微不適，好比消化不良一般。有些人則不具任何症狀。

　　心臟血管疾病不是老化必然的結果。有許多預防的措施。導致心臟血管的可控制因子包括高血壓、抽煙、血膽固醇的上升、A型個性、生活緊張、肥胖、久坐的工作性質及糖尿病。因此，可藉由改善生活方式來避免心臟血管的重大病變。

心臟功能的自我測試

　　你的心肌是全身最重要的肌肉。一個簡單的脈搏測試，可幫助你了解自己的心臟功能。檢查脈搏的最佳時機是早晨剛起床時。如果你的脈搏在60以下，表示你的心跳規律。如果你的脈搏在80以上，你恐怕得改變飲食及作息。假使你的脈搏保持快速，請向醫生詢問可能原因。如此每天測量脈搏，使自己提高警覺。

營養素

補充品	建議用量	說明
●必需者		
輔酶Q$_{10}$	每日3次，各50～100毫克。	預防缺氧導致額外的心臟受損。
鍺	每日200毫克。	改善組織及器官的氧和作用（oxygenation）。

補充品	建議用量	說明
Bio－Cardiozyme(生化心肌酵素)，來自 Biotech Vi-otron International	每日3次，各1錠，空腹服用。	一種複合物，能強化心肌。
鈣箝合劑加鎂	鈣每日1,500～2,000毫克分成三餐後及睡前4次服用；鎂每日750～1,000毫克，和鈣一樣，分成4次使用。	有助於正常的心肌功能。
蒜頭精(Kyolic)膠囊及 Kyo－Green	每日3次，各2粒。 依照產品標示。	Kyolic是無臭蒜頭。 Kyo－Green是濃縮的大麥及小麥草汁；它含有各種幫助組織復原的養分。
L－肉鹼(胺基酸)	每日2次，各500毫克，空腹服用。與50毫克的維他命B$_6$及100毫克的維他命C一起服用。	降低血中脂肪的濃度。增加氧的攝取及承受緊張的能力
卵磷脂	2膠囊或1湯匙。與維他命E同時服用。正餐時使用。	當作一種脂肪乳化劑。維他命E加速身體吸收、利用卵磷脂。
磷脂醯膽鹼或趨脂因子	依照產品標示。	降低血液中的脂肪含量。
● 重要者 DMG葡萄糖酸	50毫克含於舌下慢慢溶解，每天4次。	促進氧的利用。
L－牛磺酸	與維他命B$_6$及C一起加入果汁中飲用；不要與牛奶同時使用，因牛奶會與之競爭被腸吸收。	有助穩定心跳，矯正心律不整。

補充品	建議用量	說明
Maximum EPA PURE／700，來自天然產品公司或Ma-xEPA或櫻草油或黑醋栗油(black currant)或橄欖油	依照產品標示。	必需脂肪酸的來源。防止動脈硬化。
鉀	每日99毫克。	服用皮質酮、利尿劑或降血壓藥物，通常需補充鉀。
超氧化物歧化酶AOX／PLX(來自生技食品公司)及硒	依照產品標示。 每日200微克。	
維他命E	剛開始，每天100～200IU。漸增，每週增100IU，直到800～1,000IU的劑量。僅在醫師指示下使用。	強化免疫系統及心肌，改善血液循環，並能破壞自由基。
● 有幫助者 Aslavitol 或 Gerovital H-3 (GH-3)，均來自羅馬尼亞	依照產品標示。	改善心臟血管健康。如果對亞硫酸鹽過敏，勿使用GH-3。
銅	依照醫師指示。	某些心臟毛病與缺乏銅有關。
海帶	3錠，與正餐一起服用。	維他命、礦物質及微量元素的豐富來源。
綜合酵素加鳳梨酵素	兩餐間，依照產品標示。300毫克。	美國American Biologics公司生產的Inflazyme Forte是好的蛋白質分解酵素。
二十八烷醇和／或小麥胚芽	依照產品標示。	改善耐力；紓解肌肉疼痛。

補充品	建議用量	說明
維他命B羣，添加硫胺酸(B₁)及菸鹼素(B₃)及吡哆醇(B₆)	50毫克，與正餐服用。	各種維他命B聯手合作時，效果最好。維他命B₆是一種安全的利尿劑。注意：如果你曾患風濕性心臟病(心臟瓣膜問題)，請勿使用高量的菸鹼酸。
維他命C加生物類黃酮	每日3次，各1,000毫克。	對心臟血管疾病的治療極重要。

藥用植物

□可使用伏牛花、北美升麻根(black cohosh root)、假葉樹(butcher's broom)、辣椒、蒲公英、人參、山楂果、紅葡萄葉、Solaray 8號配方(Solaray＃8 Formula)及纈草根。瑞士製造的Circu藥用植物配方，效果也不錯。

□Suma藥茶對某些心臟病患有利。每天飲用此藥茶3次，與銀杏萃取物同時服用。

建議事項

□避免刺激物，例如咖啡及茶，它們均含咖啡因。也避免煙、酒、糖、奶油、紅肉、脂肪(尤其是動物性脂肪)、煎炸食物、加工精製食品、軟性飲料、辣食、白麵粉產品，例如白麵包。勿用甘草此藥用植物。

□確保飲食均衡，含豐富的纖維。吃大量的生菜、烘魚、火雞、雞肉。大蒜、洋蔥及卵磷脂是好的飲食添加品。它們有效地降低血膽固醇的含量。飲食中也別忘了加入杏仁果及其它核果(不包含花生)、橄欖油、紅鮭魚、鱒魚、鮪魚、大西洋鯖及鯖魚。這些食物含必需脂肪酸，脂肪含量低，而且含有正常心臟功能所需的營養。

□飲食中絕對不含鹽！購買食物時，要認清標籤，避免有「Soda」、「鈉」或「Na」符號等字樣的產品。這些表示食物含鹽。低鹽的飲食中應避免的食品及食品添加劑包括：

●添味劑(味精)。

●碳酸氫鈉。

- 罐頭蔬菜。
- 已調配好的商品化食品。
- 低熱量軟性飲料。
- 含防腐劑的食品。
- 肉類軟化劑。
- 某些藥物及牙膏(鹹性)。
- 軟化過的水。

☐保持體重輕盈。肥胖是心臟病及高血壓的危險因素。建議你作適量的運動。

☐避免緊張壓力。暴露於過量噪音中30分鐘以上，會使血壓上升，並且在噪音消退後，還能繼續影響心臟30分鐘。

☐認識醫生開給你的各種藥。也要學習緊急狀況時如何應變。如果你有心臟方面的毛病，親近你的人應該知道當心臟停止時要如何急救。確保你的親人學會心臟按摩術及口對口人工呼吸。也要隨時備好叫救護車的電話號碼。

考慮事項

☐那些治療時使用到抗凝血劑(例如，阿司匹靈)的人，應限制維他命K含量豐富的食物。含維他命K的食物會增進血液凝結，應僅攝取少量。含高量維他命K的食物包括苜蓿、綠花椰菜、白花椰菜、蛋黃、肝、菠菜、及所有深綠色蔬菜。要增加抗凝血效果，可在飲食中多添加下列食物：小麥芽、維他命E、大豆、葵瓜子。

☐僅飲用蒸餾水。

☐也請見第二部的動脈硬化症、循環問題、高血壓，及第三部的箝合劑療法。

醫學新知

☐預防是維護心臟健康的關鍵。有一種新的檢驗方法，可以更快地查出心臟的疾病。當心臟描波器(CKG)與心電圖(ECGs)搭配使用，可幫助醫生檢查出潛在的心臟疾病。近來有一項比較顯示，僅用心電圖檢查，會遺漏39％的心臟病案例。但是當心臟描波器與心電圖併用，則失誤率降至8％。

☐美國食品與藥物管理局已批准噴液式硝基甘油(nitroglycerin)的使用。它可用於舌上或舌下，以控制心絞痛發作。醫師經常開此藥，解除病人的胸

痛，並改善供應氧至心臟的情形。硝基甘油主要用於舌下口含錠。當胸痛的最初徵兆出現時。將這些錠劑含於舌下。如果口太乾，無法溶解硝基甘油錠，可改用噴液式的。使用硝基甘油的副作用包括頭痛、體弱、頭暈；通常，持續地使用此藥會使這些症狀消失。

□TPA(組織胞漿素原活化劑)是心臟科專家使用的新藥物，它能分解血凝塊。藉由靜脈注射，此藥循經動脈，將血凝塊破壞分解掉。曾有中風或胃潰瘍病歷的病人，恐怕無法適應這種藥物。

□美國食品與藥物管理局堅稱，每天1粒阿司匹靈，能減低心臟病的發生機率；然而，哈佛醫學院則指出，尚無足夠的證據來支持此論點。假如你正使用阿司匹靈，切記，它可引起內出血及胃潰瘍。

□近來證據顯示，過敏症可能與某些心臟病有牽連。當動脈管壁的某一反應促使冠狀動脈發生痙攣，可能導致心臟病。建議你作一次過敏測試，以檢查身體各種食物的敏感度。欲知詳情，請見第二部的過敏症。

□心臟科專家克爾特・歐斯德博士(Dr. Kurt Oster)經過多年研究後深信，存在均質牛奶中的黃嘌呤氧化酶(一種酵素)會損壞心臟，並阻塞動脈。他要求乳品業者在均質牛奶上貼警告標籤，或改變牛奶均質化的過程。

□某些病毒可能感染血管，使血管發生變化，最後導致心臟疾病。根據「血液循環雜誌」，研究人員在疾病接受冠狀動脈繞道(by－pass)手術時，發現病人血管內有少許疱疹病毒。研究人員認為這些病毒可能損壞血管。

心臟毛病的徵兆

假如你或你的親人有心臟方面的毛病，藉由認識下列醫生們所用的醫學名詞，可使你更了解體內的變化：

● 心絞痛(狹心症)：心絞痛指的是胸口作痛或有沈重的壓迫感，是心臟病來臨的前兆。這種胸痛可能劇烈或緩和，而且通常與使勁出力有關。

● 心律不整：心律不整是電流方面的毛病，使自然的心跳節奏受阻。當心跳不規律時，會產生心悸。患者將感到心臟蹦跳。近來研究顯示，鎂能糾正不規律的心跳，挽救了許多心臟病人的生命。

● 心臟停止：此症表示心臟停止跳動。結果，供應腦部的血液被中斷，使病人失去意識。一個健康的人突然發生心臟停止，通常有冠狀動脈的隱疾。心臟停止的患者將經歷短暫的頭暈，接著是昏迷無意識。

● 充血性心臟衰竭：當受損的心臟疲乏而無法再有效地發揮幫浦功能，則產生充血性心臟衰竭。這種心臟疲乏導致肺部積水、輕微運動後呼吸費力、

及腳踝與足部腫大。請見第二部的水腫（Edema）。
- 纖維顫動：當某人經歷心房纖維顫動，表示他有心悸或明顯的心跳知覺。心房纖維顫動通常伴有頭暈及昏倒的症狀
- 絕血心臟疾病：此病是由動脈硬化造成的，在這種情況下，冠狀動脈壁沈積的脂肪阻礙血液流至心臟。慢性絕血症患者的某部分心肌可能壞死。絕血症可導至心絞痛、心肌梗塞、心律不整、或充血性心臟衰竭。
- 心肌梗塞：當血凝塊阻塞狹隘的冠狀動脈，使心臟有一段時間被斷絕營養素及氧氣，則產生心肌梗塞或心臟病。它帶給心臟的是無法彌補的傷害。

動脈硬化症（Arteriosclerosis）

動脈硬化症涉及動脈內壁的鈣質沈積，這造成動脈加厚與變硬。若此現象是由於脂肪沈積所產生的，則稱為動脈粥樣硬化（atherosclerosis）。這兩種狀況對血液循環的影響大致相同。動脈硬化造成中風、冠狀動脈病（氣塞病）及高血壓。高血壓也能引起動脈硬化。鈣質或脂肪往往沈積在動脈中受高血壓或緊繃所破壞的脆弱部位。動脈變窄迫使本來已很高的血壓變得更高。當動脈變得較沒彈性及較不易穿透時，由於細胞間的血液循環不足，導致細胞飢餓（絕血，ischemia）。當其中一條冠狀動脈由於沈積物的累積或血塊的形成或血塊陷入沈積部位等因素，而完全被阻塞時，將出現心臟病，也稱為心肌梗塞（myocardial infarction,MI）或冠狀動脈栓塞。老年人罹患此心臟毛病的機率較高。當動脈硬化阻礙動脈供應血液給腦部，一種腦血管病變，或中風便發生。

當下肢受影響時，則發生閉塞性動脈硬化（arteriosclerosis obliterans）。在此病初期，攜帶血液到腿部及足部的主要動脈受脂肪沈積窄化。初期的徵兆是肌肉痛、疲勞、及在腳踝及腿部有類似痙攣的疼痛。視哪一條動脈被阻塞而定疼痛的部位還可能發生在臀部及大腿。

有一種病症稱跛行（claudication）。病人走路時會腳痛，坐下時便迅速減輕疼痛。其它的症狀還包括神經麻痺、身體虛弱、腿感到很重。當動脈受膽固醇堵塞，便產生這些症狀。假如氧和血液（oxyenated blood）的量無法滿足運動中的腿部肌肉，將發生疼痛。

動脈功能之自我測試

　　有一種簡單的測試可檢查腿部動脈中的血流情況。在腿的下半部有三處動脈位置可用手輕觸到脈搏。第一處是足部表面；第二處是腳踝內側；第三處是膝蓋背面。

　　用手輕壓這些感覺到動脈脈搏的部位。假如你摸不到脈搏，表示供應腿部的動脈變窄了。此時，你可能需要特殊的檢查。請向你的醫生諮詢。

　　維他命E豐富的食物將有助你解決此問題。維他命E與維他命C能增加血流中及紅血球內的氧氣供應。你不妨把這些補充品納入飲食中。

營養素

補充品	建議用量	說明
● 非常重要者		
Dr.Rinse 配方或卵磷脂	餐前1湯匙於果汁中。1湯匙或2膠囊，與正餐一起服用。	這是治療動脈硬化的特殊配方。
蒜頭精錠(kyolic)	依照產品標示。	Kyolic有調節脂肪的作用。
綜合消化酶	與三餐一起服用。	有助消化正常。
蛋白質分解酵素	兩餐間服用。	協助破壞自由基及幫助消化。
硒	每日200微克。	促進維他命E的作用。
維他命A與E的乳劑或綜合維他命及礦物質	維他命A25,000IU；維他命E400～1,000IU。漸增用量。	抗氧化劑，能清除自由基。
維他命C(緩衝過的)	每日6,000～10,000毫克，分成數成。	抗氧化劑，能消除自由基。請見第三部的抗壞血酸的洗滌。
● 重要者		
輔酶Q_{10}	每日100毫克。	改善組織的氧和作用(oxygenation)。

補充品	建議用量	說明
DMG（達文西實驗室出品的葡萄糖酸）	每日3次，各1錠。	改善組織的氧和作用。
鍺	每日200毫克。	降低膽固醇及改善細胞的氧和作用。
趨脂性因子（lipotropic factors）	依照產品標示。	減少血脂肪的含量。磷脂膽鹼（phosphatidyl choline）是最佳者，因其親脂性最強。
●有幫助者		
鈣加	每日1,500毫克。	使用箝合形（chelate）或as-porotate形。
鎂	每日750毫克。	
L－甲硫胺酸加	每日500毫克。	必須空腹使用。與維他命C或維他命B6同時服用，有助於吸收利用。
L－半胱胺酸	每日500毫克。	
不飽和脂肪酸（鮭魚油或MaxEPA）	依照產品標示。	鮭魚油或MaxEPA是脂肪酸的好來源。
維他命B羣添加菸鹼素	每日3次，各100毫克。	各種維他命B分工合作，如同一複合體。菸鹼素（B3）能擴張小動脈。
鋅箝合劑及	每日50毫克。	有助於清潔體內及治療患部。也請見第三部的箝合劑療法。
銅箝合劑	每日3毫克。	

藥用植物

□如果你有動脈硬化症，下列植物能幫助你：辣椒（ayenne）、繁縷（chickweed）、銀杏萃取物、山楂果（hawthhorn berries）。

建議事項

□可用抗凝血劑例如阿司匹靈稀化血液，並預防血凝塊。有效地防止凝血作

用，維他命K補充品及富含維他命K的食物都該避免。（請見於第二部的心臟血管疾病，以查尋應該避免的食物）。

□飲食用不應包含任何紅肉。避免白麵粉、白糖、鹽。也勿用刺激品例如咖啡、可樂及煙草；也剔除酒及辛辣食物。增加飲食中的纖維量。

□飲用蒸餾水，並使用純橄欖油幫助降低膽固醇。

□此病能造成陽萎。請見第二部的陽萎（Impotence）。

□也請見第三部的箝合劑療法（Chelation therapy）。

動脈粥樣硬化（Atherosclerosis）

請見動脈硬化（Artheriosclerosis）。

靜脈曲張（Varicose Veins）

此症即靜脈異常腫大，最常出現於腿部。這是由於靜脈裏的瓣膜故障，使血液回流心臟所致。如果瓣膜無法適當運作，堆積於靜脈裏的血液將擴展血管，導致靜脈曲張。

血液循環不良會促使靜脈曲張，所以，工作上久坐的人、喜歡翹腳（交叉雙腿坐著）的人、缺乏運動的人、過胖者或孕婦、有家族遺傳的人，均容易產生靜脈曲張。體重過重、舉重選手及孕婦等患靜脈曲張的機率又更高，因為他們的腿承受較大的壓力。

除了靜脈隆起、呈藍色，通常還伴有鈍痛。腿腫、腿痛、抽筋、腿部沈重等，都是靜脈曲張的特徵。若有任何以上症狀，應看醫生。若有蜘蛛靜脈，勿擔心，它無大礙。

痔瘡是一種特殊的靜脈曲張，發生於肛門或直腸。其症狀包括直腸癢痛、便血。除了缺乏血液循環，痔瘡通常由便秘、飲食不當、肝受損等因素造成。詳情請見第二部的痔瘡。

營養素

補充品	建議用量	說明
● 非常重要者		
DMG（葡萄糖酸）	50毫克，每天3次。	改善組織裏的用氧。
● 重要者		
維他命C加生物類黃酮	每天3,000～6,000毫克每天100毫克。	維他命C防止血液凝結，幫助血液循環。生物類黃酮促進復原及預防瘀血。
● 有幫助者		
啤酒酵母	依照產品標示。	含蛋白質及維他命B。
卵磷脂液或膠囊	1湯匙，或等量的膠囊，用餐時服用。	乳化脂肪，促進血液循環。
綜合維他命	依照產品標示。	幫助復原。
鉀	每天99毫克。	缺鉀的人常產生便秘。
維他命B羣，添加維他命B$_{12}$及B$_6$	每天3次。	幫助食物消化及紓解便秘。
維他命D	每天1,000毫克，與1,500毫克的鈣箝合劑及750毫克的鎂同時服用（睡前）。	與鈣、鎂共用有助於減輕腿部抽筋。
維他命E	起初400IU，漸增至1,000IU。	改善血液循環，減少腿部沈重的感覺。
鋅	每天80毫克。	幫助復原。

藥用植物

□ 可用鼠李皮（buckthorn）、假葉樹（butcher's broom）、北美夏枯草根（collinsonia）、padma 28、香芹、紅葡萄藤葉、熊果葉（uva rusi）。

建議事項

□注意飲食。採取低脂及低糖飲食,並攝取大量的魚及新鮮的蔬果。避免動物性蛋白質、精製食品、糖、冰淇淋、油炸食物、乳酪、花生、垃圾食物、香煙、酒精、鹽。需多吃纖維,保持腸內清潔。ABC清腸劑有效。

□多運動以促進血液循環。勿久站或久坐。一天內,休息數次,將腿抬高。避免翹腳(交叉雙腿)、舉重、或施加壓力於腿部。穿寬鬆衣物,以免血流受阻。婦女可穿支持的彈性襪,這防止靜脈曲張惡化。

□每天以坐浴治療(見第三部)。礦物質治療法可有不錯的功效。

□維他命K能幫助出血性痔瘡。苜蓿及深綠色蔬菜都是維他命K的來源。

考慮事項

□如果可能,將腿或其它患部泡於白橡樹皮藥草茶,一天3次,以促進血液循環。此藥草茶只需加熱,勿煮沸。也可以直接敷於患部。

□Holistic Rectal軟膏可紓解痔瘡的痛癢。

□有些醫生在靜脈患部注入一種硫酸鹽(sodium tetradecyl sulfate),這溶液將靜脈管壁黏合,永久地關閉此靜脈。身體將另闢管道,以利血流。

□治療痔瘡並紓解疼痛可用生馬鈴薯作塞劑,或番椒及蒜頭灌腸劑。將馬鈴薯削皮,切成圓椎體,以利塞入肛門。

□請見第二部的血液循環問題及痔瘡。

心肌梗塞(Myocardial infarction)

當供應心臟氧氣的冠狀動脈變厚、變硬、變窄,將使心臟缺氧,導致心絞痛(狹心症)。當心肌受損,將使患者產生心臟病或心肌梗塞。由於冠狀動脈無法供應足夠的氧氣給心臟而引發的心臟病,醫生們常稱乎此病為冠狀動脈病。

心臟病快發作前的常見徵兆包括胸痛(可能延及左臂、頸部、上下顎、肩胛之間的部位)、強烈的壓迫感(好似胸腔被擠壓)、呼吸短促、發汗、噁心、嘔吐。此外,心臟的血流不足也可造成心律不整。在美國,這類心律不整每年導致50萬人猝死,儘管心肺甦術已改良許多。

心臟病可能由部分或完全的冠狀動脈堵塞、情緒上的危機、營養過剩的

一餐、或運動過度及舉重等因素引發。

營養素

補充品	建議用量	說明
●必需者 膽鹼及肌醇及卵磷脂	依照產品指示；膽鹼每天1,000毫克，卵磷脂於用餐時服用1湯匙。	這些物質協助去除肝及血液中的脂肪。
輔酶Q₁₀	每天100毫克。	改善心肌的氧和作用(oxygenation)。
硒	每天300微克。	心臟疾病與缺乏硒有關。
維他命E膠囊或液體 或 維他命E乳劑	起初200IU，漸增至每天800IU。 依照產品指示。	
●非常重要者 鈣及 鎂(箝合劑)	每天1,500毫克。 每天1,000毫克。分成數次，在兩餐之間及睡前服用。	對維持心律及血壓正常有幫助。
銅	每天3毫克。	缺乏銅被認為與心臟疾病有關。
蒜頭精膠囊	2粒，每天3次。	此無臭蒜頭有益心臟，並促進血液循環。
L－肉鹼及 L－半光胺酸及 L－甲硫胺酸	每種每日500毫克。	減少血脂肪以預防心臟疾病。高脂肪含量是冠狀動物病變共同的前兆。
綜合消化酶	用餐時服用。	幫助消化。
蛋白質分解酵素	兩餐之間服用2錠。	抗發炎物質。

補充品	建議用量	說明
不飽和脂肪酸(櫻草油或鮭魚油)	依照產品指示。	保護心肌細胞。
維他命A乳劑	依照產品指示。	重要的抗氧化劑。
鋅箝合劑(chelate)	每天50毫克。	鋅是平衡銅及促進硫胺素所必需的。
●重要者 葡萄糖酸(DMG)	依照產品指示。	改善心臟利用氧氣的效率。
維他命C加生物類黃酮	每天3,000～6,000毫克。	有助於清血。預防血凝塊。
●有幫助者 維他命B羣添加硫胺素(B₁)及膽鹼	維他命B羣50毫克，每天3次。膽鹼每天1,000毫克。	心肌缺乏硫胺素將導致心臟疾病。

藥用植物

☐ 下列都是有幫助的植物：黑蘿蔔(black radish)、假葉樹(butcher' sbroom)、白屈菜(celandine)、cheonanthus、蒲公英、茴香(fennel)、銀杏(白果)、山楂果、蛇麻草(hop)、木賊、愛爾蘭苔、山梗菜(lobelia)、香芹、紅苜蓿(red clover)、玫瑰實。

建議事項

☐ 採取高纖飲食。燕麥麩是好的纖維來源。也把下列食物入飲食中：杏仁果、啤酒酵母、穀類、生羊奶及生羊奶產品、芝麻。

☐ 儘量減少維他命D的攝取；勿由高脂的乳品中獲取維他命D，這類食品易促成動脈堵塞。應避免均質化(homogenized)的產品，例如牛奶及其它乳製品。這些均質化產品含有黃嘌呤氧化酶，會破壞動脈及導致動脈硬化。

☐ 節制使用酒精。避免魚肝油，尤其當喝酒時。咖啡、可樂、香煙及其它刺激性物質，均應剔除。克制抽煙。

☐ 大麥水有益。有約2.82公升的水加1杯大麥，煮沸3小時。經常啜飲，有

益健康。

□勿食紅肉、精緻調味的食物、糖、白麵粉。精製糖引起血糖的各種變化，
　使所有的細胞產生有害的反應。血糖忽高忽低的驟變，將威脅到細胞內糖
　分的穩定性。

□適度的運動及正當的飲食可預防冠狀動脈硬化及心肌梗塞。

考慮事項

□僅喝蒸餾水。

□禁食有益。每個月禁食3天。請見第三部的禁食篇。

□請見第三部的箝合劑療法。

□請見第二部的動脈硬化症、心臟血管疾病、血液循環問題。

膽固醇過高(High Cholesterol)

　　過度攝取含膽固醇的食物是危險的，因為它們將提高血膽固醇及血脂肪
(三酯醯甘油)的含量。結果，這些脂肪形成阻塞動脈的塊狀物質，妨礙血流
至腦部、四肢、腎臟、生殖器官、心臟等處。膽固醇過高是心臟疾病的主要
原因，因為膽固醇將在動脈中形成脂質沈積，堵塞動脈，並使腦血管及心臟
血液不足。高膽固醇也涉及膽結石、陽痿、心理障礙、高血壓等問題。結腸
息肉(polyps)及癌症均被認為與高的血膽固醇有關連。

　　人體中80%的膽固醇是由肝臟製造的，而其它20%則來自飲食。體內自
製膽固醇是因其為建造細胞膜及性荷爾蒙所必需的，它也有助於消化作用。
當體內有過多的低密度蛋白(LDLs)出現時，膽固醇成為麻煩的東西。因過
量的低密度脂蛋白將促成膽固醇在動脈管壁產生塊斑。高密度脂蛋白
(HDLs)則能消除體內過多的膽固醇。如果體內的高密度蛋白過少或低密度
脂蛋白過多，都將造成問題。此兩種脂蛋白的含量深受飲食的影響。素食者
的體內含少量的低密度脂蛋白，而多運動，多攝取維他命C及B_3(菸鹼素)均
能提升高密度脂蛋白的含量。(請見下面專欄)。

膽固醇含量的自我測試

　　一種簡便的檢查方式是滴一滴血在一紙片上(約信用卡大小)，其上塗有
化學試劑。這些化學成分將與血液中的酵素反應。約4分鐘，此反應會產生

顏色變化。將其顏色與一顏色對照表比對，以查出與此顏色對應的血膽固醇
濃度。

如果發現自己的膽固醇過高，不妨採取下列的營養計畫及建議事項，並
向醫生求診。

營養素

補充品	建議用量	說明
● 非常重要者		
膽鹼及肌醇及維他命B羣添加硫胺素	100～300毫克，每天3次。	維他命B，尤其是膽鹼及肌醇，對脂肪的代謝很重要。防止肝內脂肪堆積。
輔酶Q_{10}	60毫克。	改善血液循環。
纖維或燕麥麩和／或guar樹膠		有助於降低膽固醇並補充纖維。
蒜頭精膠囊(Kyolic)	2粒，每天3次。	無臭蒜頭，能降低膽固醇及血壓。
卵磷脂	1湯匙，每天3次餐前服用。	降低膽固醇。
趨脂性因子	依照產品指示。	預防脂肪沈積(如動脈硬化症)
菸鹼素(B_3)	每天500毫克。	降低膽固醇。菸鹼醯胺則無效。
維他命C加生物類黃酮	每天3,000～8,000IU，漸增劑量。	降低膽固醇。
維他命E乳劑	每天200～1,000IU，漸增劑量。	乳劑較快被吸收利用。維他命E與輔酶Q_{10}均能改善血液循環。
● 有幫助者		
鉻	每天200微克	是脂肪合成所必需的。

補充品	建議用量	說明
蛋白質分解酵素	兩餐之間服用。	幫助消化。
硒	每天200微克。	缺乏硒與心臟疾病有關。
不飽和脂肪酸(黑醋栗(black currant)或琉璃苣(borage)和／或櫻草(primrose)油)	依照產品指示。	不飽和脂肪酸減少低密度脂蛋白(LDLs)的含量。

藥用植物

□番椒(cayenne)、金印草、山楂果(hawthorn)、海帶等，均有益於降低膽固醇。

建議事項

□根據研究，水溶性的食物纖維有助於降低血膽固醇的含量。這類纖維見於大麥、豆類、糙米、水果、葡萄糖甘露醇(glucomannan)、guar樹膠、燕麥。燕麥麩及糙米糠是降低膽固醇的最佳選擇。因為纖維會吸收食物中的礦物質，因此需額外補充礦物質，但勿與纖維同時使用。

□肉類及乳製品含量高的膽固醇，應避免使用。咖啡、緊張及壓力也會提高血膽固醇。酒精、類固醇、口服避孕藥、Lasix及其它利尿劑、L－Dopa(帕金森氏症的藥)是部分能提高血膽固醇的藥物。

□勿食鹽分、脂肪、超市賣的食用油。遠離紅肉、動物性食品、加工或精製的食物、白麵包、咖啡、茶、酒、煙。多吃水果、蔬菜、全麥等穀類，以補充纖維。適當的運動也很重要！

□每個月禁食一次是相當有益的。禁食期間，只補充螺旋藻(spirulina)、胡蘿蔔加芹菜汁或檸檬加蒸餾水。胡蘿蔔汁能將脂肪由肝內的膽汁中去除，如此幫助降低膽固醇。

有關膽固醇的訊息

□研究顯示，第三世界的國家其飲食主要包含穀類、水果及蔬菜，使其人民的膽固醇含量均不高。而在美國、芬蘭及挪威等消耗大量乳品及肉類的國

家，有極多的心臟血管病例。甚至連在這些國家的孩童，也由於膽固醇過量，而逐漸出現心臟血管疾病。

□有些人使用人造奶油或植物油，因為它們不含膽固醇。然而，一旦這些油被加熱食用後，易使體內充斥著可怕的脂肪。其他「專家」則推薦魚油，以降低膽固醇，但魚油乃100％的脂肪，況且尚無證據顯示魚油能降低血脂肪。

□有不少藥物均能降低膽固醇，但藥廠也警示過醫生需注意藥物的副作用。使用這些藥物應當作最後的解決途徑。

□欲保持血脂肪(膽固醇)於安全範圍的最佳方式即從飲食中刪除動物性脂肪(例如，牛奶及所有的乳製品)，並大量攝取纖維(例如，全麥穀類、水果、蔬菜)。蔬菜和水果是不含膽固醇的！

□奶油代替品，很可惜地，並非取代乳製品(含高量膽固醇)的最佳選擇。因為許多這類產品均含椰子油，這是高度飽和的脂肪。豆奶或杏仁奶較好。

□純的橄欖油有助於降低膽固醇。含豐富單元不飽和脂肪酸的橄欖油或許可以解釋為何義大利人及希臘人體內的血膽固醇不高。

□許多速食餐廳使用牛油於漢堡、薯條、炸雞、魚排等等。這些油炸食物不僅含高量膽固醇，而且在油炸的過程中，這些油已產生極具毒性的化學物質，將嚴重影響健康。

□脂肪實際上也有分好壞，有益及有害。脂肪與脂質均是能量的來源，比蛋白質或醣類還佳。飲食中也需要補充脂肪，因為這些脂肪攜帶了脂溶性維他命A、D、E、K。使用礦物油、肝素(heparin)、香豆素衍生物(dicumarol，抗凝血劑)、其它藥物或阿司匹靈，均容易破壞維他命K。許多人忽視了維他命K的重要性，但近來，它已被認為與小腸疾病有關。維他命K也幫助關節炎的治療。苜蓿是維他命K的豐富來源。

□脂肪供應體內能量。它們也潤滑小腸，並能與磷結合以形成一種幫助建造細胞及組織的物質。脂肪停留在消化道的時間較久，使我們感到飽脹。它們也能生熱以保暖身體。脂肪還能安定神經，並且用保護層包住神經。在所有體細胞內均可發現脂肪與其他營養素結合的情形。

□必需脂肪酸對健康是相當重要的。必需脂肪酸即體內無法自製而必須靠食物供應的脂肪酸。三種必需脂肪酸分別是亞麻油酸(linoleic acid)、次亞麻油酸(linolenic acid)及花生四烯酸(arachidonic acid)。

□好的脂肪是多元不飽和脂肪，即所有在室溫室呈液態的植物油。僅使用低溫壓縮油(cold－pressed)！所謂低溫壓縮即指製造過程中未曾加熱超過

43℃，這是酵素開始毀壞的溫度。橄欖油、花生油、葵花子油、大豆沙拉油、亞麻仁油、櫻草油、黑醋粟油等等，均含不飽和脂肪酸，屬於多不飽和脂肪，也是好的食用油。

☐選擇正確的脂肪是重要的，但大部分人都使用錯誤的種類。過多的脂肪將貯存於肝、動脈、心臟附近及其它組織。需避免動物性的飽和脂肪、氫化脂肪(例如，椰子油及棕櫚仁油)、硬化油脂(例如，人造奶油、豬油、奶油)。購買時，需仔細認明產品標示。

☐嗜喝咖啡的人應減少用量，或甚至戒喝。咖啡大幅地提升血膽固醇含量，使罹患心臟疾病的機率激增。

考慮事項

☐維持膽固醇值於200以下是較健康的量，而且高密度脂蛋白(HDL)的比例愈高愈好。

☐有人認為活性木炭能降低膽固醇。但勿每天使用，因為此物也會吸收好的營養成分。勿將藥物與木炭錠同時使用。

☐Gemfibroxil是一種新的降膽固醇藥，它可能促使牛皮癬(psoriasis)的形成或使之惡化。

☐也請見第二部的動脈硬化症及第三部的箝合劑療法。

認識膽固醇

膽固醇已成為今日報章雜誌經常報導的主題。每個人都關心自己的膽固醇含量，也都想知道如何能降低膽固醇量。但首先，我們將先了解膽固醇如何被身體製造及利用。

膽固醇實際上是一種透明結晶物，由脂肪構成。它存在人類及脊椎動物的腦、神經、肝、血液及膽汁。這也說明為何想降低膽固醇的人不應該攝取動物性食品。

膽固醇對於體內的正常功能是必要，而且主要是由肝臟製造的。它是細胞膜的組成之一，也被用於製造性荷爾蒙及幫助消化。此天然的膽固醇透過血液，由肝臟輸送至各部細胞。細胞僅取足夠量，剩餘的便滯留於血液中。過量的膽固醇往往形成塊斑，黏於動脈管壁，最後可能導致心臟疾病。

研究已發現膽固醇有兩種：低密度脂蛋白(LDLs)及高密度脂蛋白(HDLs)。前者是不好的膽固醇，後者是好的。分析此兩種膽固醇的功能便可明白原因。

　　低密度蛋白是來自飲食中的動物性產品。身體無法利用此種膽固醇，因為這不是身體所要的形式，到頭來，這些膽固醇將在動脈管壁形成塊斑。不論飲食提供了多少膽固醇，體內仍照舊地製造它自己能利用的膽固醇。

　　高密度脂蛋白能從血液中及組織內移去過多的膽固醇，因而被視為好的膽固醇。它們在體內的確實功能尚未知，也不確定它們是否與體內其它的組成合作。不過，研究已知高密度脂蛋白含量高及低密度脂蛋白含量低的人，較少罹患心臟疾病。對那些動脈已堵塞或有心臟病的人，若提高高密度脂蛋白（HDL）的量，降低低密度脂蛋白的量，也能改善動脈的情況。當HDLs順著血液循環，將過量的膽固醇移走後，將再游回肝臟，在那裏HDLs經常被轉化成LDLs（但尚未確定有多經常）。因為LDLs不是身體所要的膽固醇，所以我們每一個人都必須注意飲食，以降低膽固醇的含量。

　　美國全國膽固醇教育方案已將安全的膽固醇值設於200mg／dl（mg即毫克，dl即公合＝1／10公升）。此值結合了HDL及LDL的濃度。200～239是警戒範圍，超過240則是危險羣。

　　在美國，成年男子正常的HDL值是45～50，女子則50～60。此值若再高一些，例如，70～80，將有助預防心臟疾病。HDL值若低於35，則被認為有危險。因此，假使你的膽固醇值是200，其中HDL是80，LDL是120，則你罹患心臟疾病的機率不高。HDL值若降低，將提高心臟疾病的機會，即使膽固醇總值並不高。

　　欲降低膽固醇總值，除了減少攝取動物性產品，還需注意其它危險因子。糖和酒精都會提升天然膽固醇（即體內自製的）的含量。雖然我們需要這類的膽固醇，但我們並不需要它生產過剩。情緒緊張也容易使天然膽固醇過量（請見第二部緊張與焦慮中的專欄）。因此，我們可藉由避免使用動物性產品、糖、酒精及情緒緊張來預防心臟疾病。

高血壓
（High blood pressure或Hypertension）

　　當心臟將血液打入動脈，血液將壓迫血管壁，形成血壓。高血壓，顧名思義，即血壓出奇地高，異於平常。動脈硬化及動脈粥樣硬化是常見的高血壓前兆。在動脈粥樣硬化症中，由於血管受膽固醇沈積的阻塞，導致血液流通困難。在動脈硬化症中，由於動脈變硬且收縮，迫使血液通過較窄的通

道，因而使血壓上升。

　　除了動脈硬化症，其它因素也會促使血壓升高，包括抽煙、壓力、肥胖、使用過多的刺激物質（例如咖啡或茶）、濫用藥物、攝取過多的鈉、使用避孕藥。由於過多的水份滯留體內將壓迫血管，使得那些飲食含高鈉的人易患高血壓。體重超過的人也常產生高血壓。緊張或有壓力時，容易使動脈壁緊縮，而使血壓上升。此外，有高血壓家族病歷的人也有較高的罹患率。

　　醫生們使用血壓計測得兩種讀值。收縮壓（systolic pressure）指的是當心臟收縮時所施加於血液的壓力；這個讀值顯示出最高的血壓。舒張壓（diastolic pressure）指的是心臟鬆弛時的血壓，此時的讀值最低。血壓的記錄方式是用收縮壓對舒張壓的比例值。此兩數字代表的是血壓所推擠的汞柱高度。收縮壓及舒張壓一樣重要，兩者皆不可過高，正常的血壓值是120／80（即收縮壓mmHg／舒張壓mmHg）。不過，只要是落在110／70到140／90之間的，都算正常。若是在140／90到160／90或160／95之間，則意味著瀕臨高血壓。任何超過180／115的血壓值表示有嚴重的高血壓。欲知如何測量血壓，請見自我測試一節及專欄。

　　據估計，在美國，約四千萬人患高血壓。這些患者的心臟必須更努力地輸送血液，因而往往導致心臟衰竭及中風。高血壓也經常與冠狀動脈疾病、動脈硬化、腎臟病、肥胖、糖尿病、甲狀腺機能不足、腎上瘤等病有關連。

　　高血壓通常是沒有症狀的。稍後的警示訊號包括頭痛、出汗、心跳快速、喘氣、頭暈、視覺混淆。由於高血壓通常無徵兆，因此定期測量血壓很重要，尤其是那些高危險羣。每4～6個月檢查血壓一次。

血壓的自我測試

　　只在診所測量一次血壓無法確實診斷出高血壓。你需要在一天內重複數次，才能正確地獲得血壓讀值。因此，居家的自我檢查是最適合不過了，它使你能定期觀察自己的血壓狀況。為此，建議你添購一台血壓計，目前也有電子血壓計，用法相當方便簡單。

　　在測量血壓前，需放鬆手臂肌肉，保持手臂於胸部的高度。假使手臂位置過低，血壓讀值將過高。測量血壓時，勿說話，否則易升高血壓。用量血壓的布套包緊上臂，接著壓縮橡皮球打氣。有些血壓計利用嗶聲指示收縮及舒張壓。有些血壓計測利用手臂布套的充氣及消氣來提示，而且將有數據顯示出來或利用電腦聲音讀出。正常及危險的血壓值，請參照前述。

營養素

補充品	建議用量	說明
● 必需者		
鈣及	每天1,500～3,000毫克。	缺乏鈣已被認為與高血壓有關。
鎂	每天750～1,000毫克。	
L－肉鹼(胺基酸)	500毫克，每天2次，空腹時服用。	運輸長鏈脂肪酸。與麩胺醯胺及麩胺酸合作，此胺基酸有助預防心臟疾病。
硒	每天200微克。	缺乏硒與心臟疾病有關連。
● 非常重要者		
輔酶Q_{10}	每天100毫克。	改善心臟功能及降低血壓。
蒜頭精膠囊(Kyolic)	2粒，每天3次。	此無臭蒜頭有益於降低血壓。
鍺	每天90毫克。	改善組織的氧和作用(oxygenation)。
維他命C	每天3,000～6,000毫克，分成數次。	改善腎上腺功能；減少血塊產生的機率。
● 重要者		
卵磷脂或趨脂因子	依照產品指示，餐前使用。	乳化脂肪、改善肝功能及降低血壓。
維他命E和／或二十八烷醇(octacosanol)	剛開始，每天100IU；每個月增加100IU，直到400IU。	改善心臟功能。維他命E乳劑較易被體內吸收利用，也較安全，能使用較多量。
● 有幫助者		
鳳梨酵素(bromelin)	依照產品指示。	幫助脂肪消化的酵素。
海帶錠	每天5粒。	豐富的礦物質及碘來源。
Kyo－Green	每天2次，依照產品指示。	這是濃縮的大麥及小麥草汁，含重要的營養成分。

補充品	建議用量	說明
綜合維他命及礦物質 包括維他命A及 鋅及 鉀	依照產品指示。 每天15,000IU。 每天50毫克。 每天99毫克。	若服用可體松(皮質酮)、利尿劑或降血壓藥物,需多補充鉀。
櫻草油或黑醋栗油 或亞麻仁油 或橄欖油	依照產品指示,餐前使用。	這些油都含豐富的不飽和脂肪酸,而且有益於血液循環及降低血壓。
蛋白質分解酵素	兩餐之間服用。	幫助蛋白質徹底消化。並有助清潔循環系統。
生的心臟濃縮物及 Bio/Cardiozyme Forte	依照產品標示。	強化心肌。
維他命B羣,添加膽鹼及 肌醇及菸鹼素(B₃)	100毫克,每天2次 每天3次。	幫助血液循環及降低血壓。

藥用植物

□治療高血壓可使用番椒(cayenne)、洋甘菊(chamomile)、茴香(fennel)、山楂果(hawthorn)、香芹、迷迭香(rosemary)。每天喝三杯suma茶。

建議事項

□無鹽飲食對降低血壓是必需的。要澈底禁食所有的鹽分。購買食品時,仔細認明標籤,避開所有註明「蘇打」(soda)、「鈉」或「Na」此符號的產品。下列產品也應該避免:味精(味素)、碳酸氫鈉(蘇打粉)、罐頭蔬菜、調配好的食品、含ibuprofen的牙膏、漱口水或藥物(例如Advil及Nuprin等商品)、健怡汽水(低熱量)、含防腐劑、代糖的食品、肉品軟化劑、軟水、醬油。這些產品造成細胞膨脹,並干擾治療高血壓所用的利尿劑之作用。

□飲食中不妨多攝取纖維。燕麥麩是好的纖維來源。多吃蔬菜及水果，例如，蘋果、蘆筍、香蕉、綠花椰菜、甘藍菜、洋香瓜、茄子、蒜頭、葡萄柚、綠葉菜、西瓜、豌豆、李子、葡萄乾、南瓜、蕃薯。喝下列果汁也有益：甜菜汁、胡蘿蔔加芹菜汁、醋粟汁(currant)、小紅莓汁、香芹汁、菠菜汁、西瓜汁。飲食中也需包括糙米、蕎麥(buckwheat)、燕麥、粟等穀物。

□避免陳年的乾乳酪、肉干、鯷魚(anchovy)、酪梨、雞肝、巧克力、fava豆、醃鯖魚、酸酪醬、酒、酸酪乳。禁吃培根、牛肉、豬肉、香腸、燻肉或特製肉品。僅吃白肉魚、去皮雞。飲食需採低脂方式；避免所有動物性脂肪及肉湯。

□保持輕盈的體重。定期作適當的運動，幫助血液循環正常。勿在過濕或太熱的天氣中運動過量。避免情緒緊張。

□勿使用苯丙胺酸(phenylalanine，見於Nutra Sweet代糖中)或酪胺酸(tyrosine)。

□避免使用抗組織胺，除非經醫生指示。

□每天服用2湯匙的亞麻仁油。

考慮事項

□定期作清腸禁食能幫助身體解毒。每個月禁食3～5天。(請見第三部的禁食篇)

□僅喝蒸餾水。

□性行為當中，勿使力過度。性交對高血壓患者可能有危機。

□如果你正服用MAO抑制劑(這類藥物是用以對抗憂鬱症、降低血壓、治療感染及癌症)，需避免使用乾酪胺(tyramine)。MAO抑制劑與乾酪胺併用將使血壓竄升，並導致中風。同時，也需避開酪胺酸。

□高血壓病人通常也有呼吸暫停(apnea)的毛病。睡眠時所發生的呼吸暫停與鼾聲大作及睡不安穩有關。有此毛病的人往往在白天裏感到極度地睏倦。治療呼吸暫停有助於降低患者的血壓。

□睡眠時鼾聲大作的人較易患高血壓或氣塞病(angina)。根據研究報告，打鼾可能由於腦部負責呼吸順暢的部分稍微功能不良所致；如此造成的氧氣短缺，易添加心肺的負擔。

□心耳素(auriculin)是人工合成的心臟荷爾蒙，對降低血壓的效果非凡。

□根據研究，在某兩個特定的基因上發生變異的人，其患高血壓(來自鹽的

攝取)的機率為正常人的兩倍。此發現使醫生能辨別有高血壓傾向的孩童；如果這些孩童能在出生時即被辨別出，則可及早改良適合他們的飲食，以減少日後發生高血壓的可能。

□也請見第二部的動脈硬化症及心臟血管疾病。

如何測量血壓

你的血壓測量值實際上意味著要止住動脈中的血流所需的壓力。這相當於心臟彼端在壓縮時所產生的力量。

血壓的測量乃節取心臟跳動的兩個律點：收縮壓，即心跳時的壓力；舒張壓，即心跳間隔時的壓力。這兩個數據通常以比例值的方式表示，例如，120／80(收縮壓／舒張壓)。成人正常的收縮壓是120(小孩則是100)。

此數據代表的是血壓計上的汞柱高度(單位是毫米mm)。血壓計中，臂套及汞柱之間是相連的。當你的上臂套入臂套中充氣時，套內的壓力推擠汞柱上升。收縮壓是利用臂套外的手臂中不再有脈搏時所測得；然後將臂套消氣，當血液再度流動時所測得的值即是舒張壓。

測量血壓時，手臂上不該有任何衣物覆蓋。緊衣袖恐怕緊壓手臂或影響臂套的穿戴。

方法及步驟

臂套應置於上臂距離手肘彎處2～3公分的部位。使用血壓計前，先檢查下列5點：

1. 確定血壓計已歸零。
2. 如果使用的是水銀汞柱血壓計，需確保有足夠的水銀以升高至汞柱頂端。
3. 檢查水銀或指針(用於無液壓力計)是否在氣栓關閉後回到原位。
4. 檢查氣栓扭，以確保操作順暢。
5. 檢查聽診器的橡皮管或它處是否有裂痕或破洞。

首先，將手臂的橈動脈找出。接著，充氣臂套至脈搏消失後又30毫米汞柱(mmHg)處。然後，以每秒降低2～3毫米汞柱的方式打開氣栓。當橈動再度恢復跳動的此刻，所測得的數值即為收縮壓。而舒張壓是當動脈暫停跳動時所測得的值。舒張壓較不易測得。

現在，你已準備好使用聽診器來測量血壓了。其步驟如下：

1. 將聽診器的圓盤平穩地置於手肘彎曲的部位(較近內側)。此小圓盤與皮膚間要緊密接觸，不可有縫隙，但也無需過度施壓。也要確定聽診器不與臂

套的任何部位接觸。

2.將聽診器插入兩耳。

3.一手握住小圓盤，另一手給臂套充氣。

4.充氣至脈搏消失後又30毫米汞柱處，或大約在200毫米汞柱處。

5.微微鬆開氣栓，使壓力慢慢下降。仔細聽第一聲脈搏，此時所顯示的汞柱
高度即為收縮壓。（如果你錯過此第一聲脈搏，或不太確定時，可關閉氣
栓，重覆打氣，再仔細聽一次。）

6.持續讓臂套逐漸消氣，直到聽見最後一聲脈搏。此時所顯示的汞柱高度即
為舒張壓。

單核白血球增多症
（單核血球病，Mononucleosis）

　　此症是一種病毒感染的疾病，它影響呼吸系統、淋巴組織，及在頸部、
鼠蹊部、腋窩、支氣管、脾及肝內的腺體。症狀包括發燒、喉痛、腺體腫
大、疲勞、頭痛、黃疸、及全身疼痛。單核血球病經常被誤以為流行性感
冒。在急性發作期間，臥床休息是非常重要的。使用抗生素無效，除非有二
度感染。

　　充足的休息、運動、營養是維持健康及預防單核血球病所必需的。體內
需要蛋白質以製造抗體，這些抗體能防止單核血球病併發的感染，例如，黃
疸及肝炎。

營養素

補充品	建議用量	說明
● 非常重要者 鍺	100毫克，每天2次。	免疫系統所必需的物質。
嗜酸菌（不含牛奶的 Megadophilus 或 Maxidophilus）	兩餐之間，1茶匙於液體中。	補充良性菌，尤其當服用抗生素時。
蛋白質分解酵素	兩餐之間及睡前的空腹期服用2～3錠。	減少發炎及協助養份的吸收。

補充品	建議用量	說明
維他命A及E乳劑	維他命A100,000IU，漸降至 25,000IU。維他命E 400～800IU，漸降至400 IU。	免疫系統必需之物。乳劑較利於吸收。
維他命C加生物類黃酮	每天5,000～10,000毫克，分成數次。	緩衝過的或酯化的維他命C最佳。破壞病毒及增強免疫系統。
●重要者 葡萄糖酸(DMG)	含於口中溶解，1錠，每天2次。	促進免疫力及增加氧和作用(oxygenation)。
蒜頭精膠囊 (Kyolic)	用餐時服用2粒。	強力的免疫促進劑。是一種天然抗生素。
蛋白質(含各種單一胺基酸)	兩餐之間的空腹期使用，1／4茶匙於舌下。	Ecological Formulas的胺基酸是不錯的選擇。
維他命B羣加維他命B₁₂口含錠	1錠，每天2次。	低過敏型產品最佳。採用注射液能加速復原。
●有幫助者 綜合維他命及礦物質 和 鈣和 鎂和 鉀	依照產品指示。 1,000毫克。 750～1,000毫克。 99毫克。	維護細胞的正常功能及修補細胞。
胸腺加其它腺體混合物	500毫克，每天3次。	增強免疫反應。請見第三部的腺體器官療法。

藥用植物

□蒲公英、菊花植物(echinacea)、金印草、保哥果(pau d'arco)可能有助於單核血球病。

建議事項

□充足的休息及適當的飲食能加速復原。飲食中應包含50％的生菜。

□使用植物性的蛋白質。Nature's Plus生產的Spiru－Tein是品質佳的蛋白質飲料，兩餐之間服用。

考慮事項

□避免糖、加工食物、汽水、刺激物、咖啡、茶、白麵粉製品。它們容易抑制免疫系統。

□每天喝8杯蒸餾水加鮮果汁。

□使用葉綠素錠，或綠葉菜、小麥草製成的綠色飲料。Kyo－Green(Wakunaga of America Company出品)是高度濃縮的大麥及小麥草，含天然的胺基酸、維他命、礦物質、胡蘿蔔素、葉綠素、酵素。這些養分也有製成粉末狀的，例如海藻粉及糙米。

血友病(Hemophilia)

　　血友病是罕見的血液疾病，僅發生於男性。患者的血液不會形成血塊，而且血液凝固頗費時。一個小傷口對血友病而言，甚至是很危險的，因為他可能因而失血過多。

　　血友病目前尚無治療良方。通常，在急救時，需要大量輸予新鮮血液。由於經常需要輸血獲取及新鮮血清中所含的凝血因子，使愛滋病嚴重地威脅著血友病患。請見第二部的愛滋病。

營養素

補充品	建議用量	說明
●有幫助者		
鈣及	每天1,500毫克。	鈣是血凝結所必需的。
鎂	每天1,000毫克。	
肝臟注射液或萃取物	1cc，每週一次。	含有血凝結時所需的成份。

補充品	建議用量	說明
綜合維他命及礦物質複合物	依照產品指示。	提供必需的維他命及礦物質。
菸鹼素(B₃)加菸鹼醯胺及B羣	依照產品指示。	維他命B羣是血液製造及凝結過程中所必需的。
維他命C加生物類黃酮	每天3,000毫克。	幫助血液凝固。
維他命K和／或苜蓿錠	每天300微克。	血液凝結過程中所必需的物質。維他命K的來源請見下面。

考慮事項

□多吃維他命K豐富的食物，包括苜蓿、綠花椰菜、白花椰菜、蛋黃、甘藍菜、肝臟、菠菜、及所有綠葉蔬菜。

□用以上蔬菜製成的綠色飲料是相當有益的。每天喝一杯，以補充維他命K及其它的凝血因子。

貧血症(Anemia)

　　數百萬的美國人患有貧血症，此症涉及到血液中攜氧量的減少。此紅血球數目的減少，導致身體虛弱、疲倦、頭暈、指甲、嘴唇及眼皮瘡白、煩燥或憂鬱、昏昏欲睡、嘴痛、婦女停經。慢慢形成的貧血症其最初徵狀包括沒有食慾、頭痛、便秘、煩燥及很難集中注意力。

　　鐵是貧血的重要因子，因為此礦物質是血紅蛋白的組成，血紅蛋白則是在血液中負責攜帶氧氣。那些缺乏足量鐵質的人，其紅血球的形成會受損。

　　貧血病患中，20％是婦女，50％是孩童。這是一種潛藏的疾病，因為它的症狀不易被辨認。

　　貧血可能的原因包括使用藥物、荷爾蒙病變、外科手術、病菌、胃潰瘍、痔瘡、憩室病、經血過多、多次懷孕、肝受損、甲狀腺毛病、風濕性關節炎、骨髓疾病、放射線照射及飲食缺乏症等。老年人使用過量的阿司匹

靈，可能造成內出血。

營養素

補充品	建議用量	說明
●必需者 生的肝萃取物（來自阿根廷）	每日2次，各500毫克或兩週注射一次2c.c.。可考慮採取注射方式（但僅在醫師的監督下進行）。	含有所有製造紅血球所需的元素。
●非常重要者 粗煉糖蜜（black-strap molasses）	成年人每天2次各1湯匙，小孩及嬰兒則加1茶匙到牛奶中。	含鐵及必需維他命B。
鐵（葡萄糖酸亞鐵）或 德國的Floradix配方	根據醫生所開的藥方。 每日2次，各2茶匙。	注意：過量的鐵對免疫系統有毒。 這是種迅速吸收的鐵質。
葉酸及 生物素	每天2次，各800微克。 每日2次，各300微克。	用以製造紅血球。
維他命B$_{12}$	每日3次，各2,000微克。注射是最有效的方式，或使用含於舌下的形式。	製造紅血球必需的。
●重要者 維他命B羣加額外的 泛酸（B$_5$）及 維他命B$_6$（吡哆醇）	每日3次，各50毫克。 每日100毫克。 每日3次，各50毫克。	泛酸及吡哆醇（B$_6$）對製造紅血球是重要的
維他命C	每天3,000～10,000毫克。	對鐵質吸收是重要的。
●有幫助者 啤酒酵母	依照產品指示。	富含各種基本營養素。
銅和 鋅	每日2毫克。 每日30毫克。	銅是製造紅血球所需的。太多鋅會干擾銅的代謝。

補充品	建議用量	說明
●必需者		
生的脾臟濃縮物	依照產品指示。	可在健康食品店購得。(請見第三部的腺體器官食療法)
維他命A加	每日10,000IU。	重要的抗氧化劑。
β－胡蘿蔔素	每日15,000IU。	
維他命E乳劑	每日600IU或服用膠囊。服用乳劑較易吸收利用。	重要的抗氧化劑。

藥用植物

□苜蓿、治痢草(comfrey)、蒲公英、毛蕊(mullen)、蕁麻及紅覆盆子(red raspberry)均對貧血有益。

建議事項

□鈣、鋅及抗酸劑會干擾鐵質吸收，應該分開服用。血清內過多的鐵，已被認為與癌症有關。要謹慎使用鐵，而且僅在醫生的指示下使用。

□飲食應包括粗煉糖蜜(blackstrap molasses)、綠花椰菜、蛋黃、海帶、葉菜類、豆科植物(豌豆，但大豆除外)、香菜、李子、葡萄乾、米糠、蘿蔔葉、全麥等穀類。吃魚的同時也吃含鐵的蔬菜，能增加鐵的吸收。多攝取含維他命C的食物以幫助鐵質吸收。避免將麥麩當作一種纖維來源。

□由於草酸干擾鐵的吸收，含有草酸的食物應適量攝食即可或省略之。這種食物包括杏仁果、蘆筍、甜菜、腰果、巧克力、海帶、大黃、汽水、酸模(羊蹄，sorrel)、菠菜、恭菜(Swiss chard)及大部分的核果及豆子。見於啤酒、糖果、乳製品、冰淇淋及軟性飲料中的添加物、茶中的鞣酸、咖啡所含的多酚類、各式各樣產品中的鉛、及抽煙中的鎘等物質，均干擾鐵質的吸收。

□在服用鐵質補充品之前，先作一個徹底的血液檢查，以了解是否體內缺鐵。過量的鐵損壞肝臟、心臟、胰臟及淋巴球(B細胞與T細胞)的活動。

酸血症（酸毒症，Acidosis）

酸血症是身體過酸化的一個傾向。當體內流失鹼性的貯藏物質，便會發生此現象。糖尿病通常患有此症，且胃潰瘍也與此狀況有關。酸血症的症狀是經常嘆氣、失眠、水分滯留、眼睛凹陷、風濕性關節炎、偏頭痛、不正常的低血壓、糞便乾硬、糞便惡臭及肛門灼熱、便秘與下痢交替、吞嚥困難、口腔和／或舌下灼熱、牙齒對醋及酸性水果敏感。口腔上頜有小凸起。酸血症的原因包括腎臟、肝臟及腎上腺出毛病；飲食不當；營養不良；酮病（Ketosis）；生氣、緊張及恐懼；厭食症；毒血症（toxemia）；發燒；菸鹼素（niacin）、維他命C及阿司匹靈服用過量。

雖然柳橙類水果似乎對身體有酸性的作用，但它們所含的檸檬酸，實際上對體內系統有鹼性的作用，能轉變成二氧化碳及水。要治療酸血症，剛開始可以服用少量的柳橙類水果，並逐漸增量。

酸性及鹼性的自我測試

此測試將檢查出你的體液是否過酸或過鹼。酸鹼不平衡會引起酸血症或鹼毒症等病。

到藥局購買石蕊試紙，然後將唾液和／或尿液沾在試紙上。通常在進食前或進食後至少一小時，作此試驗。藉由試紙顏色的變化，指出你的身體是否過酸或過鹼。紅石蕊試紙遇鹼變藍色，藍石蕊試紙遇酸則變紅色。

水的pH值是7.0，屬於中性。任何物質其pH值低於7.0者屬於酸性，而pH值高於7.0者屬於鹼性。唾液與尿液之理想pH值是在6.0～6.8之間。我們的身體很自然地呈弱酸性。因此，體液的pH值若低於6.3，將被視為過酸；若此pH值高於6.8則過鹼。牛奶的pH值在6.2～7.3之間。

下列的食物是要根據你測試結果來攝取的。假如測試顯示你的身體過酸或過鹼，飲食中應省略會形成酸或鹼的食物，直到身體的pH值回復正常為止。當身體過酸時（pH值小於7），應攝取形成鹼性的食物。當pH過鹼時，應該攝取形成酸性的食物。含低量酸及含低量鹼的食物幾乎是算中性的。

形成酸的食物

酒精	可可	豆科植物	橄欖
蘆筍	咖啡	扁豆	內臟
豆類	玉米粉	肉類	麵食類
甘藍菜芽	蛋類	芥末	青椒
番茄醬	魚	麵條	家禽類
雞豆(chickpeas)	麵粉製品	燕麥	泡菜
貝殼類	汽水	糖類	茶

含低量酸的食物

奶油	穀類(大部分)
乳酪	冰淇淋
椰子(脫水的)	冰牛奶(自製的)
水果(罐頭/打蠟的)	
水果(脫水、加流化物)	種子及核果(大部分)

形成鹼的食物

杏果(apricots)	葡萄	糖蜜(molasses)
酪梨	蜂蜜	柑橘
玉米	檸檬	葡萄乾
棗子	楓糖漿	大豆無花果(soy figs)
水果	瓜類	蔬菜
葡萄柚	粟子(millet)	

含低量鹼的食物

杏仁果	椰子(新鮮的)
糖蜜(blackstrap molasses)	酸的乳製品
巴西核果	皇帝豆(lima beans)
蕎麥(buckwheat)	粟子(millet)
栗子(chestnuts)	

　　此外，李子、小紅莓、梅子均是形成酸性的食物，且在體內一直保持酸性。生的水果若加入糖則變成形成酸性的物質。所有食物加糖之後，均成為酸性的。酒精、藥物、阿司匹靈、煙草、醋等，也是酸性形成物質。

營養素

補充品	建議用量	說明
● 非常重要者 三鹽（Tri Salts），由美國心臟血管研究部（Cardiovascular Research）生產	依照產品指示。	促進酸鹼平衡。
● 有幫助者 海帶	每日5片錠。	此物降低體內的酸質。有助維持物質的平衡。
鉀	每日99毫克。	增加新陳代謝作用。有助平衡血液的pH值。
維他命A	每日50,000IU，使用一個月，然後減至25,000IU。	
維他命B羣	每日二次，各100毫克。	

藥用植物

□酸血症者可使用陳年樹皮、啤酒花、柳樹。

建議事項

□需要注意飲食。酸血症是由攝食過多動物蛋白質、加工垃圾食品及熟食所引起的。熟食與加工食品吃進肚子裏會變成酸性。減少牛肉及豬肉的攝取量。

□因為過量的維他命C會導致酸血症，所以應該減少維他命C的攝取量數週。當服用維他命C時，可以選擇不形成酸性的產品(緩衝過的，例如西穀椰子(sago palm)。

□要避免豆類、麥片、餅乾、蛋、麵粉製品、穀類、油膩食品、通心粉、糖。減少攝取熟食及加工食品——熟食通常意味營養流失的食物。梅子、李子及小紅莓不會氧化，因此對身體仍呈酸性。要避免這類物質，直到狀

況改善。

☐飲食中要有50%是生食，例如蘋果、酪梨、香蕉、葡萄柚、檸檬、梨子、鳳梨及所有的蔬菜。生鮮的蔬果減輕酸血症。磷及硫可充當緩衝劑以維持pH值。目前可以買到硫的錠劑。

☐每日飲用馬鈴薯湯(配方請見第三部的醫療食品(Therapeutic Foods))。

☐用薑外敷腎臟的部位。

☐練習深呼吸。

☐每天用石蕊試紙檢查尿液pH值。請見酸性鹼性的自我測試，以確認自己該避免什麼食物，直到pH回復正常。

雷諾氏病(對稱性壞疽)
(Raynaud's disease)

雷諾氏病影響循環系統，造成手腳對冷敏感。供應手指及腳指的小動脈對冷相當敏感，而且會突然緊縮。缺氧的手指及腳指將帶白或帶藍色。症狀來得很快，導致患部收縮。組織受損，使手指及腳指的下面和附近產生慢性發炎。這些小動脈長期的緊縮可能引起壞疽。

此症的原因包括血栓閉塞性血管炎(Buerger's disease))某些影響血管的藥物，例如，管道阻劑(channel blocker)、麥角(ergot)、抗高血壓劑、α及β腎上腺素激導性阻劑(adrenergic blockers)。

營養素

補充品	建議用量	說明
● 必需者		
輔酶Q$_{10}$	每天60毫克。	改善組織氧和作用(oxygenation)。
維他命E乳劑或膠囊	起初200IU，漸增至1,000 IU。	使用乳劑較易被吸收且安全。改善血液循環。有抗凝功效，能溶解腿、心、肺部的血塊。

補充品	建議用量	說明
●非常重要者		
葉綠素 （Kyo－Green）	液體或錠劑；是來自綠葉蔬菜的新鮮綠色飲料。	Kyo－Green減少感染機率，並供給養分，以增進血流。
膽鹼和肌醇	依照產品指示。	降低膽固醇及幫助血液循環。
DMG（葡萄糖酸）	1錠，每天3次。	改善組織氧和作用（oxygenation）。
鍺	每天200毫克。	攜氧至組織，並能紓解不適。
卵磷脂	用餐時服用1湯匙。	降低血脂肪。
維他命B羣添加葉酸、B₆、B₃	每天100毫克。	代謝脂肪及膽固醇所必需的。菸鹼素（B₃）擴張小動脈，改善血液循環。
●重要者		
有氧Aerobic 07 蜂膠或蜂王乳	依照產品指示。	改善組織的氧和作用。 強化心臟血管系統，並當作一天然抗生素。

藥用植物

□可用假葉樹（bucher's broom）、番椒（cayenne）、蒜頭、銀杏精（白果）及保哥果（pau d'arco）。

建議事項

□保持手腳溫暖。溫帶氣候最宜。穿舒適的鞋子，勿赤腳外出。天氣冷時，應戴手套。儘可能避免緊張與壓力。

□避免多脂、油膩的食物。飲食中包括50％的生菜。請見第一部的營養、飲食及健康，參照其飲食指南。

□避免使血管收縮的藥物，例如，避孕丸、偏頭痛藥。藥物治療可能必要；目前使用的是鈣離子通道阻劑（Ca－channel blocker）。

□勿抽煙。

瘀傷(Bruising)

　　當瘀傷發生時，皮膚雖未破裂，但底下的組織已受傷了，產生痛、腫、及黑青(由於血液聚集在皮下)。雖然身體各部在撞到硬的物品後，通常會瘀青，但仍有些因素使人容易產生瘀傷。貧血、體重過重、營養不良、白血病、及過度使用抗凝血劑等，均能導致血管破裂、血凝結及血栓症，這些問題能造成瘀傷。瘀傷也是癌症早期的警示訊號。置冰袋於患部，敷30分鐘，以治療瘀傷。

營養素

補充品	建議用量	說明
● 非常重要者		
維他命C加生物類黃酮	每日3,000～10,000毫克，分成數次。	有助防止瘀傷。
● 重要者		
苜蓿錠	每日5錠。	用以補充維他命K。好的維他命K來源有甘藍、苜蓿及魚粉。
● 有幫助者		
輔酶Q$_{10}$	每日60毫克。	是體內細胞新生所必備的。
DMG(葡萄糖酸)	每日100毫克。	改善細胞及組織內氧的代謝作用。
酵素化合物或蛋白質分解酵素	兩餐間服用。	
鍺	每日100毫克。	改善血液循環，並增強免疫系統。

補充品	建議用量	說明
鐵（Floradix配方）	依照醫師建議。	此產品來自德國，是好的鐵質
維他命B羣，添加葉	每日2次，各100毫克。	補充品。
酸。		有助保護組織。
維他命D加	每日400～800IU。	有助保護皮膚。是血球形成所
鈣及	每日1,500毫克。	需的。
鎂	每日750毫克。	
維他命E	開始時，每日400IU，漸增	如果正在接受血液稀化治療，
	至800IU。	勿超過400IU。

藥用植物

□治療瘀傷可用苜蓿、大蒜及玫瑰實子。

建議事項

□飲食應包含大量的深綠色葉類、蕎麥、新鮮水果。這些食物含豐富的維他命C及生物類黃酮，能預防瘀傷。研究顯示，那些缺乏維他命C者較易瘀傷，因為他們的血管通常都比較脆弱。

□避免使用阿司匹靈。

□假如經常發生瘀傷，請看醫生。

㈤消化系統

食慾不振(Appetite, poor)

　　情緒上的因素諸如緊張、憂鬱、精神創傷等，均可能導致食慾不振。可控制的因子例如酒精、煙及藥物的使用也能導致此症。未被察覺的疾病、重金屬中毒及缺乏營養等，也能造成不良的食慾。要刺激食慾，飲食必須個人化，以符合病人的忍受度。營養不良的人可能一見到大量的食物便失去胃口。因此，少量多餐可能比較易被接受，而且可以逐漸增加食物的量。當你嘗試刺激食慾，除了考慮環境是否有助於進食，還要考慮食物是否色香味具全。

營養素

補充品	建議用量	說明
●非常重要者 Bio-Strath	依照產品指示。	這是來自德國的酵母與藥用植物的配方。幫助恢復體力與元氣。
Floradis Formula(來自德國)	依照產品標示。	幫助消化及刺激食慾。
綜合維他命／礦物質（高效複合物） 含維他命A、 鈣、 鎂	 每日25,000IU。 每日1,500毫克。 每日750毫克。	各種營養素均需要大量。
維他命B羣	每日100毫克或更多。維他命B或肝臟注射液可能是必需品。	是增加食慾之重要維他命。

補充品	建議用量	說明
鋅及 銅	每日80毫克。 每日3毫克。	鋅增強對食物的味覺。銅是用以平衡鋅。
●有幫助者 啤酒酵母	剛開始1／2茶匙，然後漸增。	富含營養素——尤其是維他命B羣。改善食慾。
蛋白質補充品（來自 Nature's Plus 的 Spiru－Tein）	兩餐之間服用。	用於建造及修補組織。當作一種食慾促進劑。

藥用植物

□想刺激食慾可嘗試使用貓薄荷（catnip）、茴香子、薑、人參、柯拉樹（gotu kola）、木瓜葉、薄荷葉、鋸棕櫚果實（sawpalmetto berries）。

建議事項

□餐前或用餐時，勿喝任何液體。

□兩餐之間，請吃下列食物：酪梨、香蕉大豆布丁、酸奶（buttermilk）、乳酪、雞肉或鮪魚、牛奶蛋糊（custard）、水果奶昔、核果及核果醬、火雞及酸酪乳。除了促進體重上升，這些點心容易消化、富含蛋白質與必需脂肪酸，並含有良性菌。

□一天喝三杯或更多的脫脂牛奶、豆奶或杏仁奶。飲用大豆角豆樹（carob）製成的飲料及水果酸酪乳奶昔。只吃全麥麵包、麵包捲、通心粉、脆餅乾、熱及冷穀類（cereals）。若需要喝湯，請用濃豆湯。因為它們通常比清湯還富於蛋白質。選用你身體能忍受的種類。

□雖然營養不良的人需恢復體力，但重要的是他們能儘快活躍起來。走路和／或適度的運動能激發食慾。如果可能，多運動身體吧，但避免激烈及費力的運動。有些運動能幫助營養素的吸收利用，並增加食慾。

□請參考本節內容及貪食症（bulimia），以去除這些毛病。也請見第二部的甲狀腺機能不足（hypothyroidism）以作自我測試。也請看醫生，以剔除其它可能的毛病。

考慮事項

□嘗試用紅色盤子盛食物，此顏色能刺激味蕾。

貪食（善饑，Bulimia）

　　不像厭食症者使用的饑餓技倆，貪食症者的特徵是變相增加的饑餓感，一天中數度暴飲暴食，然後再催吐。此病症需要長期的治療，以改善自尊。心理諮詢可能是必要的，因為此症最常見的因素是心理上的。

　　貪食的徵兆是脖子腫大、白齒琺瑯質磨損（由於過度嘔吐）、臉部血管破裂、體重過重或過輕、極度體虛、頭昏、停經、脈搏減慢及血壓降低。

　　貪食症者需提高他們的〔 基色胺（serotonin）〕濃度，以減低他們對簡單醣類的饑渴。過度運動是貪食症者的一個問題。他們先暴飲暴食，然後試著用運動來燃燒熱量。任何藉由運動來控制體重的運動狂，都需要幫助。

營養素

補充品	建議用量	說明
● 非常重要者 綜合維他命及礦物質	服用極高劑量，因為它們迅速地通過消化道，而不易被吸收利用。向醫生請教所需的用量。	貪食症候羣導致極度地缺乏維他命及礦物質。
● 重要者 嗜酸菌（acidophilus 或 Megadophilus）	依照產品指示。空腹服用，使它快速抵達小腸。	穩定腸內共生菌。保護肝臟。
蛋白質補充品（含各種單一胺基酸）	依照產品指示。	單一胺基酸比其它蛋白質形式較易被身體吸收利用。缺乏蛋白質是嚴重的問題。

補充品	建議用量	說明
維他命B羣及 B₂注射液加 肝注射液	每日3次，各100毫克。 每週3次，各1cc。 每週3次，各2cc。	是所有細胞功能所必需的。是食物消化及所有營養成份(包括鐵質)的吸收利用所需的。
維他命C	每日5,000毫克，分成數次。	是所有細胞及腺體功能所需的。
鋅	每日50～100毫克。勿超過100毫克。	蛋白質代謝必備的。
● 有幫助者 Bio－Strath(來自德國)或啤酒酵母	每日3次。 剛開始少量，漸增。	用於增強體力。幫助修補組織及增加食慾。含B維他命及其它必需營養素。
鐵(德國的Floradix配方)	每日3次。	好的鐵來源，容易被吸收利用。
海帶	每日6錠。	提供必需礦物質，尤其是碘。
蛋白質分解酵素	兩餐間及正餐時服用。	有利於正常的消化。
維他命A 維他命D	每日15,000IU。 每日600IU。	維他命A、D、E是必需的脂溶性維他命。
維他命E	每日600IU。	

建議事項

☐當一個規律的飲食習慣已建立，則高纖及均衡的飲食是維持良好健康所必需的。禁用各種形式的糖製品，避免白麵粉食品。要知道當飲食中剔除糖，可能發生禁戒症狀(中斷一項習慣所引起的不快)。

食物中毒(Food poisoning)

在美國，每年有超過二百萬件的病例是由食物引起的。食物中毒的起因源自於吃下含不良細菌的食物。事實上，食物中毒的案例遠超過報導的數目，因為許多人將食物中毒誤以為腸內感冒(intestinal flu)。實際上，每年報導的二百七十五萬下痢病例直接與所吃的食物有關。

食物中毒的症狀包括噁心、嘔吐、抽筋(數小時至數日)。如果你懷疑中毒的食物是來自某家餐廳或小吃，應儘速向當地的衛生單位檢舉，以免更多人受害。有些食物中毒例如臘腸毒菌病(botulism)是比較嚴重的情形，尤其是對老人及小孩而言。每年有九千人死於各式各樣的食物中毒。除此，有許多食物中毒都容易導致慢性病，例如反應性關節炎。

引發疾病的病原菌及分泌毒素的微生物都是隱形殺手，因為它們既無味無臭，也非人類肉眼可辨。各種細菌都可能具有毒性。

最常見的食物中毒原因是沙門桿菌(Salmonella)。此菌是動物腸內天然的細菌。它們很容易藉由人類的食品供應、菜刀、餐桌上、破裂的雞蛋，及準備食物者的手中傳播開來。沙門桿菌活躍於服用過抗生素的牲口中。50％以上的牛、羊、雞、豬均食用含抗生素的飼料以加速生長，並增加抵抗力。在美國，至少1／3以上的雞羣感染沙門桿菌。有些醫院建議病人勿食雞肉及雞蛋。

沙門桿菌中毒的症狀不一，可從輕微的腹痛至嚴重的下痢、虛脫，甚至類似傷寒的發燒。下痢可能是食物中毒的第一個訊號。大規模的沙門桿菌中毒主要爆發於較溫暖的季節。沙門桿菌中毒也使免疫系統衰弱，並造成腎臟、心臟及血管的損壞及關節炎。

大部分的沙門桿菌中毒是源自被感染的食物，主要包括雞肉、雞蛋、牛肉、豬肉喜歡吃生肉或未熟肉類的人較可能發生沙門桿菌中毒。廚師處理生肉後，若緊接著料理其它食物，很容易將病菌傳給他人；除此，廚師若在處理生肉後誤舔其手指，也容易使自己感染沙門桿菌。雖然抗生素能有效對抗細菌感染，但它也能破壞良性菌，並促進具有抵抗抗生素能力之不良細菌的生長。

1985年，在美國中西部的五州曾爆發一次受感染的牛奶所引起的沙門桿菌中毒事件。結果造成17,000人發病，2人死亡。直到最近，人們仍認為雞

蛋內不含沙門桿菌；然而，由生蛋或半熟蛋所引發的中毒案例正急遽地增加。冰淇淋、荷蘭臘腸、沙拉醬等食物均未經煮熟以消滅沙門桿菌。由1985年至1987年當中，35起爆發之食物中毒病例中，有24件案例是由受感染的蛋或含此蛋的食物所引起的。荷包蛋或煎蛋等方式無法消滅某些菌種。

除了蛋類，沙門桿菌中毒也曾由生貝類、牡蠣、生魚片(日本料理)引起。雖然這類的中毒事件不常發生，但它確實存在著。生魚片曾被一種稱anisakis的寄生蟲感染。這種寄生蟲外觀透明，約1～2公分長，呈緊密纏繞狀。它通常都藏匿在鯖魚(herring)或其它魚類中。料理生魚片的廚師可以容易地看到這種寄生蟲，故吃生魚片很少出問題。

僅次於沙門桿菌，金黃色葡萄球菌(Staphylococcus aureus)是第二大食物中毒原因。因為這種細菌常存在鼻內及喉嚨內，故對著食物打噴嚏或咳嗽容易使食物沾染此菌。在吃沙拉前，需先確定這些食物是否清潔衛生。由金黃色葡萄球菌引起的食物中毒約佔25％。其症狀包括下痢、噁心、嘔吐(這些症狀發生於進食後2～6小時內)。這些反應都是體內試著擺脫毒素的策略。因此最好能設法催吐。如果症狀嚴重而且一直持續著，應儘速就醫。

置於室溫中的食物最容易促進細菌的滋長。有些餐館及便當業者經常將大量的食物煮好後，暴露於室溫中，如此容易使食物沾染細菌，尤其是臘腸毒桿菌(Clostridium botulinum，有時被稱作「自助餐菌」)及沙門桿菌，經常繁衍於未冷藏或未保溫的食物中。

臘腸毒桿菌通常以無害的孢子形式存在土壤中。若將食品適當地冷藏或加熱，很容易殺死此病。在各種食物中毒當中，臘腸毒菌病(botulism)是最嚴重的，並且影響中樞神經系統。在此病中，由細菌分泌的毒素會阻礙由神經至肌肉的神經衝動之傳遞。臘腸毒菌病的患者會感到極度虛弱，並且有視覺雙重影像、眼皮下垂、吞嚥困難等現象。這些症狀通常出現在進食後的12～48小時內。在較嚴重的病例中還可能導致癱瘓及死亡。

雖然疾病防治中心曾報導在1982年僅有30件臘腸毒菌病案例，但此病仍然威脅著人們。冷藏、使用化學藥劑(例如亞硝酸鈉)及乾燥等方式均可防止孢子生長。將食物加熱至80℃，20分鐘或90℃，10分鐘也有助於破壞孢子。罐頭食物，尤其是那些家庭自製的罐裝食物可能受此危險細菌的污染。避免使用隆起、有裂痕及瓶蓋鬆脫的罐頭產品。這些可能是臘腸毒桿菌的徵兆。此外，謹防生鏽的罐頭，自製的罐頭也需防止生鏽。在下列食物中曾經出現過臘腸毒菌素：蘆筍、甜菜、玉米、茄子、燻魚、鹹魚、綠豆子、火腿、龍蝦、菇類、青椒、臘腸、罐頭湯、菠菜、鮪魚。有時，即使裝食物的容器沒

有損壞的跡象，仍可能發生臟腸毒菌病。曾有一家餐館將大批的沙爹洋蔥置於室溫中，有些食客在吃下這洋蔥後產生嚴重的臟腸毒菌素中毒。

有一種微生物稱complobacter jejuni，近來被認為與人類的疾病有關，雖然它一直與牛羣的疾病有關。由此菌引發的病例已知有31件，然而有關單位相信實際上的病例數目遠超過此，因為有許多人將此病誤以為一種胃中的病毒作怪。人們通常不易將此病與食物聯想在一起。因為這些細菌約需3～5天才會產生腹部痙攣、下痢、糞便帶血等症狀。因為complobacter jejuni存在於健康牛羣、火雞、雞、羊羣的腸內，故在屠宰的過程中，這些細菌容易傳播至各部位的肉。所幸，加熱處理可破壞這些細菌。漢堡肉及其它肉類至少均需煮至棕色。帶血色的肉可能仍含有細菌。要確保肉中的細菌已被消滅，最好將肉類煮熟。

其它四型食物中毒包括葡萄球菌病、彎曲菌病（campy－lobacterio-sis）、梨形蟲病（giardiasis）、穿破桿菌（perfringens）。葡萄球菌產生一種毒素，通常見於肉類、雞鴨肉、蛋品、鮪魚、馬鈴薯拌通心麵的沙拉。症狀例如下痢、噁心、嘔吐、腹部痙攣、虛弱無力等，將在進食後的30分至8小時之間發生。

彎曲菌見於家禽、牛隻、羊羣中，也能在進食後的2～5天內產生類似的症狀。患者常有腹部痙攣、下痢、發燒等現象；往往還會發生糞便帶血。這些症狀可能持續10天之久。

穿破桿菌能耐高溫，並在肉品冷卻後及貯藏時開始繁殖。此型食物中毒可能對老年人相當不利。常見的症狀有輕微的噁心及嘔吐，通常維持一天或更短。

梨形蟲病與喝入污染的水質有關。它也可能傳染給生長於污水中的生菜。陰涼潮濕的環境促使此類微生物的生長。通常，症狀出現於1～3週內，包括下痢、便秘、腹痛、脹氣、食慾不振、噁心、嘔吐。

營養素

補充品	建議用量	說明
●重要者		
蒜頭精膠囊（kyolic）	用餐時服用2粒。	一種強力解毒劑。
鉀	每天99毫克。	平衡體內的鈉鉀比例。

補充品	建議用量	說明
●有幫助者		
嗜酸菌	每天2次。	補充腸內必需的良性菌。
Aerobic 07（來自有氧生活產品公司）	加20滴於一杯水中，每3小時一次。	破壞有害的細菌，例如沙門桿菌。
抗氧化劑配方含 L－半胱胺酸加 L－甲硫胺酸及 　及 超氧物歧化酶（SOD） 及維他命C加 生物類黃酮及 維他命E	每天500毫克。 每天500毫克。 每天200微克。 每天5,000毫克。 每天8,000毫克。 每天600IU	這些均是免疫系統必需的營養素。
纖維	每天2次。	ABC（有氧堆體清腸劑）及燕麥麩是好的纖維來源。
海帶	每天5錠。	含各種礦物質。

藥用植物

□使用山梗菜（lobelia）茶灌腸劑排除體內的毒素。

建議事項

□如果發生食物中毒，應立即服用6粒木炭錠，以保護免疫系統。這產品可在健康食品店購得，而且應保存在容易取得之處，以防萬一。6小時後，再服用6粒。木炭錠內的成分藉由血液循環至患部，中和毒素並將它排出。

□如果發生嘔吐，要避免患者嗆到自己。將部分嘔吐物保留，以便分析。如果中毒情況嚴重，好比化學物質或藥劑中毒，可向醫生要求解毒劑（如果可能的話）。

考慮事項

□對某些中毒事件，催吐可能成為必要。Ipecac是一種催吐糖漿，可在藥房

購得。但僅在醫師推薦時使用。

□如果患者有嚴重的頭痛及嘔吐現象，可能是食物過敏。服用6粒木炭錠及咖啡滯留灌腸劑，以利體內排除此毒素。請見第三部的灌腸劑，參考咖啡灌腸劑的部分。

預防食物中毒的秘訣

下列幾項要點提供你如何在家裏及上館子都能吃得安心，吃得放心。

● 勿將食物置於室溫中，應該用冷藏或保溫的方式保存食物。

● 將易腐敗的食品冷藏。

● 儘速將剩菜送入冰箱。

● 將肉類、海鮮徹底煮熟。肉類烹調時的溫度至少要在74℃以上。

● 處理食物前需清潔雙手。有害的細菌可能經由為嬰兒換尿片或擤鼻嚏傳播。

● 使用兩個切砧板：一個用於切肉，一個用於蔬菜。如此可避免細菌由肉類轉移到蔬菜。每週徹底漂淨砧板3次。

● 買完菜應直接回家，尤其在溫暖的天氣裏。回家後立即將食物妥善保存。

● 清洗任何與肉類、海鮮接觸過的炊具。如此可預防有害細菌的傳染。

● 使用過便當盒及熱水瓶後，要徹底洗淨。

● 勿使用隆起、膨脹、有凹痕或瓶蓋鬆開的罐頭。注意瓶罐上的裂縫及紙包裝上的破洞。

● 冰箱的溫度要設在4℃或更低。冷凍庫則設在零下18℃或更低。

● 每天用漂白水洗淨廚房的抹布及海綿。

● 野餐食物，例如美奶滋、沙拉醬、乳品等，若曝露於陽光下或室溫中，容易造成問題。

● 避免沙拉吧裏那些未高溫保存的濃湯及含美奶滋的食物。選擇有玻璃保護的新鮮沙拉吧。

● 給新生嬰兒食用蜂蜜，可能在其尚未完全成熟的腸內產生毒素，也可能導致嬰兒的臘腸毒菌病(botulism)。一歲以後的嬰兒可安全地使用蜂蜜。

● 腐壞的食物常有黴菌的蹤跡。下列食物若發現有黴菌應避免：焙根、麵包、乳品、麵粉、罐頭火腿、熱狗、乾核果、花生醬、烤雞、烤鴨、蔬菜、全麥等穀物。也要避免長滿黴菌的生食及熟食。

● 在冷藏室中解凍各種食物，尤其是肉類及雞鴨肉。

便秘(Constipation)

　　便秘是由於體內廢物通過大腸的速率太慢，使大腸不通暢所造成的。許多病變來自便秘，包括痔瘡、脹氣、失眠、頭痛、口臭、靜脈曲張、肥胖、消化不良、憩室炎、盲腸炎、疝氣、大腸癌。

　　通常，便秘是由於飲食缺乏纖維及液體引起的。它也可能是某種藥物的副作用，例如鐵質補充錠、止痛劑、興奮劑。懷孕期間也會發生便秘。

　　保持每天腸內通暢是很重要的。正常情況下，體內在18至24小時後會排泄廢物。超過此期間，有害的毒素開始產生。

營養素

補充品	建議用量	說明
●重要者 蘆薈汁	早晚各1／2杯。	有治療、清腸功效，也軟化糞便。
葡萄糖甘露醇或(glucomannan)或有氧堆體清腸劑(ABC)	餐前使用，配一大杯水。勿與其它的補充品或藥物同時使用。	對有高或低血糖毛病的人特別合適。形成堆體，改善結腸功能。
Naturalax ＃2，來自 Nature's Way Products	餐後2錠，直到腸子正常蠕動。也可每天服用2次或3次。	含藥用植物，有助腸子蠕動規律。
●有幫助者 嗜酸菌或Maxidophilus或Megadophilus不含牛奶的嗜酸菌	每天2次，各1茶匙。	維持小腸內良性共生菌的生存，並使之快速通過胃，抵達小腸。
蘋果果膠	每天500毫克。	纖維質來源，幫助解決便秘。
綜合消化酶	餐後2錠。	如果有潰瘍，避免使用含鹽酸的品牌。
綜合維他命及礦物質複合物	依照產品指示。	便秘導致吸收不良，造成維他命及礦物質缺乏。

維他命B羣（高效能） ，添加維他命B₁₂	餐前50毫克。	幫助脂肪、醣類、蛋白質消化
維他命D加 鈣及 鎂	每天400毫克。 每天1,500毫克。 每天750毫克。	預防結腸癌。
維他命E	餐前400IU。	幫助結腸復原。

藥用植物

☐ 下列植物有助解決便秘：洋鼠李皮（cascara sagrada）、治痢草（com-
frey）、亞麻（flaxseed）、金印草、Green Magma（一種大麥草汁）或小麥
草汁的葉綠素、Naturalax 2（來自Nature's Way Procucts公司）、胃蛋
白酶、洋車前（psyllium）子、番瀉葉（Senna）。

建議事項

☐ 多作運動可加速廢物通過小腸，縮短這些可能引起癌症的廢物與組織接觸
的時間。

☐ 李子（乾梅）是最佳的天然通便劑之一。亞麻仁油有助於軟化糞便。每天
使用2至3湯匙。

☐ 避免會刺激黏膜分泌的食物。每天吃新鮮水果、生的綠葉蔬菜、糙米。勿
食乳製品、白麵粉或糖類製品。也要多喝水。

考慮事項

☐ 持續使用通便劑將使小腸內的細菌被消除，並造成慢性便秘。如果你經常
使用通便劑，需服用Megadophilus、Maxidophilus或DDS（不含牛奶）嗜
酸菌，以補充良性的共生菌。

☐ 假如便秘持續數個星期，可使用灌腸劑（請見第三部的灌腸劑），以保持腸
內清潔。如果糞便惡臭，而且肛門有灼燒感，這可能是酸血症（acidosis）
的徵兆。（請見第二部的酸血症，作自我測試）

☐ 如果使用天然纖維及藥草通便劑均無法改善便秘，你可能有肌肉不協調的
毛病。通常，當腸上半部的肌肉收縮，下半部則鬆弛。當下半部肌肉仍緊
縮呈痙攣狀而無法放鬆時，表示肌肉有問題。

☐ 定期禁食也有幫助。（請見第三部的禁食）。

下痢（Diarrhea）

　　下痢的特徵是糞便稀鬆呈流質，且次數頻繁，有時還附帶嚴重的嘔吐。症狀包括跑廁所、痙攣、腸子蠕動頻繁、口渴、腹痛。有些人還出現發燒。食物未完全消化、食物中毒、情緒緊張、豆類食品、感染、胰臟疾病、癌症、使用藥物、通便劑、制酸劑、咖啡因、寄生蟲、結腸炎、病毒、細胞或其它微生物、喝入不乾淨的水、食物或化學物質過敏、未熟的水果、腐爛的食物等，均可能引起下痢。

　　損失的流質可導致虛脫及礦物質流失。喝大量的水分，例如角豆樹茶（carob）、胡蘿蔔汁及綠色飲料（含葉綠素）。如果情況未見好轉，或糞便中帶血，要看醫生。作一次過敏測試，以了解是否對某種食物過敏。

營養素

補充品	建議用量	說明
●非常重要者		
木炭錠（charcoal）	每小時4錠與水服用，直到情況好轉。晚間使用。	千萬勿與其它維他命或藥物合用。
海帶錠	每天5錠。	補充礦物質。
鉀	每天99毫克。	補充流失的鉀。
●重要者		
蒜頭膠囊（kyolic）	每天3次，各2粒。	殺菌（細菌及寄生蟲）。
Maxidophilus 或 Megadophilus	1湯匙於蒸餾水中，空腹使用，每天2次。	補充良性菌。
●有幫助者		
鈣	每天1,500毫克。	補充流失的鈣質。幫助糞便成形。
消化酶	用餐時服用。	富含胰臟酵素。是正常消化作用所需。

補充品	建議用量	說明
鎂	每天1,000毫克。	幫助鈣吸收。促進pH酸鹼平衡。
洋車前子(Psyllium)或guar樹膠或燕麥麩	睡前4膠囊。	有助糞便成形。
不飽和脂肪酸	依照產品指示。	有助糞便成形。
維他命B羣加 維他命B₁及 菸鹼素及 葉酸	每天200毫克，2週。 每天50毫克。	由於吸收不良，或許有必要請醫師注射維他命B。
維他命C	每天3次，各500毫克。	使用非酸性品牌。
維他命D	每天400IU。	幫助鈣吸收。
維他命E	每天400IU～1,000IU。	保護結腸壁細胞膜。

藥用植物

□如果偶爾發生下痢，可嘗試黑莓根、洋甘菊茶(chamomile)、覆盆子葉(raspberry)。也可在蘋果醬、香蕉、鳳梨或木瓜汁中加入藥用植物。每天服用2至3次番椒(cayenne)膠囊。薑茶對痙攣及腹痛有益。滑榆(slippery elm)樹皮也不錯。每8盎司水配6粒膠囊或3茶匙。

建議事項

□採用高纖飲食。每天吃燕麥麩、米糠、生菜、酸酪乳、酸性食品。補充水分，可在蒸餾水中加點海水濃縮物質。

□至少兩天以內，勿用藥止住下痢。這是體內排除毒素的方式。然而，若發生下列狀況，應該求醫治療：下痢持續兩天以上、糞便帶血、糞便呈黑色、發燒在38.3℃以上、腹部或直腸劇痛、脫水現象(口乾及皮皺)、排尿減少或停止。

□勿攝取乳製品，這類食品易導致過敏。也要限制脂肪、小麥及含麩質
　(gluten)食物之用量。

考慮事項

□米水有益於治療下痢。用3杯水加半杯糙米煮45分鐘，過濾後，每天喝3
　杯。同時，吃米也可幫助糞便成形，並提供維他命B。
□如果小孩一天拉稀5次以上，很明顯地表示他有慢性下痢。

乳糜瀉(粥狀瀉，Celiac disease)

　　乳糜瀉是由於對麩質(gluten)排斥，所產生的罕見疾病。麩質屬於禾穀
蛋白類(醇溶性蛋白類，prolamines)，見於小麥、大麥、黑麥、燕麥。乳糜
瀉的症狀包括嘔吐、下痢、腹部腫大、糞便臭懸浮不沈、體重減輕、貧血、
皮膚出疹、關節和／或骨頭痛。此病經常被誤診為腸子不適症候羣或結腸痙
攣。

　　病患的小腸內膜會受損及感染，而且也影響小腸吸收重要養分的能力，
導致維他命、礦物質及卡路里(熱量)的流失。下痢使此問題更複雜，損失的
營養必須補充回來。欲知營養吸收不良方面的詳情，請見第二部的吸收不良
症候羣。

　　任何患乳糜瀉者，購買產品時，應仔細認明，不要吃任何含麩質的食
物。由於麩質也見於各種維他命中，故僅用低過敏性維他命。

營養素

補充品	建議用量	說明
●非常重要者		
綜合維他命及 礦物質與	每日依照產品標示使用。	僅使用不含酵母的產品。
維他命A及	每日25,000IU。	
維他命E	每日400IU。	
蛋白質補充品(含各 種單一胺基酸)	依照產品指示。	較易身體吸收利用的蛋白質產 品。

補充品	建議用量	說明
維他命B羣	在醫生的建議及指示下，可採用注射液：2cc維他命B群及1ccB₆。使用錠劑者，則每日3次，各100毫克。	僅使用不含酵母的產品。維他命B₆參與許多酵素作用。
●重要者		
苜蓿錠	每天6錠。	維他命K的來源。
銅	每天3毫克。	由於小腸吸收不良，各種礦物質需補充。
鋅□含錠	每天50毫克，分成數次，於□內漸漸溶解。	
●有幫助者		
鈣與	每日1,500毫克。	鎂幫助維持正常的pH平衡。乳糜瀉者常缺乏鎂。
鎂	每日750毫克。	
葡萄糖甘露醇纖維或有氧堆體清腸劑（ABC）	依照產品標示。	這些是纖維質產品，小腸無法吸收。當服用葡萄糖甘露醇時，要喝大量的水，因爲這種纖維會膨脹爲原體積的數倍。勿與其它藥丸共用。
蛋白質分解酵素	成人兩餐之間的空腹時服用3錠。	可能需要額外的消化酶。
不飽和脂肪酸（櫻草油膠囊或鮭魚油）	依照產品標示。	櫻草油含必需脂肪酸。
維他命B₁₂及	依照產品標示。	乳糜瀉導致維他命B₁₂吸收不良。
葉酸	可使用注射液或舌下□含錠。	
維他命C	每日2,000～5,000毫克，分成數次。	參與干擾素的製造。

建議事項

☐ 因為乳糜瀉造成維他命B吸收不良，故補充維他命B是必要的。

☐ 避免任何含麩質的食物。勿食任何含大麥、小麥、黑麥、燕麥的食品。可以吃米及玉蜀黍。仔細認明產品標籤。

☐ 勿食糖類產品或加工食品。避免所有乳製品。

☐ 乳糜瀉者需要纖維，且應吃新鮮蔬米，包括豆科植物(扁豆、豆子、豌豆)、米糠、核果、葵瓜子、葡萄乾、無花果、及所有多子的水果，例如草莓、覆盆子、黑莓。

考慮事項

☐ 如果小孩全身長滿水疱及爛瘡，應檢查他是否有乳糜瀉。避開所有含麩質的食物，看看病情是否好轉。飲食也應剔除牛奶，因為可能產生乳糖不適症(無法消化)。乳糜瀉可發生於六個月到一歲半的小孩。

☐ 精神分裂症較常見於乳糜瀉者。

痔瘡(Hemorrhoids)

　　痔瘡即肛門附近的靜脈腫大，有時會突出於直腸外。它通常與便秘、懷孕、飲食不當、缺乏運動、久坐、提重物、肥胖、肝受損、過敏症等有關。

　　痔瘡患部通常會發癢、裂開、流血，引起疼痛及不適。嚴重的痔瘡可能還需開刀。請向醫師詢問。

營養素

補充品	建議用量	說明
●非常重要者		
有氧堆體清腸劑(ABC)，來自有氧生活產品。	使用1／2的果汁及1／2的蘆薈汁。沖泡後，儘速飲用，以免纖維硬化。	保持結腸清潔通暢，以減輕直腸的負擔。
鈣箝合劑(chelate)或asporotate，加鎂	每天1,500毫克。 每天750毫克。	血液凝結所必需之物，並能預防直腸癌。

補充品	建議用量	說明
維他命C及 生物類黃酮	每天3,000～5,000毫克。 每天100毫克。	協助傷口復原及正常的凝血作用。
維他命E	每天600IU。	促進血液凝結及組織復原。
● 重要者 維他命B羣加 維他命B₆及 維他命B₁₂、膽鹼及 肌醇	50毫克，每天3次，與正餐服用。	改善消化作用，減少直腸的負擔。
● 有幫助者 輔酶Q₁₀	每天100毫克。	增加細胞的氧和作用(oxygen-ation)及協助組織復原。
葡萄糖酸(Gluconic)	1錠，每天2次。	改善細胞的氧和作用。
Key－E 塞藥（來自Carlson實驗室）	依照產品指示。	收縮發炎的痔瘡部位。
維他命A及 β－胡蘿蔔素	每天15,000IU。 每天15,000IU。	協助黏膜及組織的復原。
維他命D	每天600IU。	協助黏膜及組織的復原。也幫助鈣質吸收。

藥用植物

☐可使用歐鼠李皮(buckthorn)、北美夏枯草根(collinsonia)、香芹、紅葡萄葉。利用接骨樹的果實(elderberry)製成膏藥，也有助於減輕痔瘡的疼痛。請見第三部的糊藥(膏藥)。

建議事項

☐排便時，勿過度施力。保持腸內通暢及避免便秘。

☐痔瘡患者需多攝食纖維或纖維素含量高的食物。蘋果、甜菜、巴西核果、

綠花椰菜、甘藍科蔬菜、胡蘿蔔、綠豆子、guar樹膠、燕麥麩、皇帝豆、梨子、豌豆、洋車前子(psylliumseed)及全麥等穀類，都是好的選擇。

□運動也很重要。

□喝大量的水分。

□亞麻仁油能軟化糞便。每天使用1或2湯匙。

□每天洗礦物質澡。我們推薦Batherapy這種產品，將粉末加入浴池中。此物可在健康食品店購得。

□用去皮蒜頭或生的馬鈴薯製成塞藥(suppository)，對痔瘡有益。每週使用3次。

□維他命K對出血性痔瘡有效。其來源有苜蓿、甘藍菜、及所有深綠色的葉菜類。

考慮事項

□一種新的雷射技術可用於治療痔瘡。它是歐洲人開發的，現已在美國使用。這是傳統外科手術上的一大突破，因為接受此種治療的病人無需住院或打麻藥。

□有一種上市產品稱Anurex，是新型的冰敷袋。直接置於患部組織上，能減輕發腫現象。而且有止血、消痛及促進復原的效用。此種冰敷袋能重複使用達6個月。可直接郵購如下：Anurex Relief Labs, 2895 Biscayne Boulevard, Suite392, Miami, FL33137, U.S.A。

消化不良(Indigestion或Dyspepsia)

　　消化不良可能是胃、小腸或大腸出毛病的一個症狀，也可能本身就是一種疾病。其症狀包括脹氣、腹痛、胃灼熱、打嗝、噁心、嘔吐、飲食後有灼熱感。

　　張開嘴巴咀嚼、邊吃邊說話、狼吞虎嚥(同時吃進許多空氣)、邊吃飯邊喝湯(將消化酶沖下消化道)等，均容易造成消化不良。食物過敏也可能是造成原因。它使食物在結腸發酵，產生氫氣及二氧化碳。醣類食品含有細菌，是產生排氣的主要來源。需找出自己無法消化的食物，進而避開這些食物。(請見第二部的過敏症)。生活壓力、情緒緊張、缺乏消化酶等，均可能引起小腸問題。

胃酸自我測試

　　鹽酸(HCl)是分解及消化許多食物所必需的。下面簡單的測試教你如何檢查是否需補充鹽酸。服用一湯匙的蘋果醋或檸檬汁。如果這樣做使胃灼熱消失，那麼你需要更多的鹽酸(可於正餐時，啜飲純的蘋果加水)。如果這麼做使症狀更糟，則表示你的鹽酸過量，勿再服用含鹽酸的酵素。

營養素

補充品	建議用量	說明
● 非常重要者		
有氧Aerobic O7	9滴於水中，每天1次。	控制腸內腐壞的細菌。
蘆薈汁	1／4杯，空腹使用，早晨起床及睡前各一杯。	對胃灼熱及其它消化道毛病有益。George's此品牌嚐起來似泉水。
高纖葡萄糖甘露蜜(glucomannan) 或ABC有氧堆體清腸劑	1湯匙於果汁或水中，早晨起來時服用，迅速喝下以免纖維變硬。	清潔結腸，幫助糞便形成。
蛋白質分解酵素或胰臟酵素	用餐時服用2錠，用點心時服用1錠。	改善排氣及脹氣。
● 重要者		
嗜酸菌(Neo－Flora，來自New Moon Extract)	餐前半小時使用。	是正常消化作用必需的。Neo－Flora是不含牛奶成份。
蒜頭精膠囊(kyolic)	用餐時2粒。	協助消化作用，並破壞腸內的有害菌。
維他命B羣添加B₁、B₃、B₁₂	用餐時100毫克。	維他命B是正常消化所必需的。
● 有幫助者		
苜蓿(錠或汁)	依照產品指示。	補充維他命K及微量礦物質。

補充品	建議用量	說明
L－肉鹼	依照產品指示。	攜帶脂肪至細胞，以分解成能量。
趨脂因子（膽鹼及肌醇或卵磷脂）	餐前服用。	脂肪乳化劑，幫助脂肪分解。
L－甲硫胺酸	依照產品指示。	肝的解毒劑。
綜合消化酶	用餐時服用。	如果有胃灼熱或潰瘍，應避免使用含鹽酸的產品。
胰臟酵素	飯後3錠。	幫助消化。

藥用植物

□貓薄荷、洋甘菊（chamomile）、治痢草根（comfrey）、金印草根、茴香（fennel）、胡蘆巴（fenugreek）、薄荷茶、木瓜、歐薄荷（peppermint）均是很好的藥草。勿長期使用治痢草根。滑榆（slippery elm）對結腸發炎有益；它當作一種灌腸劑，以迅速減輕症狀（請見第三部的灌腸劑）。

建議事項

□上半部消化系統脹氣可用胰臟酵素（pancreatin），下半部消化系統脹氣可用微量礦物質。制酸劑對排氣及脹氣均無效。當氣體產生過多，可用一新鮮檸檬榨成汁加1夸脫（約1.14公升）的溫水，當作灌腸劑，以平衡體內的pH值。如果體內排氣仍持續數日，可用比非得士（bifidus，雙叉乳桿菌）灌腸劑，此物將於數小時內解除此問題。

□消化不良也可用嗜酸菌（acidophilus）來改善，因為缺乏這些良性菌是最常見的消化不良因素。打開10粒膠囊服用，或使用一湯匙的粉末配方。對乳品過敏者，可改用Neo－Flora（來自New Moon Extracts公司），此產品不含牛乳。嗜酸菌也是頗安全的灌腸劑，幾乎很少出問題。你可能感到輕微的不適，不過大約1小時後即平息了。

□保持飲食均衡，並富含纖維食物，例如新鮮水果蔬菜及全麥等穀類。

□避免精製的醣類（糖）、麵包、蛋糕、通心粉、乳製品、咖啡因、柳橙類水

果、番茄、青椒、碳酸飲料、洋芋片、垃圾食物、油炸食物、辛辣食物、紅肉、豆類、點心零嘴、可樂。減少鹽的攝取量。加工食品、垃圾食物及所有乳製品會刺激黏膜分泌過量，導致蛋白質消化不良。節制花生、扁豆及大豆的用量。它們含有一種酵素抑制劑。

□要注意食物的搭配。蛋白質與澱粉是不好的搭擋，蔬菜與水果也是不佳的組合。牛奶不應與三餐同用。糖不與蛋白質或澱粉合用。

□用一湯匙純的蘋果醋加一杯水，在正餐時啜飲，有助消化。

□木炭錠對吸收體內氣體頗有效，但它會干擾藥物及營養素。勿長期服用。

考慮事項

□早晨起床先喝一杯檸檬水。有治療及清血的作用。

□如果你曾經作過腹腔手術(例如，切除一段腸子)，使用胰臟酵素將有助於消化食物。低血糖症者也需要胰臟酵素。用餐畢，若感到飽脹、肚內有咕嚕聲、脹氣或排氣等，也可服用胰臟酵素(pancreatin)。

□米及大麥清粥對脹氣、排氣及胃灼熱等毛病有效。使用5份的水加一份的穀子(米或大麥)，煮沸10分鐘。蓋上鍋蓋再慢燉55分鐘。過濾，冷卻後，一天喝數次。

□如果糞便惡臭，而且排便時肛門灼熱，可實施禁食計畫。(請見第三部的禁食)。這通常都是結腸含有毒物質的徵兆。

□作運動(例如，快速行走及體操)及使用Tum－Ease藥用植物配方(來自NewMoon Extracts)均有益於消化。

□老年人通常缺乏鹽酸及胰臟酵素。

□需細嚼慢嚥，勿狼吞虎嚥。

□也請見第二部的過敏症，並作自我測試。

吸收不良症候羣
(Malabsorption syndrome)

這是一種文明病，它影響那些長期飲食不當或沒有補充足夠營養的人。除了本身是一種嚴重的狀況，此病也會引起其他問題，包括骨質疏鬆及貧血。

這個吸收不良症到底是如何發生的？部分的因素包括飲食欠佳，使體內

缺乏必需營養素；胰臟、肝臟及膽管出毛病，導致消化疾病及缺乏膽汁和必需的酵素；吃過多會刺激黏膜分泌的精製食品；食物通過腸子的速率太快；腸內共生菌不平衡(念珠菌病)；下痢和／或便秘，使黏膜受損。

　　輻射療法、洋地黃(digitalis)及分流手術(by－pass)都會嚴重地減少小腸的吸收面積。小腸寄生蟲、乳糜瀉〔celiac disease，由於無法接受穀類中的麩質(gluten)所致〕、憩室炎和／或結腸炎，及使用過量的酒精、藥物、抗酸劑、通便劑等等，均影響小腸吸收營養，導致吸收不良症候羣。

　　吸收不良的症狀包括體重減輕、下痢、皮膚乾燥、掉頭髮、肌肉無力、疲勞、貧血。出現這些症狀應立即就醫治療。蛋白質無法被吸收將誘發下肢水腫。下痢使鉀流失，導致肌肉虛弱，結果可能引起嚴重的心臟疾病。缺乏鐵質及葉酸將造成貧血。缺乏鈣及維他命D將導致骨質流失及肢搐病(tetany)。

　　由於吸收不良，使身體無法吸收維他命B及胺基酸，造成更進一步的吸收不良，因為這些營養素是吸收作用本身所必需的。如此形成一個惡性循環，一直重複著。

　　治療此症需先找出原因，剔除不利因子，並搭配健康的飲食療法。由於使用藥物(治療癌症、胰臟分泌不足、及腸胃開刀的特殊問題)所引起的吸收不良症，需要適當的醫療諮詢。

　　吸收不良症的患者需要比一般人還多的營養素以改善此毛病。注射液、粉末、液體、口含錠等形式的養分較易於吸收。許多病人無法分解錠劑、藥丸等形式的營養素；甚至，有些病人的糞便中仍保有完好如初的藥丸。大型的、堅硬的、及能持續釋放藥性的錠劑都應當避免。改善飲食及進行清腸都是必需的方案。

　　不論你的飲食多好或服用了多少營養品，如果你的腸子出現前述的任何問題，你可能已有營養缺乏症。由於便秘而滯留結腸的糞便會腐臭，並釋放毒素到血液中。這些有毒物質將破壞組織及器官。被污染的血液無法除去死掉的細胞及廢物。如此將導致疲勞、頭痛、神經緊張及失眠。

　　未老先衰源自於吸收不良症。吸收不良也是老化過程中的一個重要因素，而且也可能解釋為何有些人較快老化。當人逐漸變老時，腸子也漸趨變形，而且腸內襯膜上會覆有硬的排泄物質及黏膜分泌物，這使腸子較難吸收營養素。身體需要營養素以保持青春。吸收不良說明了為何老年人需要較多量的營養素。

　　在改善飲食及使用適當的營養品數月後，若仍未改進健康狀況，則可能

有吸收不良症。患此症的人，使用營養品時，最好選用那些不需經過小腸吸收的種類，例如前述的注射液、粉末、口含錠等等。

　　禁食計畫應該每月一次。請見第三部的禁食篇。

營養素

補充品	建議用量	說明
● 非常重要者		
嗜酸菌（acidophilis 或 Megadophilis，不含牛奶）	1茶匙，兩餐之間服用，每天3次。	空腹服用，否則胃酸將破壞此良性菌。幫助吸收及製造許多種營養素。
Dioxychlor（來自 American Bio-logics）	依照產品指示。	破壞腸內有害的細菌及淨血。
維他命B羣加 維他命B$_{12}$	2cc. 1cc.，每週3次。	注射是最有效的方式。水溶性的維他命，例如B羣，是最難吸收的，而且容易流失在尿液中。
維他命B$_{12}$口含錠	含於舌下，空腹服用，每天3次。	幫助消化正常及預防貧血。
● 重要者		
Inflazyme Forte （來自American Biologics）	2錠，與正餐服用。	用於治療結腸及協助蛋白質的吸收。
蒜頭精汁（kyolic）	依照產品指示。	幫助消化及促進消化道的復原。與正餐同時服用，效果最佳。
蛋白質（含各種單一胺基酸）	含於舌下，空腹使用，每天3次。	患者不易將蛋白質分解成胺基酸，以利吸收及供應細胞使用。此產品提供各種胺基酸。
維他命C（緩衝過的）含礦物質鉗合劑（chelates）	2,000～8,000毫克，與果汁併用，分成數次服用。	促進免疫功能及協助營養的吸收。

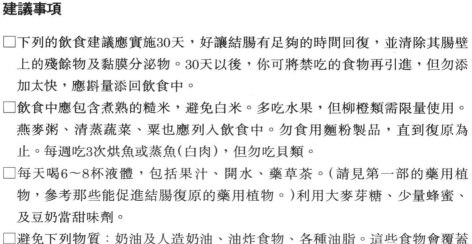

補充品	建議用量	說明
● 有幫助者		
必需脂肪酸綜合液（來自 Cardio-vascular Researc ）	依照產品指示。	用於修補細胞及腸壁，並協助脂肪的適當利用。
肝萃取液(Liquid li-ver Extract ＃521)	依照產品指示。	預防貧血及提供天然的維他命B羣。
蛋白質分解酵素或綜合酵素	在兩餐間及用餐時，各服用2錠蛋白質分解酵素或用餐時，服用2錠綜合酵素。	幫助蛋白質消化。
維他命及礦物質配方		使用不含酵母及過敏原的粉末形式，以補充失去的營養。
葡萄糖酸鋅（Zinc gluconate）	每天50毫克，服用1個月。	協助製造消化酶及吸收蛋白質。

建議事項

☐ 下列的飲食建議應實施30天，好讓結腸有足夠的時間回復，並清除其腸壁上的殘餘物及黏膜分泌物。30天以後，你可將禁吃的食物再引進，但勿添加太快，應斟量添回飲食中。

☐ 飲食中應包含煮熟的糙米，避免白米。多吃水果，但柳橙類需限量使用。燕麥粥、清蒸蔬菜、粟也應列入飲食中。勿食用麵粉製品，直到復原為止。每週吃3次烘魚或蒸魚(白肉)，但勿吃貝類。

☐ 每天喝6～8杯液體，包括果汁、開水、藥草茶。(請見第一部的藥用植物，參考那些能促進結腸復原的藥用植物。)利用大麥芽糖、少量蜂蜜、及豆奶當甜味劑。

☐ 避免下列物質：奶油及人造奶油、油炸食物、各種油脂。這些食物會覆蓋胃壁及腸壁，阻礙營養素的通過，使吸收不良的問題更嚴重。會刺激黏膜分泌的食物也應當避免，因為這些分泌物也會干擾吸收作用。這些食物包括各種乳製品、加工食品、速食產品。

□肉類不易消化，而且是酸性的。避免下列物質含咖啡因的產品，例如，茶、咖啡、可樂、巧克力；垃圾食物，例如洋芋片；含糖、鹽、味精、防腐劑的食物。

腸子不適症候羣
（Irritable bowel syndrome）

　　腸炎是常見的消化道疾病。女性患者是男性的2倍。此症簡稱IBS，影響大腸部位，使其肌肉收縮不協調，阻礙排泄物在腸內的移動。結果，導致腸內及血液中含過多的黏液及毒素。

　　IBS的症狀包括便秘和／或下痢、腹痛、糞便中含過量黏膜分泌物、噁心、脹氣、厭食。因為這些症狀與癌症類似，請向醫生求證。

　　檢查是否有食物過敏，它是IBS重要的因素。某些食物容易刺激腸壁。情緒緊張也是因素之一。適當的飲食對此疾有實質上的改善。

營養素

補充品	建議用量	說明
●非常重要者		
苜蓿錠或汁	1湯匙，每天3次。	含維他命K，用於改善腸內共生菌，以幫助消化正常。另含葉綠素，能清血及幫助組織復原。
Dioxychlor（來自 American Bio-logics）	依照產品指示。	破壞消化道內的外來菌，並攜帶氧氣到組織各部。
●重要者		
嗜酸菌(不含牛奶)	依照產品指示。	使用Neo－Flora（來自New Moon Extracts)或DDS，用以補充良性菌。幫助消化及製造維他命B。

補充品	建議用量	說明
蘆薈汁	1／2杯，每天3次，空腹使用。	George's嚐起來似泉水。與ABC有氧堆體清腸劑搭配使用。協助結腸消除過多的黏液及減慢食物在腸內產生的反應。
纖維： 燕麥麩或米糠或guar樹膠或洋車前子（psyllium）或ABC有氧堆體清腸劑	依照產品指示。 勿將藥物或其它營養補充品與纖維同時使用。因為纖維的吸收力強，會吸收這些有用的物質。	與George's蘆薈汁混合，有治療及清潔的作用。勿用小麥麩，此物較刺激。
蒜頭精膠囊(kyolic)	依照產品指示。	幫助消化及解除結腸內的毒素。
綜合維他命及礦物質複合物	依照產品指示。	補充損失的或未被吸收的養份。
櫻草油或亞麻仁油	依照產品指示。	提供必需脂肪酸。
蛋白質（含各種單一胺基酸）	依照產品指示。	是修復腸黏膜之必需物。
蛋白質分解酵素	依照產品指示。	使用含低量鹽酸及高量胰臟酵素的品牌，用以幫助蛋白質消化及消除血液中未消化的食物。也協助消炎作用
● 有幫助者 鈣及 鎂（箝合劑）	2,000毫克。 1,000毫克。	紓解胃的緊張及幫助中樞神經。預防結腸癌。
薄荷腸膜膠囊(enteric-coated peppermint)	依照產品標示。	此種膠囊防止其內的薄荷油釋放到胃裏，它必須在結腸中釋放。此物有治療及協助消化的功效，也能紓解胃的不適。

藥用植物

□鼠李(cascara sagrada)、洋甘菊(chamomile)、山梗菜(lobelia)、保哥
　果(pau d'arco)及玫瑰實，對治療此症有效。薄荷油盛行於歐洲。

建議事項

□當腸胃不適時，應改用溫和飲食。用攪拌機將蔬菜及水果打碎。嬰兒食物
　很好，因其未添加防腐劑及鹽。別忘了補充纖維及蛋白質。

□避免動物性脂肪、奶油、人造奶油、所有乳製品、油炸食物、辛辣食物、
　小麥麩及小麥製品、核果及種子、垃圾食物(例如，洋芋片、冰淇淋、糖
　果)、加工食品、糖、咖啡、汽水、義大利麵食。這些食物刺激腸黏膜分
　泌，因而阻礙營養素的吸收。也需避免喝酒及抽煙；這些物質刺激胃及腸
　的黏膜。

□脹氣及排氣過多，可使用雙叉乳桿菌(L. bifidus)滯留灌腸劑。(請參考第
　三部的灌腸劑)。此物將取代腸內的良性菌，能迅速解決問題。

□木炭錠也能紓解脹氣問題。在感到不適時，立即服用5錠。勿每天使用，
　因為木炭錠的吸收力強，能吸收有用的營養素。

□嚴重的酸血症(acidosis)可能伴隨IBS發生，故請見第二部的酸血症，並
　作自我測試。

□請見第二部的吸收不良症候羣，以參考所需之補充品。

□也請見第二部的結腸炎及憩室炎。

憩室炎(Diverticulitis)

　　憩室炎的特徵是結腸黏膜發炎，導致大腸內形成小囊狀域(即憩室)。這
些小囊很典型地會出現於便秘時。因為當費力將乾硬的糞便排出時，所施的
壓力容易使結腸壁較弱的部位形成小囊袋。這些小囊本身不會引起什麼症
狀，但如果有排泄物陷入其中，易造成感染及發炎。

　　憩室炎的症狀包括痙攣、便秘、下痢或嘔吐。有些人則毫無症狀。飲食
習慣不良及情緒緊張都會使問題更複雜。如果懷疑是食物過敏，不妨作一次
過敏測試。未完全消化的澱粉質容易造成食物太快通過結腸。飲食不良、家
族病歷、膽囊疾病、肥胖症、及冠狀動脈疾病等，均會增加罹患憩室炎的機

率。

營養素

補充品	建議用量	說明
●必需者 纖維（燕麥麩、葡萄糖甘露醇或有氧堆體清腸劑，ABC）	餐前一小時服用，配一大杯水。服用藥物或補充品的一小時內，勿使用纖維。	預防便秘。預防排泄物堆積於結腸的小囊內，因而造成感染。
維他命B羣	每天3次，各100毫克。	使用低過敏性品牌。
●非常重要者 綜合消化酶	用餐時服用。	富含胰臟酵素。用於分解蛋白質。
蛋白質分解酵素	兩餐之間服用。	幫助消化及減少結腸發炎。
●重要者 嗜酸菌	每天3次，空腹使用。	如果對牛奶過敏，可選用不含牛奶的產品。
大蒜精膠囊	用餐時服用2粒。	無臭大蒜。使用不含酵田的品牌。
維他命K錠或苜蓿	每天100微克。	缺乏維他命K與小腸疾病有關連。苜蓿是好的來源。每天3錠，或1湯匙的汁液3次。
●有幫助者 蘆薈汁	依照產品指示。	預防便秘及結腸毛病。George's蘆薈汁喝起來似泉水，無需再冷藏。
必需脂肪酸	餐前依照產品標示使用。	有助腸子回復正常功能。
蛋白質補充（含各種單一胺基酸）	每天3次，各1／2茶匙，空腹時服用，含於舌下。	單一胺基酸較快被吸收利用。

補充品	建議用量	說明
生的胸腺	依照產品標示。	請見第三部的腺體器官食療法。
維他命A膠囊	每天25,000IU。	保護及修復結腸壁。
維他命C(緩衝過的)	每天3,000～8,000毫克，分成數次。	使用非酸性品牌。減少發炎並增強免疫反應。
維他命E膠囊	每天800IU。	一強力抗氧化劑，能保護黏膜。

藥用植物

□治療憩室炎可使用番椒(cayenne)、洋甘菊(chamomile)、大蒜、木瓜、洋車前(psyllium)、紅苜蓿(red clover)、西洋蓍草精(yarrow)或茶。洋車前子能清腸及軟化糞便。每天飲2杯保哥果茶(pau d'arco)。黏土錠(clay)也有幫助，需在起床空腹時服用。

建議事項

□每天檢查糞便是否帶血。如果糞便呈黑色，取少量送醫分析。培養每天定時排便的習慣。可在早晨剛起床時服用纖維及嗜酸菌，以助腸子蠕動。

□在較嚴重的情形，使用液體維他命。將各種蔬菜、水果放入果汁機內攪拌。嬰兒食品也有幫助。Earth's Best嬰兒食物完全來自天然食物，是很好的選擇。使用時，還可添加纖維。蔬菜僅用清蒸的方式調理。逐漸在飲食中添加生的蔬果。喝胡蘿蔔汁、甘藍菜汁、綠色飲料、或在果汁中加入葉綠素汁(苜蓿)。

□勿食穀類、種子或核果，煮熟的米除外。也應該避免乳製品、紅肉、糖製品、油炸食物、辛辣調味料、加工產品。建議您使用低醣、高蛋白(來自蔬菜及魚)的飲食。

□使用灌腸劑，配2夸脫(約2.28公升)的溫水。(請見第三部的灌腸劑)。這些灌腸劑幫助去除卡在結腸內的食物及未被消化的食物，並減輕疼痛。4粒木炭錠有助於吸收廢氣(腸內的瓦斯)。勿與其它維他命或藥物合用。要配一大杯水。

考慮事項

☐按摩左腹以減輕疼痛。站立作伸展運動。

☐如果憩室感染，醫生可能開抗生素的藥。此時別忘了補充酸性食品(例，酸酪乳)及嗜酸菌(不含牛奶)。

☐禁食也有幫助。(請見第三部的禁食)。

☐也請見第二部的結腸炎。

結腸炎(Colitis)

　　結腸炎發生的部位在結腸黏膜上，而且會出現小的囊狀區域。結腸炎有急性與慢性。通常發生在年輕及中年人身上。其症狀包括腹部痙攣、下痢，而且一直需要排泄。通常糞便帶血。

　　結腸炎由輕微至嚴重分成數種類型。腸炎(enteritis)及迴腸炎(ileitis)屬於小腸發炎，通常與結腸有關。嚴重的結腸炎稱潰瘍性結腸炎，此時，不只結腸發炎，還產生潰瘍。

　　造成結腸炎的一些因素有飲食習慣不良、生活緊張、對某些食物過敏。建議你作一次食物過敏測試。

營養素

補充品	建議用量	說明
●必需者 蛋白質分解酵素及綜合消化酶(含少量鹽酸，高量胰臟酵素)	兩餐間服用，2錠。 餐後使用，2錠。	對正常消化作用極重要。消炎酵素。
●非常重要者 嗜酸菌(acidophilus)	每日2次，空腹服用。	使腸內共生菌正常化。如果不能適應牛奶請選用不含牛奶的產品。
有氧堆體清腸劑 (Aerobic Bulk Cleanse, ABC)	早晨空腹時使用，1湯匙泡於果汁內。	結腸清潔劑。

補充品	建議用量	說明
苜蓿膠囊或液體	每天3次，依產品標示。	提供復原時所需的維他命K及葉綠素。
蛋白質補充品（含各種單一胺基酸）	每天2次，空腹使用。	單一胺基酸較易被身體吸收利用。
維他命A膠囊及 維他命E膠囊	每天25,000IU。 每天800IU。	用於修補組織。
● 有幫助者 有氧Aerobic 07，來自有氧生活產品公司 或 Dioxychlor，來自American Bio-logics.	每天2次，依照產品標示。	提供結腸安定的氧，及破壞不需要的細菌。
蒜頭精膠囊(kyolic)	用餐時2粒。	使用不含酵母的kyolic對結腸有治療功效。是一種天然的抗生素。
礦物質補充品，添加鈣、鉻、鎂、鋅	依照產品標示。	結腸炎使身體對這些必需礦物質吸收不良。鈣用以預防癌症，此癌症可能來自長期的刺激局部。
生的胸腺萃取物	每天2次，各500毫克。	有益免疫功能。請見第三部的腺體器官食療法。
不飽和脂肪酸	依照產品標示。	形成細胞所需之物。亞麻子及櫻草油是好的不飽和脂肪酸來源。
維他命C加生物類黃酮	每天3,000～5,000毫克，分成數次	是免疫功能及治療黏膜所需之物。使用不會產生酸性的品牌。

藥用植物

□洋甘菊(chamomile)、蒲公英、大蒜、小白菊(feverfew)、木瓜、紅苜蓿
(red clover)、西洋蓍草(yarrow)、保哥果(pau d'arco)均有益結腸炎。
治痢草胃蛋白酶(comfrey pepsin)也很好，每天使用2次，各2膠囊，勿連
續使用2個月以上。有氧堆體清腸劑(ABC)也含有清潔結腸的藥草成分，
與果菜汁或蘆薈汁混合，餐前服用。同時，也在早晨及睡前飲用1／2杯蘆
薈汁，將有助於治療結腸，減輕疼痛。

建議事項

□下列飲食有助於對抗結腸炎。燕麥麩及生菜放入攪拌器中，製成汁液飲
用，或在果汁或穀類食品中直接添加1湯匙的燕麥麩或米糠。如此有助於
堆體形成。或者，還可以在果汁中添加有氧堆體清腸劑(ABC)，在早晨起
床空腹時飲用。也不妨試試嬰兒食物加纖維(葡萄糖甘露醇，glucoman-
nan)兩週。Earth's Best是最天然的嬰兒食品，可在健康食品店購得。葡
萄糖甘露醇應該在餐前一個半小時到一小時之間使用，需配一大杯水。服
用藥物或其它補充品後的一小時內，勿使用葡萄糖甘露。要喝胡蘿蔔汁及
甘藍菜汁、或綠色飲料(含葉綠素)。使用小麥草、苜蓿或大麥。

□除了煮熟的糙米外，不吃任何穀類、種子或核果。喝大量的液體。勿食任
何乳製品、紅肉、糖製品、煎炸食物、香料調味品、加工食品。低糖、高
植物蛋白的飲食較合適。

□使用灌腸劑配2夸脫(約2.3公升)的溫水。這樣能幫助結腸清除未消化的食
物，及減輕不適。若有嚴重的脹氣現象，請見第三部的灌腸劑，並參考有
關雙叉乳桿菌(L. bifidus)灌腸劑說明。山梗菜(lobelia)茶是好的飲料，
可當作灌腸劑，迅速紓解結腸炎的不適。

□作體操有助於改善消化作用。以免未完全消化的澱粉可能使食物太快通過
結腸。

□靜脈注射鎂與維他命B_6能鬆弛腸壁肌肉及控制結腸痙攣。病情較輕者，則
以口服方式使用鎂及維他命B_6。

□腸胃毛病及潰瘍性結腸炎已被認為與缺乏維他命K有關。含硫化物的藥及
礦物油會破壞維他命K。維他命K見於苜蓿及深綠色葉菜類。

□請見第三部的禁食，依其步驟每月作一次。也請見第二部的吸收不良症候
羣。

□勿穿緊腰的衣服。

□定期檢查結腸。

□也請見第二部的憩室炎(diverticulitis)。

結腸炎者的飲食

　　結腸炎是一種很痛，而且使人暫時行動不便的疾病。飲食恐怕是減輕此症狀之最重要因素。營養師兼作家的莎莉・列勃門(Shari Lieberman)提供患者一些飲食方針，要點如下：

● 記錄每天所吃的食物。這點相當重要！如此，患者可以了解什麼食物改善或惡化病情。有些人僅對某些食物敏感，例如，酵母製品、乳製品、小麥製品。

● 採取高纖飲食。燕麥麩、糙米、大麥及其它穀類(完整未加工的)、扁豆等都是很好的來源。

● 採取低脂飲食。脂肪及油類會加重結腸炎引起的下痢。飲食中剔除油脂食物、全脂牛奶及乳酪。辛辣食物及咖啡等刺激性飲料也要避免。

● 勿食油炸食物及奶油製成的沾醬。

● 食用脫脂乳製品。如果你有乳糖不耐症，可以選用去乳糖牛奶。許多有乳糖不耐症的人可以接受低脂酸酪乳。

● 使用低脂乳酪或大豆製的乳酪。用豆奶取代牛奶。

● 攝取去皮火雞肉或雞肉，以補充蛋白質。吃烘烤的海產，取代油炸的作法。

● 喝泉水、塞爾茲汽水(Seltzer，德國產礦泉)，以補充下痢所流失的液體。蘆薈汁非常好，尤其對潰瘍性結腸炎及一般的潰瘍。它是來自蘆薈的天然汁。

● 勿空腹吃水果；最好在餐後使用。果汁需用礦泉水稀釋，趁用餐時或餐後服用。

● 吃大量的蔬菜。你若無法接受生菜，可用清蒸的。

克隆氏病(局部性迴腸炎)
(Crohn's disease)

　　克隆氏病的特徵是某段消化道之慢性及長期性的發炎。此發炎延伸至小

腸壁的每一層，還包括鄰近的淋巴節。發炎的部位復原後，留下疤痕組織，使腸道變窄。此疾病非感染所致，然原因尚未明。有食物過敏病歷的人，此病的危險性增高。

克隆氏病的症狀包括下痢、週期性痙攣、右下腹疼痛、發燒、吸收不良、失去體力及食慾、體重減輕、可能貧血。

克隆氏病通常發生於20歲左右的年輕人。可能每幾個月到每幾年病發一次。出現一次或兩次後便不再復發的例子不多。此病持續許多年後，腸子的功能會逐漸惡化。如果置之不理，可能變得非常嚴重，並增加癌症的機會。

吸收不良造成的營養缺乏可使免疫系統衰弱，延長此發炎症的復原時間。慢性的出血可能造成缺鐵性貧血症。如果發炎使小腸壁穿孔，會造成腹膜炎。有時，克隆氏病被誤診為盲腸炎，因為疼痛部位相同。

營養素

補充品	建議用量	說明
●重要者 嗜乳酸(不含牛奶)	每天2次，1茶匙加1杯水。	幫助消化。
蒜頭精膠囊(kyolic)	用餐時服用，2粒。	無臭大蒜，能對抗克隆氏病的自由基。有助組織復原。
蛋白質補充品(含各種單一胺基酸)加鎂	每天2次，各1/4茶匙，含於舌下。 每天1,000毫克。	蛋白質是小腸復原必需的物質。可迅速被吸收，不必經過消化道。
●有幫助者 蘆薈汁(George's 或Aerobic O7)	每天3次，各1/2杯。	軟化糞便，並有復原組織的功效。
必需脂肪酸(櫻草油)	每天3次，各2膠囊。	櫻草油是必需脂肪酸的來源。
肝液注射加 維他命B$_{12}$加 維他命B羣加 維他命 B$_{12}$ 鼻膠 (nasal gel)	2cc。 1cc.每週2次。 每天3次。 每天使用。	用以幫助消化正常。注射液避開可能吸收不良的問題，僅在醫師指示下使用。

補充品	建議用量	說明
綜合維他命及礦物質複合物	可用液體、粉狀或膠囊。	維他命和／或礦物質缺乏常見於克隆氏病。
Spiru-Teln，來自Nature's Plus公司	兩餐之間，2錠。	補充必需的蛋白質。有助於穩定兩餐之間的血糖。
維他命A及E乳劑	每天50,000IU。	乳劑限迅速地被吸收。幫助控制病菌感染。

藥用植物

□可用菊花植物(echinacea)、大蒜、金印草根、保哥果(pau d'arco)、玫瑰實、巴拉圭茶(Yerba Mate)等藥草治療克隆氏病。

建議事項

□避免情緒緊張。病發時要充分休息。確保每天腸內通暢。使用熱敷袋以減輕腹部疼痛。

□多喝液體，例如蒸餾水，藥草茶、新鮮果汁。飲食主要包括非酸性新鮮蔬菜，例如，綠花椰菜、甘藍菜芽、甘藍菜、胡蘿蔔、芹菜、菠菜、蕪菁。病發時，選用嬰兒食物及蔬菜。避免辛辣食物、油炸及油膩食物、青椒、抽煙、咖啡因、酒精、乳製品、人造奶油、所有碳酸飲料、巧克力、動物性產品、肉類。然而，清淨水域中所產的白魚則無妨。用清蒸、烘焙、煮沸等方式調理食物。限制小麥用量。刺激黏膜分泌的食物，例如加工食品，也應該避開。

□每天檢查糞便是否帶血。避免使用含氫化脂肪的肛門塞藥。

疝氣(裂孔赫尼亞，Hiatal hernia)

當橫隔膜肌出現缺口，使胃向此開孔推擠或脫出，即形成此症。小型的突逸(或脫出)無大礙。50％年過40的人有疝氣。

潰瘍通常伴隨此症。胃灼熱則由於胃酸漏流至食道底部。此胃酸逆流，

可能導致食道潰瘍。此潰瘍也可能發生於胃或十二指腸內。

　　疝氣的症狀包括胃灼熱及打嗝噴氣。通常，胃酸會衝到喉嚨，造成灼熱的感覺，而且胸骨後經常感到不適。

營養素

補充品	建議用量	說明
● 重要者		
蛋白質分解酵素及胰臟酵素	兩餐之間服用。與三餐服用。	改善消化作用。避免使用含鹽酸(HCl)的產品。
● 有幫助者		
蘆薈汁	1／4杯於果汁中，早晚各一次。	修復腸黏膜。
綜合蛋白質及礦物質	依照產品標示。	使用低過敏配方。
木瓜酵素	餐前使用2錠。	新鮮的木瓜幫助消化及修復組織。
維他命A乳劑	每天50,000IU，一個月後減至30,000IU，二週後減至20,000IU。	乳劑後快被吸收利用。
維他命B羣加 B₁₂□含錠	100毫克，每天2次。兩餐之間服用一粒，含於舌下。	最好使用低過敏配方。
維他命C	每天最多500毫克。	緩衝過的最好。
鋅	每天50毫克。	修復組織所必需之物。

藥用植物

□治痢草根酵素(comfrey pepsin)、金印草根、紅苜蓿(red clover)有益於疝氣。勿長期使用治痢草根酵素。

建議事項

☐每天少量多餐。需多攝取纖維。

☐餐後勿躺臥，且避免提重物或彎身。在提重物或使力前，至少給胃兩小時的消化時間。

☐勿吃辛辣食物，也勿服用含鹽酸的消化酶。

☐避免油炸食物及脂肪。因為它們延緩消化作用。也勿使用咖啡、茶、酒、煙、可樂。勿穿緊身皮帶。

☐保持腸的蠕動及通暢。

考慮事項

☐過敏食物往往使症狀加重，延長復原時間。避開過敏食物有助於消除症狀。(請見第二部的過敏症)。

☐也請見第二部的潰瘍及胃灼熱。

胃灼熱(Heartburn)

　　胃灼熱，顧名思義，即胃部有灼燒的感覺。它通常發生於鹽酸(幫助消化之物)逆流至食道時。其原因包括吃過多辛辣或油炸的食物、酒、咖啡、柳橙類水果、巧克力、番茄為主的食物，以及裂孔赫尼亞疝氣、潰瘍、膽囊毛病、情緒緊張、過敏症、酵素不足。

　　「酸胃」，事實上，可能是心臟問題(請見第二部的心臟血管疾病)。如果症狀持續未消，需看醫生。

胃酸的自我測試

　　鹽酸(HCl)對分解及消化食物是必要的。你可藉此簡單的測試，以檢查自己是否需要鹽酸。服用一湯匙的蘋果醋或檸檬汁。如果這樣使你的胃灼熱消失，那麼你需要更多的鹽酸。如果使症狀更糟，則你的鹽酸過量，勿再服用含鹽酸的酵素。

營養素

補充品	建議用量	說明
●非常重要者		
蘆薈（來自有氧生活產品公司）	依照產品標示。	協助消化道的復原。
蛋白質分解酵素（胰臟酵素）	用餐時服用。	幫助消化正常。

建議事項

□細嚼慢嚥，好好地品嚐食物的美味。

□勿食油炸食物、汽水（碳酸飲料）、脂肪、糖、加工食品、辛辣或高度調味的食物。這些食物造成胃灼熱。儘量多吃生菜。

□試用生馬鈴薯汁。勿削皮，只需洗淨，放入果汁機攪拌。混合1／2的水及1／2的馬鈴薯汁，儘速喝下。每天3次。

□初感胃灼熱時，喝一大杯水，頗能奏效。

□勿服用含鹽酸(HCl)的消化酶。勿在餐後立即躺下。避免情緒緊張。

□用餐時，配一杯蘋果醋汁(1湯匙蘋果醋於1杯水中)，能減輕灼熱。但除此外，用餐時勿喝飲料。

□請見第三部的禁食篇，依照說明實行。也請見第二部酸血症之自我測試及第二部的心臟血管疾病。

考慮事項

□到藥房購買抗酸劑時，請認明標籤上的成分。勿買含有鋁及鈉的制酸劑。碳酸鈣可當作一重制酸劑，而且不含鋁。有一種產品稱Acidaid，也有不錯的抗酸效果。此藥可在健康食品店購得，而且也不含鋁成分。

□不論你是否胃酸過多，制酸劑都能減輕各種不適症狀，因此掩蓋了癥結所在。藥房裏賣的制酸劑含過量的鈉、鋁、鈣、鎂。長期使用這些產品，將導致體內礦物質不平衡。鈉過量會加重高血壓，鋁過量則與阿滋海默症（Alzheimer's disease)有關。以下是一些制酸劑及其品牌：

●鋁鹽或胃乳：Amphojel、ALternaGEL、Aludrox、Basaljel、Phosphagel、Rolaids。

● 鋁／鎂綜合物：Di－Gel、Gaviscon、Gelusil、MAalox、Mylanta、Riopan。
●碳酸鈣：Alka－Mints、Chooz、Titralac、Tums。
●鎂鹽或胃乳：Phillips' Milk of Magnesia。
●重碳酸鈉：Alka－Seltzer、Bromo Seltzer、Citrocarbonate。
□也請見第二部的疝氣及潰瘍。

潰瘍(Ulcers)

　　潰瘍經常出現在消化道，尤其是胃、十二指腸、結腸。潰瘍也會以褥瘡的方式出現。（見第二部的褥瘡）。

　　情緒緊張時，胃壁的保護膜受損，同時，胃又無法分泌足夠黏膜以防止胃壁受強酸(消化液)破壞。飯前的焦慮狀況將使潰瘍更嚴重。

　　阿司匹靈及維他命C可能產生更多的酸。經常服用阿司匹靈很傷胃，可能引起潰瘍。關節炎使用的類固醇及非類固醇的消炎藥，均可能導致胃潰瘍。經常抽煙者不易使潰瘍復原。

　　潰瘍可能出現的症狀包括胃痛、下半部背痛、頭痛、有噎塞感、作癢。

胃酸自我測試

　　鹽酸(HCl)是消化食物必需的。下面測試可以知道自己是否鹽酸不足。服用一湯匙蘋果醋或檸檬汁。如果，你胃灼熱的現象因此而消失，則你需補充鹽酸。如果，這使胃更不適，則你胃內的鹽酸過多，應避免含鹽酸的消化酶。減輕胃灼熱，可在用餐時啜飲蘋果醋(加水)。

營養素

補充品	建議用量	說明
●重要者		
L－麩胺醯胺	每天500毫克，空腹使用。	幫助胃潰瘍復原。

補充品	建議用量	說明
果膠	依產品指示。	實驗顯示果膠對十二指腸潰瘍有益。
維他命E	每天400IU，漸增。	降低胃酸及止痛。
● 有幫助者		
蘆薈汁	每天120㏄。	止痛及加速復原。
鐵（丁烯二酸鐵或箝合形式或Floradix配方）	依產品指示。	預防貧血，這可能來自出血性潰瘍。
L－組胺酸 (histidine)	依產品指示。	促進復原。
蛋白質分解酵素	兩餐之間使用。	分解殘留於結腸的食物，並幫助減少發炎。注意：勿使用含鹽酸的品牌。
不飽和脂肪酸		保護胃腸免於潰瘍。
維他命A乳劑或膠囊	100,000IU，一個月後降至50,000IU，一個月後降至25,000IU。或每天使用25,000IU的膠囊。	幫助潰瘍復原。保護胃腸黏膜。
維他命B羣加維他命B$_6$		避免高劑量的菸鹼素（25毫克以上）。
維他命E乳劑或膠囊	400～800IU。	強力抗氧化劑。
維他命K	每天100微克。	苜蓿及深綠色蔬菜是維他命K的來源。
鋅	每天50～80毫克。	加速復原。

藥用植物

□可使用月桂果(bayberry)、洋甘菊茶(chamomile)、貓薄荷茶(catnip)、金印草根、沒藥(myrrh)、鼠尾草(sage)、滑榆。番椒(cayenne或稱capsicum)對潰瘍尤佳，可用於止血。甘草對胃及十二指腸潰瘍有益。

建議事項

□勿抽煙或服用阿司匹靈。

□避免情緒緊張，試著放鬆心情。

□新鮮甘藍菜汁有益於潰瘍。立即喝下，勿貯存。潰瘍痛可喝一大杯水，以稀釋胃酸，並將它沖下胃及十二指腸。

□勿喝牛奶，即使它可中和胃酸。因為，牛奶裏的鈣和蛋白質會刺激更多的胃酸生成，引起反效果。杏仁奶是不錯的代替品。

□避免油炸食物、咖啡因、茶、酒精、鹽、巧克力、辛辣調味料、動物脂肪、糖類飲料。與其喝汽水，不如啜飲檸檬水。

□少量多餐。吃煮熟的粟子、熟白米、生羊奶、酸酪乳、白乳酪、開菲乳(kefir)。如果症狀嚴重，吃一些軟性食物，例如酪梨、香蕉、馬鈴薯、番薯、南瓜類。將所有蔬菜攪碎，再烹調。偶爾，吃一些蒸熟的蔬菜，例如紅蘿蔔及綠花椰菜。若潰瘍出血，可吃嬰兒食品，並添加較溫和的纖維，例如guar樹膠及洋車前子(psyllium)。已有人如此嘗試30天，結果奏效。這些食物均易消化、有營養，且無化學成分。

□保持結腸清淨，可定期使用灌腸劑。(請見第三部)

考慮事項

□目前有23個國家使用Misoprostol此藥治療胃潰瘍。它對抽煙者最佳。

□上腹痛及便血是潰瘍的徵兆。Pulsebeat Enterprises公司已發明一種用來檢驗便血的試劑稱Hemacolon Kit，用法簡便，可自行使用。欲知詳情請寄：Pulsebeat Enterprise, 2600 Netherland Avenue, Bronx, NY 10463, U.S.A.

□在歐洲，藍葡萄被用來治療潰瘍。

□也請見第二部的褥瘡。

口壞疽瘡(Canker sores，或稱Apthous ulcers)

　　口壞疽瘡發生在口部。它們可出現在舌頭、臉頰內側、嘴唇或牙齦上。口壞疽瘡的中心是白色，周圍呈紅色。它的小大可像針頭那麼小，也可大到似硬幣。通常，它們出現得快，也消失得快，大致上持續4～20天左右。

　　這種會發痛的口腔口壞疽瘡具有傳染性，而且最常見於女性。不良的口腔衛生、對巧克力及其它食物過敏及生活緊張和／或疲勞，都可能誘發此潰瘍。它們也可因免疫系統對口腔內正常的細菌產生不當反應而形成。偶爾也與克隆氏病(局部迴腸炎)有關。在某些病例中已發現，缺乏鐵、維他命B_{12}及葉酸與此病有關。生活緊張及過敏症通常是口腔開口瘡的起因。

　　要防止口壞疽瘡得注意保持體內的礦物質及酸鹼性平衡。不妨作一次毛髮分析，同時，欲知如何作酸鹼自我測試，請見第二部的酸血症(Acidosis)。

營養素

補充品	建議用量	說明
● 非常重要者 嗜酸菌或Megado- philus 或 Maxido- philus	使用高效力的粉末狀產品。 依其標示服用。	有助維持腸內共生菌的平衡。
鐵質(德國的Flora- dix配方)	依照產品標示。	一種天然的營養補品，提供鐵 質及藥用植物成分；容易吸收 。
L－離胺酸(胺基酸)	每日3次，各500毫克，空 腹服用。	缺乏此胺基酸可能在口腔內外 爆發口壞疽瘡。
維他命B羣，添加維 他命B_{12}及葉酸(口含 錠)	每日3次，各50毫克。B_{12}每 日3次，各2,000微克，含 於舌下，空腹服用。	免疫功能及療傷的基本物質。 缺乏這些維他命與口壞疽瘡有 關連。

補充品	建議用量	說明
●重要者 抗壞血酸	每日3,000～8,000毫克，分成數次。	使用含生物類黃酮且緩衝過的劑型。
泛酸(B₅)	每日3次，各50～100毫克。	是抗緊張的維他命，對腎上腺功能是必需的。腎上腺是對抗緊張的內分泌腺。
●有幫助者 蒜頭精膠囊(kyolic)	每日3次，各3粒。	當作一種天然抗生素及免疫激活劑。
綜合維他命及礦物質複合物	依照產品標示。	保持礦物質平衡。
維他命A乳劑	50,000IU，二週後減至25,000IU。同時，也可直接滴一、二滴於患部。	加速傷部復原，尤其是黏膜部分(口腔內)。乳劑較易吸收利用。
鋅葡萄糖酸(口含錠)	每3小時使用一次，如此維持2天。	增強免疫功能。

藥用植物

□治療口壞疽瘡可使用牛蒡、金印草、保哥果(pau d'arco)茶及紅苜蓿。紅覆盆子茶也非常有效。

建議事項

□吃大量的洋蔥生菜沙拉。洋蔥含硫成分，而且有治療功效。飲食中要包括酸酪乳及酸性食品，例如開菲乳(高加索人的發酵乳)、白乳酪、酸乳(buttermilk)。避免糖類、柳橙類水果、加工精製食品。兩週內勿食魚或其它肉類。因為動物性蛋白質製造過多的體酸。

□避免口香糖、口含錠、漱口水、抽煙、咖啡及那些已知會誘發口壞疽瘡的食物。

□有些醫師會給病人使用含四環素(抗生素)的漱口水。

□Zilactin是一種膠狀軟膏，可以直接塗在潰瘍的部位。此藥黏附於口壞疽

瘡，減輕食物在口腔內產生的不適。

寄生蟲(Worms)

寄生蟲常見於孩童，它們主要寄生於腸胃消化道裏。寄生蟲的種類包括條蟲(帶蟲)、線蟲、鈎蟲、針蟲或圓蟲。它們引起食慾不振、體重下降、下痢、貧血、結腸病、直腸癢。大量寄生蟲也會導致吸收不良，使患者缺乏營養。引起寄生蟲的原因包括排泄物處理不當、赤足踏泥、吃入未煮熟的含卵肉類。在溫暖被窩裏，寄生蟲易鑽出肛門。所以若懷疑小孩有寄生蟲，可趁他入睡後，檢查此部位。

營養素

補充品	建議用量	說明
● 重要者		
蒜頭精膠囊(kyolic)	用餐時2粒，每天3次。	無臭蒜頭。可在小孩的鞋內塞新鮮蒜頭，以經由皮膚吸收。
南瓜精		含鋅，幫助驅除寄生蟲。

建議事項

□個人衛生很重要。抓癢肛門時，可能將蟲卵傳至它處。

□小孩有針蟲，可給予一至二週的氯化鈉(高鹽飲食)。條蟲(帶蟲)患者可用檳榔治療。喝綿馬(貫衆，aspidium)茶，每天3次。土荆芥(wormseed)、苦艾(wormwood)對各種腸內寄生蟲均佳。空腹吃黑胡桃、南瓜子、芝麻、無花果、或Chaparral茶，每天3次。

□勿吃半生不熟的肉或離開冷藏過久的肉。治療寄生蟲時期應避免食用豬肉。

□寄生蟲猖獗時，可用高量結腸劑控制。每週2次，進行4週。

考慮事項

□小孩較常患的是圓蟲寄生。由於它與缺乏營養有關，應大量補充各種營養。飲食均衡很重要。

㈥內分泌・新陳代謝・泌尿系統

黃疸（Jaundice）

黃疸是膽紅素在血液中堆積所引起的。此黃棕色物質原本應經由血液被肝臟回收，然後以膽汁的形式分泌出來。血液中的膽紅素過多，使皮膚、尿液、眼白部分呈黃色。尿液的顏色也可能比正常的深。

黃疸本身並非疾病，而是某些血液或肝臟問題的徵兆。它通常暗示著肝硬化、惡性貧血、肝炎、溶血（hemolysis）、初生兒黃疸等疾病。

黃疸也可能意味著膽汁由肝流至膽囊再流至小腸所經的膽管受阻。由於膽管阻塞，膽汁逆流入血液中，而非進入消化道，因而造成黃疸。膽管受阻可能由腫瘤、膽結石或發炎引起。若是由腫瘤或膽結石造成，必要時需動手術解決。

當新生兒的肝功能不正常，將發生新生兒黃疸。此問題最常見於早產兒。新生兒的另一種黃疸是阻礙性黃疸。這是由於嬰兒完全缺乏膽管所造成的。然而，輕微的黃疸是新生兒常見的，並無大礙。它很快將自行恢復。

營養素

補充品	建議用量	說明
●非常重要者 牛奶薊萃取素（milk thistle extrat）商品名：Liv－R－Actin（來自 Nature'sPlus）	依照產品指示。	用於修補受損的肝組織。Liv－R－Actin的效果良好。

建議事項

□請見第二部的肝硬化，參考其補充品。

□喝下列果汁：檸檬汁加水、甜菜葉加甜菜汁、蒲公英或黑蘿蔔(blackra-dish)的萃取液。這些都幫助肝臟重整功能及清肝。

□一週內僅吃生菜及水果。接著，每日飲食含75％生菜，如此一個月，在此期間，每日服用檸檬灌腸劑。請見第三部的灌腸劑。

□禁食生魚或半熟魚。生魚易引起細菌、病毒、寄生蟲的感染。

□也請見第二部的肝硬化及肝炎。

肝炎(Hepatitis)

A型肝炎及B型血清肝炎是最常見的肝炎種類。此二型均由病毒引起，且都有傳染性。

A型肝炎是藉由人與人的接觸、飲食、及其它接觸方式而傳染的。謹防污染的水質或來自污水的食物。

B型肝炎則藉由污染的針頭及針筒、吸血昆蟲、輸血及某些形式的性行為而傳染。85％的同性戀者患有此疾。B型肝炎是極度容易傳染的，而且有可能致命。

肝炎的症狀包括發燒、體虛、噁心、嘔吐、肌肉痛、頭昏、頭痛、腹痛，而且通常有黃疸。這類似感冒的階段可能溫和或嚴重。

感染性的肝炎在黃疸出現前的2至3週及出現後的1週均具傳染性。患者的糞便中帶有肝炎病毒；因此需隔離之。同時，要經常洗手及換洗衣服。浴室也應該時常消毒。

毒性肝炎，與病毒無關，可能由化學物質、注射、飲食、或經由皮膚吸收毒素等原因所致。氯化的碳氫化合物及砷化物均是導致肝炎的毒素。肝臟受損的程度視接觸量的多寡而定。

營養素

補充品	建議用量	說明
●必需者		
牛奶薊萃取物(milk thistlexfract)	2膠囊，每天3次。	重整及修復肝臟組織。

補充品	建議用量	說明
生的(粗製)肝萃取物	依照產品標示。每週肌肉內注射1～2cc,需經醫師指示。	注射此液能迅速改善肝的狀況。
●非常重要者 Bifido Factor／Life Start Two或Life Start(來自Natren)	依照產品標示。	幫助肝臟恢復正常功能。
輔酶Q$_{10}$	每天60毫克。	抵抗病毒感染所造成的免疫抑制作用。
葡萄糖酸 (DMG, gluconic)	依照產品指示。	改善細胞內的氧濃度。
鍺	每天200毫克。	改善細胞和作用,也有益於解除病痛。
卵磷脂	依照產品指示。餐前服用。	保護肝細胞,促進脂肪代謝。預防肝肥大。
超氧化物歧化酶 (SOD)	依照產品指示。	一種強力抗氧化劑。能中和有害的自由基。
維他命B羣添加維他命B$_{12}$(口含錠)及膽鹼及肌醇及菸鹼素(B$_3$)	每天100毫克。依照產品標示。依照產品標示。50毫克,每天2次,避免使用更高量,直到復原。	維他命B對正常的肝功能是絕對必要的。必要時,可採用注射方式。
●重要者 鹽酸甜菜鹼及綜合酵素	依照產品標示。	幫助消化正常。
鈣及 鎂(asporotate)	每天1,500毫克。每天1,000毫克。	血凝結所必需之物,肝病患者有凝血問題。勿試用骨粉。

補充品	建議用量	說明
L－甲硫胺酸及L－半胱胺酸(胺基酸)	500毫克，每天2次，與少許維他命B₆及C合用，空腹時服用。	為肝臟解毒。
維他命(含各種單一胺基酸)	依照產品指示。	這種維他命補充品減輕肝臟分解維他命的負擔，提供直接的營養素來源。
不飽和脂肪酸(櫻草油、鮭魚油)	依照產品指示。	對抗肝發炎，並降低血清脂肪之含量。
● 有幫助者 生的(精製)胰臟萃取物	依照產品指示。	協助消化及胰臟功能。
維他命A乳劑	每天25,000IU。	乳劑較易被吸收利用，也較安全無慮。使用維他命A錠劑將增加肝臟的負擔(即將 β －胡蘿蔔素轉化為維他命A的過程)。
維他命C加生物類黃酮	每天3,000～5,000毫克。	一種有效的抗病毒劑。

藥用植物

□治療肝炎可使用黑蘿蔔、蒲公英、金印草、紅苜蓿(red clover)。牛奶薊(milk thistle)的萃取素silymarin可能有益於修補肝臟。

建議事項

□進行二至四週的生菜、水果飲食。喝「綠色飲料」、胡蘿蔔汁及甜菜汁。請見第三部的喝果汁。由清腸禁食開始此飲食計畫。(請見第三部的禁食篇)。

□避免各種脂肪、酒精、糖、精製食品。也勿用非由醫生所開的藥物。僅喝蒸餾水。避免所有的生魚、貝類及動物性蛋白質。

□每週使用3次葉綠素灌腸劑。請見第三部的灌腸劑。

□在肝的位置敷溫的蓖麻油敷袋。

□美國醫學協會建議同性戀者、吸毒者、從亞洲移民的孕婦、牙醫及醫護人員都需注射B型肝炎疫苗(Recombivax HB)，此疫苗將在不久的未來被FDA(食品藥物管理局)核准。

考慮事項

□根據加州大學的研究，在美國，25％接受輸血的人出現肝炎。

□有一種檢驗肝炎的新突破。這種新測試能準確地檢查出非A型及非B型肝炎病毒，此病毒藉由輸血傳染。在美國，每年患此型肝炎的人數超過15萬，而且可能演變成肝硬化、肝癌及其它肝病。此病毒的臨床檢驗將很快地來臨。

肝硬化症(Cirrhosis of the liver)

　　肝硬化是一種退化及發炎性的疾病，肝細胞會出現損害及硬化的現象。由於組織受傷，使肝無法發揮正常功能，最後會使流經肝臟的血液受阻。

　　然而，最常見的肝硬化原因是飲用過量的酒，較次要的原因是病毒引起的肝炎。營養不良及慢性發炎也能導致肝功能不全。肝硬化早期的特徵是便秘或下痢、發燒、胃痛、黃疸。較晚期的症狀則包括：貧血、瘀傷(由於皮下流血)、水腫。

營養素

補充品	建議用量	說明
● 必需者		
磷脂醯類及膽鹼、肌醇	依照產品標示。	肝肥大者適用。
維他命B羣(高效力)添加B₁₂，葉酸及菸鹼素(B₃)	每天巨量(megadose)。 每天100毫克。(勿超過此量)靜脈注射可能有必要，但僅在醫師指示下進行。	是吸收營養及形成紅血球所必需的。維護肝臟正常的代謝功能。

補充品	建議用量	說明
● 非常重要者		
蒜頭精膠囊(kyollc)	2粒,與正餐一起服用。	清除血液、肝臟的毒素。
L－甲硫胺酸及 L－肉鹼及 L－半胱胺酸及 L－麩胱甘肽(胺基酸)	依照產品標示。	L－甲硫胺酸及L－肉鹼預防脂肪堆積於肝臟。L－半胱胺酸有助解毒。L－麩胱甘肽是強力抗氧化劑。
卵磷脂(液體或膠囊)	1湯匙或2膠囊,與正餐服用。	一種強力的脂肪乳化劑。
肝萃取液(來自阿根廷的牛)	依照產品標示。	防止貧血,並幫助肝臟重整。
綜合消化酶及鹽酸甜菜鹼及牛膽汁		幫助消化,減少肝的負擔。牛膽汁可補充膽囊製造的消化酶。
● 重要者		
苜蓿錠或液體	依照產品標示。	維護消化道健康及預防肝硬化病人常發生的出血(由缺乏維他命K引起的)。苜蓿芽及綠葉蔬菜都是好的維他命K來源。
鈣與鎂箝合劑	鈣每天1,500毫克,分成三餐後及睡前服用。鎂箝合劑每天750毫克。	促進組織復原。有益於神經系統。
DMG(葡萄糖酸)	依照產品標示。	提供氧氣,幫助組織復原。
L－精胺酸(arginine)	依照產品標示。	幫助去除肝功能失常時所累積的過量氨。此胺基酸見於魚、豆科植物(萊豆、豌豆、大豆)及種子。
Life Start (Natren公司出品)	依照產品標示。	修護肝細胞,有助組織復原。

補充品	建議用量	說明
維他命C	每日3,000～8,000毫克，分成數次。	緩衝過的最佳。
●有幫助者		
有氧Aerobic 07（來自有氧生活產品公司）	依照產品標示。	供應氧分子。
蘆薈	早晚各1／4杯。	一種清腸劑，也有助復原。George's是好的蘆薈來源。
輔酶Q10	每天100毫克。	促進氧和作用(oxygenation)
鍺	每天200毫克。	協助免疫系統，並能紓解不適。
蛋白質補充品（含各種單一胺基酸）	依照產品標示。	這種蛋白質減輕肝的負擔。
硒	每天200微克。	好的解毒劑。
Spiru-Tein（來自Nature's Plus公司）	兩餐之間使用。	這是蔬菜蛋白飲料，提供各種必需胺基酸，並穩定血糖。
維他命A、D、E乳劑	依照產品標示。	乳劑較快被吸收利用，可減輕肝的負擔。避免使用維他命A錠。
鋅	每日50毫克。	是免疫系統及修復組織所需之物。

藥用植物

□下列植物對肝臟有益：伏牛花（barberry）、北美升麻、牛蒡、白屈菜（celandine）、cheonanthus、蒲公英、菊花植物（echinacea）、茴香、金

印草、蛇麻草、木賊、愛爾蘭苔、牛奶薊、紅苜蓿、玫瑰實、suma、百里草(thyme)、奧瑞岡野葡萄。牛奶薊保護肝。研究已指出，牛奶薊萃取素(silymarin)能修護肝臟，使之恢復活力。每天服用silymarin3次，各2膠囊。幫助肝功能的藥草配方包括Organ Toner及Clear Stream等補肝、清肝產品。Nature's Plus公司所產的Liv－R－Actin是絕佳的綜合藥草配方。

建議事項

☐高蛋白飲食對患者有益，尤其是來自蔬菜的蛋白質；勿食含動物蛋白的食物。喝鮮果菜汁，例如甜菜、胡蘿蔔、蒲公英萃取液、綠色飲料。飲食中生菜(未煮的食物)應佔75％。如果肝硬化嚴重，僅吃新鮮蔬菜及果菜汁達兩週。

☐其它應列入飲食中的食物有杏仁果、啤酒酵母、穀類及種子、生羊奶、羊奶製品。

☐勿食生的或不熟的海產。限制魚類(鱈魚、青魚、鮭魚、沙丁魚)的用量至一週2次。肝臟無法負荷這些魚類所含的維他命A。避免魚肝油；千萬不要將魚肝油與酒併用。

☐避免下列食物：酒、動物脂肪、糖果、牛奶、麵食、胡椒、鹽、調味料、咖啡、可樂、白米、糖或白麵粉製品。所有配好料的食物或多或少都含有上述某些成分。

☐仔細認明食品標籤。避免下列產品：所有的奶油、人造奶油、油炸及多脂食品、洋芋片、乳酪、腐敗的核果及油脂、所有精製、加工食品。這些食物徒增肝臟負擔。僅用低溫壓縮製成的油。

☐要保持結腸清潔。累積於結腸的毒素必須經由肝與腎排出體外。勿使用太刺激的通便劑來清腸。檸檬灌腸劑比較合適；每週使用2次。每天喝蘆薈汁也有助清腸。New Moon Extracts公司生產的Mainstream也有效果。它含小麥草。你可以輪流使用小麥草灌腸劑及咖啡灌腸劑，如此2週。它們清除肝內的毒素。請見第三部的灌腸劑。

☐避免使用各種藥物，除非是醫生開的藥方。

☐喝蒸餾水或大麥水。大麥水的製法是將一杯大麥加入6品脫的水煮3小時。

考慮事項

☐也請見第二部的酒精中毒及肝炎。

認識肝臟

　　重約4磅的肝臟是體內最大的腺體，也是唯一在部分受損後，還能再生的器官。25％的肝臟被切除後，短時間內，肝臟會再回復原來的大小及形狀。

　　肝有許多功能，最重要者恐怕是分泌膽汁。膽汁貯存於膽囊，以備消化作用之需。膽汁是消化脂肪必需的；它將脂肪分解成小油滴。膽汁也協助脂溶性維他命(A、D、E、F、K)的吸收，及幫助鈣的吸收利用。除此，膽汁將β－胡蘿蔔素轉化為維他命A。它還促進小腸蠕動，防止便秘。

　　當食物營養素經消化吸收後經由小腸壁進入血液後，會藉由肝門靜脈輸送到肝臟。血液中的營養素例如維他命A、B_{12}、D等養分將被肝臟吸收，留待稍後使用及供應每日活動所需。除此，肝臟在代謝脂肪、利用胺基酸糖類合成脂肪酸、製造脂蛋白、膽固醇及磷脂質、氧化脂肪以產生能量等方面，均扮演重要的角色。最後，當肝臟將過量的食物轉化為脂肪後，這些脂肪將被輸送到脂肪組織貯存起來。

　　肝臟還具有解毒功能。蛋白質代謝及小腸內的細菌發酵均產生副產物──氨，此有毒物質將在肝中解毒。肝也調節蛋白質代謝。另外，肝還能把有毒物質(包括代謝廢物、農藥殘留物、藥物、酒精等)與毒性較低的物質結合，然後藉由腎臟排出體外。因此，要維持肝功能正常，也需保護腎功能良好。醫師們已發現，不論是肝或腎功能不良，若同時治療肝與腎，效果最佳。

　　此外，肝也藉由活化甲狀腺素來調節血糖濃度。肝若無法活化足量的甲狀腺素，則可能導致甲狀腺機能不足。肝利用鉻及麩胱甘肽(glutathione)製造耐葡萄糖因子(glucose tolerance factor, GTF)。GTF是胰島素調節血糖濃度所需之物。過量的糖會以肝醣的方式貯存體內，當需要能量時，再分解成糖。肝臟也會在腎上腺素、醛類脂醇(aldosterone)、動情激素(estrogen)、胰島素等荷爾蒙作用後，將它們分解掉。

　　下列各營養物質能維護肝臟功能：

營養素

補充品	建議用量	說明
輔輔Q_{10}	每日60毫克。	供應肝臟氧氣。有效的護肝物質。
各種單一胺基酸	空腹時服用，依照產品標示。	容易被吸收利用，減輕肝的負擔。
卵磷脂	1湯匙，餐前服用，或可用膠囊。	預防脂肪堆積於肝臟，造成肝肥大。
Liv-R-Actin（來自Nature's Plus）	餐前2膠囊。	含有牛奶薊成分，幫助肝臟重整。
L－半胱胺酸及 L－甲硫胺酸及 L－麩胱甘肽	前2者，每天各500毫克，麩胱甘肽每天100毫克。餐前服用。	協助肝的解毒功能及保護肝細胞。
肝液注射加維他命B_{12}或脫水肝（來自阿根廷）	僅在醫師指示下使用。	提供肝再造細胞時所需的維他命B、鐵質及其它營養素。
綜合消化酶包括牛膽汁	依照產品標示。	幫助消化，減輕肝的負擔。
綜合維他命及礦物質複合物，包括 B羣及 硒及 鋅	 每日50毫克。 每日200微克。 每日30毫克。	用以修補組織。
磷脂醯膽鹼	依照產品標示。	預防肝肥大，有助肝臟產生能量。
不飽和脂肪酸	依照產品標示。	用以保護細胞。

補充品	建議用量	說明
維他命C	每日5,000毫克，分成數次。	增強免疫系統，也是抗氧化劑。能中和有毒物質。
維他命E	每日600IU。	強力抗氧化劑。保護肝臟。

藥用植物

□每天使用牛奶薊萃取素(silymarin)及蒲公英，以保養肝功能。

建議事項

□使用維他命A時，勿超過10,000IU，也要避免魚肝油。

□避開容易導致便秘的食物，便秘會加倍肝的工作量。確保飲食中含有足量的膽鹼、肌醇、卵磷脂、纖維。

□每個月作一次維持三天的禁食(只喝果汁)，有益肝臟解毒。請見第三部的禁食。禁食期間可喝甜菜汁、胡蘿蔔汁、黑蘿蔔汁及蒲公英萃取液。葉綠素及檸檬水是極佳的清肝、清血物質。定期清潔體內，尤其是肝臟，對維持健康很重要。

□多攝取含鉀豐富的食物、海帶、掌狀紅皮藻(dulse)、糖蜜(blackstrap molasses)、啤酒酵母、米糠及麥麩、杏仁果、葡萄乾、李子、香蕉、種子(瓜子)。

□勿抽煙，且避免酒、咖啡、魚、家禽肉、豬肉、鹽、汽水、糖、茶、辣或煎的食物，直到肝功能回復。

□喝大量的水，尤其是蒸餾水，這點很重要。當服用補充品時，要配一大杯水。

考慮事項

□根據動物實驗指出，美國人的飲食對肝臟有害。不適當的飲食會造成過敏症、消化毛病、體能差、及無法去除有毒物質。下列是導致肝功能不良的四項基本原因：

1. 體內毒素囤積。酒精、農藥、防腐劑、及其它毒素會損害肝臟。即使這些毒素沒有累積於肝內，肝功能也會因為胰與腎功能遭毒素侵害而受影響。

2. 飲食不當。蛋白質含量低，而醣類及脂肪含量高的飲食，尤其是包括許多飽和脂肪（來自油炸食物）及氫化脂肪的飲食，無法提供身體足夠的蛋白質，以修補組織。植物性蛋白質對人體有益。

　　沒營養的食物對肝有害，會徒增肝臟的負擔。這類的食物包括白麵粉製品、白糖製品及一些仿造食物（與原來產品的外觀及味道相似）。這些仿造品的維他命、礦物質及酵素成分均比原來產品少。加工食品有礙健康，需避免。垃圾食物和含添加物、防腐劑及化學成分的食品也都該避免。

3. 飲食過量。飲食過量是使肝功能不良最常見的原因。肝臟吸收食物有如海綿一般。飲食過量會增加肝的負擔，導致肝疲乏。當肝臟工作過度，可能使有毒物質還來不及被解毒就進入血液循環。

4. 藥物。使用藥物給肝臟帶來許多壓力。所有的藥物對身體而言都是外來的。這些外來物質促使肝臟加倍工作，以將有毒成分排出體外。肝臟能中和藥物對身體的作用。當過量的酒精進入肝中，肝會開始失去其功能。使用有機物質治療疾病，則不易傷害肝臟。事實上，使用有機物質能強化身體各機能。

　　其它造成肝功能不良的因素包括念珠菌感染、使用避孕藥及服用含咖啡因的物質。

膽囊疾病（Gallblader disorders）

　　膽囊是位於肝臟正下方的小器官。它的功用是貯存膽汁以備消化脂肪之需。膽汁中含有膽固醇、膽鹽、卵磷脂及其它物質。

　　膽囊發炎時，病人的右上腹有劇烈的疼痛。隨後有發燒、噁心及嘔吐的症狀。此症需立即送醫處理，否則會導致可能威脅生命的膽囊炎（cholecy-stitis）。

　　有時，膽固醇會結晶化，並結合膽汁形成膽結石。通常，膽結石不會出現什麼症狀，但是當結石阻塞膽管，則發生噁心、嘔吐及右上腹劇痛。這些症狀大多是因為病人吃了油炸食物所引發的。

營養素

補充品	建議用量	說明
● 有幫助者		
苜蓿	每天3次,各10錠。	服用2天,配一杯溫水。此物能清肝,並富含維他命及礦物質。
卵磷脂	餐前1湯匙,或使用膠囊,其用量參照產品說明。	脂肪的乳化劑,協助脂肪(膽固醇)消化。
綜合酵素(含牛膽汁)	用餐時服用。	注意:如果有胃灼熱(heart-burn),則改在飯後服用胰臟酵素。勿使用含鹽酸的產品。
不飽和脂肪酸	依照產品標示。	
維他命A	每天25,000IU的膠囊。	
維他命B羣及B$_{12}$, 肌鹼, 肌醇	每天500毫克。 每天500毫克。	消化作用必需之物。對膽固醇代謝及肝與膽囊功能有重要性。
維他命C	每天3,000毫克。	缺乏維他命C可能造成膽結石。
維他命D	每天400IU。	膽囊功能不佳會影響維他命D的吸收。
維他命E	每天600IU。	預防脂肪變質。

藥用植物

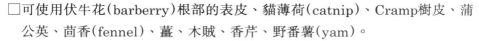

□可使用伏牛花(barberry)根部的表皮、貓薄荷(catnip)、Cramp樹皮、蒲公英、茴香(fennel)、薑、木賊、香芹、野番薯(yam)。

□在歐洲,薄荷油膠囊被用來清潔膽囊。

建議事項

□膽囊炎病人請注意：禁吃固體食物數天，僅喝蒸餾水或泉水。接著再喝果汁3天，可喝梨子汁、甜菜根汁、蘋果汁等。然後才開始恢復固體食物：生甜菜切碎加2湯匙橄欖油、新鮮檸檬汁、新鮮的蘋果醬。

□膽結石病人請注意：就寢前及起床時，服用3湯匙橄欖油，配一杯檸檬汁。許多膽結石可因此藉糞便排出(不妨找找看！)。也可用葡萄柚汁取代檸檬汁。另外，可試用蓖麻油(castor oil)敷袋於膽囊部位。

□清潔肝臟及結腸的解毒作用有助改善膽囊功能。若有慢性病，可使用灌腸劑。

□勿飲食過量。肥胖症與膽囊疾病息息相關。40歲的超重婦女，且又生過小孩者，較容易發生膽囊方面的疾病。

□如果X光照射顯出膽結石，但患者不具任何症狀，則避免外科手術。有時，膽結石可能滑入膽管，因而使膽囊及肝臟內的物質外漏。發生此情況時，則可能必須藉由吸出或手術等方式將結石除去。有時，膽結石不需靠手術即可被粉碎。用以溶解結石的膽酸配方，其作用效率慢，且僅能用於小的結石。

□吃75％的生菜。每天的飲食中也需包含蘋果醬、雞蛋、酸酪乳、白軟乳酪(cottage cheese)、烘魚、新鮮蘋果、甜菜。避免糖製品、各種動物性脂肪、肉類、油炸食物、辛辣食物、人造奶油、汽水、廣告中的油類、咖啡、巧克力、精製的醣類。

□儘可能喝純的蘋果汁，連續5天。偶爾加入梨子汁。甜菜汁也有清肝的作用。

□體重快速地變化可能引發膽囊問題。

□請參照第三部的禁食篇，並且當你感到不舒服、噁心、嘔吐、發燒時(這表示體內有毒素)，可連續使用咖啡灌腸劑數天。你也可在灌腸中加入蒜頭。請見第三部的灌腸劑。

胰臟炎(Pancreatitis)

　　此症是由於胰管受結石、結疤或癌細胞阻塞所引起的。酒精中毒、病毒感染、腹部受傷、肥胖、營養不良、使用藥物，均提高胰臟炎的發病率。

此病可分為急性或慢性。急性的特徵是噁心、嘔吐，及肚臍周邊發生疼痛，並延及背部(這是極端危急的狀況)。慢性胰臟炎則經常與膽囊感染及膽結石有關。

其它症狀包括腹部腫脹、氣體過多、上腹灼痛或刺痛、嘔吐、發燒、高血壓、肌肉痛、不正常的多脂糞便。

胰臟是分泌胰島素(因素林)及升糖素(glucagon)(以控制血糖)和消化酶的腺體。因此，胰臟炎往往造成糖尿病及消化困難。

營養素

補充品	建議用量	說明
● 必需者		
GTF(鉻)	每天300微克。	是穩定血糖的重要物質。
● 非常重要者		
鈣箝合劑	每天1,500毫克。	鈣及鎂密切合作。
鎂箝合劑	每天1,000毫克。	鎂抵抗腺體的毛病。
胰臟酵素	用餐時服用。	胰臟炎患者通常缺乏胰臟酵素。
蛋白質分解酵素	兩餐之間的空腹期及睡眠前服用。	協助消炎。幫助蛋白質消化，減少胰臟的負擔。
胰臟濃縮物	依照產品指示。	含某些用以修補胰臟的蛋白質。
維他命B羣，添加 泛酸(B₅)及 菸鹼素(B₃)	100毫克，每天3次。 50毫克，每天3次。	抗緊張維他命。泛酸及菸鹼素是脂肪及醣類代謝的重要物質。
● 重要者		
趨脂因子(膽鹼，肌醇和／或卵磷脂)	依照產品指示。	是脂肪乳化劑，協助脂肪消化。
維他命C(緩衝過的抗壞血酸鹽)	1,000毫克，每天4次，如果需要可再增加用量。	是一種強力的自由基清除者(抗氧化劑)。請參考第三部抗壞血酸的洗滌。

補充品	建議用量	說明
●有幫助者		
輔酶Q₁₀	每天75毫克。	一種強力的抗氧化劑及氧的攜帶者。
鍺	每天200毫克。	一種強力的抗氧化劑及氧的攜帶者。幫助解除不適。
維他命E	每天400～800IU，漸增。使用膠囊者，起初200IU，漸增至身體所需要的量。	一種強力抗氧化劑及氧的攜帶者。幫助組織的修復。

建議事項

□使用Bioforce of America出品的Echinaforce Extract。服用200滴，一天2次。必要時，可用抗生素，但別忘了攝取酸奶(buttermilk)、開菲(Kefir)及酸酪乳。在飲食中添加一些嗜酸菌。

考慮事項

□飲食相當重要。請見第二部的糖尿病，並參照其飲食計畫，或看醫生。
□在美國，胰臟癌是第四大癌症死亡原因。

甲狀腺機能亢進(Hyperthyroidism)

這種病症發於甲狀腺分泌過多荷爾蒙，導致代謝速率過快。身體的各種反應，包括消化過程，均加速進行。有時會發生吸收不良，因此適當的飲食是重要的。甲狀腺機能亢進的症狀包括神經緊張、排汗增多、失眠及疲勞、身體虛弱、掉頭髮、體重減輕、指甲分裂、手顫抖、無法耐熱、心跳加速、眼球突出(此症狀有時候稱作甲狀腺中毒症(thyrotoxicosis)或突眼性甲狀腫(Grave's disease)。

腦下腺、副甲狀腺及性腺分工合作，而且均受甲狀腺功能的影響。如果其中一處發生問題，其它腺體將被牽累。

此症較不似甲狀腺機能不足那樣常見。甲狀腺功能不良可能是許多復發

疾病的潛在因素。

營養素

補充品	建議用量	說明
● 非常重要者		
綜合維他命及礦物質	依照產品指示。每天服用大量。	在此代謝快速的情形下，必須增加維他命及礦物質。
維他命B羣添加核黃素(B₂)及硫胺素(B₁)及吡哆醇(B₆)	50毫克，每天3次，用餐時使用。	必要時，可改用注射的方式。
● 有幫助者		
啤酒酵田	每天1～3湯匙。	富含各種基本的營養素，尤其是維他命B。
必需脂肪酸	依照產品標示。	用以恢復腺體功能。
卵磷脂	依照產品標示。	幫助脂肪消化，並保護細胞及器官的外膜。
維他命C	每天3,000～5,000毫克。	對緊張或壓力的狀況尤其有效。
維他命E	每天400IU。（勿超過此量）	避免使用過量的維他命E。如此可能刺激甲狀腺；然而，些許用量是必需的。

建議事項

□多吃下列食物：綠花椰菜、甘藍菜芽、甘藍、白花椰菜、芥末葉、桃、梨、黃色大蕪菁(rutabaga)、大豆、菠菜、蕪菁。這些食物有助於壓抑甲狀腺製造荷爾蒙。

□至少三個月禁吃乳製品。也避免刺激物、咖啡、茶、尼古丁、汽水。

考慮事項

□ 放射性碘(I−131)已被用於治療此症。但需審慎小心，此藥可能產生嚴重的副作用。

□ 也勿輕試外科手術！試著先從改善飲食作起。

甲狀腺機能不足(Hypothyroidism)

　　此症乃由於甲狀腺荷爾蒙的製造不足所造成的。這是常見的毛病。其症狀包括疲勞、失去食慾、體重過重、月經前的不適、肌肉衰弱、皮膚乾裂、皮膚呈橘黃色(尤其在手掌處)、感染復發、便秘、憂鬱、說話慢、眼睛下垂、腫大(黏液水腫，myxedema)。最常見的症狀是無法耐寒及疲勞。如果有一個人感到冷，而其周圍的人均覺得熱，則此人的甲狀腺功能有問題。

　　慢性甲狀腺炎(橋本氏病，Hashimoto's disease)有時是甲狀腺機能不足的原因。在此症中，體內會對甲狀腺荷爾蒙過敏。藉由測量血液中此荷爾蒙濃度，能知道甲狀腺是否功能正常。

　　甲狀腺的問題可能是造成許多復發疾病及疲勞的原因。

甲狀腺功能的自我測試

　　早晨起床時，將昨夜睡前預先置於床邊的溫度計放在腋下，15分鐘。在此期間需保持身體靜止，不說話。任何移動都可能擾亂體溫的讀值。若測得的體溫約36.4℃或更低，表示甲狀腺可能有機能不足的情形。把每天測得的體溫值都記錄下來，若一直如此低，建議你快看醫生。

　　早晨體溫值經常保持35.5℃者，可服3～4粒Armour甲狀腺萃取物。若是維持在36.1℃者，應服用1～2粒Armour。如果發生副作用，應告知醫生，以減少劑量。

營養素

補充品	建議用量	說明
●必需者		
L−酪胺酸(tyrosine)	500毫克，每天2次，空腹時，與少量的B₆合用。	低血漿濃度與甲狀腺機能不足有關。

補充品	建議用量	說明
海帶錠	每天10錠。	含碘，這是甲狀腺荷爾蒙的基本物質。
●非常重要者 生的甲狀腺萃取物（Armour Extract）	依照醫生指示。	僅能由醫生開的處方獲得。合成的甲狀腺荷爾蒙通常效果不大。請見第三部的器官腺體食療法。
●重要者 維他命B羣包括核黃素（B_2）及B_{12}口含錠	100毫克，與正餐服用。 50毫克，每天2次。 15毫克，含於舌下，每天3次，空腹服用。	改善細胞的氧和作用（oxygenation）及體力。口含方式的B_{12}較易被吸收。
●有幫助者 啤酒酵母	依照產品標示。	富含各種基本營養素（例如，維他命B）。
鐵箝合劑（chelate）或Floradlx配方	依照產品標示。	製造酵素及血紅蛋白所必需的物質。
不飽和脂肪酸	依照產品指示。	幫助甲狀腺功能正常。
維他命A加β－胡蘿蔔素	每天15,000IU。	含於綜合維他命中。
維他命C	500毫克，每天4次。	勿使用極高劑量，如此可能影響甲狀腺素的製造。
維他命E	每天400IU。	勿超過此用量。
鋅	每天50毫克。	增強免疫系統。

藥用植物

□可使用月桂果、北美升麻（black cohosh）、金印草。

建議事項

□吃糖蜜(molasses)、蛋黃、香芹、杏果(apricot)、棗椰果、乾梅、魚、雞肉、生乳、乳酪。

□避免加工及精製食品，包括白麵粉及糖。

□下列食物需節制用量：十字花科的蔬菜，例如，蕪菁、甘藍菜、綠花椰菜、芥末葉、菠菜、甘藍菜芽、桃、梨。如果症狀嚴重，則應全面禁止上述食物，因為它們可能更進一步地壓抑甲狀腺功能。

□僅喝蒸餾水！避免氟化物(包括牙膏內所含的氟)及氯(見於飲用水中)。氟、氯及碘有類似的化學性，因此氟及氯容易堵住甲狀腺上碘的受體(receptor)，使含碘的荷爾蒙製造減少，最終導致甲狀腺機能不足。

□避免使用硫化劑及抗組織胺，除非經由醫師指示！

考慮事項

□根據麻州大學的研究指出，常用於治療甲狀腺問題的左旋甲狀腺素(levothyroxine)會造成13％的骨質流失。約有一千九百萬人使用此藥治療甲狀腺亢進、甲狀腺肥大及甲狀腺癌。

腮腺炎(Mumps)

　　腮腺炎是一種病毒感染，它主要感染3～16歲的小孩。然而，它可能發生於青春期以後，而且若真的發生，它通常會引起卵巢或睪丸的併發症，例如不孕症。此病毒的潛伏期平均是18天。感染腮腺炎的患者，在症狀出現前的48小時至症狀開始後的6天裏，均具有傳染性。症狀包括一側或兩側的耳下腺(位於耳下的顎關節處)腫大、發燒、喉痛、頭痛、及吞嚥或咀嚼時會疼痛。如果影響到睪丸，將發生腫大、疼痛；若影響到卵巢或胰臟，將導致腹痛。

　　腮腺炎不像麻疹那麼容易傳染，而且感染過一次，往往可以終生免疫。

　　下列表格中的劑量必須根據年齡作調整。除非有特別標示，否則以下列出的用量僅用於成人。

營養素

補充品	建議用量	說明
●非常重要者		
鍺(Ge-132)	每天200毫克。	加強免疫系統。
雙叉乳桿菌(L.bifi-dus，良性菌)	依照產品標示。	含抗生素，能抑制病菌。
維他命C	每天3,000～10,000毫克，分成數次；每2小時500毫克，直到改善為止。	維他命C破壞病毒。給小孩使用抗壞血酸鈉，以減少下痢。
鋅口含錠	每4-6小時服用一次，含於口中溶解。	勿咀嚼。作用快速。幫助復原。
●重要者		
嗜酸菌(Maxidophi-lus 或 Megadophi-lus)	依照產品指示。	大人、小孩均適用。含抗生素能抑制病菌。
蛋白質(含各種單一胺基酸)加維他命B群添加鉀	100毫克，每天3次。	胺基酸及維他命B均幫助復原。
維他命A乳劑及 維他命E	成人：50,000IU，小孩12歲以下：15,000IU。 成人：400-800IU，一週後減少劑量。小孩12歲以下：200IU，使用一週。	維他命A及E強化免疫功能。
●有幫助者		
海帶錠	每天6錠。	含各種必需礦物質、碘、維他命。

藥用植物

□菊花植物(echinacea)有助於消腫。用此植物泡成茶，與些許果汁混合，每天喝4次或更多。貓薄荷茶灌腸劑有助於退燒。(請見第三部的灌腸劑)。山梗菜(lobelia)萃取素有助於止痛，每3－4小時服用半茶匙。

建議事項

□用熱敷或冷敷減輕腫大的腺體。
□喝大量的液體。避免乳製品、白麵粉、糖、香煙、咖啡。多吃生的蔬菜及水果。

考慮事項

□禁食有益。請見第三部的禁食篇。
□也請見第三部的抗壞血酸的洗滌。

生長問題(Growth problems)

　　當腦下腺或甲狀腺功能失常時，容易產生生長問題。腦下腺分泌荷爾蒙至全身不同的部位，包括生長激素(somatotropin)。此荷爾蒙控制發育中的兒童之骨骼與肌肉的生長。

　　生長激素分泌過多或過少都會造成不良的生長。分泌過少將產生侏儒症，過多則形成巨人症，其特徵包括手、腳、下顎都很大。這種腦下腺功能失常可能由於腦下腺長瘤所致，可用手術或藥物治療或其它方式除去腫瘤。

　　在某些情況下，生長問題是由甲狀腺功能失常所導致的。胸腺也可能與此問題有關。假使一個嬰兒的胸腺受損，其生長將受阻礙，而且也提高受病菌感染的機會。營養不良對小孩的生長與發育也有重大的影響。如果問題不在營養，則荷爾蒙療法及下列建議將有助於改善情況。

　　下表中，補充品的使用劑量需根據病人的身高與體重作調整。

營養素

補充品	建議用量	說明
● 非常重要者		
魚肝油	依照產品標示。	幫助正常的生長。含維他命A及D以強化骨骼與組織。
海帶汁（來自World Organic Corporation）	依照產品標示。	缺碘可能造成生問題。海帶含天然碘質。
L－離胺酸（L-Lysine）	依照產品標示。	是正常生長及骨骼發育所需之物。
不飽和脂肪酸	依照產品標示。	幫助生長正常。
鋅	依照產品標示。	生長問題與缺乏鋅有關。
● 重要者		
鈣及鎂	依照產品標示。	正常的骨骼生長所需。
蛋白質（含各種單一胺基酸）	依照產品標示。	生長問題與蛋白質不足有關。
生的（粗製的）腦下腺（小孩適用）	依照產品標示。	促進生長。
● 有幫助者		
Gerovital H－3 (GH－3) 或 Aslavital	依照產品標示。	來自羅馬尼亞。需經醫師指示。
L－鳥胺酸（L-ornithine）	依照醫師指示。	促進生長激素的分泌。僅在醫師指示下使用。
維他命B₆加B羣		幫助維他命的吸收及正常的生長。

考慮事項

☐ 生長緩慢的另一個因素是瓜西奧科兒症（紅孩病，Kwashiorkor），這是一
種缺乏蛋白質的疾病，造成孩童生長緩慢，且抵抗力很弱。如果早期發
現，是可以治療的。

☐ 高量的鉛毒也可能導致生長問題。不妨作一次毛髮分析，以排除鉛中毒的
可能性。（請見第二部的鉛中毒及第三部的毛髮分析）。

體重過輕(Underweight)

肝炎、燒傷及創傷、厭食症（來自癌症及其治療）均易發生體重過輕，需
作營養復健。

想要刺激食慾不振，應依據個人情況來設計飲食。例如，胃口小的人可
能看到一大堆食物便產生反感。因此，他們可能適合先少量多餐，稍後，才
漸增食物量。食物的色、香、味及用餐的環境氣氛，也是需考慮的要點。紅
色食物能幫助刺激味蕾。

營養素

補充品	建議用量	說明
● 必需者		
肝抽取液	依產品指示。	維他命B及礦物質的極佳來源。容易被吸收利用。
維他命B羣	每天100毫克。用餐時服用。必要時，可經醫師指示，採用注射方式。	增加食慾。幫助脂肪、碳水化合物、蛋白質的消化。
鋅	每天80毫克。	改善味覺及嗅覺。
● 重要者		
Bio-Strath	依產品指示。	含酵母菌及藥用植物。德國製。能刺激食慾。

補充品	建議用量	說明
蒜頭精膠囊 （Kyolic）	用餐時2粒。	防止自由基的破壞。含許多必需營養素。
●有幫助者 Floradix配方	依產品指示。	增進食慾，幫助消化。
綜合消化酶	依產品指示。	幫助消化，若有潰瘍，勿用鹽酸。
綜合維他命及礦物質	依產品指示。	提供均衡的維他命及礦物質。
Spiru-Tein （Na-true's Plus生產）	依產品指示，兩餐之間使用。	一安全的蛋白質補充品。

藥用植物

□葫蘆巴（fenugreek）一直被當作食慾促進劑，尤其對老年人。它也幫助消化。

建議事項

□作一次徹底的健康檢查，以剔除任何可能的身體毛病。見第二部的甲狀腺機能不足，以檢查甲狀腺功能。檢查是否有神經性厭食症或貪食症，請見第二部相關章節。

□飲食中應含至少300毫克的多醣類、100毫克的蛋白質。每天應攝取2,500～3,000大卡的熱量。吃澱粉質蔬菜，例如，馬鈴薯及豆類、穀物、雞肉、魚、蛋、酪梨、橄欖油、紅花子油（safflower oil）、生乳酪、核果、種子。只吃全麥作成的麵包、麵條、餅乾、麥片。

□喝藥茶、果菜汁、礦泉水。香蕉有益於嬰兒的增重。

□勿抽煙。避免垃圾食物、咖啡、汽水、油炸食物。兩餐之間及睡前，吃下列高熱量點心：香蕉大豆布丁、雞肉或鮪魚三明治（夾乳酪）、米餅、冰藥茶加果汁、酸酪乳、花生醬、杏仁奶、核果、酪梨。

□走路和／或適度的運動有益，但避免激烈運動。有些運動幫助營養的吸收及促進食慾。

□進食時應保持輕鬆愉快，勿在生氣或緊張時用餐。
□也請見食慾不振一節。

肥胖症（Obesity）

　　肥胖症即體脂肪過多。體重超過正常值的20％，就算肥胖。肥胖者較易有腎臟毛病、心臟疾病、糖尿病、高血壓、懷孕併發症、心理問題。肝受損也常見於體重過重的人。有些肥胖症的起因是腺體失調、營養不良、情緒緊張、生活無聊、愛吃、嘴饞。

　　肥胖也與食物過敏有關。改變飲食習慣有助於減肥。營養不良也是導致肥胖的重要因子。如果各種必需營養素的攝取量不足，脂肪不易充分地燃燒、消耗。

營養素

補充品	建議用量	說明
● 非常重要者 氧堆體清腸劑（ABC）或葡萄糖甘露蜜（glucomannan）	依照產品標示。飯前半小時，服用3錠，配一大杯水。	對高或低血糖問題尤其有益，也提供纖維，產生飽脹感覺，削減食慾。服用藥物或維他命的1小時內，勿服用這些纖維。
必需脂肪酸（櫻草油或亞麻仁油）	依照產品標示。	配合低脂飲食，以補充必需脂肪酸。
海帶	每天6錠。	平衡礦物質及碘。協助減肥。
卵磷脂	與正餐服用。	是脂肪的乳化劑；分解脂肪。
蛋白質（含各種單一胺基酸）	依照產品標示。	此型胺基酸較易被吸收利用。
螺旋藻（Spirulina）或Spiru－Tein	兩餐之間服用3錠。	蛋白質的極佳來源。含必需營養素，穩定血糖，及能取代一餐。

補充品	建議用量	說明
維他命C	每天3,000～6,000毫克。	正常的腺體功能所必需的。
●有幫助者 L－精胺酸及L－鳥胺酸及L－離胺酸	睡前各服用500毫克或依產品指示。	小孩或糖尿病患不宜。需與離胺酸合用，否則易產生不平衡。這些胺基酸降低體脂肪。
L－肉鹼	依照產品指示。	協助脂肪代謝及減輕體重。
L－苯丙胺酸	依照產品指示。	這胺基酸有抑制食慾的作用。注意：高血壓、糖尿病患、或孕婦勿服用高劑量。
綜合維他命及礦物質		有些肥胖症與缺乏營養素有關。
維他命B₆及B羣及B₁₂	50毫克，每天3次。	維他命B₆能去除過多的水分。
維他命E	每天400IU。	幫助脂肪代謝的重要物質。

建議事項

□經常活動，早餐前走小快步，以消耗脂肪。運動是控制體重的最佳途徑，而不是嚴格的節食。運動不僅是減肥最好的方式，也能維持肌肉、骨骼的健康。

□每月作一次禁食(請見第三部的禁食篇)。

□要輪流吃各種健康的食物，變化食物的種類。

□每天喝6～8杯水，例如，蒸餾水及藥草茶。它們是不含脂肪的填充物，可增加飽感，降低食慾。

□養成每天排便的習慣。

□每天補充額外的纖維。飯前半小時，服用纖維及1大杯水。

□挾少量的食物到碗盤裏，細嚼慢嚥。不要吃飽，也勿咬口香糖。吃口香糖促進胃消化液的分泌，不但增加消化系統的負擔，也使你很快地感到飢餓。

□禁吃動物性脂肪(例如,牛油、奶油、冰淇淋、全脂牛奶、沙拉醬、油炸食物)。然而,別忘了攝取含不飽和脂肪酸的「好」脂肪,例如,酪梨、橄欖油、核果。但也需節制用量,一週不超過2次。

□勿食用白麵粉產品、鹽、白米或加工食物。也避免速食店及所有的垃圾食物。勿吃甜食,例如,汽水、蛋糕、水果派、甜甜圈、糖果。飲食中不含任何糖類。

□吃能提供蛋白質的複合醣類,例如,豆腐、扁豆、烤馬鈴薯(不加任何調味品)、芝麻、豆類、糙米、全麥、白魚(不吃貝類)。

□勿空腹購物,否則容易買下禁忌食品,而且往往將買得比需要的還多,使剩餘的食物無法在新鮮的期限內用完。

□攝取豐富的水果及生菜。每天有一餐專吃水果及蔬菜。多選用低熱量的蔬菜,例如,綠花椰菜、甘藍、胡蘿蔔、白花椰菜、芹菜、黃瓜、綠豆子、萵苣、洋蔥、蕪菁、菠菜。低熱量／低糖的水果包括蘋果、葡萄柚、草莓、西瓜。下列蔬果含高熱量,應限制用量:香蕉、櫻桃、玉米、無花果、葡萄、綠豌豆、梨子、鳳梨、番薯、白米。勿食油膩或油炸食物。生食最佳,否則可用清蒸、水煮、烘焙等方式。

□將午餐當正餐,而非晚餐。有些人嘗試下午3點後就不吃任何食物,效果奇佳。

□吃健康的甜點及點心:
●生芹菜及胡蘿蔔。
●低脂白乳酪,淋上新鮮蘋果醬及胡桃片。
●塗上芝麻醬及芝麻粒的餅乾。
●與果汁做成的明膠(gelatin)可取代糖水。
●天然全麥的小糕點,不含糖。
●新鮮不摻鹽的爆米花。
●塗核果醬(不包括花生醬)的爆米香。
●新鮮西瓜及其它水果。
●不摻糖的酸酪乳,拌核果或新鮮水果。

□藥草茶加純果汁可充當低熱量飲料,而且能產生飽感。在兩餐之間的嘴饞時刻飲用。

□使用麥芽糖取代純糖。麥芽糖是高度濃縮的產品,但不危險。它每1公克僅含3大卡熱量。此甜味劑尤其適合糖尿病或低血糖症者。

□黃色蔬菜、西洋栗、玉米、馬鈴薯、糙米、燕麥、蘋果、葡萄、蕎麥,均

含少量的必需脂肪酸，可以適量使用。核果、種子、酪梨、橄欖、椰子、麥胚芽或玉米胚芽，含高量多之不飽和脂肪酸，不應食用過量。

考慮事項

□根據英國減肥研究中心之報導，使用1份植物油及2份蘋果醋按摩，有助去除體脂肪。輕輕穩穩地揉捏脂肪部位，每週至少3次，可以快速收效。此方法也有益於消痛及消除關節僵硬。

□有些大學生，在兩週不到的時間內，光靠嬰兒食品、纖維guar樹膠或葡萄糖甘露蜜〔（glucomannan）〕及螺旋藻（spirulina）瘦了15磅（約7公斤）之多。這種節食不算有害。它不含鹽、糖、脂肪，或藥學成分。Earth's Best嬰兒食品是天然的有機物，可在健康食品店購得。別忘了多攝取水分及纖維。減肥者可以保持這種飲食，直到達到理想的體重。Guar樹膠提供纖維，螺旋藻則補充蛋白質及礦物質及維他命。嬰兒食品也含各式營養素，可輪流使用。嬰兒食品中的肉類（羊肉、牛肉、雞肉）可視需要添加。

□研究指出，綜合使用L－鳥胺酸、L－精胺酸及L－離胺酸，可幫助體重減輕。L－鳥胺酸幫助一種生長激素分泌（成人缺乏此荷爾蒙），以燃燒脂肪及建造肌肉。這三種胺基酸的組合，在身體休息時，功效最佳。L－離胺酸平衡L－精胺酸，故勿單獨使用L－精胺酸，否則引起失調將可能爆發感冒瘡或潛伏的疱疹。

□近來一項研究顯示，1／3操之過急的減肥者（1天僅攝取500卡熱量）出現膽結石。

□有一種減肥藥稱Dimitrophinol可能造成白內障。美國癌症協會發現，使用人工甘味劑的人容易增加體重，因為這些甘味劑似乎能增加用者的食慾。

糖尿病（Diabetes）

　　糖尿病有兩種：尿崩病（diabetes insipidus）及糖尿病（diabetes mellitus）。前者是罕見的代謝疾病，由缺乏腦下腺荷爾蒙引起，通常是因為腦下腺受損所致。尿崩病的特徵是尿量驚人，無論喝入多少液體。

　　後者的糖尿病是由於胰臟所分泌的胰島素（因素林）不足所造成的。缺乏胰島素，體內無法利用葡萄糖，因此造成血液中的葡萄糖量過高，而組織所

吸收的葡萄糖量過低。這種糖尿病又分為兩型：第一型稱作少年糖尿病(或胰島素依賴型)，第二型是指那些成年時期所發生的糖尿病。

第一型的症狀包括暴躁、頻尿、口渴、嘔吐、體弱、疲勞、容易饑餓。此型糖尿病主要見於兒童或年輕人。患者可能瞬間地由正常狀態(有胰島素反應)轉為昏迷狀態。此病早期的徵兆是飢餓、頭昏、流汗、頭腦不清、心悸、嘴唇痲痺或刺痛。如果未加以治療，患者可能還會產生雙重影像、顫抖、無方向感、可能作出奇怪的動作，最後可能失去意識。當發生這些症狀時，立即吃糖果、喝汽水、或任何含糖的食物，可使血糖濃度回到正常。

痊癒對那些長期未接受治療的糖尿病患較困難。而由於使用胰島素所造成之低血糖可能威脅到生命。

第二型也就是成人型糖尿病較常見於有此家族病歷的人。其特徵包括視線模糊、發癢、口渴、頭昏、肥胖、疲勞、皮膚感染、傷口復原緩慢、足部刺痛或痲痺。這些症狀通常出現於中年以後。

此型糖尿病與飲食有關，而且並不一定需要胰島素。肥胖症是此型的主要因素。

據估計，有五百五十萬名美國人正接受糖尿病的治療。研究顯示還有五百萬成年人有潛藏性的第二型糖尿病，且另有二千萬人的葡萄糖耐受性受損害，可能爆發糖尿病。美國國家保健局報導，未經診治的糖尿病是使數百萬人失去視力的原兇。體重過重的人是罹患糖尿病的最高危險羣。糖尿病是美國第三大死亡原因。

其它糖尿病的徵兆包括類似感冒的症狀、腿毛脫落、臉毛增加、全身各部長黃色小腫塊(即膽固醇黃瘤)，及陰莖的皮膚發炎。糖尿病與動脈血管硬化症有關。

糖尿病的自我測試

第一型糖尿病(胰島素依賴型或少年型糖尿病)：

1. 購買經化學處理的塑膠試紙。
2. 刺破手指，將一滴血沾在此試紙前端。
3. 一分鐘後，將試紙上的顏色與顏色表對照，上面列有各種顏色所代表的葡萄糖濃度。(有許多電子儀器能分析出試紙上所含的葡萄糖濃度，提供使用者一實際的讀值。)

有一種家庭用的血糖機稱Glucometer 2。你只要用那裝有彈簧的針刺破手指，將一滴血沾於試紙上，然後放進機器中分析，能立即測得血糖

濃度。

第二型糖尿病(成年型糖尿病)

那些成年後才爆發糖尿病的人無法感覺甜味。此不正常的現象影響患者對食物的知覺及他們的食療計畫。

肥胖是此型病人常有的特徵。通常只靠減肥計畫來控制病情就夠了，而不需使用藥物。然而，由於病人失去感覺甜味的能力，使減肥更加困難。因為當他們吃含糖食品時，無法察覺其甜味。如果此型病人能充實對食物的認識，並謹慎選擇食物，認明食品所含成分，將可有效地控制病情，而無需依賴藥物或胰島素。

下列測試可檢查感覺甜味的能力是否受損：

1. 測試前一小時內勿飲用咖啡、茶、汽水或甜點。

2. 用7個相同玻璃杯分別標上無糖、1／4茶匙糖、1／2茶匙糖、1茶匙糖、$1^1/_2$茶匙糖、2茶匙糖、3茶匙糖。每個杯中倒入8盎司水，並加入標籤上的糖量。請某人將這些糖水的次序弄亂，且記好位置，將標籤撕走。

3. 用吸管啜每一杯糖水，並記下你所認為的糖量。記得在試下一杯前，都要先漱口。

根據宣博士(Dr.J.Shan)所提的，大部分的人只要在8盎司的水中加1茶匙或更少糖便能感覺甜味。但那些成年型糖尿病人需要加入$1^1/_2$至2茶匙的糖才有感覺。

營養素

補充品	建議用量	說明
● 必需者		
鉻（GTF）	每日200微克。	有助穩定血糖及增加能量。
L－肉鹼及L－麩胺醯胺	每天2次，各500毫克，空腹使用。	促進脂肪代謝。避免使用L－半胱胺酸，因其干擾細胞吸收胰島素。
● 非常重要者		
葡萄糖甘露醇或guar樹膠	配大量的水，並在硬化以前迅速喝完。	好的纖維來源，並促進脂肪代謝。
鎂	每天750毫克。	對酵素及pH平衡很重要。

補充品	建議用量	說明
生的胰臟濃縮物	依照產品標示。	請見第三部的腺體器官食療法。
●重要者		
維他命A(乳劑或膠囊)	每天15,000IU。	避免β－胡蘿蔔素；糖尿病人無法將此轉爲維他命A。
維他命B羣加生物素及肌醇	每天3次,各50毫克。	避免使用大量的維他命B。它干擾細胞吸收胰島素。
●有幫助者		
鈣	每天1,500毫克。	維持pH平衡。
銅複合物(Athrinol,來自 American Biologics)	依照產品標示。	幫助蛋白質代謝及酵素作用。
酵素化合物加蛋白質分解酶	用餐時服用。兩餐之間服用。	消化正常對控制糖尿病是必需的。

藥用植物

□ 可使用布枯葉(buchu)、蒲公英根、金印草、熊果葉(uva ursi)。此外,越橘果實(huckleberry)能促進胰島素的製造,而人參茶能降低血糖濃度。

建議事項

□ 高纖及高醣類的飲食減低對胰島素的需求,同時也降低血液中脂肪的含量。橄欖油可能對成年型糖尿病患有幫助。纖維可避免血糖之急遽上升。吃含核果醬或乳酪的餅乾。吃含米糠或燕麥麩的餅乾。血脂肪過高易造成心臟方面的疾病。

□ 螺旋藻(Spirulina)有助穩定血糖濃度。採用螺旋藻飲食,包含生鮮蔬果及果汁,這種飲食將降低尿中的糖分。有助血糖濃度正常化的食物包括漿果、啤酒酵母、乳製品(尤其是乳酪)、蛋黃、魚、大蒜、泡菜、大豆、蔬

菜。我們建議腎臟不好的糖尿病人每天攝取的蛋白質不要超過40克。

□避免使用魚油膠囊、大量的PABA(對胺基安息香酸)、白麵粉製品、鹽。這些食物會提升血糖。最好攝取植物性蛋白質(來自蔬菜)。

考慮事項

□勿服用大量的半胱胺酸。它能破壞胰島素的分子鍵。也勿使用過量的維他命B₁及C，否則可能使胰島素失去活性。但適量使用無大礙。

□成年型糖尿病患應避免大量的菸鹼酸，但菸鹼醯胺幫助少年型糖尿病者降低胰臟中β細胞的損毀速率，並促進細胞再生，延遲病發時間。

低血糖症(Hypoglycemia)

胰島素(因素林)分泌過剩將導致低血糖症。有此狀況的人，其血液中葡萄糖的濃度出奇地低。遺傳可能是造成因素，然最常見的還是由飲食不當所造成的。這裏指的即是機能性低血糖症(functional hypoglycemia，簡稱FH)。FH的症狀直接與最後一餐所吃的種類及用餐時間有關。低血糖症可能出現下列任何一項或全部的症狀：疲勞、頭暈、頭痛及不適(當錯過某餐時)、憂鬱、焦慮、渴望甜食、頭腦錯亂、盜汗、腿軟無力、足部腫大、胸部緊悶、經常飢餓、身體各部疼痛(尤其是眼睛)、習慣性緊張、精神不定、失眠。

低血糖症類似許多種疾病。相關的病症包括過敏、氣喘、乾草熱(花粉熱)、消化不良、肥胖、營養不良、吸收不良、結腸炎、便秘、記憶力受損。不正常的蛋白質及醣類代謝及腎上腺功能不足，皆是低血糖症部分症狀。適當的飲食是維持正常血糖濃度的關鍵。請見下面為低血糖症準備的飲食。

營養素

補充品	建議用量	說明
●非常重要者		
鉻	每天300微克。	此礦物質對葡萄糖的代謝很重要；天然啤酒酵母是好的來源。含焦油精的形式(Picoll-nate)有效。

補充品	建議用量	說明
維他命B羣添加 硫胺素（B₁） 菸鹼素（B₃）及 維他命B₁₂加	每天50～100毫克。 每天100毫克。 每天100毫克。 300微克，一天2次，空腹使用。	幫助醣類代謝。
泛酸（B₅）	每天1,000毫克，分成數次。	B₅對腎上腺功能及將葡萄糖轉換為能量具有重要性。
●重要者 鈣加 鎂	1500毫克。 750毫克。此二者均在餐後及睡前，分成數次服用。	醣類的代謝需要鎂的協助。
L－肉鹼	依照產品指示。	能將貯存體內的脂肪轉化成能量。
L－半胱胺酸	依照產品指示。	阻礙胰島素降低血糖。
L－麩胺醯胺及維他命B₆、C	每天1,000毫克，空腹使用。	減少對甜食的渴望。
錳	依照產品指示。	大部分低血糖患者的血液中含低量的錳（微量元素）。
胰臟酵素	與三餐一起使用。	幫助蛋白質消化。
蛋白質分解酵素	兩餐之間服用。	低血糖症者常常無法消化蛋白質。
螺旋藻或蛋白質粉（含各種單一胺基酸）	依照產品指示。	幫助平衡兩餐之間的血糖濃度。
維他命C加生物類黃酮	3,000～8,000毫克，分成數次。	用以腎上腺分泌不足，這是低血糖症常見的現象。
維他命E	每天400IU，漸增。	改善體力及血液循環。
鋅	每天50毫克。	毛髮分析顯示大部分低血糖患者缺乏鋅。

補充品	建議用量	說明
●有幫助者		
有氧堆體清腸劑（ABC）及蘆薈汁	清晨空腹時服用。	要迅速喝下，否則很快就變硬了。延緩血糖下降。
蒲公英根	依照產品指示。	維他命B及鈣質的極佳來源。
肝臟注射液及B羣維他命	2cc。 1cc。	用於減低緊張、促進營養素的吸收、提升體力。
Mega綜合礦物質及維他命	依照產品指示。	此症需靠補充各種營養來治療。
蜂王乳	依照產品指示。	含天然的泛酸（B₅）以滋養腎上腺。

建議事項

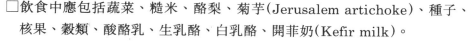

□飲食中應包括蔬菜、糙米、酪梨、菊芋（Jerusalem artichoke）、種子、核果、穀類、酸酪乳、生乳酪、白乳酪、開菲奶（Kefir milk）。

□飲食中要除去糖、精製及加工產品（例如，速食米及馬鈴薯）、白麵粉、汽水、酒、鹽。避免糖分高的水果及果汁（例如，葡萄汁混合50％的水飲用）。也禁吃通心粉、麵條、肉汁、白米、玉米片、番薯。豆類及烤馬鈴薯可以一週吃二次。

□低血糖症者最好少量多餐，一大約吃6～8小餐。有些患者發現睡前吃少量的零食及點心有幫助。除此，要交替食物種類，不要經常吃某種食物，因為過敏症常與低血糖症有關。食物過敏將惡化病情，使症狀更複雜。

□高纖飲食有助於穩定血糖濃度。當血糖下降時，可將纖維與蛋白質食品合用（例如，麥麩餅乾加生乳酪或杏仁果醬）。吃整粒蘋果取代蘋果醬，蘋果中的纖維能抑制血糖的波動，也可加一杯果汁，以迅速提升血糖濃度。纖維本身即可延緩血糖下降。餐前半小時，先服用纖維，以穩定血糖。兩餐之間服用螺旋藻錠（spirulina），將進一步地安定血糖濃度。

考慮事項

□注射維他命B羣(1c.c.)加B$_6$(1／2c.c.)加肝液(1c.c.)能產生相當好的效果。每週注射2次，三個月後，改成每週注射1次，如此維持2個月或更久。這幫助患者能接受使血糖降低的食物。這種注射相當重要，尤其對於老年人，因為他們常有吸收不良的問題。

□每月用檸檬汁灌腸劑作禁食，對患者有益。請見第三部的禁食及灌腸劑。為了在禁期間防止血糖下降，患者應補充螺旋藻或蛋白質粉(含各種單一胺基酸)。在使用此補充品後，患者將立即感到舒適。他們也能睡得較熟，感到精神暢快，使憂慮一掃而空。

□根據估計，50％年過50的低血糖患者有甲狀腺機能不足的現象。請見第二部甲狀腺機能不足。

□咖啡因、酒精、抽煙將嚴重影響血糖的穩定。

□也請見第二部的過敏症。

痛風（Gout）

血液、組織及尿液中含尿酸過多時，容易導致痛風。尿酸在關節處形成結晶體，使關節與這些晶體磨擦後，產生腫痛的現象。尿酸腎結石與痛風可能有關連。痛風病人中，約90％是男性。

尿酸是某些食物的副產品，可見尿酸的形成和飲食之間有密切的關係。它也可能由緊張情緒促成。肥胖及不當的飲食將提高患痛風的機率。

如果懷疑自己有痛風，應向醫生求證。醫生將在關節患部插入一根針，以抽取關節液。接著，利用顯微鏡檢視此抽出液是否含尿酸結晶，以確定血清中的尿酸濃度是否升高。

低嘌呤飲食對痛風患者很重要。嘌呤(purine)是核蛋白的組成物質，而尿酸正是源自於核蛋白(nucleoprotein)。請見下面建議事項，以避免富含嘌呤的食物。

營養素

補充品	建議用量	說明
● 非常重要者		
維他命B羣添加葉酸	每天2次,各100毫克。葉酸的用量則依產品指示。	注意:避免高量的菸鹼素。葉酸是協助核蛋白代謝之重要物質。
維他命B₅(泛酸)	每天500毫克,分成數次。	這是一種抗緊張的維他命。
維他命C	白天時,服用 3,000~5,000毫克,分成數次。	可降低血清尿酸的含量。
● 重要者		
鍺	每天2次,各100毫克。	有消腫去痛的作用。
海帶	每天6錠。	含完全蛋白質及重要礦物質以降低血清的尿酸含量。
超氧化物歧化酶(GP/CAT,來自生技食品公司)	每天一次,空腹時(早晨最佳)配一大杯水服用。	是一種抗氧化劑及強力的自由基清除者。
維他命E	剛開始時,每天100IU;漸增至每天600IU。	中和自由基,並改善血液循環。
鋅	每天50~80毫克。	幫助蛋白質代謝及組織修復。
● 有幫助者		
鈣及鎂(箝合劑)	每天1,500毫克。每天750毫克。	在睡眠時能發揮功能。
維他命A	每天 25,000~50,000IU;一個月後減至15,000。	一種強力抗氧化劑及自由基破壞者。

藥用植物

□可使用樺樹、牛蒡、杜松(juniper)、牛膝草(hyssop)。

建議事項

□ 兩週內僅吃生菜及水果。果汁是最佳選擇。也需將穀類、種子及核果納入飲食中。冷凍或新鮮的櫻桃汁是極佳的飲品！櫻桃及草莓能中和尿酸，故儘量多吃。也可喝些芹菜汁，用蒸餾水稀釋之後飲用。喝蒸餾水。

□ 勿吃任何肉類食物。肉類含極高量的尿酸。避免油膩食物，例如，蛋糕及比薩，飲食中應剔除白麵粉及糖製品。如果你是容易患痛風的人，應限制脫水豆類、白花椰菜、魚、扁豆、燕麥片粥、豌豆、家禽肉類、菠菜、酵母等物的用量。

□ 避免富含嘌呤的食物，包括鯷魚(anchovy)、蘆筍、清燉肉湯、鯖魚(herring)、肉汁、菇類、貝類、蚌類、動物的內臟、沙丁魚、小牛及羊的胰臟、胸腺(烹飪用)等等。如果你有痛風傾向，更不能將這些食物與酒混用。酒精將增加尿酸的形成，故必須由飲食中刪除。

□ 避免嚴格的節食減肥計畫。突然地銳減食量或超過三天以上的禁食，都可能提高尿酸的濃度。

考慮事項

□ 別嘌呤醇(allopurinol)是控制尿酸的藥物，它可能引起皮膚發疹、血管發炎、肝中毒。如果患者有腎臟毛病，應謹慎使用此藥物。

□ 注意：治療癌症的化學療法將細胞破壞後，通常會釋放大量的尿酸，造成痛風性關節炎。

□ 請見第二部的關節炎。

水腫（Edema或dropsy）

　　水腫即液體堆積體內，通常出現在足、踝部，但任何部位都可能發生水腫。持續性的水腫可能由腎臟、膀胱、心臟，或肝臟的毛病所引起的。

　　水腫會造成肌肉疼痛。足、踝部持續性的水腫若在手指觸壓後凹陷，表示問題嚴重，應立即求醫。

　　液體滯留通常是由過敏症造成。不妨作一次食物過敏測試。請見第二部的過敏症。

營養素

補充品	建議用量	說明
● 非常重要者		
蛋白質補充品（含各種單一胺基酸）	依照產品標示。	有時，水腫是由於蛋白質的吸收利用不足所造成的。缺乏蛋白質已被認為與水分滯留體內有關。
SP6 Cornslik Blend混合藥草（來自 Solaray Products)	每天3次，各2膠囊。	一種安全又天然的利尿劑。
維他命B₆加B羣	每天3次，各50毫克。	維他命B₆減少水分滯留的情形。
● 重要者		
苜蓿	每天3次，各3錠。	提供必需的礦物質及葉綠素。一種強力的解毒劑。
鈣及鎂	每天1,500毫克。每天1,000毫克。	補充利尿（以治水腫）時所損失的礦物質。
矽	每天2−3錠。	一種天然的利尿劑。
● 有幫助者		
鳳梨酵素(bromelin)	每天6〜8錠。	幫助消化及過敏症。
蒜頭精錠(Kyolic)	用餐時2錠。	一種解毒劑。
海帶	每天5錠。	提供各種礦物質。
L−牛磺酸(L−taurine)	依照產品標示。	幫助心臟功能正常。
鉀	每天99毫克。	服用利尿劑者需補充此物。

補充品	建議用量	說明
生的腎臟萃取物 (Kidney Complex #406, 來 自 Enzy-matic Therapy)	依照產品標示。	改善腎臟功能。
超氧化物歧化酶(SOD)	依照產品標示。	幫助心臟及肝臟的疾病。
維他命C	每天3000〜5000毫克，分成數次。	是腎上腺功能及製造腎上腺荷爾蒙所必需的。這些荷爾蒙調節體液的平衡及控制水腫。
維他命E	每天400IU以上。	幫助血液循環。

藥用植物

□下列藥用植物水腫有益：苜蓿、假葉樹的葉子(butcher leaves)、玉蜀黍絲(cornsilk)、蒲公英根、大蒜、木賊、杜松實(juniper berries)、海帶、山梗菜(lobelia)、藥蜀葵(marshmallow)、保哥果茶(pau d' arco)、香芹。

考慮事項

□每天運動，且每週2次熱水浴或蒸氣浴。避免情緒緊張。

□增加生菜的攝取量。吃大量的洋蔥、蘋果、甜菜、葡萄。採取高纖飲食。吃蛋、烘白魚、烘雞或火雞(均需去皮)。攝取少量的白乳酪、酸酪乳、白脫牛奶(buttermilk，提煉奶油後的液體)、開菲(Kefir，高加索人之發酵乳)。

□避免下列食物：鹽、咖啡因、動物性蛋白質、油炸食物、醬油、醃漬品、橄欖、牛肉、乳製品、脫水貝類、白糖·白麵粉、巧克力、咖啡、茶、酒、煙。

腎臟與膀胱的問題
（Kidney and bladder problems）

　　腎臟及膀胱內可能發生若干疾病。絲球體性腎炎（Glomerulo nephritis）即絲球體（腎臟內負責過濾的小單位）發炎腫大。影響孩童的此病有兩型。膀胱炎（cystitis）是膀胱的感染。腎盂腎炎（pyelonephritis）是腎臟的感染，可分為慢性和急性。一般，腎臟發炎的病情不輕，需住院療養。

　　布來德氏病（Bright's disease）是一種慢性的腎臟炎，以水腫、蛋白尿及高血壓為主要特徵。腎無法排除鹽分及其它廢物，導致鹽分及水分的滯留，也就是水腫。當腎臟功能失調，使有毒廢物進入血液中，將引發尿毒症。

　　尿道感染（腎或膀胱感染）的症狀有畏寒、發燒、頻尿、背痛及腹痛、失去胃口、噁心、嘔吐。尿液將混濁帶血。在腰部正上方的背部可能會突然發生劇痛，而且延及腹股溝以下的部位。如果你有這些症狀，應看醫生。必要時，需服用抗生素。出現此問題時，應避免鐵質補充品。

　　下列的營養品將有助於控制尿道感染，並將有益於維持腎臟及膀胱的正常功能。

營養素

補充品	建議用量	說明
●必需者		
蒸餾水	睡醒後，每小時喝1杯（6～8盎司）。	補充水分是很重要的。品質優良的水是恢復功能所必需的。
●非常重要者		
嗜酸菌錠或液	每天3錠或每天3次液體。	對於服用抗生素者尤其重要。
維他命B$_6$加肌醇及	50毫克，每日3次。	消除水腫。
膽鹼	1000毫克。	

補充品	建議用量	說明
維他命C加生物類黃酮	每天2,000~4,000毫克。	使尿液酸化。增強免疫系統。幫助組織復原。
●重要者		
蒲公英根萃取素及南瓜萃取素	依照產品指示。	協助腎臟排除廢物。是腎發炎所需之物。
●有幫助者		
鈣及 鎂	每天1,500毫克。 每天750毫克。	鎂協助水分吸收。體內的鈣、鎂比例應維持在2比1。勿使用骨粉。
鹽酸(HC1)及消化酶	依照產品指示。	老年人適用。是消化必需的。若有胃潰瘍,勿使用鹽酸。
L-精胺酸 (arginine) L-甲硫胺酸 (methionine)	500毫克,每天4次。 依照產品指示。	用於治療腎臟病。含此胺基酸的食物豆類、魚。 有改善腎臟的血液循環。
卵磷脂	1湯匙,每天3次。	腎臟發炎適用。
綜合礦物質	依照產品指示。	礦物質流失是腎臟病常見的現象。
鉀	每天99毫克。	腎臟發炎適用。當作一種腎臟促進劑。如果血清內的鉀量上升,勿用此物。
維他命A乳劑	100,000IU,3天以後,降到50,000IU,5天以後,降到25,000IU,以後每天維持此用量。	乳劑形式既安全又能迅速被吸收利用。若使用錠劑,則勿服用高劑量。對於尿道膜的復原及免疫功能均有幫助。
維他命B羣添加 維他命B₂(核黃素)	每天100毫克。 25毫克,每天3次。	用於治療腎臟炎。

補充品	建議用量	說明
維他命E乳劑或膠囊	乳劑，每天800IU，若用膠囊，每天200IU，漸增至1,000IU。	促進免疫功能。是重要的自由基清除者。
鋅	50～80毫克。	促進免疫力，是復原所必需的物質。

藥用植物

☐ 鼠尾草茶(goldenrod tea)、杜松實(juniper)、藥蜀葵根(marshmallow)、香芹、紅苜蓿(red clover)、蕁麻(nettle)、熊果葉(uva ursi)、西瓜子茶等，對腎臟及膀胱問題都有益。Solaray所產的SP6玉米絲混合物幫助消除水腫。

☐ 每天喝1夸脱(約1,14公升)的藥蜀葵茶。它能強化膀胱、清潔膀胱及腎臟、去除腎結石。

☐ 布枯葉茶(buchu)有益，但勿煮沸。

☐ Nature's Way所產的KB綜合藥草是很好的利尿劑。

建議事項

☐ 飲食改用低蛋白，選擇來自植物的蛋白質。好的植物蛋白來源有豌豆、扁豆、大豆、菇類、蘆筍。高蛋白質的飲食造成體內鈣質流失，而且當它經由腎臟排出時，可形成令人疼痛的腎結石。

☐ 蛋白質在肝及腎中被分解。蛋白質代謝的廢物（例如尿素）若堆積在血液中會導至尿毒症。含各種單一胺基酸的蛋白質補充品是最容易被身體利用的形式。

☐ 每天喝3杯不加糖的小紅莓汁(蔓越橘，cranberry)。它能酸化尿液，抑制細菌的生長。

☐ 攝取75％的生葉。減少鉀及磷酸鹽的用量。勿使用任何鹽或氯化鉀(一種代鹽)。也避免魚類、肉類、蛋類、菠菜、大黃(rhubarb)、甜菜葉、茶、可可、巧克力，這些食物富含草酸，食用過量易導致腎結石。

☐ 吃蒜頭、馬鈴薯、蘆筍、香芹、水田芥(watercress)、芹菜、黃瓜、木瓜、香蕉。西瓜及南瓜子也有益。西瓜需單獨吃。多吃芽菜、綠色蔬菜也

很好。

□避免乳製品，但酸酪乳、酸奶(butter milk)、酸酪(cottage cheese)等酸性產品除外。

□僅喝羊奶的禁食也有幫助。試喝生羊奶2週，每天除了4夸脫(約4.56公升)的生羊奶(溫熱至人體的溫度)，其它食物一概禁吃。添加1湯匙的粗煉糖蜜(blackstrap molasses)於每1夸脫的生羊奶。同時在此期間，每日服用1,000IU維他命E及75,000IU維他命A乳劑。

□試作3天的清腸禁食，僅吃果汁，並使用咖啡或貓薄荷灌腸劑。請見第三部的禁食及灌腸劑。

□熱水坐浴有益於解除膀胱炎的疼痛。Batherapy是很好的產品，可到健康食品店購買。

□經常復發膀胱感染的婦女不應使用衛生棉條，而且應穿棉製內褲，絕不穿尼龍製品。

考慮事項

□日本最近的一項研究發現，螺旋藻(spirulina)減少由汞及藥物所引起的腎中毒。他們發現，當螺旋藻與藥物結合併用後，將減少此藥物所帶來的副作用。

□經常復發尿道感染，可能暗示著某一嚴重的潛伏病，應儘速求醫！

□也請見第二部的膀胱感染。

腎上腺疾病(Adrenal disorders)

腎上腺是位於每個腎臟上方的三角形器官。每一個腺體正常情況下，約5公克重，而且由兩部分組成：皮質(cortex)或稱外部，此部分是負責製造皮質酮(cortisone)；另一部分是髓質(medulla)或稱中心部，此部分則負責分泌腎上腺素。

腎上腺皮質部幫助維持體內鹽類與水分的平衡。它也參與醣類的新陳代謝及血糖的調節。皮質部會製造一種類似睪丸所分泌的性荷爾蒙。

髓質部在身體緊張時，會製造腎上腺素(epinephrine或adrenaline)。此荷爾蒙加速新陳代謝的速率，有助身體應付緊張的狀況。

腎上腺機能受損最常見的原因是過度使用可體松於治療非內分泌性的疾

病上，例如關節炎及哮喘(asthma)。長期使用皮質酮藥物會導致腎上腺縮小。腦下腺疾病及肺結核也會造成腎上腺皮質衰竭。

　　當腎上腺皮質功能減退，可能會衍生一種罕見的病症叫愛迪生氏病(Addison's disease，一種演進性的腎上腺病)。患有此病的人通常皮膚會變色且變深；而且當身體各部暴露於陽光下，膝蓋、手肘、疤痕、皮膚折痕及手掌紋的變色情形更明顯。嘴巴、陰道及雀斑也會變得更深色。此病的特徵還有指甲上出現縱向的色素沈澱條紋，及頭髮顏色變深。其它症狀包括體毛減少（例如腋下）、疲勞、沒有食慾、頭暈、無法克制緊張、嘔吐、憂鬱。患者也可能經常抱怨身體畏寒。

　　患上愛迪生氏病是一輩子的事。為了提昇腎上腺功能，患者必須遵照醫師指示服用藥物，且要嚴格管制飲食；建議你使用營養補充品。

　　愛迪生氏病是由腎上腺皮質功能減退引起的，而庫興氏症候羣(Cushing's syndrome)則是由腎上腺皮質功能亢進所引起的一種罕見病症。患此病者，通常都會腹部、臉部及臀部肥胖，但四肢纖細。肌肉衰竭及肌肉的耗損也是此病的特徵。紅色類似粉刺的圓斑可能出現在臉上，同時眼皮也可能發腫。體毛數量增多也是常見的現象，女性還可能長鬍子。長期使用可體松會出現類似庫興氏症的特徵。庫興氏症的患者通常較易生病，且比較不容易治癒。庫興氏症候羣中的皮膚薄化現象，往往留下延展後的痕跡及瘀血。

　　要維持腎上腺的功能良好，必須避免神經緊張。婚姻不和、工作場所惡劣、生病、不受尊敬或寂寞的感受等所引起的長期性之精神負擔，對腎上腺都是有害的。因為在緊張的狀況下，腎上腺必須加倍工作，持續地對腎上腺施加壓力將折損其功能。不良的飲食習慣、抽煙、酗酒及濫用藥物也會導致腎上腺衰竭。

腎上腺功能的自我測試

　　下列的徵兆可能表示腎上腺功能減退：身體虛弱、睏倦、頭暈、頭痛、記憶力差、貪吃、過敏、血糖不正常。

　　當你站立時，血液正常的收縮壓(120／80)約比你躺臥時還高10毫米。

　　要測驗腎上腺功能，可以比較站立時與躺臥時的血壓。在測量躺臥時的血壓前，先躺著休息5分鐘。之後，立即站立，再測一次血壓。假使站立時的血壓低於躺臥時，腎上腺功能可能已減退。站立時血壓下降的程度通常與腎上腺機能衰竭(hypoadrenalism)的程度成正比。

營養素

補充品	建議用量	說明
●必需者		
泛酸（維他命B₅）	每日3次，各100毫克。	缺乏泛酸使腎上腺功能不足。
維他命B羣	每日2次，各100毫克。	所有的維他命B均是腎上腺功能必需的。
維他命C加生物類黃酮	每日4,000～10,000毫克，分成數次。	正常腎上腺功能所必需的。
●非常重要者		
L－酪胺酸（L－Tyrosine）	空腹服用500毫克。	L－酪胺酸協助腎上腺功能，並減輕腎上腺的壓力。
●重要者		
生的腎上腺萃取物或冷凍乾燥的錠劑與生的腎上腺皮質	依照產品標示。	這腎上腺物質所含的蛋白質有助重建與修護腎上腺。
●有幫助者		
葉綠素	依照產品標示。	清潔血液。
輔酶Q₁₀	每日60毫克。	攜帶氧到各腺體。
鍺	每日100毫克。	有效的免疫系統激活劑。
肝	依照產品標示。	僅用來自阿根廷的牛，這些牛隻是不用抗生素、殺蟲劑及荷爾蒙畜養的。牛肝提供天然的維他命B、鐵質、酵素。
Mega－綜合維他命及含β－胡蘿蔔素、銅及鋅的綜合礦物質	每日β－胡蘿蔔素15,000IU，銅3毫克，鋅50毫克。	含有恢復腎上腺功能所需的營養素。
生的脾臟組織及腦下垂體（冷凍乾燥或萃取）	依照產品標示。	提升免疫系統功能，並協助治療疾病。可在健康食品店購得。

藥用植物

☐紫雲英草(astragalus)改善腎上腺功能，並有助減輕緊張與壓力。使用菊花屬植物(echinacea)能增加白血球數目及保護組織抵抗細菌侵入。牛奶薊(milk thistle)萃取物可輔助肝功能，進而幫助腎上腺功能。西伯利亞參有助腎上腺對付緊張的情況。

建議事項

☐避免使用酒精、咖啡因、煙草；這些物質對腎上腺及其它腺體，具有高度的毒性。也避免脂肪、油炸食物、火腿、豬肉、高度加工食品、紅肉、汽水、糖及白麥粉等食品。這些物質均徒增腎上腺的壓力。

☐攝取多量的生鮮蔬果──尤其是綠葉菜類。啤酒酵母、糙米、豆科植物、橄欖、完整穀類等都是健康食物，可以加入飲食中。吃深海魚、鮭魚、鮪魚，一週至少3次。

☐適度的運動有助刺激腎上腺的功能。要付諸行動保護這些腺體，否則它們可能產生疲乏。

考慮事項

☐在緊張情況下，腦下腺會分泌一種荷爾蒙稱ACTH，此物負責活化能提高血壓的物質。此荷爾蒙的出現造成鈉離子滯留與鉀離子排出。結果使水分保留於體內，導致高血壓。

腎結石(Kidney stones)

　　腎結石乃礦物鹽(大部分都與鈣結合)的沈積，可在尿道的各處發現。研究指出，精製的醣類產品包括糖，會促進腎結石的形成。這些糖類刺激胰臟分泌胰島素，結果使過剩的鈣被排至尿液中。

　　腎結石的症狀包括由上半部背擴散至下腹的疼痛、頻尿，且尿中帶膿、帶血，有時還會畏寒和發燒。

　　光靠飲食控制無法去除腎結石，應看醫生。

營養素

補充品	建議用量	說明
● 非常重要者		
氧化鎂或氯化鎂	每天500毫克。	減少鈣的吸收。
維他命B$_6$	100毫克，每天2次。	與鎂併用時，B$_6$能減少草酸鹽，這是腎結石中常見的礦物鹽。
● 有幫助者		
蛋白質分解酵素	依照產品指示，兩餐之間使用。	幫助消化正常。
腎臟濃縮物	每天500毫克。	強化腎臟。請見第三部的器官腺體食療法。
維他命A乳劑或膠囊	50,000IU。	治療受結石損壞的尿道襯膜。
維他命C	每天3,000毫克，分成數次。	酸化尿液。大部分的結石不易形成於酸性尿液中。

藥用植物

□銀杏(白果)萃取物及鼠尾草(goldenrod)均有益。

建議事項

□如果你有腎結石病歷或目前正患腎結石，應避免L－胱胺酸(cystine)。這種胺基酸的堆積可在腎內結晶，產生大型的結石，堵塞腎臟的內部。

□限制鈣的用量，並避免乳製品。牛奶及抗酸劑可能產生腎結石。

□避免含草酸或會產生草酸的食物，例如蘆筍、甜菜、香芹、大黃(rhubarb)、菠菜、酸模(sorrel)及甘藍菜科的蔬菜。也避免酒精、咖啡因、巧克力、無花果乾、羊肉、核果、青椒、紅茶、罌粟子。

□少用動物性蛋白質，因為高蛋白飲食導致鈣質流失，最後將跑到尿中。如此造成腎臟內的鈣質過量，容易形成腎結石。

□多喝液體、水分是極重要的。

□減少鹽的用量。

□西瓜是天然的利尿劑。要經常吃西瓜，且要單獨吃，不與其它食物併用。
　西瓜有清淨體內的作用，但若與其它食物同時，它將變質且有毒。
□僅用蒸餾水烹飪及飲用。也喝品質佳的小紅莓果汁（蔓越橘，cranberry）
　以幫助酸化尿液。

考慮事項

□磷酸纖維素鈉對由鈣質堆積所產生的結石有幫助。檸檬酸鉀則對非由鈣引
　起的結石有效。

腎炎（布來德氏病，Bright's disease）

請見腎臟與膀胱的問題。

膀胱感染（膀胱炎，Cystitis）

　　膀胱感染通常是由某類細菌引起。腎感染比較嚴重，而且通常由膀胱炎引起。由於膀胱與尿道離陰道近，因此膀胱發炎發生在女性的例子比男性還多許多。在女性，細菌是藉由尿道抵達膀胱。由於肛門和陰道與尿道相鄰近，使細菌有機會進入膀胱。幾乎85%的尿道感染是由大腸桿菌（Escherichia coli）引起的，這是一種見於小腸內的細菌。衣形菌（Chlamydia）也可能使經常進行性行為的女性產生膀胱問題。

　　膀胱炎的特徵是迫切的排尿慾望。不僅頻尿，而且排尿時會痛；即使膀胱已無尿液，但可能還有尿意。尿中通常帶有強烈刺鼻的臭味，並可能出現混濁狀。小孩患膀胱炎可能產生下腹疼痛，同時，在排尿時會有灼熱痛。尿中帶血可能表示問題更嚴重，需要醫療看護。

　　必要時，可用抗生素及止痛劑。假如醫生開這些藥給你，要記得服用嗜酸菌（acidophilus），以補充被這些藥物消滅的良性菌。

尿道感染的自我測試

　　一套簡單的檢驗方法能幫你檢查是否患有尿道感染。你可在藥房購買一種稱Dipstick（沾棒）的產品。它含有細條狀的塑膠片，上面塗有化學藥劑。

將此塑膠片浸入尿液中,假如此片的尖端發生顏色改變,則表示有細菌感染。如果你的體質容易細菌感染,則每週都要作自我檢查。要確保你的驗尿樣品是以乾淨的方式收集到的。剛開始排尿時,還不要收集,直到半途再收集。

下列是推薦給膀胱炎患者的營養補充計畫。

營養素

補充品	建議用量	說明
● 非常重要者 嗜酸菌 或 Maxido-philus 或 Megado-philus	每天3次,各2膠囊。	也可將1湯匙此物泡入1夸脫(約1.14公升)的溫水,當作一種體外灌洗劑。如果與陰道炎有關連,則用蘋果醋和此劑交替使用。嗜酸菌補充必需的良性菌。
維他命C	每日4,000~5,000毫克,分成數次。	透過酸化尿液的作用,達到抗菌效果。對免疫功能也頗重要。
● 重要者 蒜頭精膠囊(Kyolic)	每日3次,各2膠囊。	Kyolic是無臭蒜頭,也是天然抗生素。
L-半胱胺酸(胺基酸)	每日2次,各500毫克,空腹服用。	一種強力的解毒劑。
SP-6玉蜀黍絲混合物(來自 Solaray Products)或KB(來自 Nature's Way Products)	每日2次,各2膠囊。	這些藥用植物配方有利尿作用,且能減少膀胱痙攣。
生的(未精製的)胸腺及腦下腺	每日2次,各50毫克。	許多專家使用,而且可在健康食品店購得。有助免疫系統功能。請見第三部的腺體器官食療法。

補充品	建議用量	說明
維他命B羣	每日2次，各50～100毫克，與正餐服用。	使用抗生素時，要攝取高劑量的B羣。
● 有幫助者		
鈣和 鎂	每日1,500毫克 每日750～1,000毫克。	鈣減輕膀胱的不適。鎂有助於應付緊張，而且與鈣平衡時，效果最佳。箝合形的配方最有效。
維他命及礦物質複合物（高效力）	依照產品標示。	用於平衡維他命及礦物質。使用低過敏型的產品。
維他命A加 β-胡蘿蔔素	每日10,000IU。 每日15,000IU。	促進患部復原及增強免疫力。
維他命E	每日600IU。	對抗患部的細菌。
鋅	每日50毫克。	對組織的修補及免疫力有幫助。

藥用植物

□有益的植物包括牛蒡根、杜松實、藥蜀葵根（marshmallow）及玫瑰實。藥蜀葵根增加尿液的酸性，抑制細菌生長。杜松實協助腎恢復功能。當尿中帶血，可服用金印草；然而，孕婦不宜使用大量的金印草。

□利尿劑有助於清潔體內。蒲公英茶或蒲公英萃取物能當作一種利尿劑及清肝劑；它有助於紓解膀胱的不適。你或許會想嘗試熊果葉（uva ursi）。僅取少量，與其它藥草茶一起稀釋。蔓越橘（西洋枸骨，bearberry）可當作一種溫和利尿劑及消毒劑。樺木葉是天然的利尿劑，並能減輕一些與膀胱感染有關的疼痛。

建議事項

□勿憋尿！要注意自己是否每2～3小時排一次尿。研究顯示尿液在膀胱積存過久，會增加婦女罹患尿道感染的機率。一項來自以色列的研究指出，習

性的忍尿可能增加膀胱癌的機率。除此，在運動前與運動後將尿液排光，避免不當的壓力。

☐保持生殖器及肛門部位的乾爽。在排尿或排便後，由前向後擦拭局部。婦女在性行為前後，均需將尿液排光。避免使用清潔噴液、體外灌洗劑及泡沫浴；這些均可能造成更進一步的不適。婦女應穿白色的棉布內衣；應避免尼龍內衣。經常患尿道感染的婦女，不應使用衛生棉條。

☐當排尿會痛，但實驗室卻又培養不出細菌時，應停止使用各種香皂，而只用水清洗陰道部位。有些婦女對香皂過敏；我們推薦使用來自健康食品店的全天然香皂。

☐每日泡熱水澡(坐浴)2次，各20分鐘。熱水浴能幫助紓解與膀胱炎有關的疼痛。Batherapy是極佳選擇，可在健康食品店中購得。你可以每天加一杯到熱水浴中，並且兩腿伸開，膝蓋彎立，使水能進入陰道。可與蒜頭汁(或兩瓣蒜頭磨碎)交替使用。

☐喝大量的飲料，尤其是小紅莓果汁(cranberry)。高級的小紅莓汁使尿中含馬尿酸(hippuric acid)，這種物質使尿液酸化，抑制細菌生長。避免使用Ocean Spray這牌的小紅莓汁，因為它的純度低於30%，而且含高量的果糖玉米糖漿。到天然食品店購買純的果汁。

☐蒸餾水比自來水好。每小時一杯6～8盎司的高品質水，對尿道感染是極有益處的。

☐避免柳橙水果；這些水果使尿呈鹼性，因而助長細菌。增加尿液的酸性，才能抑制細菌生長。

☐避免咖啡因、碳酸飲料、咖啡、巧克力及酒。

☐飲食中應包含芹菜、香菜及西瓜。這些食物是天然利尿劑。芹菜及香菜汁或萃取物，可在健康食品店購得。

☐服用2茶匙的乳漿粉(與正餐服用)，或嗜酸菌錠或膠囊。這對正在作抗生素治療的人尤其重要。

考慮事項

☐因為使用利尿劑造成尿中鎂排出量的增加，這可引起老年人的低鎂症(hypomagnesemia)。鎂與鈣聯手預防骨質惡化。使用利尿劑也會損失鉀。因此，使用利尿劑前先向醫生諮詢。

☐停經後，一種女性荷爾蒙——動情激素減少會加速尿道膜及陰道膜的萎縮，因而降低性慾。因為膀胱脹滿尿液，故經常有些許尿液滴流。擴張尿

道有助收縮的尿道伸展。

□檢查自己是否對某些食物過敏。過敏症常引起類似膀胱炎的症狀。細胞毒
　性測試(cytotoxic test)能決定哪些食物會造成過敏反應。

□避免鋁製炊具。它可能引起膀胱炎。

□男性的膀胱感染可能暗示著更嚴重的問題，例如前列腺炎。請見第二部的
　前列腺炎。膀胱炎在男性中，可能意味著某種更嚴重的潛在疾病。

□一次1～3天的禁食是有幫助的(請見第三部的禁食篇)

□避免攝取鋅與鐵的補充品，直到病除。因為細菌生長需要鐵。當細菌感染
　時，身體會將鐵貯存在肝、脾及骨髓裏，以防止細菌更進一步的生長。

□也請見第二部的腎臟與膀胱的問題。

前列腺(攝護腺)疾病 (Prostate disorders)

　　前列腺是男性生殖泌尿系統中最常出現問題的部位。最重要的疾病有前
列腺炎、良性攝護腺肥大、前列腺癌。前列腺問題的症狀包括：頻尿(尤其
在夜晚)、排尿困難、尿流減弱、排尿有灼熱感。

　　前列腺是外形如甜甜圈的男性性腺，位於膀胱下面，包圍著尿道。射精
時，前列腺肌肉收縮，將液體擠入尿道。這些前列腺液是精液的成分。

　　常見於各種年齡層男性的前列腺炎可分為急性及慢性。通常是由身體其
它部位的細菌感染入侵前列腺所致。前列腺炎可完全或部分阻礙尿液由膀胱
流出，導致尿液滯留。如此造成膀胱膨脹、衰弱、易受感染(因積存尿液裏
的細菌增加)。膀胱感染容易經由輸尿管傳至腎臟。

　　急性前列腺炎的症狀是陰囊到直腸之間疼痛、發燒、頻尿且有灼熱感、
尿液含血或膿。慢性前列腺的症狀則是頻尿及灼熱感，尿液帶血、下半背
痛、陽萎。前列腺炎愈嚴重，排尿愈困難。

　　1／3年過50的男性有良性攝護腺肥大。這是前列腺(攝護腺)逐漸擴大的
結果。雖然這不是癌症，但若未治療，此症可造成性無能或甚至嚴重的病。
前列腺過大會壓迫尿道，影響正常排尿並波及腎臟。結果，腎臟將受壓迫力
損害及被尿裏的細菌感染。當腎臟充斥著這些細菌，很可能發生腎臟炎。前
列腺炎也可能引起膀胱炎。

　　攝護腺肥大的症狀包括夜晚頻尿、排尿次數與日驟增。也可能在排尿的

開始和停止時，出現疼痛及灼熱感。

　　前列腺癌是男性的第三大惡性疾病，僅次於肺癌及結腸癌。此病罕見於60歲以下的男性。由於症狀不顯著，幾乎90%的前列腺癌，在偵測到時，已超過最易治療的階段。

　　前列腺癌早期的症狀與良性攝護腺肥大相似。其症狀包括：尿液有血（或尿帶紅色或粉紅色）、排尿開始時有困難、夜晚排尿次數增多、排尿有灼熱感。曾有性病或重複感染前列腺炎被認為與前列腺癌的形成有關。家族病歷與此症無關。由直腸觸摸前列腺，若有癌細胞形成，將有不同的觸感。通常摸起來似橡膠的質感將硬化成有如木頭般的堅實。前列腺癌必須經內科醫師確定。所有過了45歲的男性應該每三年作一次徹底的前列腺檢查。

　　抗生素及鎮痛藥對於治療前列腺及良性攝護腺肥大可能是必要的。前列腺癌則可能需動手術。

營養素

補充品	建議用量	說明
●必需者		
鋅	每天80毫克。	缺乏鋅與前列腺炎相關。
●非常重要者		
蜜蜂花粉	6錠或2茶匙。	超初少量，漸增。
必需脂肪酸	2膠囊，每天3次。	對前列腺功能重要。
蒜頭精膠囊（Kyolic）	2膠囊，每天3次。	無臭蒜頭，當作一天然抗生素。
前列腺錠	依產品指示。	調正前列腺功能。
維他命A	25,000IU（至少15,000IU β－胡蘿蔔素）。	強力抗氧化劑及免疫促進劑。
維他命E	600IU。	強力抗氧化劑及免疫促進劑。
●有幫助者		
啤酒酵母和／或南瓜子	依產品指示。	好的鋅來源。

補充品	建議用量	說明
海帶錠	每天6錠。	供應必需礦物質以改善前列腺功能。
卵磷脂	餐前服用。	保護前列腺細胞。
鎂加鈣	依產品指示。	供應必需礦物質以改善前列腺功能。
維他命B₆加維他命B群	50毫克，每天2次。	B₆有抗癌特性。
維他命C	每天1,000～5,000毫克。	促進免疫功能及協助組織復原。

藥用植物

□某些藥草茶對急性前列腺發炎或攝護腺肥大通常都很有效，但若無改善狀況或症狀復發，應請教泌尿科醫師。

□將等量的gravel根、海冬青(sea holly)、八仙花根(hydrangea)混合，煎成藥草茶，每天服用3次，每次3～4湯匙，如此能紓解發炎及減輕排尿疼痛。如果灼熱現象持續，可在以上配方裏加入藥蜀葵葉(marshwallow)，以發揮其緩和功效。其它可製成藥茶的植物包括有利尿作用的布枯葉(buchu，勿煮沸)及玉米絲。

□如果尿液帶少量血或夜晚頻尿，可使用木賊(horsetail)，它是一種收斂劑。若腺體肥大，可將木賊與八仙花混合，功效更佳。其它有益於此症狀的藥草包括金印草根(利尿劑及殺菌劑)、香芹、杜松實(juniper)、熊果葉(uva ursi)、滑榆樹皮(利尿劑及生殖泌尿道的補品)、人參(男性生殖器官的補品)。

建議事項

□前列腺炎患者應多補充水分。每天喝2～3公升的礦泉水，以刺激尿流。如此可預防尿液滯留、膀胱炎、腎炎。

□前列腺癌已經確實是數種與飲食有關的常見癌症之一。因此，在預防上需特別注意飲食。中年以後，定期服用鋅(每天15毫克)及多不飽和脂肪酸

（每天3～6膠囊）有助於防止前列腺問題。使用低溫壓縮油，例如，麻油、橄欖油、紅花子油（safflower），以獲取脂肪酸。多吃核果及種子、生菜、水果、鮮果汁、乾豆、糙米。避免精製糖品、咖啡、濃茶、酒精。這些食物與前列腺癌有關。飲食含過量脂肪也可能導致此癌症。烹調脂肪時發生的化學反應將產生自由基。這些物質被認為是導致前列腺癌的主要肇因。

□運動也很重要。走路是很好的運動，但勿騎腳踏車。避免接觸非常冷的天氣。

□水療法有效地增加前列腺部位的血液循環。方法之一是坐在熱水中（能忍受的最高溫）15～30分鐘，一天1次或2次。另一種水療法是用溫及冷水噴下腹及骨盆區域，以3分鐘熱，1分鐘冷的方式交替噴淋。另一種方式是坐在熱水中，但將腳泡在冷水中，3分鐘後交換，坐在冷水中，將腳泡在熱水中，1分鐘。

□每天吃30公克的南瓜子或服用南瓜子膠囊（依照指示）。生的南瓜子含豐富的鋅，每天吃，幾乎對所有前列腺毛病均有幫助。

考慮事項

□當前列腺受感染或不適時，性行為會使問題更嚴重，並延緩復原。

□輸精管切除與前列腺問題及癌症有關。

□缺乏鋅與前列腺（攝護腺）肥大有關。農田裏的土壤通常缺乏鋅，除非我們吃穀類的外殼或啤酒酵母，否則飲食中不易獲得充足的鋅量。

□leuprolide這種新藥物可能有助於肥大的前列腺的收縮。但可能產生副作用，包括陽萎、性慾減低，甚至皮膚會然發熱。此藥僅適用於不再生育的男性。

□根據醫學論壇（1989年八月），接受輸精管切除的男性其患前列腺癌的機率比未接受此手術的男性高出3倍。

遺尿（夜尿症，Bed－Wetting）

　　遺尿的原因通常都不詳。最常見的理論都是圍著遺傳、緊張壓力、行為錯亂、膀胱無力或過小（使得無法容納太多尿液）、尿道感染、心理問題、營養缺乏、睡前喝太多液體、夢到自己上廁所、睡眠很沈者及食物過敏等因素猜測。遺尿通常在進入青春期前會自然地消失。

下列補充品的用量應根據年齡及體重作調整。

營養素

補充品	建議用量	說明
● 非常重要者		
蛋白質補充品（來源自蔬菜）	依照產品標示。	有助強化膀胱肌肉。
● 重要者		
鈣加	每日500毫克。	此劑量是適合6～12歲的小孩。其他人要調整用量。
鎂	每日250毫克。	
● 有幫助者		
綜合維他命／礦物質複合物加維他命B群	依照產品標示。	有助消除壓力及補充各式營養素。
鉀	依照產品標示。（12歲以上的孩童99毫克）。	有助平衡體內的鈉與鉀。
維他命A或魚肝油（鱈魚）	依照產品標示。	維他命A幫助膀胱肌肉恢復正常。
維他命E	每天100IU（6～12歲小孩）；成年人則每天600IU。	
鋅	小孩每日10毫克；成年人每日80毫克。	用以改善膀胱功能。也增強免疫系統。

藥用植物

□使用布枯葉（buchu）、玉蜀黍絲（cornsilk）、燕麥桿、香菜、車前草（plantain）。

建議事項

□睡前勿喝液體。

□小孩若尿床，勿打罵他。這只會使問題更複雜。相反地，當他沒尿床時應

該給予獎勵。

□遺尿經常由一種過敏反應引起。到醫生那裏作食物過敏的測試。避免喝牛奶，它具高度過敏性。飲食中剔除碳酸飲料、巧克力、精製的醣類(包括垃圾食物)、含食用色素的食品。

㈦性病・免疫系統

黴菌感染(Fungus infection)

　　黴菌或真菌可能感染皮膚、嘴巴、陰道，或生長在趾甲內、腳趾間，或內層表皮上。長在指甲內或腳趾間的黴菌可能造成指甲變色及腫脹，甚至往上翹起，造成指頭感染。

　　濕狀的紅色斑點意味著黴菌感染。若患部在陰道，則會產生黏質的分泌物。

　　免疫系統功能欠佳是黴菌感染的主因，而且肥胖者、生病者、糖尿病人，或使用口服避孕藥較易受感染。服用抗生素者又特別容易感染真菌，經常汗流浹背的人也需謹防感染。

營養素

補充品	建議用量	說明
●必需者 嗜酸菌（acidophi-lus或Maxidophilus或Megadophilus）	依照產品標示。	補充黴菌感染中所損失的良性菌。
蒜頭精膠囊 （Kyolic）	每天3次，各2粒，用餐時服用。	無臭蒜頭，能破壞大部分的黴菌。
●重要者 有氧Aerobic 07 （來自有氧生活產品公司）	每天2次，各9滴於235cc的水中。	破壞不良的細菌，並增強組織的氧和作用(oxygenation)，以對抗黴菌。
泛酸（B$_5$）加維他命B羣	每天3次，各50毫克。	用以平衡體內的細菌。

補充品	建議用量	說明
維他命C	每天3次，各3,000～10,000毫克。	請見第三部抗壞血酸的洗滌。是維持免疫功能所需之物。
維他命E乳劑或膠囊	每天400～800IU。	用以維持免疫功能。乳劑較快被吸收利用。
鋅	每天50毫克。	用以維持免疫功能。
●有幫助者 必需脂肪酸	依照產品標示。	鮭魚油、櫻草油及黑醋栗(black currant)油均能消炎止痛。
維他命A	每天25,000IU。	幫助皮膚及黏膜組織復原。用以維持免疫功能。

建議事項

□如果指甲感染，可直接在患部滴有氧Aerobic 07。或將感染的手或腳浸入Aerobic 07及保哥果(Pau d'arco)製成的茶，每日15分鐘。也需經常保持指甲乾爽清潔。

□在患部輪流使用蜂蜜及搗碎的蒜頭。

□保持身體各部乾爽。

□避免會刺激黏膜分泌的食物。也刪除乳製品、穀類、肉類及魚類。勿食加工產品。攝取60～70％的生菜。

□請參照第三部的禁食計畫。

□也請見第二部的香港腳及念珠菌病。

念珠菌病(Candidiasis)

　　白色念珠菌(Candida albicans)是一種類似酵母菌的真菌，它寄生在小腸、生殖道、口腔及喉嚨等部位。正常情況下，此真菌與體內其它細菌及真菌保持平衡的和諧關係；然而，某些情形能使此真菌大量繁殖，造成免疫

力減弱，並引起一種感染稱作念珠菌病。由於這種真菌會藉由血液流到身體各部，因此各種症狀均可能產生。

當此真菌感染口腔時，會產生鵝口瘡(thrush)。舌頭、牙齦及臉頰內側可能產生白瘡。當此真菌感染陰道，會造成陰道炎。最常見的症狀包括大量的乳狀白色分泌物，及患部奇癢無比。而且，通常會對食物過敏。建議你作個過敏測試。食物過敏及白色念珠菌可產生鵝口瘡、香港腳、錢癬、股癬，甚至尿布疹。(欲知更多症狀，請見第二部的過敏症)。

因為念珠菌能感染身體各部，最常見的是耳朵、鼻、消化道及腸，它也有許多症狀。這些症狀包括便秘、下痢、結腸炎、腹痛、口壞疽痛、持續性的心口灼熱、肌肉關節痛、喉嘴痛、充血、連續咳嗽、手、腳、臉部麻痺、刺痛、粉刺、陰道炎、腎及膀胱感染、關節炎、憂鬱症、過度好動、甲狀腺機能不足(進而產生腎上腺問題)，甚至糖尿病。某些念珠菌病患還可能對環境產生敏感。許多病人無法忍受橡膠、石油產品、煙草、廢煙及化學物質的味道。

念珠菌病均可能影響男性及女性；然而，它很少經由性關係傳染。一位受感染的母親，可能把鵝口瘡(thrush)這種真菌感染傳給新生兒。最常見的情況是，嬰兒的舌頭將呈紅色，並出現類似乳斑的白斑點。鵝口瘡也可能感染嬰兒的臀部，使其產生疹子。由於尚無簡單精確的測試法，此感染病仍難及早檢查出來。

被診斷有真菌感染的婦女，也應檢查是否有糖尿病。由於糖尿病患者的陰道環境比較容易滋生真菌，她們罹患真菌感染(例如，念珠菌病)的機率也較高。

營養素

補充品	建議用量	說明
●非常重要者		
羊蠟素 (capricin)，來自Profession-al Specialities 或羊脂酸，來Arteria 公司	每日3次，各4膠囊，與三餐服用。第一週：每日2次，各1錠。第二週：每日2次，各2錠。第三週：每日2次，各3錠。	破壞念珠菌。

補充品	建議用量	說明
Dioxychlor，來自美國 Amnerican Biologics公司或有氧 Aerobic O7，來自有氧生活產品公司	每日2次，5滴於水中。	這些含穩定氧分子的產品能破壞念珠菌，但保留良性菌。
蒜頭精膠囊 (Kyolic)	每日3次，各2膠囊。	一種抑制細菌感染的無臭蒜頭。Kyolic陰道塞藥(置於陰道內)也能有效地治療念珠菌陰道炎。
Maxidophilus 或 Megadophilus 或 非乳品的新菌羣(Non-Dairy Neo-Flora) 或DDS萃取物或Prime-Dophilus(來自 Klaire實驗室)	依照產品標示。欲購買Superdophilus，請洽：Natren Inc. 10935 Camarillo St. N.Hollywood, CA 91602, U.S.A.	Eugalan Topfer，一種德國產的田奶，是最佳的種類。那些無法消化乳製品者，也能買到素食的種類。(註)
Ω3-6，含宿櫻草油 (來自Arteria公司) 或櫻草油或鮭魚油	依照產品標示。	必需脂肪酸的好來源。
維他命B羣，添加生物素	每日3次，各100毫克。	念珠菌病人常患吸收不良。
維他命B12口含錠	每日3次，各1錠(2,000微克)，含於舌下，兩餐之間服用。維他命B注射可能有必要。	幫助消化。是醣類、脂質及蛋白質代謝所需的。念珠菌阻礙小腸吸收營養素。
● 重要者 鍺	每日100～200毫克。	改善組織的氧和作用(oxygenation)。
● 有幫助者 輔酶Q10	每日100毫克。	改善組織的氧和作用。

補充品	建議用量	說明
L－半胱胺酸(胺基酸)	每日2次，各500毫克，空腹服用。	一種強力抗氧化劑及自由基破壞者。
綜合維他命及礦物質複合物(不含鋅、鐵、及酵田)	每日依照產品標示服用。	提供正常免疫功能所需的各種養分。
及維他命A和硒	25,000IU。 200微克。	
Orithrush(來自心臟血管研究中心)	當作漱口水或體外灌洗劑使用。	能破壞念珠菌。
蛋白質補充品(含各種單一胺基酸)	1/4湯匙，含於舌下，兩餐間的空腹時服用。	修補受損的組織。

★註：欲知如何利用雙叉乳桿菌(L.bifidus)滯留灌腸劑來補充良性菌作爲初步的治療，請見第三部的灌腸劑。

建議事項

□勿使用皮質類固醇或口服避孕藥，直到情況好轉。口服避藥會攪亂白色念珠菌的平衡。

□避免使用陳年乳酪、酒、巧克力、水果乾、發酵食品，所有含麩質的穀類(小麥、燕麥、黑麥、大麥)、火腿、蜂蜜、核果醬、醃製品、生洋菇、醬油、芽菜、各種糖類、醋、各種酵母產品。同時，也要禁吃柳橙類及酸質水果〔例如，橘子、葡萄柚、檸檬、番茄、鳳梨、萊姆(limes)〕；一個月後，每週兩次少許地加回飲食中。這些水果會形成鹼性，正適合念珠菌生長。

□飲食中不應含水果、糖及酵母。念珠菌在有糖的環境中生長旺盛，故應採取低糖飲食。可吃蔬菜及肉類代替。攝取活菌酸酪乳或直接拿它塗於陰道，有助於抑制念珠菌生長。也要攝取糙米、粟、嗜酸菌(acidophilus)。嗜酸菌膠囊幫助腸內及陰道的菌羣恢復正常的平衡。這個飲食計畫已被使用多年，效果顯著。僅服用低過敏性的補充品。

□避免家居化學產品及清潔劑、氯化水、樟腦丸、合成纖維布料，及潮濕發黴的場所，例如，地下室。

□要預防再感染，每30天換一隻新牙刷。這是防止口腔感染真菌及細菌的好辦法。

考慮事項

□治療陰道的毛病，可使用美國Wakunaga of America公司所生產的Yeast－Gard陰道塞劑。

□輕微的念珠菌病可使用Nature's Plus公司所製的Candida－Forte。

□那些長期使用抗生素或化學治療者，罹患嚴重念珠菌病的機率很高。

□大部分醫師不再使用nystatin(鏈黴菌所產生的抗生素，用以治白色念珠菌病)或其它抗生素，因為它們減弱免疫功能，且可能破壞某些器官。若醫生開此藥方，通常只是為了短期的治療。偶爾，Nizoral及酸鹼素B(amphotericin B，一種抗生素)這些抗真菌藥物，也會被用於治療。當病菌對這些抗生素產生抵抗力時，表示更頑強的菌種已形成。此時，需使用更高劑量來對付，但也進一步減弱免疫系統。

□高汞含量能導致念珠菌病。汞鹽抑制腸內必要良性菌的生長。可能需作一次毛髮分析，以檢查有毒金屬的含量。

□你可能想試試保哥果(pau d'arco)藥草茶。這種茶含有抗菌劑。但它確實含有植物鹼，少數人可能無法從中獲益。他們可嘗試丁香花茶(clove tea)代替之。但無論如何，交替使用保哥果(pau d'arco)茶及丁香花茶是最好不過了，因為它們各有彼此無法提供的好處。作paud'arco茶的方法是將1夸脫(約1.14公升)的蒸餾水與2湯匙的茶煮沸5分鐘。冷卻後存入冰箱，茶葉仍留於茶中。飲用時，盡可能濾掉雜質。每天3～6杯。

□念珠菌病可能與低血糖症及過敏有關連。欲知更進一步的建議，請查閱這些相關的章節。

□纖維是飲食中重要的一環。燕麥麩比小麥麩還容易消化。

□也請見第二部的真菌(酵母菌)感染。

衣形菌病(Chlamydia)

　　衣形菌病是經由性行為傳染的疾病。此病的普遍度是淋病的二倍，單純疱疹的十倍。據估計，約有三百萬到一千萬性行為頻繁的青少年患有此病。至於有多少美國成年人患此病，則答案未知。

　衣形菌病患者中，10%的男性及70%的女生不具症狀。其他病人的症狀則包括生殖器官發炎、陰道或尿道有分泌物、排尿困難、性交時會疼痛、發炎部位及其附近會發癢(此症狀男、女患者均有)。若未加以治療，可能對生殖器官造成嚴重的發炎及無法補救的損害，例如，不孕或子宮切除。時間拖愈久，問題會愈趨複雜，因此不要延遲就醫。

　男性的前列腺炎及精囊發炎可能由衣形菌引起。症狀包括排尿疼痛及尿道有黏液分泌物。儘早治療是必要的，否則可引起慢性前列腺炎或不孕。男性及女性病患的分泌物很相似，而且就是透過這些分泌物，使衣形菌病藉由性行為傳播。

　性伴侶得此病後，需及時治療，以免將病菌傳染給對方。四環素(抗生素)能治療衣形菌病。35歲以下有多重性伴侶的人，應每年定期檢查。

　抗原檢驗法是一種新的診斷技術，既便宜又簡單，很容易在實驗室裏操作。還有一種簡便的測試叫Micro－Trak，能在30分內偵測出衣形菌。另一種測試稱衣形菌酶(Chlamydiazyme)，能在4小時後得到結果。也能用一種簡單的尿液檢驗偵測衣形菌。

　衣形菌病已被認為與一種年輕女性所患的關節炎有關。在關節炎原因不詳的女性中，幾乎半數的人，可在其關節中發現衣形菌。

營養素

補充品	建議用量	說明
●重要者		
蒜頭精膠囊 （Kyolic）	每日3次，各2粒。	無臭蒜頭，是一種天然的抗生素，並有助組織修復。
維他命C(緩衝過的)	每日4次，各1,500毫克。	免疫促進劑。有助組織修復。
維他命E	每日600IU。	可直接施於發炎部位。將膠囊切開使用。
●有幫助者		
輔酶Q$_{10}$	每日60毫克。	協助組織復原，而且是一種有效的抗氧化劑及免疫促進劑。

補充品	建議用量	說明
鍺	每日200毫克。	攜氧至全身細胞。對免疫系統有益。
海帶	每日6錠。	豐富的礦物質來源。
高效能綜合維他命及 β-胡蘿蔔素	依照產品標示。	用於修復組織。
蛋白質分解酵素	正餐之間及睡前各3錠。	當作一種抗發炎劑。
超氧化物歧化酶 （SOD）	依照產品標示。	有助於免疫功能。
鋅	每日50毫克。	有助於免疫功能及組織復原。

藥用植物

□菊花植物(echinacea)、金印草、保哥果(pau d'arco)、紅苜蓿等，有助
　於組織修復。

建議事項

□需補充被抗生素破壞的嗜酸菌(acidophilus)，這是腸內的良性共生菌。

□飲食有助於組織復原。避免精製及加工的食品。飲食主要包括生鮮蔬果、
　糙米、全麥等穀物、種子及核果、白肉魚、火雞肉。避免油炸食物及雞肉
　（美國的雞，約1／3含有病菌，例如沙門氏菌）。但這種病菌不見於火雞。
　喝蒸餾水、純果汁、藥草茶。

□也請見第二部的性傳染病。

性傳染病
（Sexually transmitted diseases）

　　性傳染病是指性交時或性器官親密接觸時所傳染的疾病。淋病和梅毒是
最常見的兩種。然而，還有許多其它的性傳染病，包括，軟下疳、花柳性淋

巴肉芽腫、腹股溝肉芽腫、生殖器疱疹、衣形菌病、念珠菌病、滴蟲病、愛滋病。

　　女性患淋病通常無症狀，若有，則包括頻尿、痛尿、陰道分泌物、異常經血、急性骨盆發炎、直腸癢。

　　男性淋病患者則有症狀，包括黃色的膿及黏液由陰莖流出、排尿困難、疼痛及緩慢。

　　這些症狀通常出現在性交後的7～21天。醫生常用盤尼西林或其它抗生素治療。服用抗生素期間，別忘了在飲食中補充嗜酸菌。

　　若未加以治療，淋球菌會由血液進入骨骼、關節、肌腱及其它組織。在此階段，不易檢查出此病，而容易誤診為簡單關節炎。

　　有一種新型淋病在1985年最初被發現後，即迅速蔓延。此新品種淋球菌能抗四環素及某類盤尼西林，但它可被治癒。

　　梅毒是由螺旋梅素菌引起的。此病可藉由接吻及性交感染。如果未加以治療，患者會在數年內經歷此病的三個階段。第一階段是出現疳瘡，第二階段是出疹子及口腔或生殖器部位產生塊狀的組織剝落。第三階段現今罕見，其症狀可能包括腦部受損、掉頭髮、心臟疾病、和／或失明。

　　許多國家的醫生目前將子宮頸發育不良症稱為最新的性傳染流行病（此症使子宮頸內出現異常組織，是子宮頸癌的前身）。他們也相信引起此症的病毒與造成花柳疣的病毒是相同的。

營養素

補充品	建議用量	說明
●非常重要者		
嗜酸菌	3膠囊或1湯匙液體，每天3次。	服用抗生素者尤需使用此物。
蒜頭精膠囊（Kyolic）	2膠囊，每天3次。	一天然抗生素及免疫系統促進劑。
蛋白質（含各種單一胺基酸）	依產品指示。	用於修補組織。使用單一胺基酸較快被吸收利用。
維他命C	每天3,000～10,000毫克，分成4次。	增強免疫功能，是一種抗病毒劑。

補充品	建議用量	說明
鋅	每天100毫克。	
● 重要者		
海帶錠	每天6錠。	供應均衡的維他命及礦物質。
維他命B羣	50毫克，每天3次。	是細胞內酵素系統所必需的。
● 有幫助者		
輔酶Q$_{10}$	每天30～60毫克。	強力的自由基清除者。
鍺	每天100毫克。	加速復原及止痛。
綜合維他命及礦物質複合物	依產品指示。	
腺體混合物添加胸腺萃取物	依產品指示。	促進免疫功能。
維他命K（苜蓿）	每天100微克錠劑。	抗生素破壞腸內製造維他命K的細菌。維他命K是凝血過程所必需的物質，苜蓿是好的來源。

藥用植物

□菊花植物（echinacea）、金印草、保哥果（pau d'arco）等可能減輕症狀。交替使用這些藥草茶，每天喝3杯，或服用膠囊。

考慮事項

□這些疾病均具有高度傳染性。應用保險套保護自己，但它不能保證能防止性病感染。

□請見第二部的愛滋病、念珠菌病、衣形菌病、疣、黴菌感染。

早期發現性傳染病的指南

早期發現性病可遏止它對身體造成嚴重及無法挽救的傷害。幫助自己熟

悉性病初期症狀，以及早發現與治療。

病名	初期症狀
愛滋病	頭痛、盜汗、體重減輕、疲勞、淋巴腺腫、發燒、舌頭有濃密的白色覆蓋物(鵝口瘡)、下痢、肺感染。
念珠菌病	生殖器官發癢、痛尿、常有濃稠無味的陰道分泌物。此症罕見於男性，而且象徵著免疫系統衰弱。
衣形菌病	通常無症狀。有些婦女出現白色陰道分泌物，狀似白乳酪、排尿灼熱、發癢、性交疼痛。男性若出現透明的尿道分泌液可能患有此症。
生殖器疱疹	生殖器官發癢、灼熱及排尿不舒服、陰道或尿道分泌液。陰道或陰莖冒出滴狀水疱是此症的初期徵兆。
淋病	通常無症狀。女性是潛藏的帶原者。如果女性患者有症狀，則它們包括頻尿、痛尿、渾濁的陰道分泌物、陰道癢、骨盤發炎、異常子宮出血。如果男性有化膿的尿道分泌物，可能患淋病。
骨盆發炎症(PID)	化膿的陰道分泌物及發燒和下腹痛。
梅毒	初期感染症狀是生殖器生疳、出疹、組織塊狀剝落、發燒、喉嚨痛、口腔或肛門生瘡。
滴蟲病	陰道痛癢、有帶綠或黃色無味的泡沫分泌物(經常出現)。男性的早期徵兆是透明的尿道分泌物。

愛滋病(AIDS，後天免疫不全症候羣)

　　愛滋病是免疫系統有缺陷的疾病，使身體的防禦能力突然被改變。愛滋病病毒侵入T細胞，並在那繁殖，造成免疫系統故障，終究導致不可收拾的感染和／或癌症，最後導致死亡。許多死於愛滋病的人，都患有免疫系統無法抵抗的呼吸疾病(例如肺炎(pneumocystis carinii pneumonia)，一種發生在60%愛滋病患的寄生蟲)。目前，愛滋病尚無藥可醫。自1984年以來，已有80%愛滋病患死亡。

引起愛滋病的病毒稱HIV，即是人類免疫不全病毒（Human Imun-odeficiency Virus）。這病毒的起源不明。最早的愛滋病文獻記載是在1981年，但有些醫生指出，可能在70年代就已出現未經證實的案例。

許多HIV病毒的帶原者，甚至連自己都尚未察覺。他們主要經由性接觸或共同使用靜脈注射針頭來傳播病毒。那些注射毒品的人，絕對不可共用針頭。那些與性生活不明或有許多性伴侶的人進行性交（肛門或陰道）的人，需要考慮到後果。那些不只一個性伴侶的人，應該採取適當措施。假如無法維持一妻一夫制的性關係，應使用保險套及殺精子劑（spermicide）；這方法約可有效地杜絕90％HIV病毒傳播。

根據保守的估計，30％感染HIV的人會患愛滋病。感染此病毒的人，如果他們的免疫系統受到嚴重的壓抑，則比較可能患愛滋病。在嚴重的愛滋病例中，愛滋病毒進駐體內，但白血球無法消滅它們，因此這些病毒便肆虐地繁殖起來。

愛滋病發病的機率與免疫系統受壓抑的程度成正比，當然，也與接觸愛滋病毒的量及時間成正比。假使免疫系統的功能能充分發揮，愛滋病是可以避免的，即使是高危險羣。研究已不斷地顯示，免疫系統「妥協」的人，最容易屈服於愛滋病。因為免疫系統衰弱，使身體對抗許多病毒、細菌的抵抗力變差，因而增加罹患感染病、著色性乾皮病或稱卡波西肉瘤（Kaposi's sarcoma，一種罕見皮膚癌）、艾波斯坦氏病毒（Epstein Barr Virus, EBV）、巨細胞病毒（Cytomegalovirus, CMV）、單純疱疹（herpes simplex virus,HSV）、念珠菌病（candidiasis）、沙門氏菌（salmonella）、雞結核桿菌（Mycobacterium aviumintracellulare）、肺結核及毒漿體病（toxoplasmosis）等病的機率。

除了性接觸，愛滋病主要經由吸毒者靜脈注射毒品時及輸血時，共用針頭而傳染的。在美國及世界各地，血液都要經過篩選，如果發現含有HIV病毒，則將此血液作廢。偶爾，含HIV的血液仍通過檢驗，因為如果此病毒剛剛被感染時，在檢驗中它不一定會出現。愛滋病也會經由帶此病毒的母親傳染給胎兒。也可能因牙醫及醫護人員在沒有嚴密的提防下，與感染的病人之體液靠太近，而染上愛滋病。許多醫護員戴橡皮手套以避免接觸血液或唾液。儘管有各種不同的觀點，我們仍相信病毒即使在乾燥、不活躍的狀態下，還可活許多天，而且能再度具有感染力。

在感染病毒以後，需要2年到5年（或更長）的時間，愛滋病的症狀才會出現。當病毒開始活躍，有一些症狀是沒有特定性，而且多變。這些包括發

燒、疲倦、沒食慾、體重減輕、淋巴結腫大、下痢、盜汗(nightsweats)、皮膚病、肝和／或脾變大。第一個徵兆可能是舌上覆有白色凸起。這即是口腔念珠菌病(oral candidiasis)或鵝口瘡(thrush)。念珠菌病意味著免疫系統向病菌屈服。

免疫系統是預防疾病最重要的因子。目前，強健免疫系統是最佳的防禦措施。改善飲食、補充營養品、運動、良好的生活環境及糾正心態，可保持免疫系統在任何時候皆功能良好。

治療愛滋病的基本方式是除去所有已知會壓制免疫系統的原因，並使用所有能刺激免疫功能的療法。(請見第二部衰弱的免疫系統)。

愛滋病的受害者及那些危險羣能透過下列的飲食計畫得到幫助：

營養素

補充品	建議用量	說明
● 非常重要者 有氧 07(Aerobic 07，來自Aerobic Life Products 或 Dioxychlor (Amenican Biologics出品))	每日3次，各9滴於水中。	有助組織氧和(Oxygenation)。殺死有害細菌。
蛋卵磷脂	空腹服用，一日20克，分成數次。	保護細胞。
蒜頭精錠劑 (Kyolic)	每日3次，與正餐服用，各2膠囊。	一種強的免疫系統激活劑。
鍺	每日200毫克。	有助組織氧和(Oxygenation)及製造干擾素(interferon)。
蛋白質補充品 (各種純胺基酸)	依照產品標示。	這種形式的蛋白質可立即讓身體利用，且比較容易被代謝。
硒	每日200微克。	自由基清除者。

補充品	建議用量	說明
超氧化物歧化酶（SOD），由生技食品公司出品	依照產品標示。	自由基清除者。
綜合維他命B加B₁₂及B₆（吡哆醇）或肝	每日3次，各100毫克的錠劑或在醫師指示下，用注射的。注射的方式比較有效。	這些是抗緊張維他命，對正常的大腦功能尤其重要。
維他命C加生物類黃酮（註）	每日10,000毫克，分成數次。	使用緩衝過的粉末狀抗壞血酸（ascorbic acid）。請見第三部抗壞血酸的洗滌（Ascorbic acid flush）。
●重要者 嗜酸菌（Acidophilus）	每日3次，服用高度粉末狀的形式。	此物提供小腸內必需的良性菌。
輔酶Q₁₀	每日100毫克。	支持免疫系統。
DMG（達文西實驗室所製的葡萄糖酸）	依照產品標示。	活化免疫系統，增加T細胞的數量。
Kyo-Green	依照產品標示。	提供修護組織所需的營養素。對免疫反應有幫助。
綜合礦物質配方（高效力）含鋅與銅	鋅每日50毫克，銅每日3毫克。	低過敏性者最佳。如有發燒，應避免鐵質。任何時候，鋅的用量都不可超過100毫克。
蛋白質分解酶（Proteolytic enzymes）	兩餐之間，6錠劑。	破壞自由基，並協助消化。
Quercetin加鳳梨酵素（bromelin）	依照產品標示。	協助防止對某些食物、花粉及其它過敏原起反應。增強免疫力。
生的胸腺加綜合腺體，包括脾臟	依照產品標示。	最好是來自小羊。此物提升胸腺及脾臟的T細胞數量。

補充品	建議用量	說明
維他命A乳劑	每日50,000IU。	如果肝有毛病,應減少劑量,而且若是服用藥丸,要謹慎用之。
維他命E乳劑(emul-sion)	每日200IU,逐增至800IU。乳劑的形式可迅速被吸收利用。	維他命A與E均破壞自由基,並增強免疫功能。
● 有幫助者 蘆薈(Aloe vera)	依照產品標示。	來自蘆薈的carrisyn與治療愛滋病的藥AZT可能有一樣的功效,但無副作用。
必需脂肪酸	依照產品標示。	不飽和脂肪酸是飲食中最重要的。一些來源包括櫻草油、黑醋粟(black currant)油、鮭魚油及亞麻仁油(linseed)。
L－肉鹼(L－car-nitine)加L－半胱胺酸(L－cysteine)、L－甲硫胺酸(L－methioine)及L－鳥胺酸(L－ornithine)等胺基酸	依照產品標示,空腹時與500毫克的維他命C及50毫克的維他命B₆同時服用。	改善免疫功能。請勿給予孩童L－鳥氨酸。
綜合消化酶	與正餐一起服用。	改善消化作用。
RNA－DNA複合物		

★註:大量維他命C(每日100~200克)已被安全地使用於愛滋病的治療,通常有顯著的改善。

藥用植物

□Silymarin(牛奶薊的萃取物)協助肝臟的修護。另外,番椒(cayenne)、菊花屬植物(echinacea)、中國參、Shiitake日本香菇萃取物及suma也都有幫助。

☐一種香菇萃取物稱somastatin，可能增強愛滋病人的免疫系統，並改善肝功能。

☐菊花屬植物(echinacea)、金印草(goldenseal)、毛蕊花(mullein)及suma有助於清潔血液及淋巴系統、病毒與細菌感染、增強免疫系統。

☐銀杏(ginkgo biloba)的萃取物對腦細胞與血液循環很好。

☐保哥果(Pau d'arco)是一種天然的抗生素，能增強免疫功能。

☐紅苜蓿(red clover)是良好的血液清潔劑。

☐加州舊金山的愛滋病醫療新聞(AIDS Treatment News)報導，一種發現於聖約翰草(St. Johnswort)的化學成分叫金絲桃素(hypericin)，可能抑制反轉錄酶病毒的感染(retroviral infections)，這對治療愛滋病或許有效。

☐黑蘿蔔及蒲公英有助於清潔肝臟。

☐Chaparral有助於破壞自由基。

☐蒜頭及玫瑰實(rose hips)幫助消化、耐力、力氣，並降低血凝塊的機率。蒜頭是天然的抗生素。

☐西伯利亞參有助支氣管毛病及內分泌腺的功能，並增強體力。

☐蜂膠對肺部、嘴巴、喉嚨及黏膜的細菌感染有效。

建議事項

☐增加新鮮蔬果的攝取量。喝果汁有益身體。這見第三部的喝果汁(Juicing)。「綠色飲料」及胡蘿蔔和甜菜根汁應該每日飲用，並添加大蒜與洋蔥。Kyo－Green每日喝3次，對身體極佳，它含有葉綠素、蛋白質、維他命、礦物質及酵素。

☐飲食需含75%的生菜，外加種子、核果及穀類。儘可能吸收新鮮空氣、多休息及晒太陽。飲食中缺乏高品質蛋白質與充足的熱量是造成免疫系統不健全最常見的原因。

☐請勿抽煙，並避開吸煙者。飲食中要刪除酒精、咖啡因、可樂、糖及糖的產品，以及紅肉。(請見第二部的癌症(Cancer)，及下列的飲食指南)。

考慮事項

☐請見第二部的甲狀腺機能不足(Hypothyroidism)，並測試甲狀腺功能是否減退。

☐檢查是否出現任何食物過敏。考慮作一個細胞毒素測試(cytotoxic

test)，並參考第二部的過敏(Allergies)，以便作自我測試。

□僅喝蒸餾水。

□目前正發展及測試許多種治療愛滋病的藥。現在對愛滋病尚無藥可治癒，最佳的預防方法即是強化免疫系統。要採取防患措施，且要具備常識，以避免感染此病及其它的病。

□也請見第二部的性傳染病(Sexually transmitted diseases)。

醫學新知

□國家癌症研究所(The National Concer Institute)已研究出一種新的抗愛滋病藥稱雙去氧肌核苷(dideoxyinosine或ddI)，此物在控制愛滋病毒上，比目前正被使用的**AZT**有效，且毒性較弱。不幸地，**AZT**消滅的不只有愛滋病毒。它也破壞正常的骨髓細胞，導致貧血。在使用18到24個月後，愛滋病毒對**AZT**產生抵抗力。

□**DDI** 能抑制愛滋病毒在人類的細胞內繁殖，而沒有**AZT**的副作用。使用**DDI**能延長愛滋病人的壽命。國家癌症研究所的一名研究員亞喬安羅伯特博士(Dr. Robert Yarchoan)在Newsday中報導，26名患有愛滋相關的疾病，在使用**DDI**42個月後，大部分都沒有嚴重的副作用。**DDI**在血液中保持活性的時間也比**AZT**長12倍。目前政府與**DDI**的製造廠商(Bristol－Meyers Company)正協商讓愛滋病患使用**DDI**的可行性。

□一種通常用於治療支氣管炎的藥物稱N－乙醯半胱胺酸(N－acetylcysteine或NAC)已有希望能治療愛滋病。此藥對預防愛滋病人常見的體重減輕頗具功效。免疫學家赫森堡雷那德及雷諾爾(Leonard and Leonore Herzenberg)，在瑞士日內瓦舉行的愛滋病專家會議中，發表他們的發現。
愛滋病人患有嚴重的體重減輕現象，這部分原因在於那些感染HIV病毒的細胞所釋的出一種化學物質，叫腫瘤壞死因子(tumor necrosis factor或TNF)。此物質激發氧化作用，如此促進病毒繁殖，並導致細胞被破壞。
在一複雜的實驗設計中，赫森堡發現NAC能圍堵TNF，抑制病毒生長。NAC是一種不算昂貴的藥物，是經常開給支氣管炎患者每日使用的藥，且不具**AZT**的毒性副作用。

□根據一羣紐澤西州紐華克市(Newark, New Jersey)的醫生指出，一名在1987年到美國的西非人，他所患的愛滋病是美國首見由HIV－2病毒引起的案例。那些感染HIV－2病毒者，主要居住在非洲的西岸一帶。蒙大尼耶‧露克博士(Dr. Luc Montagnier)是兩位首先分離出HIV－1病毒的科

學家之一，他表示HIV－2與HIV－1一樣具有傳染性，而且也同樣會導致
愛滋病。但哈佛研究員艾塞克斯‧麥克斯(Dr. Max Essex)及康基‧菲利
斯博士(Dr.Phyllis Kanki)不同意此看法。他們聲稱根據他們在西非所進
行的工作中，HIV－2病毒並不會典型地造成疾病，而且也罕見它導致愛
滋病，他們目睹HIV－2的感染盛行於西非，但未見愛滋病的流行。雖然
研究人員已發展出一種篩檢HIV－2的試驗，但美國的食品藥物管理商
(FDA)尚未准許其廣泛使用。美國的健康及服務部已說明，當HIV－2開
始在全國的血液供應中傳播時，將採取篩檢HIV－2的措施。

□在1989年12月7日，墨菲柯伯麥可博士(Dr. Michael Murphy－Corb)公
布他的研究小組在路易斯安那州柯文頓市(Covington)的靈長類研究中心
所作的成果，他們已成功地保護9隻猴子中的8隻，使他們免於愛滋病感
染。這些猴子首先被接種用完全殺死的病毒作成的疫苗，稍後再注射活的
病毒。雖然許多研究人員懷疑在至少5到10年之內，人類的愛滋病疫苗仍
無法被發展出來，但成功的猴子實驗為人類在預防愛滋病的努力上帶來希
望。

□下列的機構提供愛滋病患訊息及幫助：

諮詢服務

行政院衛生署防疫處(02)396－2847
中華民國愛滋病防治協會防治專線電話(02)577－7744
　　　　　　　　　　誼光義工組織(02)375－5413
馬偕醫院平安線(02)531－0505‧(02)531－8595
全省張老師專線及生命線協談中心
中華民國預防醫學學會(02)874－4560
愛滋病中途之家──希望工作坊(02)820－0979

諮詢與檢驗

台灣大學醫學院附設醫院　　　　(02)397－0800轉5030
台北榮民總醫院　　　　　　　　(02)875－7494
三軍總醫院　　　　　　　　　　(02)367－1118
台北市立仁愛醫院　　　　　　　(02)709－3600轉3402
台北市立忠孝醫院　　　　　　　(02)786－1288轉6708
台北市立和平醫院　　　　　　　(02)388－9608

台北市立中興醫院	(02)552－3234轉550
台北市立陽明醫院	(02)838－9145
台北市立性病防治所	(02)511－5334
長庚紀念醫院林口醫學中心	(03)328－1200轉2040
省立桃園醫院	(03)369－9721轉2273
中國醫藥學院附設醫院	(04)206－2121轉1808
台中榮民總醫院	(04)359－2525轉3100
成功大學醫學院附設醫院	(06)275－6680
	(06)235－3535轉2646
台南市立醫院	(06)260－9926轉317
高雄醫學院附設醫院	(07)321－4227
	(07)320－8159
高雄榮民總醫院	(07)346－8299
高雄長庚紀念醫院	(07)732－2494
	(07)731－7123轉2568
佛教慈濟綜合醫院	(038)561－825轉3284
花蓮門諾醫院	(038)227－547
郵寄濾紙乾血法	(02)321－2519
	或台北郵政信箱12352號

各縣(市)衛生局免費檢驗

唇疱疹（面疱疹）
（Cold sores或Fever blisters）

　　唇疱疹是由單純疱疹病毒Ⅰ引起的。它通常發生於發燒、感染、感冒，或日晒風吹後、生活緊張、月經期間，或當免疫系統受抑制時。這種病具高度傳染性。潛伏期約3～10天，出現唇疱疹後，可能維持三週之久。如果你有過敏傾向，很可能你的免疫系統虛弱，因此也可能易患唇疱疹。（請見第二部的過敏症）。

　　唇疱疹的首要徵兆是患部柔軟，有小突起。當此小突起轉變成水疱，患部可能變得更柔軟。鄰近的淋巴節也可能腫大、變軟。在某些病例，膿會由水疱滲出，使進食有困難。幸好，若唇疱疹復發，通常不會再那麼不舒服

了。

營養素

補充品	建議用量	說明
●必需者 L－離胺酸乳液 （L－Lysin）	依照產品標示。	直接塗在患部。可去除病毒。
維他命B羣	每天2次，各100～150毫克。	有助於組織復原及免疫功能。
鋅葡萄糖酸口含錠	每3小時一次，如此2天。然後，減至每天2錠。	口含錠能迅速被吸收，並促進免疫功能，以對抗病毒。
●非常重要者 嗜酸菌（acidophi-lus）或Megadophi-lus	依照產品標示。	抑制病菌滋生，例如疱疹病毒。
蒜頭精膠囊(Kyolic)	每天3次，各2粒。	天然的抗生素及免疫促進劑。
維他命C	每天3,000～6,000毫克，分成數次。	使用不酸的種類，例如抗壞血酸鈣及西米棕櫚(sago palm)。除去病毒並增強免疫功能。
●重要者 鈣及 鎂	每天1,500毫克。 每天750～1,000毫克。	紓解壓力與緊張。
L－離胺酸	每天2次，各50毫克。	勿常期服用此抗病毒胺基酸，不要超過6個月。否則會影響精胺酸（arginine）此必需胺基酸的平衡。
不飽和脂肪酸	依照產品標示。	幫助皮膚復原。

補充品	建議用量	說明
● 有幫助者 綜合維他命及礦物質 複合物		
維他命A乳劑 維他命E	依照產品標示。若使用膠囊 ，則每天50,000IU。 每天400IU。	維他命A與E是治療口腔及嘴唇 部位所需的物質。

藥用植物

□使用金印草、菊花植物(echinacea)、保奇果(pau d'arco)及紅苜蓿(re-dclover)治療唇疱疹。

建議事項

□吃生菜、酸酪乳,及酸性食品。如果常患唇疱疹,應檢查是否甲狀腺功能不足。(請見第二部的甲狀腺機能不足)。

考慮事項

□Acyclovir是治療唇疱疹的處方,可用口服或當作局部藥。
□也請見第二部的疱疹病毒。

囊性纖維化(Cystic fibrosis)

　　囊性纖維化是一種遺傳疾病,涉及內分泌與外分泌腺。它的特徵是復發性的肺部感染及腸胃吸收作用受損。症狀在出生不久後開始產生。

　　此病影響體內某些腺體器官,例如,胰、肺、男性生殖器官、汗腺。肺部腺體的黏膜會分泌濃稠的黏液,阻塞空氣的通道,並促使有害細菌的生長。

　　囊性纖維化的病人通常有營養不良的現象,因為他們體內缺乏必需的消化酶,因而無法吸收到各種必要的營養素。病人也藉由汗腺流失過量的鹽。

　　由於此病的受害者經常是小孩,因此以下所建議的營養素用量,要隨著幼兒的年齡調整。詳情請向醫生詢問!

營養素

補充品	建議用量	說明
● 非常重要者		
胰臟酵素	與正餐一起使用	用以消化蛋白質。
蛋白質分解酵素	兩餐之間的空腹時，服用2錠。	控制感染、幫助消化、化解肺部濃稠的黏膜分泌物。
維他命B羣，添加核黃素(B$_2$)	每天3次，各100毫克，用餐時服用。	幫助消化、修補組織。
維他命B$_{12}$口含錠	每天3次，各200微克，空腹使用。	幫助消化及養分吸收，包括鐵質。
維他命C	每天3,000～6,000毫克，分成數次。	用於修補組織及促進免疫功能。
維他命K	每天6錠。	患此病的人普遍缺乏維他命K。幫助消化正常。苜蓿是好的來源。
● 重要者		
蛋白質	依照產品標示。	使用植物蛋白質或各種單一胺基酸，以利於吸收。蛋白質是修補組織所需之物。
不飽和脂肪酸(櫻草油)	依照產品標示。	櫻草油很好。減輕發炎作用。
維他命A	每天50,000IU。	使用β－胡蘿蔔素。修補組織。增強免疫力。乳劑是最佳方式。
維他命E	每天400～1,000IU。如果使用膠囊或錠劑，要逐增用量。	乳劑較快被吸收利用。

補充品	建議用量	說明
鋅箔合劑	每天50毫克。	幫助免疫功能及修護組織。葡萄糖酸口含錠的作用很快。
●有幫助者		
輔酶Q$_{10}$	每天100毫克。	免疫促進劑。
鍺	每天200毫克。	幫助組織的氧和作用(oxygenation)及增強免疫功能。
Kyo－Green或葉綠素或苜蓿汁	依照產品標示。	補充控制感染所需的葉綠素及礦物質。
L－半胱胺酸及L－甲硫胺酸	每天2次，每種胺基酸一次各500毫克，空腹使用。	用於修補肺部組織，並保護肝臟。
生的胸腺、脾、胰之萃取物或錠劑	依照產品標示。	減輕發炎。請見第三部的腺體器官食療法。
硒及銅	每天200微克。	囊性纖維化已被認為與缺乏硒及銅有關。
維他命D	每天400IU。	有助保護肺部。

藥用植物

□可用菊花植物(echinacea)、薑、金印草、西洋蓍草茶(yarrow)治囊性纖維化。

建議事項

□如果使用抗生素，要記得服用嗜酸菌，以補充良性菌。

□天氣熱時，喝大量的液體，並增加鹽分的攝取。

□勿食會刺激黏膜分泌黏液的食物。煮熟的及加工的食物造成過量黏液累積，並損失體內的能量。這類食物較難消化。勿食加工食品、乳製品、動物產品、糖、白麵粉製品。飲食中生菜、水果、生核果及種子應佔75%。

考慮事項

□囊性纖維化及癌症已被認為與低量的硒及維他命E有關。

□近來研究已找到與囊性纖維化有關的突變基因。此基因被發現後，可以進一步發展出檢驗此突變基因的辦法。研究人員可繼續尋找出此基因到底發生什麼變化，以提供病人更有效的治療方法。

衰弱的免疫系統
（Weakened immune system）

　　免疫系統是身體的防禦武器，它抵抗進入體內的病菌。免疫系統用抗體及抗毒素辨認外來物，並發動白血球攻擊它們。

　　免疫系統虛弱時，病菌便乘隙而入，容易招致感冒或更嚴重的疾病。有許多營養素（維他命、礦物質、酵素等）是免疫功能所必需的：

● 維他命A是抗感染維他命。適當地使用，維他命A通常無害，而且對免疫系統很重要。歐洲著名的癌症專家漢斯・奈伯（Hans Neiper）推薦飲用胡蘿蔔汁，以攝取高劑量的β－胡蘿蔔素，它是維他命A的活性成分。此外，他還建議使用維他命A乳劑。

● 維他命C和生物類黃酮對腎上腺荷爾蒙的形成及淋巴細胞的製造均是必要的，而且也能直接抵抗細菌及病毒。維他命C可能是免疫系統最重要的維他命。

● 維他命E與A、C、硒交互作用，主要當作抗氧化劑及自由基清除劑。維他命E的作用是免疫系統不可或缺的一環。

● 海帶含特別的營養成分，也是免疫系統必需的物質。

　　下列補充品能強化免疫系統：

營養素

補充品	建議用量	說明
● 有幫助者 嗜酸菌（Maxdiophi-lus 或 Megadophi-lus）	依產品指示。	補充小腸內的良性菌。

補充品	建議用量	說明
輔酶Q₁₀	每天100毫克。	增加抗菌力。
蒜頭精膠囊（Kyolic）	2粒，每天3次。	無臭蒜頭，能促進免疫系統。
鍺	每天200毫克。	改善組織含氧量，促進干擾素的製造。
海帶	每天8錠。	提供均衡礦物質。是免疫系統不可或缺的。用此取代鹽。
L－半胱胺酸和L－甲硫胺酸和L－離胺酸和L－鳥胺酸	各500毫克。每天2次。	破壞自由基及病毒。保護腺體，尤其是肝臟。
維他命B₂和維他命B₁₂和維他命C和葉酸	50毫克，每天3次。1,000微克。100毫克。	空腹時，與上述胺基酸及果汁合用。胺基酸的吸收需要這些維他命的幫忙，而且體內的酵素功能也需這些維他命的輔助。
卵磷脂		覆蓋細胞表層，提供保護作用。
綜合維他命及礦物質	依產品指示。	促進免疫系統所必需的。
蛋白質（含各種單一胺基酸）	依產品指示。	單一胺基酸較易被吸收利用。
蛋白質分解酵素	兩餐之間及用餐時，均服用2錠。	幫助蛋白質分解。促進免疫力。
胸腺和淋巴腺、脾、骨髓的濃縮物	依產品指示。	增強免疫功能。
硒	每天200微克。	破壞自由基的重要物質。

補充品	建議用量	說明
超氧化物歧化酶（SOD）加DMG（葡萄糖酸）	依產品指示。	改善組織含氧量。
維他命A加β-胡蘿蔔素	15,000IU。 10,000IU。	幫助免疫系統發揮功能。
維他命B群（錠劑）	100毫克。必要時可用注射的。	
維他命C加生物類黃酮	每天3,000～10,000毫克，分成數次（白天使用）。	請見第三部抗壞血酸的洗滌。
維他命E	每天400IU。	使用乳劑較利吸收。
鋅（箝合劑）及銅	每天50～80毫克。 每天3毫克。	鋅對免疫系統非常重要。然而，若超過100毫克則有害！

以上這些營養補充品對正接受化學治療的人有益。不妨再添加維他命B群及維他命E。這些營養素是用來加強衰弱的免疫系統。

藥用植物

□保哥果茶（pau d'arco）有抗生素效用。葉綠素飲料、金印草、紅苜蓿（red clover）、菊花植物（echinacea）也有益。

建議事項

□飲食應包括新鮮蔬果，核果及種子、高纖食物。避免動物性食品、加工食品、糖、汽水。

□情緒低潮會壓抑免疫反應。保持心情愉快有益於免疫系統健康。每月禁食一次（見第三部），以排除對免疫系統有害的物質。

□檢查甲狀腺功能（見第二部甲狀腺機能不足）。甲狀腺功能失常將影響免疫力。

□請見第二部的念珠菌病及過敏症。

考慮事項

□大麻破壞免疫系統。大麻的活性成分THC會改變正常的免疫反應，使白血球的作用減低35～40％。

□汞合金填牙粉被認為會使免疫系統衰弱。有毒金屬將壓抑免疫系統。毛髮分析可判斷是否重金屬中毒。

過敏症（Allergies）

　　過敏症是由於免疫系統對某物質的不當反應所引起的，此物質在正常情況下是無害的。免疫系統是高度複雜的防禦機制，它幫助我們對抗感染。它是藉由辨認外來物（foreign bodies），並發動體內的白血球與之作戰，以保衛身體。對某些人而言，他們的免疫系統會將一些無毒物質錯認為侵入者，同時白血球的反應過度，在體內造成比侵入者更多的損害。因此，過敏反應本身變成一種疾病。常見的過敏症有哮喘（asthma）、濕疹（eczema）及花粉熱（hay fever）。

　　造成過敏的物質稱過敏原（allergens）。幾乎任何物質對世界上某角落的某些人都能引起過敏，但最常見的過敏原有草本植物的花粉、灰塵、某些金屬（尤其是鎳）、某些化妝品、羊毛脂、某些動物的毛、昆蟲咬傷的螫傷、一些常見藥品（例如，盤尼西林、阿司匹靈）、一些食物（例如，草莓、蛋、貝殼類）、一些食品添加劑（例如，安息香酸、二氧化硫），及一些見於肥皂及洗衣粉中的化學物質。

　　過敏症具有家族性，而且人們也相信沒有喝母奶的嬰兒，比較容易產生過敏症。過敏症也可能有情緒上的因素；緊張及忿怒，尤其當免疫系統受壓抑時，是導致此症的常見因素。

黴菌型過敏症

　　許多人對黴菌過敏。黴菌既不算動物，也不是昆蟲，而是微生物，它們能在其它生命都無法生存的環境中生長。屋子的各角落都可見黴菌的蹤影——水槽下方及浴室內、地下室、冰箱及各陰濕處。它們也在空氣中、土壤中、爛葉及其它有機物質中生長旺盛。它們可能具破壞性，但它們也有益處。它們能幫助製造乳酪、為庭園施肥、加速垃圾及落葉的腐爛。盤尼西林

（一種抗生素）即是來自黴菌。

　　黴菌的孢子由風攜帶到各處，在夏天初秋時，尤其盛行。在溫帶氣候區，它們終年生長旺盛。割草、作物收成或穿過高密的草叢等，會引發過敏反應。那些修理舊傢俱的人也可能產生過敏。保持房間內零灰塵，並使用除濕機於地下室。使用防黴油漆及消毒劑於牆上和傢俱上。

食物型過敏症

　　食物過敏與食物不耐（intolerance）是不同的。那些有不耐現象的人缺乏某些消化酶，因此無法適當地分解食物。（請見第一部的酵素。）未消化的食物可能進入血液，並引起反應。當人體對所攝食的食物產生抗體反應時，就會出現過敏。有些食物一開始咀嚼時，便激發過敏反應。這些食物容易辨認，並可將它們從飲食中去除。延遲的反應反而較難偵查。不舒服的咳嗽或喉嚨發癢，經常來自食物過敏。

　　目前正研究輔酶Q_{10}對抗組織胺（histamine）的能力，以期能治療哮喘及其它過敏症。

食物過敏的自我測試

　　假如你懷疑自己對某種食物過敏，一種簡單的測試有助你確認。在吃過這種你覺得有問題的食物之後，記錄你的血壓，如此能了解是否自己正值過敏反應。用另一隻手拿錶，坐下來休息數分鐘。當你完全放鬆自己後，測量手腕的脈搏。數數看60秒內脈搏跳動的次數。正常的脈搏是每分鐘52～70次。之後，吃下你懷疑會引起過敏的食物。等15～20分後，再量一下脈搏。假如你的脈搏（每分鐘）增加10次以上，要禁吃此種食物一個月，然後再作測試。

　　當攝取下列營養素時，要確定只吃低過敏性補充品。假如對亞硫酸鹽（metabisulfite,sulfites）過敏，則應避免GH－3。

營養素

補充品	建議用量	說明
● 非常重要者		
蜜蜂花粉（未加工的花粉）	每日2茶匙，或服用膠囊，開始時一次數顆粒。	最好是來自住家方圓十里附近的製造商。

補充品	建議用量	說明
鈣（箝合型Chelated form）與鎂	鈣每日1,500~2,000毫克。鎂每日750毫克。	有助於減輕壓力與緊張。
綜合酵素或胰臟酵素（pancreatin）	與正餐一起服用。	那些有潰瘍的人，應該使用不含鹽酸（HCl）的品牌。
生的腎上腺、脾、胸腺等腺體	每日2次，每種各500毫克。	激發免疫功能。
維他命B羣及泛酸（B_5）與B_{12}	每日100毫克，然後逐漸增加。B_5與B_{12}每日3次，各100毫克，使用口含錠或含於舌下，使之慢慢溶解。	B羣與肝臟注射均有迅速的效果。
維他命C加生物類黃酮	每日3次，各2,000毫克，然後逐漸增加。	激發免疫功能。
● 重要者 β－胡蘿蔔素	每日1,500IU。	一種刺激免疫反應的自由基清除者。
心臟血管研究中心所開發的Quercitin－C及鳳梨酵素（bromelin）	每日2次，各500毫克。 每日2次，各100毫克。	一種輔助生物活性的生物類黃酮，能增強免疫力。有助降低對某些食物、花粉，及其它過敏原的反應。
● 有幫助者 輔酶Q_{10}	每日100毫克。	改善細胞氧和作用（oxygenation）及免疫功能。
鍺（來自Global Marketing的Asai博士的Ge－132）	每日60毫克。	刺激免疫反應。

補充品	建議用量	說明
L－酪胺酸(L－tyrosine)及L－半胱胺酸(L－cysteine)加維他命B₆(吡哆醇)與C	每日空腹服用,各500毫克。 每日各50毫克。	維他命B₆與C幫助身體吸收,利用養分。
錳(箝合型,Chelate)	使用3個月。	是體內許多酵素系統中的重要組成。
不含牛奶的乳酸桿菌(acidophilus)	依照標籤上的標示。	空腹時使用,較易進入小腸。
綜合維他命及礦物質複合物	依照產品標示。	使用低過敏性產品。
鉀(氯化,Protinate或箝合形)	每日99毫克。	是腎上腺功能的必需物。
蛋白質補充品(各種單一胺基酸,不含苯丙胺酸)	每日1~2茶匙。使用含於舌下的形式,以達最佳吸收效果。	這種形式的蛋白質可以很快地被身體吸收、利用。
蛋白質分解酶	兩餐之間的空腹時,使用2錠。	協助消化,並破壞自由基。
維他命A	每日10,000IU。	正常免疫功能所必需的。
維他命D	每日600IU。	是鈣質代謝所必需的。
維他命E	每日600IU。	正常免疫功能所必需的。
鋅	每日50毫克。	正常免疫功能所必需的。

藥用植物

□治療過敏症可用牛蒡、矢車菊屬植物(centaury)、蒲公英、fringe tree、金印草根(goldenseal root)、商陸(phytolacca)及聖瑪莉薊。金印草根幫助營養素的吸收。

□如果你對豕草(ragweed)過敏，則使用金印草時要謹慎；這些藥草都屬於同一科植物。

建議事項

□有過敏症的吸煙者應停止吸煙。

□ABC結腸清潔劑與蘆薈汁結合，可以延緩過敏性食物被吸收，進而在血液中引起反應。早晨服用纖維質，也能達到此效果。但請勿使用小麥麩。燕麥麩或guar樹膠脂比較好。(請見第一部的天然食物補充品中所討論的纖維種類)。

□英國醫學期刊(British Medical Journal)曾報導，阿司匹靈會使更多的過敏性食物被吸收。因此，在進食後3小時內，避免服用阿司匹靈。

□測量腋溫，以檢查你是否患有甲狀腺機能不足症〔請見第二部的甲狀腺機能亢進(Hyperthyroidism)，以作自我測試〕。

□遵循禁食計畫。〔請見第三部的禁食(Fasting)〕。之後，可以試著在飲食中添加少量本來應該避免的食物(列於下面)，例如，一次一茶匙。並且記錄吃後的反應。假使你覺得腫脹或有輕微頭痛、胃不舒服、排氣、下痢、脈搏快速或心悸，那麼應停止使用這些食物60天，然後再少量地添回飲食中。

□請避免下列食物：香蕉、牛肉產品、咖啡因、巧克力、柳橙類水果、玉米、乳製品、雞蛋、燕麥、牡蠣、花生、加工及精製的食品、鮭魚、草莓、番茄、小麥、白米。

□請避免F、D及C黃色5號色素。新英格蘭醫學期刊(The New England Journal of Medicine)報導，100,000美國人對這些食物色素過敏。其它應避免的食品添加劑有香蘭精(vanillin)、苯甲醛(benzyaldehyde)、尤加利醇(eucalyptol)、麩胺酸鈉(即味精，monosodium glutamate, MSG)、BHT－BHA、安息香酸鹽(benzoates)及臙脂木(annato，其果實可提煉黃紅色染料)。請仔細讀產品標籤。

亞硫酸鹽過敏症(Sulfite Allergies)

一種稱Sulfitest的產品問世了，這是專為那些對亞硫酸鹽敏感的人所設計的。這一套產品中包含一些試紙條，用來顯示你的食物中所含的亞硫酸鹽。想知道更多關於此產品的消息，請寫信到：

Center Laboratories

Division of EM Industries, Inc.
Port Washington, NY 11050
U.S.A.

常含亞硫酸鹽的食品及飲料

那些對亞硫酸鹽過敏的人，應提防下列各種含亞硫酸鹽的食品及飲料：

新鮮水果及飲料

- 酪梨　　・胡蘿蔔　　・涼拌捲心菜(cole slaw)　　・水果
- 萵苣　　・菇類　　　・青椒　・馬鈴薯　・番茄

魚及貝類

- 魚乾
- 鮮貝類，尤其是蝦類
- 冷凍、罐頭或脫水貝類
- 蛤蚌類

- 螃蟹　・蝦類
- 龍蝦
- 牡蠣
- 干貝

加工食品

- 冷凍薯條
- 冷凍、罐頭或脫水蔬果
- 罐頭菇類
- 醃製品
- 乾燥湯包或罐頭湯

- 洋芋片
- 沙拉醬(乾的調理包)
- 調味醬及肉汁
- 臘腸、熱狗

其它食品及飲料

- 烘焙產品(冷凍麵團、玉米片)
- 啤酒
- 蘋果汁(cider)

- 強心劑(興奮劑、利口酒，cordials)
- 動物膠(gelatin)
- 酒品

考慮事項

☐有過敏症的人應輪流吃某些食物。(請見本節最末的專欄——食物交替：每日菜單)。以4天為循環單位，每天吃不同組的食物，4天後重複再吃。你可儘量安排每天想吃的食物，但有一點很重要的是，吃過的食物必須隔4

天或更久才能再吃。如果每週攝取下列問卷調查中的某些食物4次或更多次，應禁食這些食物30天。

☐有一種不正常的免疫球蛋白稱IgE，它是食物過敏反應中所形成的抗體。當此物質出現在肺部組織，通常會造成呼吸困難或哮喘等反應。如果是出現於皮膚內，會造成蕁麻疹(hives)。許多經常發生的小腸毛病，是因為IgE最常見於小腸壁，導致嚴重的疼痛、排氣或脹氣。身體各處都可找到IgE，它在各部位均導致嚴重的問題。甚至天然的健康食品也可能對免疫系統不利。

☐由食品污染引起的腦部過敏會導致腦膜腫脹。所有相關的食品均會造成過敏反應。精神分裂、暴力傾向、具攻擊性等反應可能都是過敏的症狀。諸如玉米、小麥、米、牛奶、巧克力及食品添加物等，均可能使過敏症產生暴力的反應。

☐也請見第二部的化學過敏及第三部的禁食。

檢查你潛藏的食物過敏症

過敏食物的調查

　　下列表格可幫助你確認是否對某些食物過敏。每天吃或一星期吃超過3次的食物應該禁吃30天，然後在測試對這些食物的過敏性後，再一次一種地將它們引入飲食中。請見前面提過的自我測試，以確認是否對某些食物過敏。在完成下表後，請繼續參考接下來的飲食交替(Rotation Diet)。

　　對下列各種食物，記錄每週的使用次數。如此作一個月。

食物種類	第一週	第二週	第三週	第四週
飲料				
酒精	_____	_____	_____	_____
可樂	_____	_____	_____	_____
牛奶	_____	_____	_____	_____
羊奶	_____	_____	_____	_____
奶昔	_____	_____	_____	_____
核果奶	_____	_____	_____	_____

食物種類	第一週	第二週	第三週	第四週
豆奶	———	———	———	———
茶	———	———	———	———

麵包與澱粉

煎餅(pancakes)	———	———	———	———
麵食(pasta)	———	———	———	———
糕餅(pastries)	———	———	———	———
比薩(pizza)	———	———	———	———
樹薯粉(tapioca)	———	———	———	———
白麵粉	———	———	———	———

佐料

番茄醬	———	———	———	———
肉汁(gravy)	———	———	———	———
芥末	———	———	———	———
胡椒	———	———	———	———
酸黃瓜	———	———	———	———
鹽	———	———	———	———

乳製品

奶油	———	———	———	———
酸奶(buttermilk)	———	———	———	———
乳酪	———	———	———	———
Cottage乳酪	———	———	———	———
蛋	———	———	———	———
冰淇淋	———	———	———	———
人造奶油	———	———	———	———
牛奶	———	———	———	———
羊奶	———	———	———	———

食物種類	第一週	第二週	第三週	第四週
奶昔	———	———	———	———
酸酪乳（yogurt）	———	———	———	———

水果及果汁

蘋果	———	———	———	———
杏果（apricot）	———	———	———	———
香蕉	———	———	———	———
黑莓	———	———	———	———
藍莓	———	———	———	———
櫻桃	———	———	———	———
椰子	———	———	———	———
棗椰果	———	———	———	———
脫水水果	———	———	———	———
無花果	———	———	———	———
葡萄柚	———	———	———	———
葡萄	———	———	———	———
檸檬	———	———	———	———
瓜類	———	———	———	———
柳橙	———	———	———	———
油桃（nectarine）	———	———	———	———
木瓜	———	———	———	———
桃子	———	———	———	———
鳳梨	———	———	———	———
梅子	———	———	———	———
李子	———	———	———	———
草莓	———	———	———	———
橘子	———	———	———	———

食物種類	第一週	第二週	第三週	第四週

穀類

蕎麥	———	———	———	———
麥片(冷的)	———	———	———	———
粟(millet)	———	———	———	———
燕麥	———	———	———	———
裸麥(Rye)	———	———	———	———
小麥	———	———	———	———

肉類、家禽及魚

醺肉(bacon)	———	———	———	———
牛肉	———	———	———	———
香腸	———	———	———	———
乳酪堡	———	———	———	———
雞肉	———	———	———	———
魚	———	———	———	———
火腿	———	———	———	———
漢堡	———	———	———	———
羊肉	———	———	———	———
肝	———	———	———	———
豬肉	———	———	———	———
臘腸	———	———	———	———
貝類	———	———	———	———
火雞	———	———	———	———
小牛肉	———	———	———	———

核果及種子

杏仁果	———	———	———	———
腰果	———	———	———	———

食物種類	第一週	第二週	第三週	第四週
栗子	_____	_____	_____	_____
榛果	_____	_____	_____	_____
花生	_____	_____	_____	_____
胡桃果（pecans）	_____	_____	_____	_____
開心果	_____	_____	_____	_____
芝麻子	_____	_____	_____	_____
核桃果	_____	_____	_____	_____

油脂類

玉米油	_____	_____	_____	_____
棉花子油	_____	_____	_____	_____
橄欖油	_____	_____	_____	_____
花生油	_____	_____	_____	_____
紅花子油	_____	_____	_____	_____
芝麻油	_____	_____	_____	_____
大豆油	_____	_____	_____	_____

奶油、果醬

奶油	_____	_____	_____	_____
乳酪醬（cream cheese）	_____	_____	_____	_____
果醬	_____	_____	_____	_____
人造奶油	_____	_____	_____	_____
花生醬	_____	_____	_____	_____

甜味劑（sweetners）

玉米糖漿	_____	_____	_____	_____
果糖	_____	_____	_____	_____
蜂蜜	_____	_____	_____	_____

食物種類	第一週	第二週	第三週	第四週
代糖	———	———	———	———
糖精	———	———	———	———
紅糖	———	———	———	———
白糖	———	———	———	———

蔬菜

苜蓿芽	———	———	———	———
朝鮮薊	———	———	———	———
蘆筍	———	———	———	———
酪梨	———	———	———	———
皇帝豆	———	———	———	———
斑豆	———	———	———	———
菜豆	———	———	———	———
白豆	———	———	———	———
甜菜	———	———	———	———
綠花椰菜	———	———	———	———
甘藍芽	———	———	———	———
甘藍	———	———	———	———
胡蘿蔔	———	———	———	———
白花椰菜	———	———	———	———
芹菜	———	———	———	———
玉米	———	———	———	———
黃瓜	———	———	———	———
茄子	———	———	———	———
扁豆	———	———	———	———
萵苣	———	———	———	———
菇類	———	———	———	———
秋葵	———	———	———	———
橄欖	———	———	———	———

食物種類	第一週	第二週	第三週	第四週
洋蔥	———	———	———	———
香菜	———	———	———	———
豆莢	———	———	———	———
胡椒	———	———	———	———
番薯	———	———	———	———
馬鈴薯	———	———	———	———
白蘿蔔	———	———	———	———
菠菜	———	———	———	———
長豆莢	———	———	———	———
南瓜類	———	———	———	———
瑞士甜菜	———	———	———	———
番茄	———	———	———	———
蕪菁	———	———	———	———
夏南瓜(Zucchini)	———	———	———	———

垃圾食物及其它食物

	第一週	第二週	第三週	第四週
糖菓	———	———	———	———
巧克力	———	———	———	———
口香糖	———	———	———	———
薯條	———	———	———	———
油炸食物	———	———	———	———
薄荷	———	———	———	———
洋芋片	———	———	———	———
布丁	———	———	———	———
豆腐產品	———	———	———	———

請填入你每週所吃的零食 _____

作一個食物日誌

你是否攝取適當的營養以保持身體健康？在完成上面敏感食物的問卷調

查，你可以看看哪些食物是一週吃4次以上的。禁吃這些食物30天，好讓身體從過度攝取這些食物中得到休息。並對這些食物作自我脈搏測試，以確認是否有過敏反應。對那些會引起反應的食物應再禁吃30天。

在開始作飲食交替前，你應該先依照禁食計畫來清除體內的毒素及過敏食物。請見第二部的禁食篇（Fasting）以遵循其方法。在完成禁食計畫後，接下來的兩週僅吃下列食物：新鮮水果（柳橙除外）；生菜、蒸或煮的青菜；雞肉或火雞；煮或烘魚；糙米；青草茶；不加糖果汁。

或許你會覺得一直吃這些食物很缺乏變化，但你仍可從中作許多好的安排。畢竟，水果和蔬菜的種類那麼多，魚的種類也是琳瑯滿目。對這種飲食，你將感到身心愉快。

當你一次一種地將有反應的食物再引回飲食中，請作日誌以追蹤你對它們的反應。請見自我測試那一節，以確認反應。每天只添加一種新食物。假如你對它有反應，則應省略此食物兩個月。然後，試著少量地再引回飲食中，並且再記錄你對它的反應。如果仍有反應，則將它由飲食中剔除。藉由一次一種地將有反應的食物慢慢加回飲食中，你可以判斷有哪些食物專門找碴。

樣本日誌

日期	餐名	時間	食物	症狀
4／12	早餐。 午餐	8:38am.。 12:30pm.	牛奶、土司。 豆湯、生菜沙拉	腫脹、排氣。 無症狀。

日誌

日期	餐名	時間	食物	症狀
／	早餐 午餐 晚餐 睡前			

/　　　　　　早餐
　　　　　　　午餐
　　　　　　　晚餐
　　　　　　　睡前

/　　　　　　早餐
　　　　　　　午餐
　　　　　　　晚餐
　　　　　　　睡前

/　　　　　　早餐
　　　　　　　午餐
　　　　　　　晚餐
　　　　　　　睡前

藥物治療：_____

藥用植物：_____

其它服用的物質：_____

_____

　　每種食物只能每4天吃一次。假如你某天吃了豆類，接下來的4天不要再吃豆類。如果你某天吃了魚，請等4天再吃魚。這樣作飲食交替，不僅使你感到舒暢，也會穩定你的體重。

　　當你每天吃相同的食物，你的身體將累積對它們的不耐性(intolerance)。這些食物能造成傷害，而不是滋養身體。

　　食物過敏的症狀通常是慢慢產生的，但有些人在吃過某種食物後會立即產生反應。在大部分的案例中，禁食那些過敏症食物60～90天後，這些食物能再引回飲食中而沒有任何不良反應。

　　下列各項是最常見於食物過敏的症狀：

・粉刺，尤其是長在下巴或嘴巴附近的青春痘。

・關節炎　　・失眼

・哮喘　　　・小腸毛病

・結腸炎　　・體重過重

・憂鬱症　　・竇部(sinus)毛病

・疲倦　　　　　・潰瘍

・頭痛

　　除了這些症狀，你的醫生在檢查你是否有過敏症時，還應該找找是否有下列症狀：

・貧血及臉色蒼白　　　　・尿床，遺尿症。

・臉頰出現紅圈圈(好像塗腮紅，此症也發生於孩童上)。

・重複的傷風(發生於孩童)。

・結膜炎。　　　　　　　・眼睛疼痛、流淚。

・下痢。　　　　　　　　・眼睛出水、發癢、變紅。

・頭暈且感到腫脹。　　　・對光線敏感。

・嚴重流口水。　　　　　・週期性的視線模糊。

・重複的耳朵感染。　　　・流質滯留體內。

・聽力喪失。　　　　　　・不尋常的體臭。

・過度好動。　　　　　　・體內pH值不是過酸就是過鹼。

・各種疾病的復發。　　　・有各種恐懼症。

・學習障礙。　　　　　　・鼻塞或流鼻水。

・記憶力及注意力差。　　・手指腫大，雙手發冷。

・嚴重的月經失調。　　　・急速的體重增加。

・肌肉不協調。　　　　　・耳鳴。

飲食交替(The Rotation Diet)

　　有些人即使飽餐一頓後仍經常感到飢餓。他們從未感到滿足，因為他們總是渴望吃到已上癮的食物。許多復發性的疾病，例如傷風、感冒及膀胱與前列腺的感染，都是食物過敏的徵兆。下列的菜單使你的飲食包含各式各樣的食物。如果你對任何所列的食物過敏，則用適合你的食物代替。試著依照這些菜單吃一個星期，你一定會發現體力明顯地增加！

飲食交替的樣本

餐名	第一天	第二天	第三天	第四天
早餐	_____	_____	_____	_____
午餐	_____	_____	_____	_____
晚餐	_____	_____	_____	_____
宵夜	_____	_____	_____	_____

食物交替：每日菜單

早餐	午餐	晚餐	宵夜

第一天

早餐	午餐	晚餐	宵夜
一杯蒸餾水、木瓜汁加維他命C、新鮮木瓜或水蜜桃、燕麥粥或麥麩、一茶匙生蜂蜜、脫脂牛奶、一杯玫瑰茶。	番茄裏面塞鮪魚沙拉或由不含麥的麵包製成的鮪魚堡，裏面夾番茄、洋蔥、苜蓿芽，及不含蛋的美奶滋。新鮮檸檬汁。	烤白魚或鮭魚，並加蒔蘿醬(dill)。涼拌捲心菜或含蕃茄、洋蔥、芹菜及無蛋美奶滋的菜芽沙拉。蒸蘆筍加蒔蘿醬。藥草茶(herb tea)或檸檬汁。代替品：白花椰菜、甘藍芽或酸泡菜可取代蘆筍。	粗芹菜。胡桃果(pecans)。新鮮木瓜或水蜜桃。

早餐	午餐	晚餐	宵夜
第二天 一杯蒸餾水、含維他命C的蘋果汁、新鮮蘋果、麥片粥加純楓糖漿及豆奶、藥草茶。	自製雞肉或火雞肉片，加全麥麵包及萵苣與芥末。馬鈴薯湯加麥穗餅乾（湯內含豆奶）。藥草茶或蘋果汁。代替品：豆腐湯、大豆堡、無蛋沙拉、豆腐美奶滋。	含檸檬汁、大蒜及薰衣草香料的去皮烤雞或烤火雞。含2茶匙麻油及碎蝦夷蔥等香料的烤馬鈴薯。蘿蔔、夏南瓜（zucchini）、南瓜類、甘藍菜等拌成的生菜沙拉及大豆油沙拉醬。代替品：康瓦爾田雞（Cornish game hens）可取代雞肉或火雞，並用醋醬（vinaigrette）調味。	蘋果、核桃。代替名：烤蘋果，加純楓糖漿、麥穗餅乾、無糖蘋果醬，上面撒核桃。
第三天 一杯蒸餾水、含維他命C的小紅莓果汁、杏仁牛奶加香蕉片、米粥或米果、一杯熱的青草茶。	1／2酪梨，裏面填鮭魚、涼飯、新鮮豆子、水栗子、數片香料及檸檬汁，上面撒有杏仁果。	快炒青菜，包括綠花椰菜、青椒、韭、豆莢、甜紅椒、豆芽、竹筍、薑等，配上糙米飯。米果餅加上杏仁奶油。一杯無咖啡飲料或藥草茶。	生的杏仁果。米果脆餅加杏仁醬、香蕉切片。
第四天 一杯蒸餾水、葡萄汁加維他命C、兩個荷包蛋或水煮蛋或炒蛋、一片裸麥土司、無糖葡萄果醬、一杯藥草茶。	蛋沙拉，加碎黃瓜、蔥、黑橄欖、低脂白乳酪，上面撒葡萄乾。Ry-Krisp脆餅乾，加無糖葡萄果醬。扁豆湯或涼拌扁豆沙拉。	菠菜洋菇派餅、新鮮菠菜沙拉，加水煮蛋、朝鮮薊、甜菜碎片、葡萄乾。橄欖油及檸檬沙拉醬、冰的藥草茶，加葡萄汁。	RyKrisp脆餅乾加芝麻醬及撒上芝麻或塗無糖葡萄果醬。新鮮葡萄、葡萄乾、水煮蛋。

㈧婦女疾病

白帶(Leukorrhea)

　　白帶是一種非血性的白色陰道分泌物。白帶通常是由一種單細胞微生物稱衣形菌(chlamydia)或Trichomonas vaginalis所引起的，有時也由白色念珠菌(一種真菌)引起。其它的因素則包括過度的陰道灌洗、缺乏維他命B、使用抗生素或口服避孕藥、腸內寄生蟲。白帶常發生於糖尿病及懷孕的婦女。

　　白帶的症狀是灼熱、發癢、陰道分泌物。分泌物中若出現血，可能暗示著更嚴重的疾病，包括癌症。任何的陰道分泌物均需經醫生評斷。

營養素

補充品	建議用量	說明
● 必需者 蒜頭精膠囊 (Kyolic)	2粒，每天3次。	無臭蒜頭，是一種天然抗生素，能消滅真菌。
不飽和脂肪酸	依照產品指示。	羊脂(caprystatin)是有效的抗真菌物質。
● 非常重要者 嗜酸菌(acidophi-lus或Maxidophilus或Megadophilus)	2粒膠囊，每天3次，用正餐服用。	重整腸內正常的共生菌叢。服用抗生素者尤其需要此。有抗真菌特性。
維他命B羣(不含酵母菌)	100毫克，每天3次。	感染白帶的人缺乏維他命B。
維他命B$_6$	50毫克，每天3次。	是發揮免疫功能所必需的。

補充品	建議用量	說明
●重要者		
維他命C及生物類黃酮	3,000～8,000毫克。	對免疫功能極重要。
有幫助者		
鈣及	1,500毫克。	紓解神經緊張及不適。
鎂(箝合劑)	750毫克。	
維他命A及β－胡蘿蔔素	每天20,000IU膠囊，服用一個月。	幫助黏膜復原及增強免疫力。
維他命D	每天400IU(含於綜合維他命及礦物質內)。	是吸收鈣質所必需的。
維他命E	每天400IU膠囊。	是發揮免疫功能所必需的。

藥用植物

□每天喝3杯保哥果茶(pau d'arco)。這是天然的抗生素。

建議事項

□飲食中需包括酸酪乳及其它酸性乳品。

□用6粒嗜酸菌膠囊或原味酸酪乳灌洗陰部。也可用蒜頭精(Kyolic)或新鮮的蒜頭汁加水灌洗。保持陰道乾爽。

□Yeast－Gard陰道塞劑是治療陰道念珠菌病極佳的選擇。

□切開維他命E膠囊，將維他命E直接塗在陰部，可以止癢。也可用維他命E或酵素乳霜。金盞草(marigold)軟膏(來自Nature Works公司)對劇烈發癢效果頗佳。

□穿白色棉內褲，使空氣能流通。

□也請見第二部的念珠菌病，並參照其飲食指示。

□也請見第二部的陰道炎及真黴感染。

停經(Menopause)

　　停經期也稱作更年期，中年婦女到了此時，便中止排卵的生理活動。每個婦女的停經期不盡相同，有些人提早開始，有些人稍遲，但大部分的婦女在50歲左右將經歷此生理變化。停經期通常持續達5年之久。雖然在停經期後，女性荷爾蒙的量會下降，但並非完全消失。其它器官將負責製造動情激素(estrogen)及其它荷爾蒙。內分泌系統仍分泌荷爾蒙，維持正常的生理功能。

　　突然感到皮膚發熱(hot flashes)、頭暈、頭痛、呼吸困難、呼吸短促、心悸、憂鬱等症狀，可能由於缺乏女性荷爾蒙(動情激素)所致。如果患有低血糖症，這些症狀將更顯著。生活緊張及壓力將增加腎上腺的負擔，使它們工作過度。結果使腎上腺減少分泌那些有助於降低停經期副作用的荷爾蒙。下視丘是腦中調節體溫的部位，皮膚突然發熱可能是各處血管擴張的結果。

　　欲控制停經期的嚴重症狀，可每隔一天使用一次動情激素，但盡可能使用最小劑量。黃體激素(progesterone)與動情激素合作，可減少子宮癌的機會。動情激素可能造成水腫，也可惡化氣喘、心臟疾病、膽結石、癲癇、偏頭痛。動情激素雖然重要，但在使用上仍潛藏危機。

營養素

補充品	建議用量	說明
● 非常重要者		
酵素(含鹽酸)	用餐時服用。	幫助消化。
卵磷脂	餐前1膠囊或1茶匙。	乳化維他命E以利吸收。
櫻草油或黑醋栗油 (black currant oil)	依照產品指示。	是一種好的鎮定劑及利尿劑。對皮膚突然發熱有效。幫助製造動情激素。
維他命B_6及 泛酸(B_5)	50毫克，每天3次。 100毫克，每天3次。	B_6減少水腫，紓解症狀。B_5是有效的抗緊張維他命，對腎上腺功能有益。

補充品	建議用量	說明
維他命E	每天400～1,600IU。	漸增用量,直到皮膚不再突然發熱。
●重要者 鈣及 鎂箝合劑(chelate)	每天2,000毫克。 每天1,000毫克。	減輕神經緊張。箝合劑形式最有效。
●有幫助者 鍺	60毫克,每天2次。	紓解不適症狀。使組織更有效地利用氧氣。
L－精胺酸及 L－離胺酸	500毫克,每天2次。 500毫克,空腹服用。	清肝、解毒(氨毒)。輔助肝功能。
綜合腺體萃取物	依照產品指示。	穩定荷爾蒙。(請見第三部腺體器官食療法)。
綜合維他命及礦物質	用餐時服用。	幫助正常的荷爾蒙製造及其功能。
鉀	每天99毫克。	適用於嚴重的皮膚發熱症狀及大量出汗。
硒	每天200微克。	幫助荷爾蒙平衡的重要微量元素。
維他命B羣	100毫克,每天3次。	維他命B羣,尤其是B_5、B_6,對更年期相當重要。注射維他命B液能顯著地降低皮膚發熱及神經問題。
維他命C	每天3,000～10,000毫克。	適用於皮膚發熱的症狀。

藥用植物

□北美升麻(black cohosh)、透納樹葉(damiana)、甘草、覆盆子(raspbe-

rry)、鼠尾草(sage)、西伯利亞人參、squaw蔓藤對停經期的症狀有幫
助。甘草促進動情激素的製造。

☐人參減輕憂鬱症，並幫助動情激素的製造。Gotu柯拉(Kola)及當歸有益
於皮膚發熱、陰道乾澀、憂鬱等症狀。

建議事項

☐避免乳製品——限用少量的酸酪乳或酸奶。乳製品、糖、肉類易造成皮膚
發熱。飲食需包含50％的生菜及蛋白質補充品(尤其是血糖低者)。勿食用
任何動物產品（白魚除外），也應剔除咖啡因。飲食應包含粗煉糖蜜
(blackstrap molasses)、綠花椰菜、蒲公英葉、海帶、鮭魚(含骨)、沙
丁魚、低脂酸酪乳。

☐運動是非常重要的。儘可能避免緊張與壓力。

考慮事項

☐陰道癢可用維他命E乳霜(不加香料)或打開維他命E膠囊，塗在癢部。金
盞草(marigold)軟膏(Nature Works出品)幾乎可立即止癢。

☐也請見第二部的低血糖症及子宮切除術。

經痛(Menstrual cramps)

請見經前症候羣(PMS)

經前症候羣
(Premenstrual syndrome，簡稱PMS)

經前症候羣是發生在月經來潮前一至二週的不適現象。症狀包括：憂
鬱、痙攣、水腫、皮膚發疹、頭痛、腹脹、背痛、乳脹及易破、失眠、疲
倦、神經緊張、關節痛、陣暈、情緒不穩(憤怒、暴力、自殺念頭)。PMS
被認為與食物過敏、念珠菌病、吸收不良有關。

有些婦人只要需要補充維他命、作運動，及改變飲食就可解決問題，卻
被診斷為心理疾病。PMS的一個因素是荷爾蒙失調，動情激素過量而黃體

激素不足。低血糖也是一重要因子。水腫影響血流，減少子宮、卵巢、腦部的氧氣。

營養素

補充品	建議用量	說明
●非常重要者		
鈣及	1,500毫克。	紓解痙攣、背痛、神經緊張。
氯化鎂	1,000毫克。	
櫻草油	2膠囊，每天3次。	含GLA必需脂肪酸。
維他命B羣添加	100毫克，每天3次。	
維他命B$_6$	50毫克，每天3次。	B$_6$消水腫。
泛酸(B$_5$)	100～200毫克。	B$_5$消除緊張，且為腎上腺所需。B$_{12}$也減輕緊張。
B$_{12}$口含錠	200微克，每天2次。	
維他命E	起初400IU，漸增至800IU。	幫助乳房不適。改善氧的利用及抑制自由基的破壞。
●重要者		
玉米絲錠或KB藥草	2粒，與正餐共用。	藥用植物成分，除去組織內過量的水分。
●有幫助者		
膽鹼加肌醇和甲硫胺酸	各1克。	協助傳導神經衝動。預防與動情激素有關的癌症。
鉻	每天200微克。	穩定血糖。
鐵(Floradix配方)	依照產品指示。	容易被吸收的鐵質。
海帶錠	每天4粒。	好的礦物質來源。
L－離胺酸	每天500毫克。	低血糖症和／或疱疹患者，應在月經來前5天開始使用。
L－酪胺酸	500毫克，每天2次。	用於減少焦慮、憂鬱、頭痛。

補充品	建議用量	說明
綜合維他命及礦物質複合物	依產品指示。	用於減輕各症狀。
維他命C及生物類黃酮	3,000毫克,分成數次。	協助減輕不適及乳脹。也促進免疫系統。
維他命D	依產品指示。	是吸收鈣、鎂所需要的。

藥用植物

□當歸可減輕PMS的疼痛、腹脹、陰道乾澀、憂鬱。幸福薊(blessed thistle)、番椒(cayenne)、海帶、覆盆子葉(raspberry)、洋菝葜(sarsparilla)、squaw藤也有益PMS。西伯利亞人參對PMS很有效,但低血糖症患者不宜。

建議事項

□勿用鹽、咖啡因、酒精、紅肉、乳品、任何糖、加工食物、垃圾食物或速食。勿抽煙。

□許多患PMS的婦女,甲狀腺的功能不佳,應提升其功能。請見第二部甲狀腺的自我測試。

□使用抗生素會銳減口服避孕藥的功效。如果下列情形發生,勿使用動情激素之類的荷爾蒙:乳癌、懷孕、陰道異常出血、腿靜脈發炎。

考慮事項

□月經前夕,僅喝鮮果汁及螺旋藻(spirulina)禁食數日,有益於減輕PMS。(請見第三部的禁食篇)。

□吃大量的鮮果、蔬菜、全麥穀類、麥片早點、豆子、扁豆、豌豆、核果及種子、烘雞、烘魚。兩餐之間吃蛋白點心。

□建議你作食物過敏測試及毛髮分析,以排除重金屬中毒的可能。

□從月經來前一週起至結束後一週,每天喝約1公升的蒸餾水。

□也請見第二部的過敏症及第三部的毛髮分析。

酵母菌感染（Yeast infection）

當一酵母菌，例如白色念珠菌，在體內繁殖，尤以陰道為盛，便產生酵母菌感染。這是陰道炎常見的原因。幾乎每位婦女均有酵母菌感染的經驗，尤其是懷孕期間，婦女陰道分泌物的酸性及糖分改變時，最易發生。使用口服避孕藥也可能導致酵母菌感染。由於白念珠菌在有糖分的環境中繁殖旺盛，故糖尿病患較易受感染。此外，服用抗生素也可以引起酵母菌感染，因抗生素破壞良性菌，擾亂陰道正常的環境。

常見的症狀包括陰道灼熱、發癢、分泌物。陰道周圍的皮膚可能又紅又痛。

營養素

補充品	建議用量	說明
● 必需者		
蒜頭精膠囊（Kyolic）	用餐時，2粒。	無臭蒜頭，能抑制感染。
維他命C	每天2,000～5,000毫克。	改善免疫力。
Yeast Gard陰道塞劑	依產品指示。	紓解陰道。破壞真菌。
● 非常重要者		
維他命A和E乳劑	維他命A每天50,000IU，維他命E400IU，或依照醫師建議。	乳劑較利吸收。強力自由基破壞者，幫助陰道復原。
● 有幫助者		
嗜酸菌（acidophilus或Maxidophilus或Megadophilus）	依產品指示。	恢復陰道正常的細菌環境。若對牛奶過敏，應使用非乳產品。

補充品	建議用量	說明
Dioxycholor（American Biologics製）	5滴於水中，每天2次。	若感染復發，可用此物。
蛋白質（含各種單一胺基酸）	依產品指示。	用於修補組織。單一胺基酸較利吸收。
維他命B羣（不含酵母菌）	每天100毫克。	念珠菌病此酵母菌感染會導致維他命B缺乏。
維他命B₆	50毫克，每天3次。	
維他命D加鈣和鎂	依產品指示。	抵抗感染時，應多補充這些營養素。

藥用植物

□使用保哥果（pau d'arco）。

建議事項

□飲食應包含酸酪乳。自製酸酪乳可能是治療酵母菌感染的最佳方法。買一個酸酪乳製造機，在家裏自製。酸酪乳含乳酸桿菌，是腸內及陰道的正常細菌，可破壞酵母菌。由於酵母菌喜愛糖分，故減少糖類的攝取能減輕症狀。

考慮事項

□可嘗試用蒜汁加水（或用蒜頭精膠囊Kyolic）灌洗陰道，和嗜酸菌灌洗液交替使用。保持陰道乾爽。陰道癢，可剪開維他命E膠囊，直接塗於患部，或用酵素乳液。

□嗜酸菌灌洗液效果也不錯。它幫助腸內及陰道的良性菌恢復平衡。剪開2粒嗜酸菌膠囊，加入1公升溫水或原味酸酪乳，製成灌洗液。蘋果醋也勝過市面上的灌洗劑。

□許多醫生用Mycelex－G治療酵母菌感染。Ketoconazole也有人用，目前此藥尚無副作用的報告。

□Terazol是新的治療物。95％使用過此藥病人，在三天內恢復。僅少數人
　有不適反應。

□穿棉質內褲，以利空氣流通。

□也請見第二部的念珠菌病及陰道炎。

接受醫療檢驗前應注意的事項

許多醫生在診斷病情前，都建議病人作某些檢，以幫助判斷及治療。病
人必須知道自己將接受哪一種檢驗，並事先與醫護人員討論下列幾點：

1. 曾有食物、藥物、麻醉劑，或X光不適的經驗。
2. 詢問檢驗前應作的準備，例如，中斷藥物、禁煙、或禁食。
3. 懷孕期間是否合宜。
4. 需久等否，同時，檢驗後，是否有能力自行回家？
5. 檢驗是否危險，有無其它取代途徑？

陰道炎(Vaginitis)

陰道炎可由細菌或黴菌感染、沖洗陰部不當、缺乏維他命B、腸內寄生
蟲等因素引起。

其症狀包括陰道發癢、灼熱、分泌物。此現象較常見於糖尿病人及孕
婦。最常見的陰道炎原因是服用抗生素，破壞了原來的良性菌。口服避孕藥
經常引起陰道發炎。

營養素

補充品	建議用量	說明
● 非常重要者		
嗜酸菌膠囊（Maxi-dophilus 或 Mega-dophilus）	2粒，每天3次，與正餐共用。	補充良性菌。
蒜頭精膠囊（Kyolic）	1粒，用餐時用。	蒜頭有抗真菌特性。
不飽和脂肪酸	依產品指示。	幫助復原。

補充品	建議用量	說明
維他命B羣	100毫克。	陰道炎者經常缺乏此類維他命。
Yeast－Gard 陰 道 塞劑	依產品指示。	極佳的抗真菌劑。止痛。
● 有幫助者 Maxidophilus	1茶匙加1公升溫水，配成灌洗液。	可和蘋果醋製成的灌洗液交替使用。
維他命A膠囊及 維他命E膠囊	每天50,000IU。 每天400IU。	協助復原。強力的抗氧化劑。
維他命B₆	50毫克，每天3次。	服用女性荷爾蒙者，應補充維他命B₆。
維他命C	2,000～5,000毫克。	促進免疫功能。組織復原所必需的。
維他命D及 鈣和 鎂	1,000毫克。 1,500毫克。 1,000毫克。	減輕緊張。陰道炎患者應多補充這些物質。

建議事項

☐飲食很重要。參照念珠菌病的飲食，直到復原為止。

☐勿使用帶甜味的體外灌洗劑。用2粒嗜酸菌膠囊或原味酸酪乳製成灌洗劑沖洗患部。也可再加1茶匙新鮮蒜頭汁。

☐穿透氣棉質內褲。

☐使用維他命E乳液或酵素乳液，或剪開維他命E膠囊，直接塗於患部，可達止癢效果。

☐洗澡水中加入3杯純蘋果醋，以治療陰道炎。在澡盆內浸泡20分鐘。兩腿張開，使水流向陰道，以灌洗患部。

考慮事項

□許多醫生給病人使用Ketoconazole此藥，它沒有明顯的副作用。Myce-lex－G也不錯。

□避免服用鋅及鐵的補充品，直到復原為止。細菌生長需要鐵質。當體內受細菌感染，體內的鐵質將貯存於肝、脾、及骨髓，以防止細菌繼續生長。

□也請見第二部的念珠菌病、膀胱炎、腎臟及膀胱問題、黴菌感染。

子宮內膜異位（Endometriosis）

子宮內膜異位指的是子宮內膜組織除了長在子宮內，也長到子宮以外的部位。目前對此異常狀況仍原因未明。然而，醫學界仍鍥而不捨地探索此病的發生過程、治療方法，及其對身體的影響。

在正常的月經週期間，子宮內膜週而復始地接受不同荷爾蒙的刺激。在子宮無受孕的時候，這些荷爾蒙促成子宮內膜剝落，經由陰道排出，即所謂的月經。然而，對子宮內膜異位的婦女而言，不僅子宮內的內膜組織受到荷爾蒙的作用，還包括子宮外的內膜細胞，也對這些循環出現的荷爾蒙有反應。

異位的子宮內膜組織最常見於卵巢內（或外）、輸卵管、膀胱、腸子、骨盆底、腹膜、子宮肌內。根據一項史丹佛大學的研究，子宮內膜異位最常發生的部位是深骨盆腹膜腔或盲管（陷凹，cul－de－sac）。骨盆以外的子宮內膜異位是罕見的。

子宮內膜異位產生許多症狀，包括子宮、下半部背、骨盆腔各器官等處在月經來前及期間有劇痛；月經週期間有間歇的疼痛；性交時疼痛；經血過多，含有大血塊及內膜組織；嘔吐；月經期間便秘；不孕。由於經血過量，使患者常出現缺鐵性貧血症。

當子宮內膜組織未完全被排除，它會產生黏附作用，附著於骨盆腔內各器官，使它們彼此結合在一起。如此造成典型的劇烈腹痛。在卵巢上常出現子宮內膜囊腫（或稱巧克力色囊腫）。這些囊腫通常含有一些被氧化的血液，其外形似巧克力糖漿。

有若干理論已被提出來解釋子宮內膜異位的原因，包括約翰‧山普森（John Sampson）博士在1920年所提出的月經回流論（reflux menstruation theory)。月經回流發生於經血逆流入輸卵管,進而滴入腹膜腔。此理論尚未經科學證實。另一個理論則指出,子宮內膜異位是內膜細胞經由血管及淋巴管游走至他處所造成的。

目前醫界對此令人困惑的病症又有更多嶄獲。曾被視為職業婦女疾病之子宮內膜異位正危害著一千二百萬名來自各行各業的美國婦女(此數量約佔成年女性的10%)。

大部分子宮內膜異位的患者未曾懷孕。不孕與子宮內膜異位之間的確切關係仍未知。到底是子宮內膜異位造成不孕,還是延遲懷孕導致女性生殖器官的逐漸損壞(其症狀包括子宮內膜異位),目前,醫學界對此孰因孰果的問題仍爭議不休。

治療的方式也因狀況輕重而異。醫生通常會開Danazol及避孕丸給病人使用,企圖控制血流及疼痛,並希望阻止不正常組織的擴散。他們可能還使用人工合成的男性荷爾蒙以完全停止月經週期。這種荷爾蒙會造成臉毛過盛及聲音變粗。如果藥物治療無效,醫師可能建議子宮切除術(hysterectomy)。病情較輕的患者可透過腹腔鏡檢,作雷射手術——先辨認出黏附於腹腔各器官的子宮內膜組織及囊腫,再將它們氣化除去。

新理論及治療方法

美國聖查理醫學中心(位於奧瑞崗州)的醫學博士大衛・瑞文(David Redwine)發展出一新的子宮內膜異位理論及治療方法。此方法正被一些美國婦產科醫師使用。

瑞文博士推翻前人的說法而宣稱子宮內膜異位是可根治的。他的研究數據顯示,在作過一種稱「近接觸」腹腔鏡檢的步驟後,75%的病人完全解除症狀,20%的病人其症狀獲得改善,由劇痛減至微痛。5%則無減輕症狀的報告。

自從1979年起瑞文博文已對四百多名婦女作過近接觸腹腔鏡檢(near-contact laparoscopy),他利用此技術詳細地檢視整個骨盆腔及整個腹膜表面,以辨認任何可能的子宮內膜病變。將所有長在腹膜內或表面之可疑的子宮內膜組織,及其它可疑的子宮內膜病變(不論是典型的黑色,或非典型的雜色)一概去除。(被去除掉的腹膜分會在數週內再生)。將這些取出的組織送到實驗室作切片檢查,以確定這些可疑組織是否源自子宮內膜。這樣的檢定方法已使瑞文博士證實那些被切除的病變組織的確是來自子宮內膜。

瑞文博士不贊同主流派婦產科醫師所接受的月經回流論。他認為子宮內

膜異位實際上是一種未被確認的天生缺陷。他指出,在胎兒發育時,子宮內膜細胞向一些導管移動,這些導管將發育成卵巢、子宮、及陰道,而這些子宮內膜細胞則形成子宮內膜組織。然而,有些子宮內膜細胞遺留在後,未抵達導管,因而埋在異處生長。瑞文博士也認為子宮內膜的生長會改變顏色,直到變成深色組織,主要見於30多歲的病人。

瑞文博士說:「子宮內膜異位其實是具有生育能力的婦女所患的一種非月經性的骨盆腔病痛,它由病變造成,不呈黑色,易在檢查時被疏忽掉,且不會隨著年齡的增加而在骨盆內擴散。不孕症及痛經是較少見的症狀,而且通常不是由子宮內膜異位引起的。生理機能及組織結構上的失常經常伴隨子宮內膜異位,但未必是子宮內膜異位導致的結果。」

雖然子宮內膜病變有許多種顏色(白、透明、黃、藍、紅、黑),但大部分醫師僅除去黑色病變及巧克力色的囊腫。很多婦女在手術後仍復發此病,這是因為手術時,僅將部分異位的子宮內膜切除。瑞文博士認為醫師若只除去典型的黑色病變,可能留下50％至60％的復發機率。他認為不論在骨盆腔或在腹膜,只要發現有子宮內膜病變,不論是典型的黑色或非典型的雜色,應一概切除。瑞文博士的作法,成功地使他的病人不再復發此病及減輕症狀。

子宮內膜異位理論之對照表

已接受的論點	瑞文博士的論點
由月經回流造成的。	來自胚胎發育時,細胞分化所造成的缺陷。
病變部位每個月出血。	病變部位不出血。
除掉典型的病變部位,仍經常復發。	除掉典型及非典型之病變部位,很少再復發。
病變部位會蔓延至它處。	病變部位停留原處,不會擴散。
病人主要是年過30的婦女。	任何年齡層的婦女都可患此病。
與月經週期有關。	與月經週期無關。
病變部位大多呈黑色。	病變部位有各種顏色。

已接受的論點	瑞文博士的論點
造成不孕症。	並非不孕症的真正原因。
腹膜所出現的異位組織並非來自子宮內膜。	腹膜所出現的異位組織，經證實是來自子宮內膜。
病情嚴重者建議作子宮切除術。病除後，可能再復發。	利用近接觸腹腔鏡檢法除去典型及非典型的病變部位，使400位病人中，有75%的人完全病除。

下列營養素對早期患者有益：

營養素

補充品	建議用量	說明
● 非常重要者 維他命E	剛開始每天400IU。漸增至1000IU。	協助荷爾蒙平衡。
● 重要者 鐵(Floradix配方)	依照產品標示。	Floradix配方易被吸收利用。
不飽和脂肪酸(櫻草油)	每天3次，各2膠囊。	提供必需不飽和脂肪酸及γ－亞麻油酸(GLA)。
維他命B群及 泛酸(B$_5$)加 維他命B$_6$	每天3次，各100毫克。 每天3次，各50毫克。	促進血球的製造及荷爾蒙平衡。B$_6$有助於水分平衡。
維他命C(緩衝過的抗壞血酸加生物類黃酮)	每天3次，各2000毫克。	幫助組織復原。
● 有幫助者 鈣箝合劑(Chelate)及鎂	1500毫克。 1,000毫克，睡前服用。	提供礦物質。
海帶錠	每天3次，各2錠。	提供各種礦物質。

藥用植物

□使用當歸、覆盆子葉（raspberry）、西伯利亞人參等都很有幫助。

建議事項

□要注意飲食。避免咖啡因、鹽、糖、動物脂肪、奶油、乳製品、各種硬脂肪、油炸食物、紅肉（豬肉、牛肉）、家禽（除非去皮的肉）、垃圾食物或速食。

□飲食中應包括50％的生菜及水果。此外，只吃全麥等穀類、未炒的核果、種子，及魚肉。避免貝類海產。

□在月經來前最好禁食三天。僅使用蒸餾水及新鮮果汁（請見第二部的經前症候羣及第三部的禁食）。

□飲食中需包含綠色飲料（來自深綠色葉蔬菜）。每日適度地運動，例如走路或體操，對身體有益。

考慮事項

□有些醫生認為子宮內膜異位與體內無法正常地吸收鈣質有關。

子宮切除術（Hysterectomy）

　　子宮切除術即開刀將子宮去除的醫療。採取這種方式的理由許多。最常見的原因是纖維瘤（是良性的），它會引發許多問題。子宮切除術主要有三型：

● 全部子宮切除術：子宮及子宮頸一併被切除。

● 部分子宮切除術：僅切除子宮。

● 泛子宮切除術：卵巢、輸卵管及子宮均被切除。

　　在進行子宮切除術以前，最好多聽聽各種意見。看是否有其它的解決途徑。

　　泛子宮切除術之後，可能出現停經的症狀，包括皮膚突然發熱（hot flashes）及情緒不穩。當卵巢被割除後，此婦女將很快地經歷另一種生活。

　　如果需服用女性荷爾蒙來控制身體，儘可能使用低劑量。向醫生索取動情激素（estrogen）及黃體激素（progesterone）的綜合荷爾蒙，以減少致癌機

會。

下列補充品有助抵抗子宮切除後的副作用。

營養素

補充品	建議用量	說明
● 非常重要者		
硼	每天3毫克。	協助鈣質的吸收，並防止子宮切除或停經後的骨質流失。
鈣箝合劑及鎂	每天2,000毫克。每天1,000毫克。最好在睡前服用這些物質。	缺乏動情激素將防礙鈣質的吸收。這些礦物質是中樞神經所需的。
鉀	每天99毫克。	用以平衡當皮膚突然發熱時（hot flashes），排汗過多所損失的鈉。
生的胸腺萃取物	依照產品指示。	增強免疫功能。
不飽和脂肪酸（櫻草油）	2粒，每天3次。	幫助體內製造動情激素。
維他命B羣	100毫克，每天2次，與正餐一起服用。	必要時可用注射的方式。
維他命C	3,000～6,000毫克，分成數次。	一種抗緊張維他命，也用以修補組織。
維他命E	剛開始400IU，漸增至1,200IU。	試找出能減輕皮膚突然發熱之劑量，並維持此用量。維他命E對動情激素的製造是重要的。
● 重要者		
L－精胺酸（argini-ne）加 L－離胺酸（lysine）	500毫克，每天2次。	這兩種必需胺基酸幫助手術後的復原。使用離胺酸可平衡精胺酸。

補充品	建議用量	說明
●有幫助者		
Gerovital　H－3 (GH－3)錠劑	1錠，每天2次。	使停經後的症狀減到最少。
綜合腺體萃取物 (Cytozyme F，來 自Henderson）	依照產品標示。	協助腺體功能。
綜合維他命及礦物質 複合物	依照產品指示。	使維他命及礦物質回復平衡。

建議事項

□如果剛動過手術，應補充維他命A、E乳劑及鋅。服用50,000IU維他命A及
　其所含的維他命E。維他命A及E對免疫功能都是重要的。鋅則每日服用50
　毫克。鋅也幫助免疫系統及修補組織。

□避免乳製品、咖啡因、可樂、糖、紅肉及加工食品。

□請見第二部的低血糖症，並參照其飲食。

考慮事項

□有一種新的雷射療法可避免子宮切除術，它叫Yag型雷射。尚未普遍，不
　妨向醫生打聽。

□維他命E有助於預防開刀留下的疤痕，並減輕縫針局位的癢痛。打開維他
　命E膠囊，直接塗在開刀部位。

□也請見第二部的停經。

懷孕相關問題
（Pregnancy－related problems）

計劃懷孕及自我測試

排卵期的自我檢驗

　　有一種檢驗方法可幫助計劃生小孩的人決定最佳的受孕時機。但別忘了，沒有一種測試是100％準確的。藉由測量黃體激素的上升(此荷爾蒙促使排卵)，能預知排卵的時間。

　　一種含化學成分的沾棒可偵測尿液中的黃體激素(簡稱LH)。如果LH出現在尿液裏，此沾棒會改變顏色。在此陽性反應後的12至36小時內將發生排卵。可到藥房購買這類產品(例，Ovu－Stick，或First Response)。

　　大部分醫生在作診斷前都必須經由本人的同意。將管子、探針、照鏡等物體插入體內，或利用輻射、藥物反應、麻醉、染劑(用於顯像技術)等方式檢查，都可能涉及危險。這些危險視母親年齡、健康狀況、醫術而定。

懷孕的自我測試

　　有兩種簡便的方法可檢驗懷孕與否：

1. 將清晨起床後排放的尿液與特製試管內的特定化學試劑混合，若在試管底部形成一圓圈，則表示懷孕了。

2. 另一種方式是此清晨的尿液放入些許試管中，置一含指示劑的沾棒於尿液中15分鐘，再將此沾棒放入另一試管中15分鐘。若此沾棒改變顏色即表示懷孕，可再請醫生確定。

　　調查顯示這些懷孕自我檢驗的準確率僅達77.1％。若出現陽性反應，應再讓醫生確定。

　　懷孕是令人喜悅的，然而，也有許多常見的問題將伴隨而來。嚴重的問題可能例如致命的流產，輕微的則例如妊娠紋。大部分的原因包括體內荷爾蒙的改變、缺乏營養或體重分配不均(由於突然的增重)。下面將為你介紹一些常見的問題，包括天然療法及一些建議，以保持懷孕期間的健康。也必需定期產檢。

背痛

□為了減少懷孕期間的背痛，孕婦不宜長時間處於某種姿勢，或穿高跟鞋、或任何前彎及向上伸展的運動。每天需作2～3分鐘的體操。

□另一種消除背痛的方法是用毛巾沾滿蘋果醋，將多餘的擰掉。側躺在床上，將此毛巾鋪在背上，15～20分鐘。放鬆心情。

牙齦流血

□避免懷孕期間牙齦流血，準媽媽應每天使用牙線剔牙、至少刷3～4次牙

（記得漱乾淨），及用清潔的手指按摩牙齦。

□務必在飲食中補充足夠的鈣質和高生理價值的蛋白質。增加富含維他命C食物的攝取量，缺乏此維他命，易促成牙齦出血。此外，抽煙的孕婦易流失維他命C。懷孕的婦女應戒煙。

□懷孕期間至少看一次牙醫，但勿照射任何X光。

便秘

□欲紓解此問題，可多吃新鮮水果或脫水的水果，例如乾李、無花果、葡萄乾。每天吃新鮮蔬菜及各式生菜沙拉。勿忘喝6～8杯水或果汁。全麥麵包、麥片早點、麥麩片都有幫助。起初，加2茶匙燕麥麩於1杯蘋果汁，每天二次。在身體適應前，燕麥麩可能容易在體內產生氣體。

□未經醫生許可，勿自行購買藥房裏的通便劑。

□除了每天定時排便，每日至少步行1.6公里是非常有益的。排便時應抬高足部及腿部，以紓解肛門肌肉。記住，體內的黃體激素（progesterone）增加，將影響腸子的蠕動。

□如果以上方法皆無效，偶爾可試試灌腸劑配溫水。

頭暈

□由於子宮內的胎兒壓迫母體主要的血管，造成孕婦血壓下降，產生頭暈的現象。勿迅速地變換身體的位置。應注意每一個移動。

脹氣

□可作食物日誌，找出引起脹氣的食物（或某些食物組合）。每天吃四～五小餐，取代三大餐。細嚼慢嚥。將食物快煮，而勿使其久沸。除了定時排便，每天走1.6公里路也有益於消化及排泄。

□豆類所含的硫化物易引起氣體，食用前，將1杯豆子與5杯水一起煮沸1分鐘。將水瀝掉後，再添5杯水，正式烹調。

腹股溝（鼠蹊）痙攣、刺痛或壓迫感

□此問題通常發生於右側，會感到一股刺痛。連接子宮至下腹部的圓形韌帶將紐結而痙攣。在懷孕的後階段，可能出現腹股溝下半部有壓迫感。依照醫師建議的運動，每天練習，有助於減輕此狀況。

□痙攣來襲時，作深呼吸。向痛的部位彎曲，以鬆弛韌帶。側躺床上休息，

直到痙攣消失。

胃灼熱

☐此症狀常見於懷孕期間，是因為子宮擴張，使胃液逆流入食道所致。勿食辛辣或油膩食物、酒精、咖啡、碳酸氫鈉(麵包蘇打)、Alka－Seltzer制酸劑。

☐用餐時先喝1湯匙的牛奶或酸乳，使胃壁形成保護膜。每天吃4～6小餐。

☐經常走動。

痔瘡

☐若發生痔瘡，應增加粗糙食物的攝取量，例如，生菜、水果、乾果、全麩片、全麥麵包。如此有利於軟化糞便及幫助排便。乾硬的糞便使患者疼痛，甚至肛門流血。每天喝6～8杯水或果汁或藥草茶。

☐排便時，抬高足部及腿部，以利紓解肛門肌肉。勿過度使力及久坐馬桶。

☐用金縷梅(witch hazel)冷敷，有助於收縮痔瘡患部。

☐每日步行1.6公里有助於消化及排泄。

☐請見第二部的痔瘡。

失眠

☐失眠是懷孕最後數週常見的現象，因為孕婦可能苦於找不到舒適的睡姿。此外，缺乏維他命B也易造成失眠。因此，應多攝取維他命B豐富的食物。

☐若不是真覺得疲倦，勿強迫自己入睡。讀書報刊物或做輕鬆的家事，直到想睡。

☐西洋甘菊(chamomile)、馬郁蘭(marjoram)、檸檬香油，均以其促進睡眠的功效著稱。睡前或半夜，試喝一杯這種熱藥茶加蜂蜜或檸檬。

腿抽痙

☐懷孕期間，聰明的孕婦都知道要加鈣及鉀的攝取量，以預防腿抽痙。這些礦物質的來源有香蕉、葡萄柚、柳丁、白乳酪、酸酪乳、鮭魚、沙丁魚、大豆、杏仁果、芝麻。然而，若真的發生腿抽痙，下列建議或許管用：

● 當睡眠或坐下時，將腿升高過心臟的位置。

● 勿定點站立過久。改變重心，由一腳移至另一腳。

- 勿將腳指尖向外指,應向上翹,以減輕痙攣。
- 每天走1.6公里路,幫助腳的血液循環。
- 熱敷抽痙部位,並施加壓力(用雙手)。

流產

☐ 有些婦女無法順利懷胎十月,而導致流產。其原因許多,包括情緒緊張、營養不良、全身不適、感染、腺體疾病。

☐ 有此問題的婦女可利用一種新的免疫技術,以提升懷胎足月的機會。密西根大學的醫生,將來自胎兒父親的白血球製成兩種疫苗,注射到母體內。如此可預防母體的免疫系統將胎兒視為外來物,而產生不正常的排斥反應。

情緒變化

☐ 此現象經常由荷爾蒙改變及缺乏維他命B所致。儘管孕婦大多僅能以忍耐來應付,但應攝取維他命B及鐵質豐富的食物。缺乏鐵質所引起的貧血會使孕婦疲倦、煩躁、不悅。

害喜

☐ 大約50%的孕婦在懷孕的前三個月會經歷不同程度的噁心及嘔吐。它可能發生在一天的任何時候。

☐ 不要因嘔吐而不吃或不喝。害喜的孕婦應少量多餐,並吃全麥餅加核果醬或乳酪,當作點心。這些餅乾或全麥土司可放在床邊,在起身前吃。除此,每隔4小時,服用50毫克的維他命B_6,並在早晨服用400毫克的鎂。然而,勿長期服用這些補充品。

☐ 薑製成的膠囊也有益。將下列藥草製成茶,也能減輕嘔吐:紅覆盆子葉(raspberry)、歐薄荷、羅勒(basil)。

流鼻血及鼻塞

☐ 懷孕期間,血量增加,經常造成某些微血管破裂,引起流鼻血。而且,鼻腔內的氣道很自然地膨脹。缺乏維他命C可能是一促成因子。好在,這些症狀將隨著嬰兒出生而消失。

☐ 勿使用滴鼻液或鼻腔噴霧劑。應用溫水裝入空的噴霧瓶中代替。向鼻腔噴溫水氣有助於保濕及收縮鼻內膜。

□利用濕氣機提高空氣的濕度，也有幫助。

□多吃維他命C豐富的食物，例如，綠花椰菜、甘藍、葡萄柚、檸檬、柳丁、青椒、草莓。

□乳製品易刺激黏膜分泌。減少乳製品攝取量的同時，別忘了補充白雲石粉、鈣、鎂、骨粉等礦物質。

坐骨神經痛

□坐骨神經是體內最大的神經，它由骶叢起，離開骨盆，穿過坐骨大孔，經由臀關節，下至大腿背側。懷孕時，經常發生此神經不適的現象，但通常在嬰兒出生後，隨著消失。

□可請教合格的物理治療師或脊椎推拿師，他們必須經過特別訓練，以處理孕婦問題。

皮膚問題

□孕婦常見的皮膚問題有粉刺、面疱、紅斑、臉上長大黑斑。這些皮膚變化會隨著嬰兒出生而消除。

□每餐前，服用5毫克葉酸，可能有助臉上大黑斑消失。

□長粉刺時，勿使用化妝品。

肋骨部位疼痛

□此症通常在懷孕最後六週當胎位下降時消失。

□有此問題時，可經常變換姿勢。

妊娠紋

□妊娠紋是出現在腹部、臀、大腿、乳房等處的帶紅色波浪條紋，它們會逐漸轉白。這是因快速的體重增加，使皮膚過度延長及深層纖維撕裂所造成的。不幸的，這種條紋不會消失，只會變得較不明顯。

□然而，妊娠紋卻是可以預防的，將下列材料配好，塗在容易發生的部位：
  1／2杯純橄欖油，1／4杯蘆薈露，6粒維他命E膠囊(切開)，4粒維他命A膠囊(切開)。
  將以上成分用攪拌器混合，存於罐內，冷藏。每天使用。
  彈性蛋白乳霜也非常有益。

排汗

☐排汗時，表示你的身體正在調節體溫，以利胎兒發育。可穿寬鬆、質輕、
舒適的衣服。

☐孕婦勿泡熱水浴。體溫上升可能威脅胎兒的生命。

四肢水腫

☐動情激素的上升引起手腳水腫。有些水腫是正常的，也可接受。然而，一
旦發現任何水腫，仍應告知醫生。因為這可能是毒血症的初期，這是懷孕
時的一種嚴重疾病。

☐你的四肢出現浮腫時，務必卸下戒指，勿遲疑，否則可能必須用切除的方
式拆下。

☐維持一均衡的高蛋白飲食時，需避免所有高度加工的食品。勿使用利尿
劑。

☐穿寬鬆舒適的衣物及鞋子。此時，你需改穿較大尺碼的鞋子，但隨著嬰兒
出世後，腳又將恢原來大小。此外，勿讓小孩坐在大腿上，或放置其它重
物，以免防礙血液循環。

☐每天走1.6公里路，以控制此情況。

頻尿

☐這是懷孕初期及後期的自然現象。孕婦可藉此機會為將來嬰兒出生後，需
半夜起床照顧寶寶而作準備。

☐勿減少流質的攝取量。每天喝6～8杯的液體。

靜脈曲張

☐這是靠近皮膚表層的靜脈擴張之現象，通常在嬰兒出生後即消失。下列建
議能減輕此狀況：

●勿穿緊身褲襪、皮帶、高跟鞋。

●勿長久站立或翹腳坐著。經常變換姿勢。

●儘可能以腳高過心臟的方式坐著。

●如果醫生建議的話，可穿支撐性長統襪。將它置於床的附近，在下床前穿
戴。

●每天走1.6公里路是非常有益的。

□請見第二部的靜脈曲張。

懷孕時的營養保健

此時期均衡的營養及纖維是很重要的。少吃脂肪及膽固醇。

營養素

補充品	建議用量	說明
● 非常重要者		
葉酸	800微克。	
鐵	30毫克。	Floradix配方是好的鐵質來源。
蛋白質補充品（植物性）		缺乏蛋白質與胎兒畸型有關。
維他命B羣		
維他命C	2,000～4,000毫克。	分娩前服用較大劑量或許能減輕50%的陣痛。
● 有幫助者		
嗜酸菌		
鈣和	1,500毫克。	
鎂	750毫克。	
海帶錠	每日5錠。	
綜合維他命及微量礦物質		
硒	每磅體重服用3微克。	可保護嬰兒的肺組織。
維他命A	25,000IU。	服用β－胡蘿蔔素的形式。
維他命D	1,000IU。	

補充品	建議用量	說明
維他命E	400IU。	早產兒及體重輕的嬰兒往往缺乏維他命E。
維他命K(苜蓿錠)		血流過多時使用。

藥用植物

☐紅覆盆子葉(red raspberry)製成的茶能幫助子宮收縮較有效率。懷孕最後六週多喝此茶。薺菜(shepherd's－purse)幫助分娩時的子宮收縮。蕁麻葉也是懷孕期間的良好補品。

☐我們也推薦下列藥草的組合：Squaw藤(有益分娩)、甘草及透納樹葉(damiana)。

建議事項

☐孕婦勿使用下列藥物，以免防礙胎兒發育：Alka－Seltzer、抗組織胺、感冒藥、咳嗽藥、Datril、去充血劑、Di－Gel、動情激素(女性荷爾蒙)、Gelusil、Maalox、礦物油(阻礙脂溶性維他命的吸收)、Pepto－Bismol、Rolaids、Tums、Tylenol。

☐治療癲癇猝發的藥物狄蘭汀(Dilantin)及苯基巴比特魯(phenobarbital)造成初生兒心臟缺陷的機率是一般情況的四倍。此外，抗生素安匹西靈(ampicillin)及四環素(tetracycline)可能造成致命的心臟畸型。

☐阿司匹靈被認為與胎兒畸型、出血、死亡有關。

☐Aspartame(代糖)及苯甲胺酸可能改變胎兒腦部的發育。

☐Accutane(治療粉刺的藥)可導致胎兒畸型。也避免Tegison(治療牛皮癬)。

☐大量使用咖啡因會導致嬰兒畸型。

☐保持均衡營養及適當運動、呼吸新鮮空氣、休息。

☐勿食垃圾食物、高度調味或油炸的食物、酒精、咖啡。勿抽煙或使用藥物(除非經醫師指示)。

考慮事項

☐3%到5%的孕婦有妊娠糖尿病。這發生於懷孕的後半期。因此，在第24到

28週之間，需特別注意此問題。

□缺乏鋅、錳、葉酸及蛋白質不均衡，都可能造成胎兒畸型及智障。

懷孕期的產檢

有許多產前檢查可以診斷胎兒的健康。然而，有不少測試方法對母親及胎兒都有危險。因此，應當僅在醫生的指示下進行，同時，孕婦也需完全明白為何作此檢查及其可能涉及的危險性。

羊膜穿刺

此技術用於檢查胎兒是否健康。先局部麻醉母親，再用一根長的空心針插入子宮，抽出羊水作分析。此方法對母親及胎兒均有高度危險性，包括，母親和胎兒交換血液、羊水感染、腹膜炎、血塊、胎盤出血、傷害胎兒、早產。因此，作此項檢查需考慮清楚及謹慎執行。

此測試可判斷胎兒的性別，但勿為此目的而作。它主要用來檢查胎兒是否畸型，以幫助孕婦決定是否終止懷孕。

絨膜絨毛取樣（CVS）

絨膜絨毛是胚囊上的指狀突出物，這些細胞的基因組成與胎兒相同。因此，取少量的絨膜組織可檢查胎兒的基因是否正常。作此測試的時間可比羊膜穿刺早，通常是在懷孕的第八週至第十週之間作，過程需費30分鐘。

CVS可能產生的危險有感染、母體或胎兒流血、自發性流產、Rh免疫、胎兒畸型、胎膜穿孔。此測試的優點是結果快速及可以在懷孕早期進行，以便及早發現。不過，和其它測試一樣，在決定作此產檢前，需慎重考慮其優缺。

超音波檢查

此檢驗是藉由高頻率音波掃瞄物體，而得到物體反射音波的訊息。此技術原本用於航太研究，稍後被運用於產前檢查。

一種稱聲納圖（sonogram）或B－掃瞄的超音波是向著孕婦的腹部發射間歇性音波。藉此，胎兒、胎盤，及其它相關結構將透過電視螢幕顯示出來。如此一來，醫生可檢驗胎位、胎兒成熟度、胎兒數目、胎盤位置、胎兒心跳，及估計預產期。

超音波雖比X光有效率及安全，但仍未被美國食品藥物管理局認為可以

定期使用的產檢，應僅在必要時採用。

春情素醇分泌研究（estriol excretion study）、無壓測試、催產素測試

春情素醇分泌研究可為糖尿病孕婦或有其它困難者決定最佳的分娩時機。無壓測試（non－stress test）決定胎兒的健康情況，催產素測試有助於決定胎兒承受分娩壓迫的能力。

如果必須作以上這些檢驗，醫護人員將先和孕婦作深入的討論。記住，身體及小孩都是你自己的。你應該對所要作的檢驗及其可能出現的狀況有全盤的認知。

不孕症（Infertility）

不孕症即指在一年或更久之定期性行為後，無法在排卵期間受孕。它也包括無法懷胎足月。不孕通常由荷爾蒙失調造成。

一些可能的因素包括骨盆發炎及衣形菌感染（chlamydia）。衣形菌是不孕症的主要原因之一，但大部分婦女並不知道自己感染此疾。

由於過敏反應，有些婦女對其配偶的精子產生抗體。解決此問題，可先使男性用保險套30天，待女性體內的精子抗體減少，趁排卵期間，不用保險套性交，有可能達到受孕的目的。

不孕的原因相當多，不妨多聽聽醫生的意見。

排卵期的自我測試

當計畫生小孩，你可作一檢查以找出最佳的懷孕機會。但需知，沒有任何測試是百分之百正確的。藉由測得黃體激素（LH）含量的上升，可預測排卵時間（黃體激素誘發排卵）。

利用塗有化學成分的沾棒，可由尿液中測得被釋出的黃體激素。此時，沾棒上呈現顏色改變。在獲得此陽性反應後，排卵即將12～36小時內發生。可到藥房購買Ovu－Stick或另一套測試稱First Response。

大部分醫生在作任何診斷測試前，必須經過患者同意。任何時候，用針管或探照儀器穿入體內檢查，或經由輻射線、藥物反應、麻醉劑、染料（用於某些顯影或影象處理的技術）等方式檢驗，均可能引起危險。這些危險視年齡、健康狀況及醫生的醫術而定。

營養素

補充品	建議用量	說明
● 必需者		
維他命E	400～1,000IU。起初，200IU，漸增。	用於平衡荷爾蒙的製造。
鋅	80毫克。	對前列腺功能及生殖器官的生長有重要性。
● 重要者		
Gerovital H－3 (GH－3)，來自羅馬尼亞	依照產品標示。	促進性荷爾蒙的製造。
肝液注射	每週2次。	提升性器官的功能。
二十八烷醇	1膠囊，每天3次。	小麥胚芽的心部有助荷爾蒙的製造。
● 有幫助者		
Astrelin(來自歐洲)	依照產品標示。	使用錠劑形式已出現良好效果。
L－酪胺酸(tyrosine)	500毫克，每天2次，空腹時服用。	減輕緊張與壓力，有助穩定情緒。
蛋白質分解酶	兩餐之間2錠。	幫助消化，以利營養的吸收。
卵巢濃縮物	依照產品指示。	這是腺體產品。請見第三部器官腺體食療法。
維他命A加 β－胡蘿蔔素	15,000IU。 15,000IU。	對生殖器官的功能是重要的。
維他命B羣及 維他命B$_6$	50毫克。 50毫克，每天3次。	對生殖器官的功能是重要的。

藥用植物

□可用當歸、gotu柯拉(Kola)。

建議事項

□飲食需均衡。勿食動物性脂肪、油炸食物、糖或垃圾食物。多吃南瓜子、
　蜜蜂花粉或蜂王乳。
□避免激烈運動、熱水浴、蒸氣浴，這些將影響卵的成熟。
□勿吸煙。也勿吸二手煙。並避免情緒緊張。

考慮事項

□大部分女性選擇在生育年齡的晚期懷孕。然而，一個婦女的生殖能力在30
　歲以後開始走下坡。
□PABA(對胺基安息香酸)刺激腦下腺的分泌，而且有時能挽回不孕婦女的
　生殖能力。
□近來研究顯示，咖啡可能造成婦女不孕。
□重金屬中毒可能影響卵的成熟。作毛髮分析可檢驗是否有此中毒症。
□請見第二部的陽萎。男性的陽萎對不孕症也有重大的影響。

性冷感(Frigidity)

　　性冷感的婦女無法感受性行為所帶來的歡愉。證據顯示，性冷感通常是
源自於心理因素，例如恐懼、罪惡、自悲。童年及青春期的不愉快經歷是常
見的導因。在這種情況下，專家建議作心理健康治療。然而，性冷感也可能
由生理因素造成。由於潤滑不足、刺激不夠或其它一些生理因素，使有些婦
女在性交時感到疼痛。有此問題的女性可向醫師諮詢解決途徑，例如，外科
手術，以減輕性交的疼痛。缺乏維他命可引起女性荷爾蒙的不足，而導致性
交前的潤滑不良。果真是此因，則請參照下列的營養補給計畫，以改善狀
況。

營養素

補充品	建議用量	說明
●非常重要者		
Gerovital　H－3 (GH－3)來自羅馬尼亞	依照產品標示。	此藥效果極佳,能提高性活力。
海帶	每天8錠。	是各種礦物質及碘的來源。
維他命B羣	每天100毫克,2次。	
維他命E	剛開始時,每天200~400 IU,漸增至1,600IU。	是生殖腺所必需的
●有幫助者		
魚肝油	餐前1湯匙。	補充維他命A及D。
卵磷脂	每天3海匙或5粒膠囊。	含必需脂肪酸。
L－苯丙胺酸及 (phenylalanine)酪胺酸(tyrosihe)	空腹時,與50毫克維他命B。及500毫克維他命C同時服用。	注意:高血壓、糖尿病患者及孕婦勿大量使用。
PABA(對胺基安息香酸)	每天100毫克。	能促進活力的維他命B。
維他命C加生物類黃酮	每天3,000~6,000毫克,分成數次。	對腺體的功能及抗緊張反應有幫助。
鋅	每天50~80毫克。	缺乏鋅會影響性能力。

藥用植物

□可使用蜜蜂花粉、透納樹葉(damiana)、Fo Ti、洋菝葜(sarsparilla)、鋸形葉棕櫚(saw palmetto)、西伯利亞人參、gotu柯拉(kola)。

建議事項

□飲食中需包括苜蓿芽、酪梨、新鮮雞蛋(直接來自母雞，而非超市冷藏的蛋)、橄欖油、南瓜子、及其它種子與核果、大豆油及麻油、小麥。

□避免家禽肉、紅肉、糖製品。

□避免污煙瘴氣的場所。骯髒的空氣影響免疫系統功能及荷爾蒙作用，以及身體其它各部的機能。

考慮事項

□甲狀腺機能不足可能與性冷感有關。請見第二部的甲狀腺機能不足，並作自我測試。

餵母乳的問題
(Breast feeding—related problems)

　　哺乳是母親餵食新生兒的天然方式，藉此，不需依賴牛奶或人工配方。女性的乳房能勝任哺育嬰兒的工作，而且提供許多好處給嬰兒，不是奶粉及其它配方能取代的。例如，母奶較容易消化、預防便秘、降低食物過敏機率及預防嬰兒受病菌感染。它也促進健康的口部發育、滿足吸吮的需求及增加母親與小孩的肌膚接觸。除此，哺乳對母親也有好處，它減低胎盤部位出血的機率、也給母親一個休息的機會、促進子宮收縮，使其回到懷孕前的大小。

　　在哺乳時，像其它新鮮及不熟悉的事一般，將會出現一些問題。本節即提供一些最常見的哺乳問題之解決方法，以幫助第一次哺乳的母親勝任愉快。

脹奶(Engorgement)

　　這個暫時性的問題，可能在小孩出生2～5天之後發生。這是因為乳房的血液供應增加及乳汁壓迫，使乳房腫脹。可能出現輕度的發燒，乳房會有飽滿、硬、軟、緊等感覺，而且乳房的表皮會發熱、光滑、膨脹。哺乳時，不一定會出現這些狀況。

　　防止脹奶主要得靠經常哺乳，沒有任何耽誤，及不限制吸奶的時間。在白天或晚上都不應該省略或延遲哺乳。勿給嬰兒任何配方或糖水，並使嬰兒在每一次餵奶時，將乳汁吸乾。每一邊乳房大概需7分鐘。

　　處理脹奶的方法包括經常餵奶、在兩次哺乳之間使用牛奶杯以紓解壓迫感、按摩乳房。不論白天或晚上，都需維持每隔1小時半至2小時的哺乳時間表。每次餵奶前30分鐘，給予乳房蒸氣熱，同時，在餵奶時，一邊按摩乳房，將有助於乳汁流動。勿用乳頭罩，如此會混淆嬰兒的吸吮習慣(模式)、破壞乳頭、減少乳房的刺激作用及降低乳汁的供應。

乳頭痛(Sore nipple)

　　即使乳頭已事先準備好了，這問題仍可能發生。它最典型地是由餵奶姿勢不良，及餵奶時間安排不妥造成的。

　　要預防哺乳時的乳頭痛，請看我們建議的妙方：

● 勿用香皂、酒精或凡士林製成的產品來沖洗乳頭。這會將其天然的保護層沖掉。沒餵奶時，保持乳頭乾燥。可使乳頭晒晒太陽，通通風。經常餵奶，以防止嬰兒過度饑餓，而咬損乳頭。時常改變哺乳的姿勢，以交替嬰兒的嘴巴對乳房施壓的部位。學習如何正確地中止吸吮。

● 處理乳頭痛的方法如下：先用較不痛的那邊餵奶。然而，如果兩邊乳房都痛，則按摩乳房，直到疼痛減退，而乳汁也正好可供應嬰兒。確保嬰兒上下顎僅施壓於乳房最不柔軟的部位。每次餵奶後，使用乾熱法，例如用低瓦特燈泡，置於胸前12～18英吋的地方，烘乾乳房(10～15分鐘)。當嬰兒正準備開始吸奶，勿將乳房抽離。學習放鬆心情。

● 如果乳頭出現破裂及疼痛，在乳頭上塗一些蘆薈，將減輕不適，並促進復原。

乳管阻塞(Plugged duct)

　　乳汁管內有殘留的母奶或母親的胸罩太緊，均可能造成乳管阻塞。乳房的某部位若產生痛及硬塊，表示可能有此問題。仔細地檢視乳頭是否有乳汁乾後留下的漬。輕輕擦洗奶漬經常使用此不適的乳房餵奶，乳管會自然地恢復暢通。平穩地施壓按摩乳房，由胸腔壁移向乳頭，也能促進乳汁流通。

　　改變嬰兒吸乳頭的位置，使所有的乳汁管均能排乳。當嬰兒的吸吮力最強時，先讓嬰兒吸吮不舒服的這個乳房。

乳腺炎（Mastitis）

　　假如乳管阻塞而未加理會，能導致乳腺炎。乳房的紅、痛、燙，及類似感冒的症狀等，均是此毛病的徵兆。事實上，對哺乳的母親而言，所有像感冒症狀的出現，都應該注意是否為乳腺炎。

　　治療乳腺炎可藉由喝大量的流質、作充分的休息及用熱水瓶或熱水袋熱敷患部。勿停止哺乳，否則乳汁管仍然充乳，而且可能因乳汁管內的奶水過飽和而惡化此問題。此時，醫生可能開抗生素的藥，可在哺乳時服用。

　　在罕見的病例中，乳腺炎能導致乳房膿腫，使發炎的乳房內充滿膿。此膿腫可能需藉由切割使膿流出。此步驟是經由醫師處理。此時，乳汁會被擠出倒掉。應該繼續用未感染的乳房哺乳，直到膿腫治癒。

　　下列補充品是餵母奶的媽媽應該服用的：

營養素

補充品	建議用量	說明
●必需者 蛋白質補充品（含各種單一胺基酸或大豆蛋白）		大豆蛋白或單一胺基酸比動物性蛋白質好。
●有幫助者 Bifido 菌（Life Start，來自 Natren）	母親的用量：1／2湯匙，兩餐之間服用。嬰兒的用量：1／4，每天加入水中或果汁。	只用不冰的水泡製。增強免疫系統，並提供必要的良性菌。
鈣箝合劑 及鎂	每日1,000～1,500毫克。 每日500～750毫克。	避免使用骨粉，因其含鉛。
綜合維他命及礦物質複合物（高效力），含B羣（添加葉酸）加維他命C與D和鐵、錳	依照產品標示。	此強力配方是母親及嬰兒都需要的。
維他命B羣或啤酒酵母	剛開始少量的啤酒酵母，漸增至1湯匙，泡入果汁中，每日3次。	是製造奶水及紓解壓力所需的。

藥用植物

☐ 哺乳期間，使用下列任何植物都有益：苜蓿、幸福薊(blessed thistle)、
蒲公英、茴香、馬尾草、蕁麻葉及覆盆子。蕁麻葉有補品功效，除了有許
多營養素外，還含鐵質。

☐ 下列植物減少乳汁供應：樹皮、黑胡桃(black walnut)、鼠尾草(sage)及
西洋蓍草(yarrow)、高麗參。

建議事項

☐ 吃大量的啤酒酵母、蛋、果及種子、全麥等穀物。飲食中應包括豐富的生
食(未煮的)。

☐ 母乳幾乎是完美的食物。然而，它的維他命C、D及鐵質含量低。因此，
在與醫護員討論過後，你可能決定在飲食中補充這些維他命與礦物質。

考慮事項

☐ 加州大學(UCLA)醫學院曾報導，母乳會殺死一種微小的寄生蟲(腸梨形
蟲，Giardia lamblia)，這種微生物會在小孩中產生小腸疾病。

☐ 如果你需要補充乳汁之不足，可試試杏仁牛奶或豆奶與少量的木瓜(用果
汁機攪碎)。這配方與母奶相仿。在嬰兒出生數月後，可添加少量的粗煉
糖蜜(blackstrap molasses)及啤酒酵母。在改變嬰兒飲食前，記得多向
醫生詢問。

☐ 幾乎所有的藥物均可進入母奶，包括酒精、安非他命、抗組織胺、阿司匹
靈、巴比特鹽(barbiturate)、咖啡因、古柯鹼、含碘的止咳糖漿、清除
腫脹劑、麥角胺(ergotamine)、Librium、大麻、尼古丁抗生素、鴉片
(嗎啡、甲基嗎啡)、度蘭汀(Demerol)、Tagamet、止痛藥(tylenol)、
Valium。嬰兒吸入這些藥的作用包括下痢、心跳加速、煩躁不安、不舒
適、哭及睡眠不足、嘔吐、痙攣。除此，這些藥中有些可能累積於嬰兒體
內，使嬰兒也上癮。

乳房纖維囊腫病
（Fibrocystic disease of the breast）

　　50％以上的成年婦女有乳房纖維囊腫病。缺乏碘是常見的原因。其它因素包括荷爾蒙失調、不正常的乳汁分泌〔由高量的動情激素(estrogen)造成的〕。

　　此病的特徵是乳房柔軟及有圓形團塊(有硬有軟，能自由移動)。通常在月經來潮前痛得最厲害。這些囊腫可能改變大小。

　　這些囊腫內充滿液體，同時有纖維組織圍繞在外，使外觀變厚似疤痕。觸壓時會痛。當荷爾蒙失調或異常的乳汁分泌發生時，液體會被乳房吸收。乳汁腺分泌乳汁至乳房的纖維組織，導致乳房纖維囊腫病。當婦女年紀愈大，其淋巴系統愈不容易完全地回收這些液體，於是便在乳房內形成囊腫及發炎。這些囊腫是良性的。

　　癌細胞的生長通常不會自由移動，而且不柔軟也不會消失，然而，囊腫是軟柔且可自由移動(非固定的)，它摸起來好比隔著眼皮摸眼球一般。

　　在醫院裏，醫生簡單地用一根針來診斷纖維囊腫病。此針用於取出囊腫內的液體。通常還需照乳房X光片，以剔除癌症的可能性。

　　Danazol(一種荷爾蒙)透過腦下腺的作用，降低卵巢的功能。結果，造成乳房內動情激素量的減少，使囊腫縮小。Danazol並非對所有的女性都有效，但60％的人在使用數週後成效顯著。許多病人指出患部較不疼痛或不那麼柔軟了。但此藥恐怕有些副作用。最好是在下列的建議都無效後才使用此藥。

　　使用櫻草油(primrose oil)能縮小囊腫，減輕症狀。下列的飲食也將有所助益。

營養素

補充品	建議用量	說明
●必需者		
輔酶Q₁₀	每天100毫克。	作用與維他命E相似，但效果更強。是一種強力抗氧化劑。

補充品	建議用量	說明
鍺	每天100毫克。	作用快速的止痛劑。也改善組織的氧和作用（oxygenation）。
海帶	每天6錠。	豐富的碘來源。此病與缺碘有關。
櫻草油膠囊	每天3次，各2粒。	極重要的補充品。光吃此物即可能縮小囊腫。在歐洲使用成功。
維他命E乳劑	每天1000IU，使用一個月。或使用錠劑，開始時400IU，漸增至1000IU。	光補充維他命E即可能治好此病。
●非常重要者 維他命A加 β－胡蘿蔔素 維他命B₆及 硫胺素及 B羣	每天15,000IU。 每天10,000IU。 每天3次，各50毫克。 每天3次，各50毫克。 每天服用。	對乳汁管系統的黏膜是必要的。
●重要者 維他命C	每天3,000－7,000毫克，分成數次。	對荷爾蒙的製造（尤其是腎上腺素）及平衡是必需的。
●有幫助者 高級綜合礦物質	依照產品標示。	維持體內礦物質平衡。
蛋白質分解酵素（Intenzyme Forte，來自 Biotics Research或Inflazyme Forte，來自American Biologics）	依照產品標示。	減少二度發炎的機會。

藥用植物

☐治療乳房纖維囊腫可使用下列植物：菊花植物(echinacea)、金印草、草本的squaw藤、毛蕊花(mulein)、保哥果(pau d'arco)、美洲商陸(poke)根、紅苜蓿(red clover)。

建議事項

☐低脂高纖的飲食對患者很重要！多吃生菜，包括種子、核果及穀類。但切忌腐敗的核果。每日飲食中需包括蘋果、葡萄、葡萄柚、香蕉、未炒過的核果、種子、酸酪乳、新鮮蔬菜。全麥等穀類及豆類也是飲食中重要的一環。

☐避免酒精、動物產品、腐敗食品、油炸食物、鹽、糖、香煙、白麵粉產品、動物性脂肪(例如，焙根、香腸、火腿、牛肉、豬肉)。

☐含咖啡因的食物，例如，咖啡、茶(藥草茶除外)、可樂、巧克力等是最忌諱的。根據研究報告，飲食中戒除含咖啡因的食物能提高囊腫消除的機率。

☐可使用美洲商陸(poke)的根部製成糊藥，敷在患部。請見第三部的糊藥。

☐請見第二部的甲狀腺機能不足，並作一次體溫測試。

乳癌(Breast Cancer)

　　乳癌是美國婦女首要的惡性腫瘤死亡原因。乳癌的最初期是最好醫治的階段。婦女們必須定期自我檢查(請見自我測試)，定期作乳房X光片(mammogram)，並改善飲食及生活習慣，以減低罹患乳癌的機率。飲食中含高量脂肪，已被認為與乳癌有關。

　　乳房實際上是一個腺體，含有乳汁管、乳腺葉(lobes)、脂肪組織及淋巴管網路。假如你沒有懷孕，但卻有黃色、帶血或清澈的分泌物從乳頭流出，應儘快請醫生檢查。雖然大部分的胸部隆塊與癌症無關，但一旦發現胸部有任何突起，應儘快看醫生。癌症的隆塊是堅硬的，不會移動，而且，通常無痛。

　　習慣觸摸乳房的婦女，較能夠察覺到細微的變化。一旦檢查到硬塊，應立即向醫生詢問，不能延遲。一個不會到處移動的硬塊，可能是癌，或可能

只是月經期間，正常的纖維囊腫性(fibrocystic)變化所造成的。作一次組織切片檢查，便可知這是屬於那一種硬塊。

柏哲德氏病(Paget's disease)，是發生於乳頭的癌，無法利用檢驗的方式查出。這種癌症是當癌細胞游走到乳頭時發生的。其症狀為紅、癢、痛。柏哲德氏病通常意味著在乳房組織的其它部位出現了主要的乳管癌(carcinoma)。並非所有的乳頭發癢及出疹均與癌有關。

80%的乳癌是侵入性乳管癌(infiltrating ductal carcinoma)。乳管癌會侵入周圍的乳房組織。這種癌症是經由形成硬塊而被發現的，或藉由乳房X光片。

發炎性乳癌是另一型的乳管癌，其特徵是淋巴管及血管被腫瘤堵塞。皮膚會變厚、變紅。乳房會變得極其柔軟，並且看起來像被感染的樣子。由於發炎反應使血管及淋巴管供應增加，而造成此型癌細胞的快速蔓延。因為良性的乳房病變可能類似發炎性乳癌，故需利用切片檢查，以證實是否為惡性腫瘤。

乳管內瘤的特徵是乳管內有癌細胞生長。有時，這種癌不會入侵其它組織。這種疾病稱局部化乳管內瘤(intraductal carcinoma in−situ)。

乳腺葉癌佔乳癌的9%。此種癌通常同時發生於左右兩乳房。

較罕見的乳癌種類包括：乳小管癌(tubular carcinoma)、惡性葉狀囊肉瘤(malignant cystosarcoma phylliodes)、髓狀乳癌(medullary carcinoma)、腺樣囊腫癌(adenoid cystic carcinoma)及其它幾種更稀有的種類。這些型的癌似乎比較不具破壞性。它們的診療方式與較常見的乳癌相似。

乳房的自我測試

每個月固定時候檢查你的乳房是很重要的。月經來臨時，乳房會產生自然的變化，故在此時，不要檢查乳房。熟悉對自己乳房的觸感，使你能對任何異樣或隆塊變大保持敏感。任何乳房的改變都應該告訴醫生，而且如果有任何檢查上的疑問，應請醫生再檢查一次。

1. 面對鏡子站立，將雙手舉過頭，彼此壓緊。觀察乳房的形狀。然後，將雙手壓臀部兩邊，尋視乳房是否有皮膚凹陷之處，乳頭有否異位，兩邊乳房的外觀是否不致，或皮膚及乳頭上有紅色脫皮或加厚的情形。

2. 舉起一手臂高過頭。用另一手仔細穩當地從乳房的外圍檢查。作圓環狀的移動，漸漸地移到乳頭。檢查腋窩與乳頭之間的部位時，請慢慢進行，同

時也觸摸腋窩。你的腋窩內有一些淋巴節；它們能自由移動，而且摸起來很軟不痛。檢查是否有硬塊，而且是不能移動的。癌細胞通常都附著在肌肉或皮膚的下面。重複相同的方法，檢視兩邊的腋窩。

3. 平躺身體，重複步驟2。這種姿勢較容易檢查到硬塊。同時，輕輕擠壓乳頭，以檢查是否出血或有黃色或粉肉色的分泌物。

男性也會長乳癌，故也應當作上述的自我檢查。

營養素

補充品	建議用量	說明
● 必需者 β－胡蘿蔔素	10,000單位。	強力氧化劑，能破壞自由基。
輔酶Q_{10}	每日100毫克。	改善細胞的氧和作用。
DMG（葡萄糖酸，來自達文西實驗室）	依照產品標示。	改善細胞的氧和作用。
蒜頭精膠囊（Kyolic）	每日3次，各2膠囊。	增強免疫功能。
鍺	每日200毫克。	改善細胞的氧和作用，阻礙癌細胞生長。一種強力的免疫激活劑。
蛋白質分解酶或Wobe－Mugos－N－Dragees	兩餐之間服用，2～6錠。	強力的自由基清除者。
硒	每日200微克。	強力的自由基清除者。
超氧化物歧化酶（SOD）	依照產品標示。考慮用注射液。	破壞自由基。
維他命A乳劑及維他命E	每日維他命A50,000～100,000IU，如此10天，或依照醫療計畫的天數。維他命E每日400IU，漸增到1,000IU。乳劑的形式能迅速被吸收、利用，而且高劑量時也很安全（不進入肝臟）。	維他命A對免疫力是必要的。缺乏維他命E與乳癌的形成有關。維他命E也幫助正常的荷爾蒙製造及有益免疫功能。

補充品	建議用量	說明
維他命B羣及啤酒酵母及膽鹼	每日3次，各100毫克。	維他命B是正常的細胞分裂及細胞功能所必需的。膽鹼協助減少動情激素(女性荷爾蒙)的製造。
維他命C加生物類黃酮	每日5,000～10,000毫克，分成數次。	有效的抗癌物質。請見第三部的抗壞血酸的洗滌。
● 有幫助者 Aerobic 07(來自有氧生活產品公司)或Dioxychlor(來自美國Biologics公司)	依照產品標示。	抗微生物劑。
綜合礦物質及微量元素，含豐富的鉀及鈣及鎂	鈣每日2,000毫克。鎂每日1,000毫克。	對正常的細胞分裂及功能是必需的。
肉鹼 (carnitine)，來自魚肝	依照產品標示。	用於保護乳房切除後的皮膚及用X-光治療的病人。
L-半胱胺酸及L-甲硫胺酸(胺基酸)	依照產品標示。	除去有毒物質。
L-牛磺酸(L-tau-rine)	依照產品標示。	是修補組織及器官的基礎物質。
Megadophilus 或 Maxidophilus 或 Primadophilus DDS	依照產品標示。	對身體具有抗菌效用。也可買到不含牛奶的品牌。
綜合消化酶	與正餐一起服用。	幫助消化。

補充品	建議用量	說明
綜合維他命	與正餐一起服用。	不應買長效型的那種。而且要不含鐵。
菸鹼素(B₃)及葉酸及膽鹼	B₃每日100毫克。膽鹼每日500～1,000毫克。	維他命B改善血液循環,建造紅血球細胞及幫助肝功能。
生的腺體複合物,含額外的胸腺萃取物	依照產品標示。	活化腺體的功能,尤其是胸腺(T－淋巴球製造處)。
海藻或海帶	每日5錠。	用以均衡礦物質。
維他命B₁₂	推薦你使用注射或含於舌下的形式。	預防貧血。

建議事項

□欲知飲食指南,請見第二部的癌症。

考慮事項

□保持身強體健有助於抵抗乳癌。請依照第二部的癌症篇中所推薦的飲食及補充品。飲食對乳癌的治療及預防是最重要的。

□當一個硬塊轉變成惡性腫瘤(癌症),有下列幾種治療可選擇:

1. 硬塊切除術(lumpectomy)。只除去腫瘤及其周圍少量的組織。

2. 四分圓切除術(quandrantectomy)。或稱部分切除法。僅將包含腫瘤的四分圓乳房(圓形的1／4)切除。

3. 簡單乳房切除術(simple mastectomy)。整個乳房去除,及部分腋下淋巴節。

4. 複雜徹底乳房切除術(modified radical mastectomy)。整個乳房去除,及所有腋下淋巴節。

5. 徹底乳房切除術(radical mastectomy)。整個乳房、淋巴節及胸肌均去除(目前低於5%的病人仍接受這型手術)。

□假如手術後,癌細胞已蔓延到淋巴節,則手術後的治療可包括放射線療法、化學療法,或荷爾蒙療法。硬塊切除或四分圓切除之後,總是需要再作放射線療法,以確保沒有癌細胞殘留。假如腫瘤需要依賴女性荷爾蒙

(estrogen)，則tamoxifen(Nolvadex)此藥或許可取代傳統的化學療法。此藥在癌症早期，可堵住乳癌細胞表面的女性荷爾蒙之受體(receptor)，阻礙癌細胞與此荷爾蒙結合，使癌細胞飢餓。

□當淋巴節被除去，有些婦女可能會發生靠近手術部位的那肢手臂腫大。這是不尋常的現象。手術過後，避免移動或帶重物品。穿寬鬆的衣服及戴手套，同時，避免過度曝晒太陽。如果手或臂中有任何反常的紅、腫、痛，請立即詢問醫生。他將建議一些手臂運動，以免手臂變僵硬，且有助於患部復原。醫生將觀察病人的病情好轉，達至少五年的時間。也可稍後，選擇乳房再造。

□家人的支持對乳癌病患是必要的。手術後的憂鬱、焦慮及恐懼是常見的。通常當醫療停止，病人才開始覺得比較舒服，而且也比較開朗。許多名人都曾患過乳癌，而且也都能繼續實踐他們的事業。成千上萬名曾得過乳癌的婦女，現在也都過著快樂、正常的生活。

醫學新知

□菲德瑞克斯博士(Dr. Carlton Fredericks)相信高量的女性荷爾蒙促進乳癌形成。而且，飲食不良使肝臟不易除去體內過多的女性荷爾蒙。正常的情況下，婦女在更年期以前，由卵巢製造的女性荷爾蒙(estrogen)會在肝中解毒，然後，再由卵巢補充新的荷爾蒙。當女性荷爾蒙製造過多，而肝臟負荷不起時，問題便來了。女性荷爾蒙也與纖維囊腫性疾病(fibrocystic disease)、經前不適、子宮內膜癌、子宮纖維瘤等病有關。女性荷爾蒙是體內需要的，但只需適量。

□研究人員已發現，年過40的婦女較年輕女性容易產生乳癌。乳癌與生活方式有密切的關連。新英格蘭醫學期刊曾指出，一週僅用三種飲料，會增加50％的乳癌罹患機率。全國婦女健康聯線正鼓吹所有婦女，縮減脂肪的攝取量至僅佔總熱量的20％。然而，使用此兩種脂肪是有益的：n－3脂肪酸(來自冷水域的魚)及橄欖油。

□研究已顯示，肺癌、膀胱癌、乳癌、結腸癌及皮膚癌的病人，其體內的維他命A含量低於正常值。

□目前認為的乳癌危險因子包括月經初潮早、停經期晚來、晚產、有乳癌家族病歷、停經後的肥胖症、酒精中毒、高脂肪飲食。

□根據英國曼徹斯特的克利福・凱博士(Dr. Clifford R. Kay)所作的研究，乳癌可能與使用口服避孕藥有關。他評估四萬多名婦女，並下如此結論：

使用口服避孕藥的婦女產生乳癌的機率是一般婦女的3倍以上。

□乳房移植中所用的矽,在實驗動物中造成惡性腫瘤(每年有130,000個乳房
移植案例)。

㈨肌肉・骨骼疾病

肌肉痙攣(Muscle cramps)

　　身體各部的肌肉痙攣經常由鈣及鎂不平衡和／或缺乏維他命E所致。貧血、關節炎，甚至動脈硬化症也可能導致痙攣。

　　大部分的肌肉痙攣發生於夜晚睡眠時，而且主要影響小腿肌及足部。此症較常見於老年人、小孩，及動脈硬化的患者。

　　用於高血壓或心臟疾病的利尿劑也可能引起肌肉痙攣。如果你正服用此類藥物，別忘了補充鉀。

　　血液循環不佳也會促成肌肉痙攣。在白天活動，若產生痙攣，應看醫生，因為這可能是血液循環不良的徵兆。請見第二部血液循環的問題。

營養素

補充品	建議用量	說明
●必需者		
鈣及 鎂(箝合劑或乳酸鹽)	每天1,500毫克。 每天750毫克。	如果無法消化牛奶，勿用乳酸鹽形式的鈣及鎂。缺乏鈣和鎂是夜晚小腿及足部痙攣最常見的原因。
維他命E	400～1,000IU(漸增劑量)。	改善血液循環。肌肉痙攣與缺乏維他命E有關。缺乏此，可能使走路或站立時產生腿痙攣。
●非常重要者		
鉀	每天99毫克。	幫助鈣及鎂的代謝正常。
矽土	依照產品指示。	協助鈣質的吸收。

補充品	建議用量	說明
維他命B羣添加菸鹼素(B₃)及硫胺素(B₁)	每天100毫克。	改善血液循環及細胞功能。
維他命C加生物類黃酮	每天3,000毫克。	改善血液循環。
維他命D	每天400IU。	是吸收鈣質所需之物。
●重要者 葡萄糖酸(DMG)	依照產品指示。	改善組織的氧和作用(oxygenation)。
●有幫助者 輔酶Q₁₀	每天100毫克。	改善心臟功能及血液循環。降低血壓。
卵磷脂	1～2湯匙，用餐時服用。	降低膽固醇。
維他命A	每天25,000IU(含於綜合維他命及礦物質)。	均是必需的營養素。
鋅	每天50毫克。	吸收鈣及維他命B作用所需之物。

藥用植物

□使用Ca－T(含鈣物質)、當歸、接骨樹果實(elderberry)、銀杏(白果)的萃取素、木賊、番紅花(saffron)、矽土等，促進血液循環。Chaparral對腿痙攣尤其有益。

建議事項

□吃苜蓿、啤酒酵母、大量的葉綠素、玉米片、海帶、綠葉蔬菜。

□按摩肌肉，並用熱敷消痛。

□如果走路時會痙攣，停止時又復原了，可能暗示著血液循環不良。請見第二部動脈硬化症的自我測試。

痙攣（Cramps）

請見肌肉痙攣；經前症候羣。

肌肉、關節扭傷及其它傷害
（Sprains, strains and other injuries of the muscles and joints）

　　肌肉若承受過度壓力將產生扭傷；此時，肌肉可能糾結緊縮。對肌肉施加不當的重量及長期勞動肌肉而無休息都可能造成肌肉扭傷。

　　當連接骨頭及肌肉的韌帶過度伸展，可能裂開，產生扭傷。關節周圍的軟組織將腫痛、瘀傷。最常受傷的關節包括腳踝、背部、手指、膝蓋、手腕。這些傷害常見於運動員。

　　下列營養品幫助療傷。

營養素

補充品	建議用量	說明
● 非常重要者		
蛋白質分解酵素	兩餐之間3錠。	破壞受傷時產生的自由基。
● 有幫助者		
蛋白質（含各種單一胺基酸）加維他命B$_{12}$、B$_6$、C	依產品指示。	修補及強化結締組織、韌帶、肌腱。胺基酸減少體脂肪及幫助維持氮平衡。
鈣（葡萄糖酸鈣及箝合形的鈣）加鎂	每天1,500～2,000毫克。\n\n每天750毫克。	此兩種鈣質均需要，以確保被吸收利用。用於修補骨骼及結締組織。鎂對骨骼系統也很重要。

補充品	建議用量	說明
DMG（葡萄糖酸）	依產品指示。	增加組織的氧和作用。
牛肝（僅來自阿根廷）	依產品指示。	應考慮用注射的方式。
新生小牛組織混合物或骨田細胞	依產品指示。	促進肌肉及骨骼復原。
綜合礦物質	依產品指示。	修補組織所需。
鉀	每天99毫克。	修補組織必需。
矽	每天500毫克。	用於修補結締組織及吸收鈣質。
不飽和脂肪酸		
維他命B羣，添加泛酸（B₅）	每天100毫克。每天500毫克。	體內受破壞時，所有的維他命B都很重要，尤其是B₅。
維他命C	每天3,000～5,000毫克。	抗壞血酸鈣是修補這些傷害的最佳選擇。
維他命E	每天400～1,000IU。	自由基清除者。
鋅	每天50毫克。	幫助組織修補。

建議事項

□受傷後勿立即熱敷，應即刻冷敷患部，尤其是扭傷時。如此有助於消腫及消炎。受傷後使用此冷療法24～36小時。如果腳踝或肌肉受傷，應提高患部。結束冷療後，繼續熱療及冷療，每20分鐘交替一次，以減輕疼痛。

□扭傷時應立即看醫生。照X光以檢查是否骨折。

□可用彈性繃帶包住扭傷部位2～4週，以固定及支持患部。勿過度緊繃，以免血流受阻。讓患部休息數天，不再勞動它，直到腫痛消除。

□將患部浸泡於溫水或熱水中可紓解持續的疼痛；但勿在消腫以前使用此方法。

□將薑黃(turmeric)與少許水混合，製成糊狀，敷於患部，用紗布包住。此方法對瘀傷有效，也幫助消腫。用新鮮毛蕊葉製成的糊藥也有益。請見第三部的糊藥。

考慮事項

□也請見第二部的骨折。

運動員的營養

醣類及脂肪是肌肉主要的能量來源，而不是蛋白質。如果攝取的醣類比身體所需要的還多，則會使體重增加。身體將飲食中的脂肪轉化成體脂肪的速率較由醣類轉化成脂肪的速率快，因此，勿攝取過量的脂肪。如果體內的醣類不足，它將動用蛋白質，以產生能量。然而，蛋白質是組織結構的組成物，若體內用它來產生能量，將造成肉組織及肌肉的損失。

由於身體的主要能源來自醣類及脂肪，當身體運動時，它需要比休息時還多的醣類或脂肪，然而，蛋白質的需要量並不隨著運動而增加。攝取過量蛋白質將增加尿液的排出，這可能造成脫水，而影響運動員的耐力及成績。脫水可能使人暈倒。過量的蛋白質無積存，反而增加肝和腎的壓力。

下列營養指南能幫助運動員提升表現成績及保持最佳健康狀況：
● 運動前，避免香蕉、芹菜、葡萄、桃子、蝦子。有人因吃了這些食物，在運動後出現嚴重反應。
● 固體食物應在競賽或激烈運動前4小時食用，液體食物則宜在運動前2小時飲用。
● 運動前，限制粗糙食物(含豐富纖維)的用量。因為消化這些食物需要能量，而且它們使你感到飽脹及遲緩。
● 如果已知有食物過敏症，則運動將促進這些過敏食物的吸收，使過敏反應更嚴重。
● 運動前，不論是否感到口渴，務必補充水分。1／2果汁(不加糖)及1／2水的組合最佳。運動期間，當你激烈呼吸時，將損失水氣，即使冬天也一樣，你可能由於低溫，而多損失25％的水分。

除了以上的營養指南，下列幾點提醒你如何避免運動傷害及促進身體健康：
● 運動前必須先作暖身操，以避免肌肉受傷。運動前，肌肉的溫度約37℃，而且呈僵硬狀。暖身5分鐘後，肌肉溫度上升，使肌肉逐漸鬆開。運動

後，也必須等到體溫降至正常才可洗澡。如此可預防異常的肌肉收縮，甚至心臟病。

● 如果心臟不好，應避免舉重。因為舉重時，你會暫停呼吸，而胸肌及腹部會緊縮，使肺部及心臟承受不當的壓力。腦部及心臟的血液循環也將受阻礙。

● 長期使用類固醇，例如可體松（皮質酮）及筋肉增強劑，可導致骨質疏鬆症、睪丸收縮、癌症、乳房擴大。女性服用類固醇可導致乳房縮小，臉部及體毛過多、乳癌、聲音變粗。筋肉增強劑可能引起心臟病。可使用洋菝葜（sarsparilla）或鋸形棕櫚取代天然或合成的睪固酮，這些都比類固醇好。勿用類固醇，這是拿生命作賭注！

下列營養品幫助運動員增進健康：

營養素

補充品	建議用量	說明
● 必需者 DMG（葡萄糖酸）	使用口含錠。	運動前及運動期間使用，以提供細胞足夠的氧氣。
● 重要者 鉀	每天99毫克。	補充排汗時所流失的鉀。
硒	200微克。	與維他命E合作，以提升功效。
維他命C加生物類黃酮加芸香素	3,000毫克。	增加能量。
維他命E	400～1,000IU。	供應細胞氧氣，並提升體力。
● 有幫助者 蜜蜂花粉	每天1,000毫克。	提升體力及耐力。
鹽酸甜菜鹼加澱粉酶、脂質酶、木瓜蛋白酶、胰蛋白酶	每天50毫克，用餐時服用。	幫助消化完全及吸收營養。
鈣箝合劑及 氧化鎂	每天1,000毫克。 每天500毫克。	促進心臟及骨骼健康。

補充品	建議用量	說明
鉻（GTF）	每天200微克。	穩定血糖。
輔酶Q$_{10}$	每天60～100毫克。	增加組織的含氧量。
銅	每天3毫克。	促進骨骼的形成及復原。
蒜頭精膠囊 （Kyolic）	2膠囊，每天3次。	提升能量及解毒。
鍺	每天100毫克。	增加組織的含氧量。
鐵	每天18毫克。	製造血紅素。
海帶	每天150毫克。	富含碘。
牛肝	依產品標示。	僅來自阿根廷。
L－精胺酸、 L－肉鹼、 L－離胺酸、 L－鳥胺酸	每天250毫克。 每天200毫克。 每天500毫克。	用胺基酸代替類固醇。肉鹼攜脂肪至肌肉，以供應能量。精胺酸及鳥胺酸刺激生長激素的分泌，以協助脂肪燃燒及建造肌肉組織。如果易患唇疱疹，離胺酸特別有幫助。
錳	每天10毫克。	麥麩是此微量元素的極佳來源。
二十八烷醇	每天1000毫克。	見於麥胚芽。如果使用此物，應減少維他命E的劑量。
n－3脂肪酸	依產品指示。	n－3是多元不飽和脂肪酸。它降低膽固醇及脂肪的含量。
RNA複合物	依產品指示。	修補組織及器官。
矽	25～100毫克。	幫助正常的骨骼生長及修補。

補充品	建議用量	說明
維他命A加	10,000毫克。	破壞運動時產生的自由基。
β－胡蘿蔔素	15,000毫克。	
維他命B羣添加		維他命B改善體能，並幫助應
維他命B₁₂加	每天100毫克口含錠。	付運動期間的壓力與緊張。
葉酸及	每天800微克。	
菸鹼素及	每天100毫克。	
泛酸	每天100毫克。	
維他命D	每天1,000IU。	鈣質（骨骼）代謝所需的重要物質。
葡萄糖酸鋅	每天50毫克。	抗緊張壓力及修補組織。

藥用植物

□喝胡蘆巴茶（fenugreek）。人參及木賊也有益。

考慮事項

□氧氣不足時，可使用含面罩的氧氣罐，日本有生產。

跟突或骨距（Heel or bone spur）

　　骨距是骨頭上長出的尖形突起，最常發生於腳跟。骨距可能由於骨質的不當堆積所致。腳跟毛病患者大多數是中年人或體重超過的人。跟突常見於關節炎、神經炎、鹼毒症及肌腱炎的病人。

　　X光可照出腳跟內的骨距。骨距可能在神經末梢形成微小的腫瘤，使患者異常疼痛。最好別用手術切除跟突，除非已無法忍受了。

營養素

補充品	建議用量	說明
● 非常重要者		
鹽酸甜菜鹼	依照產品標示。	幫助鈣質吸收。年長者較易缺乏鹽酸。假使你有潰瘍或嚴重胃灼熱的病歷，勿試此產品。
鈣及	每天1,500毫克。	保持鈣、鎂平衡將預防不正常的鈣質堆積。
鎂箝合劑(chelate)	每天750毫克。	
● 重要者		
蛋白質分解酵素(In-tenzyme Forte)	依照產品標示。	幫助營養的吸收及控制發炎。
維他命C	每天2,000～4,000毫克。	當作一種抗發炎劑；對膠原蛋白及結締組織有益。
● 有幫助者		
生物類黃酮	每天100毫克。	這些維他命C的活化劑幫助減輕疼痛。
維他命B羣添加維他命B$_6$	每天50～100毫克。	同時服用各種維他命B，最能發揮其功效；維他命B$_6$是製造鹽酸所必需的。

藥用植物

□可使用山金車(arnica)及洋甘菊(chamomile)泡腳。也可將這些藥草包於布內，敷在腳上。

建議事項

□選擇橡皮跟的鞋子對足部較好(勝過皮製的)。而且穿得舒適比穿得好看還重要。慢跑鞋是不錯的選擇。避免走在堅硬的表面上，例如水泥地、木板、或無地毯的地板。可在腳跟處加護墊，以減輕疼痛。

□如果患部發作，可用亞麻仁敷袋熱敷。

□用冰按摩腳底也有幫助。輪流用熱水及冷水泡腳。

□用騎腳踏車或游泳取代走路或慢跑。

□勿吃任何柳橙類水果，尤其是橘子、柳丁。也避免糖、酒、咖啡。這些物
　質將阻撓復原過程，並擾亂體內的礦物質平衡。

考慮事項

□僅喝蒸餾水。

□作兩週的清腸禁食可能有益。請見第三部的禁食篇。

□也請見第二部的關節炎。

骨折（Fractures）

　　骨折有兩種，一種稱閉合式（或稱簡單型）骨折；另一種稱開放式（或稱
複合型）骨折。前者發生時，皮膚維持完整。後者發生時，骨頭會戳破皮
膚。骨折患部應立即用布覆蓋。可能的話，作個夾板固定患部。儘速送醫急
救。在醫生將骨頭固定妥當後，可使用下列補充品幫助傷勢復原。

營養素

補充品	建議用量	說明
● 非常重要者		
鈣	每天1,000～2,000毫克，分成飯後及睡前數次使用。	對骨折的修護很重要。
海帶	每天5錠。	含豐富的鈣及礦物質。
鎂	每天1,000毫克。	
綜合礦物質及微量元素	依照產品標示。	用於修復組織。
初生小牛組織的綜合物（來自生技研究公司）	依照產品標示。	促進復原。請見第三部的腺體器官食療法。

補充品	建議用量	說明
蛋白質分解酵素	兩餐之間的空腹期使用。	減少有關的感染。
矽	依照產品標示。	是吸收鈣質及結締組織復原時所需之物。春天的木賊藥草是好的來源。
維他命C及生物類黃酮	每天3,000～6,000毫克，分成數次。	對骨骼肌肉的創傷很重要。
維他命D	每天400～1,000IU。	用於鈣質吸收及組織修復。
鋅	每天80毫克。	對組織修復重要。
● 有幫助者 二十八烷醇	每天3,000毫克。	改善組織的氧和作用（oxygen-ation）。
泛酸（B₅）	每天3次，各100毫克。	抗緊張維他命。協助。
鉀	每天99毫克。	用於消腫及平衡鈉。
蛋白質補充品（含各種單一胺基酸）	依照產品標示。	口服（舌下）的胺基酸能加速復原。
生的肝臟濃縮物（僅來自阿根廷牛）	依照產品標示。	提供均衡的維他命B及其它維他命及礦物質。請見第三部的腺體器官食療法。
維他命A乳劑	開始時每天50,000IU，漸減至天25,000IU。	乳劑較快被體內吸收。蛋白質的利用需有維他命A的協助。

建議事項

□薑黃（turmeric）膏可當作一種好的糊藥。摻些許熱水，包入紗布中，覆於傷部。此方法也有助於消腫及去瘀血。黏土藥及含新鮮毛蕊花葉片的糊藥也有效。（請見第三部的糊藥）。

□避免吃紅肉及可樂等含咖啡因的飲料。罐頭等醃漬品也要限量使用，因其
　所含的磷可導致骨質流失。
□也請見第二部的肌肉、關節扭傷及其它傷害。

骨質疏鬆症（Osteoporosis）

　　缺乏鈣質是骨質疏鬆的主要因素，它將導致骨骼裂痕增多、身高下降、
臀部及背部疼痛、脊椎骨彎曲。男性的骨質量約比女性多30％，故此症主要
影響女性。約在35歲時，骨質的總量達到顛峰，之後，隨著年齡的增長，骨
質疏鬆的危機也隨之增加。25％過了更年期後的婦女受此症影響。缺乏動情
激素（estrogen，女性荷爾蒙）是造成停經期女性骨質疏鬆的主因。今日，在
美國，此症影響著一千五百萬至二千萬的人。

　　其它骨質疏鬆的原因有：無法經由小腸吸收足量的鈣質、鈣－磷不平
衡、缺乏運動、長期黃疸、胃切除、乳糖不耐症。

　　含充足蛋白質、鈣、鎂、磷、維他命C、維他命D的飲食是骨質疏鬆症
最佳的預防及治療。

營養素

補充品	建議用量	說明
●必需者		
鈣	每天1,500～2,000毫克。	必要時，可用注射的。鈣是最大及最困難利用的分子。
鎂	每天1,000毫克。	吸收鈣質所需之重要物質。
矽錠	依照產品指示。	含高量易被吸收的鈣質。是利用鈣質及強化骨骼所必需的。
●非常重要者		
硼	每天3毫克；勿超過此量。	改善鈣的吸收。
L－離胺酸及L－精胺酸	依照產品指示。	協助鈣的吸收及強化結締組織。

補充品	建議用量	說明
綜合消化酶及 鹽酸甜菜鹼及 蛋白質分解酵素	用餐時服用。 兩餐之間服用。	幫助鈣及所有營養素吸收正常。
磷複合物	依照產品指示。	是骨骼形成的重要物質。
硫錠	依照產品指示。	是吸收鈣質所必需的。強化骨骼及結締組織。含硫的食物有蛋、洋蔥、蒜、蘆筍。
維他命A、D、E乳劑	維他命A 50,000IU，一個月後，降至25,000IU；繼續使用維他命D 400IU及維他命E 400IU。	防止老化。維他命D在鈣質的吸收上扮演一特別角色。
鋅	50毫克。	對鈣質的吸收及免疫功能均重要。
● 有幫助者 骨質混合物（Biotics Research 出品）	依照產品說明。	Cytogland、F-cytozyme及M-Cytozyme PT／BT，這些產品均含有牛的組織成份。
魚肝油	3茶匙，每天2次。	維他命A及D的天然來源。注意：糖尿病患應避免魚肝油。
海帶錠	每天10粒。	含各種重要的礦物質。
錳	依照產品指示。	勿同時服用鈣及錳，此兩者在被吸收時，會彼此競爭。錳是礦物質代謝不可或缺的。
綜合維他命及礦物質	依照產品指示。	含必需礦物質。
維他命B₁₂	每天1,000微克。	促進正常的生長。可考慮用注射的。
維他命C	每天3,000毫克以上。	有益於膠原蛋白及結締組織。

藥用植物

□可嘗試小白菊(feverfew)、木賊(含矽)、燕麥桿(含矽)、shavegrass。

建議事項

□老年人經常缺乏胃酸，應在飲食中補充乳酸鈣(若對牛奶不過敏)或磷酸鈣。

□定期作運動。鈣質流失源自缺乏運動，運動後可改善此症。

□DLPA(DL－苯丙胺酸)有利於消除骨骼疼痛。空腹時，與維他命B_6及C一起服用。若有高血壓或懷孕，則勿用此物。

□降血鈣素(calcitonin)被認為是一種無副作用的藥方，即使長期使用亦無妨。但如果曾患腎結石，則勿用此藥。研究顯示，降血鈣素使70％的患者不再流失鈣質。

□若正服用利尿劑、甲狀腺補充品、抗血凝素，需提高鈣質的劑量。噻嗪利尿劑(thiazide)具危險性，而且可能引起腎結石。勿將此利尿劑與鈣及維他命D合用。

□勿同時攝取糙米(全麥等穀類)及鈣，因為全麥等完整的穀物裏，含某種會與鈣合的物質，阻礙了鈣質的吸收。睡前服用鈣質，最易被吸收，且也幫助睡眠。

考慮事項

□容易被吸收的鈣質來源有：蕎麥、酸奶(buttermilk)、乳酪、蒲公英菜、比目魚、開菲(Kefir，高加索人之發酵乳)、海帶、糖蜜(molasses)、核果及種子、燕麥、海苔、豆腐、大部分的蔬菜、小麥胚芽、全麥產品、及酸酪乳。綠花椰菜、甘藍、蘿蔔葉也是好的鈣質來源，而且它們沒有高量的草酸，此物抑制鈣質的吸收。吃沙丁魚及鮭魚(包括魚刺)也有益。

□有下列情況的婦女，最可能產生骨質過量流失：

●皮膚晰白。

●骨架小，骨頭細。

●停經期提前到來(自然發生的)。

●家族有骨質疏鬆症的病歷。

●未曾懷孕。

●抽煙。

- 不經常活動、走動。
- 喝過量的酒。
- 攝取大量的咖啡、茶、可樂。
- 飲食含低量的鈣。
- 定期使用皮質酮(cortisone)、抗猝發藥物、或抗凝血劑。
- 不作運動。
- 有慢性肝病或腎病，或內分泌腺分泌過旺。
- 低鈣及高磷飲食。
- 消化不正常。
- 已切除卵巢。

□避免含磷酸的飲食及食物，例如，汽水、高動物性蛋白質食品、酒精。除此，柳橙類水果及番茄可能抑制鈣的吸收。也應避免煙、糖、鹽。限制下列各物之用量：杏仁果、甜菜葉、腰果、大黃(rhubarb)、菠菜，因為它們含大量的草酸。

有關骨質疏鬆症的一些報導

□研究報告指出，女性素食者骨質流失量較少(約7%)，吃肉的婦女則有35%的骨質流失。

□研究顯示,咖啡因與鈣質流失有關。服用300毫克咖啡因的成人，在尿中所排出的鈣質比正常值還多。另一研究顯示，咖啡因與婦女骨骼的礦物質減少有關。

□Indomethacin、ibuprofen及其它非類固醇的消炎藥(用以止痛)會導致臀關節衰弱。

□史丹佛大學的科學家們發現有一種鮭魚荷爾蒙可能延緩骨質疏鬆。

□骨質的瓦解將引起臀部、下半部背，或腿部疼痛及脊椎骨折(通常影響年過50的人)，這是普遍的現象。僅有利用X光才能偵察出骨質流失，而且只有在30%或更多的骨質流失後，才測得出來。

□在美國，治療骨質疏鬆症的花費，據估計每年約需38億美元。

骨刺(Bone spur)

請見跟突(Heel spur)。

佝僂病（軟骨病，Rickets）

　　此營養不良症是由缺乏鈣、磷、維他命D所引起的。它使骨骼軟化，導致變形。症狀包括牙齒腐敗、肋骨摸起來有珠狀物、O型腿、胸廓變窄、胸骨突出、膝內彎。早期徵兆包括神經緊張、肢搐病、腿痙攣、神經末梢麻痺。

　　當懷孕、哺乳、或吸收不良時也可能發生軟骨病。它也可能發生於缺乏日曬的人或脂肪攝取不足者（缺乏脂肪使膽汁不足，進而影響維他命D的吸收）。

　　如果你的小孩有嚴重的過敏症、乳糜瀉、氣喘、支氣管炎、或結腸不適，必須特別注意，因為這些症狀通常導致吸收問題。這在起初可能不易發覺，因為這些症狀不影響小孩的生長和體重。

　　由於此病的年齡層廣，下表中，大部分的營養素均無建議用量，可向醫師詢問。

營養素

補充品	建議用量	說明
●必需者 鈣		勿使用骨粉或白雲石。
●非常重要者 維他命D	是利用鈣、磷所必需的。	
●重要者 硼	每天3毫克。	增加鈣的吸收，僅適用於成人。
矽	每天500毫克。	強化骨骼及結締組織。幫助鈣的吸收。
●有幫助者 鹽酸甜菜鹼		幫助消化。僅成人適用。

補充品	建議用量	說明
魚肝油		維他命A、D的來源。
綜合維他命及礦物質 ，添加B$_{12}$		如果問題在於吸收不良，應提高所有礦物質及維他命的用量。
磷		用於骨骼及牙齒的形成。
蛋白質分解酵素	兩餐之間2錠。	幫助消化的重要物質。僅用於成人。
維他命A		生長必需之物。
鋅		幫助鈣的吸收。

建議事項

□作一次毛髮分析，以確知體內需要什麼礦物質。食物過敏測試可能也有益。

□改變飲食習慣。多吃生鮮蔬果、核果及種子、酸酪乳、白乳酪。高鈣飲食有益。勿食垃圾食物、汽水、糖類。

關節炎(Arthritis)

　　關節炎的特徵是發炎和／或某關節或多處關節疼痛。在膝蓋、手腕、手肘、手指、腳指、臀部、肩膀均可找到關節。頸部和背部的脊椎骨之間，也有關節。慢性關節炎的症狀包括痛、腫、僵硬及關節(一個或更多個)變形。這可能突然出現或慢慢形成。有人覺得像猛烈的燒痛，或快磨碎了的疼痛。其它人把它比作牙痛。雖然有時只是感到僵硬，但移動關節時總是會痛。

　　關節炎有許多種。在此我們僅討論最常見的種類：骨關節炎(osteoarthritis)及風濕性關節炎(rheumatoid arthritis)。骨關節炎是一種關節退化症，它與老化時的磨損及破裂有關，並牽涉到骨頭末端的軟骨組織的變質。曾經光滑的軟骨表面，會變粗糙，產生裂痕。與關節相連的肌腱、韌

帶及肌肉變得比較衰弱，而且關節本身會變形、疼痛及僵硬。患部通常會痛，但不一定腫大。任何行動的不方便都輕微的。骨關節炎很少發生在40歲以前。它正危害著一千五百八十萬名美國人。此病很典型地會在家族中流行，但女性得病的人數幾乎是男性的三倍。

風濕性及少年風濕性關節炎是發炎型的關節炎，它攻擊圍繞關節潤滑液的滑膜(synovial membranes)。軟骨、關節內及附近的組織及骨頭表面均被破壞。身體會用傷痕組織取代這些受損的組織，造成關節間的空隙變窄、彎折，及黏合起來。如同骨關節炎一般，全身均受影響，而不只一個關節而已。風濕性關節炎會發生僵硬、腫大、疲倦、貧血、體重減輕、發燒，而且常有麻痛(crippling pain)。此病常見於年齡低於40的人，包括年幼孩童。目前有二百一十萬名美國人患風濕性關節炎；女性患者是男性的兩倍。少年風濕性關節炎則困擾著七萬一千名美國青少年(18歲及以下)；女孩患者是男孩的六倍。

風濕性關節炎的發病通常與身體或情緒上的壓力(緊張)有關；然而，營養不良及細菌感染也可能是發病原因。

其它種類的關節炎包括痛風、風濕樣脊椎炎(ankylosing spondylitis, AS)及全身性紅斑性狼瘡(systemetic lupus erythematosus, SLE)。痛風較常發生在體重過重者及那些經常暴飲暴食及喝酒的人。它典型地侵害手和腳的較小關節，通常會影響腳的大拇指。尿酸鹽結晶體的沈積引起紅、腫、熱、痛。目前，有一百萬名美國人患有此疾，男性患者是女性的四倍。

風濕樣脊椎炎(AS)影響脊椎的某些關節，使之發炎、僵化、變硬，接著便黏合起來。如果發生的部位僅局限於背的下半部，則不會影響到行動。然而在某些情況，整個脊椎會彎曲及變硬。假使受害部位是肋骨與脊椎之間，由於胸腔擴充受限，會造成嚴重的呼吸困難。患者常出現姿勢不正(變形)。目前，有三十一萬八千位美國人患此病；男性患者是女性的2.5倍。

全身性紅斑性狼瘡(SLE)是體內免疫系統的功能不正常所造成的疾病。在原因不明的情況下，體內製造會攻擊自身的抗體。雖然此病類似風濕性關節炎，而且導致關節發炎、疼痛，它並不是造成跛行的疾病。目前，十三萬一千名美國人正受困於此病；女性患者是男性的八倍。

營養素

補充品	建議用量	說明
● 必需者		
櫻草油或鮭魚油	每日2次，各2膠囊。	控制關節炎痛及發炎。
超氧化物歧化酶（SOD）	依照產品標示。	自由基破壞者。注射法效果極佳。含於舌下的方式也不錯，或試用Cell Guard（來自生技食品公司）。
● 非常重要者		
鈣加 鎂	每日2,000毫克。 每日1,000毫克。	箝合形是最有效的。用於防止骨質流失。
蒜頭精錠（Kyolic）	每日3次，各2膠囊，與三餐服用。使用此無臭蒜頭或1茶匙蒜油。	抑制自由基的形成，以免其破壞關節。
輔酶Q_{10}	每日60毫克。	增加組織的氧和作用，以幫助修補結締組織。
海帶	每日8錠。	豐富的礦物質來源。
綜合酵素	與三餐一起服用。	如有潰瘍，避免使用含鹽酸的品牌。
菸鹼素（B_3，菸鹼醯胺）加維他命B_6	每日3次，各100毫克。	能擴張小動脈，增加血流。
維他命B羣額外的B_3、B_6、PABA 及 B_5（泛酸）。	每日3次，各100毫克。	使用低過敏型的維他命B。PABA可治患部發腫。
維他命B_{12}及葉酸	每日使用口含錠。	用於消化正常、形成細胞、製造髓鞘（myelin，神經外圍的保護套）。防止神經受損。

補充品	建議用量	說明
維他命C加 生物類黃酮	每日3,000～10,000毫克， 分成數次。 每日500毫克。	一種強力的自由基破壞者。
●重要者 鍺	每日200毫克。	一種強力抗氧化劑，也能減輕疼痛。
綜合酵素、 蛋白質分解酵素	與三餐一起服用。 兩餐之間服用。	鳳梨酵素能刺激前列腺素的分泌。也幫助蛋白質消化。蛋白質分解酵素保護關節免受自由基的損害。
●有幫助者 DL－苯丙胺酸 （DLPA）	每日服用，但要隔週。	有利於減輕疼痛。注意：孕婦、血壓高或糖尿病患不宜。
Gerovital　H－3 （GH－3）	依照產品標示。	來自羅馬尼亞，效果好。
鐵(Floradix配方)	依照產品標示。	Floradix是好的鐵來源。若無貧血，則省略此物。
L－半胱胺酸	每日2次，各500毫克，空腹服用。	是免疫功能所需的解毒劑。硫的來源。
綜合維他命加維他命A 及β－胡蘿蔔素	每日10,000IU。	用於防止自由基破壞及修補組織及軟骨。
矽萃取物(木賊)	依照產品標示。	有利鈣吸收及結締組織。
維他命E	每日400IU。	有效的抗氧化劑。有助於關節的活動。

藥用植物

☐如果你有關節炎，下列藥用植物能有幫助：苜蓿葉、北美升麻(black cohosh)、伯明罕茶(brigham tea)、芹菜子、Chaparral、治痢草(com-frey)、惡魔爪茶、小白菊(feverfew)、香菜茶、纈草根(valerian)、絲蘭萃取物(yucca)。小白菊對疼痛有效。絲蘭萃取物已成功地被使用。

建議事項

☐請檢查是否有附帶的過敏症。

☐避免牛奶；維他命D會引起關節痛。也避開紅肉、糖製品、柳橙類水果、青椒、茄子、番茄、馬鈴薯、紅辣椒(paprika)、辣椒(cayenne pepper)、煙草、鹽。

☐運動對減輕疼痛及延緩關節惡化是必要的。熱水浴也能紓解疼痛。用生檸檬搓磨及蓖麻油(castor oil)包也都是極有效的方法。

☐各種單一胺基酸所形成的複合物也該列入飲食計畫，以幫助修補組織。某些纖維像燕麥麩或米糠，也應該每天攝取，而且要採取低脂肪的飲食。應該攝取的食物包括蛋、洋蔥、大蒜或蘆筍(它們所含的硫有助於除去金屬)、組胺酸(胺基酸的一種，也有助於除去金屬)、綠葉蔬菜(含維他命K)、新鮮蔬菜、非酸性的新鮮水果、全麥等穀物、燕麥片、糙米、魚。

☐記住，只能喝蒸餾水。

☐茄科植物(青椒、茄子、番茄、白馬鈴薯)含有一種毒素稱sotanine，有些人，尤其是關節炎病人，對此特別敏感。Sotanine會干擾肌肉的酵素，而且可能造成疼痛與不適。

☐勿服用鐵質補充品。它被懷疑與關節的痛、腫及毀壞有關。勿服用含鐵質的綜合維他命。粗煉糖蜜(blackstrap molasses)、綠花椰菜、甘藍菜芽、白花椰菜、魚、皇帝豆(lima beans)及豌豆中所含的天然鐵質比較好。

考慮事項

☐Piroxicam及indomethacin兩種藥物能比阿司匹靈更有效地減輕疼痛。在某些種類的關節炎，則使用更強的藥劑例如氫氧氯喹(hydroxy-chloroquine)及金化合物(gold compound)。

☐引起衣形菌非特定尿道炎(Chlamydia nonspecific urethritis)的細菌，

已被認為是造成一種年輕女性關節炎的原因。女性中，患有原因不明的關節炎者，在經過檢驗後發現，幾乎半數的人，其關節內均含有衣形菌（Chlmydia）。75％的人則血液中的抗體濃度升高。

□風濕症專家湯姆斯‧布朗博士指出，黴漿菌屬（mycoplasma）是風濕性關節炎的肇事者。然而，他使用四環素抗生素（tetracycline）的顯著成效，值得懷疑且需要更進一步的查證。

關節炎補述

□風濕性關節炎患者的關節會產生似玻璃紙的沙沙聲，而骨關節炎的關節會啪嗒啪嗒地作響。

□超過25,000的人，在治療關節炎時使用補充品；根據羅勃‧賓漢博士（Robert Bingham）在風濕病學會（Academy of Rheumatoid Diseases）期刊中的報導，這些補充品治好了80％～90％的關節炎病例。

□最近的研究發現，風濕性關節炎與飲食有關。受害者的血液中，葉酸、蛋白質及鋅的含量較一般人低。科學家對此的結論是，因為使用的藥物帶給體內新的生化改變，造成對某些營養成分的需求提高。

□研究者曾報導，有一種治潰瘍的藥稱Carafate，能像阿司匹靈及其它抗發炎藥一般地減輕疼痛，而且不會破壞胃壁的襯膜。Suprol（也稱Suprofen）會傷害腎臟。已有100個腎臟受損的病例是起因於此藥物。假使有任何副作用發生，立即停止使用此藥，並告知你的醫生。

風濕病（Rheumatic fever）

　　風濕病是一種由鏈球菌引起的感染。它通常是鏈球菌喉炎、扁桃腺炎、猩紅熱、中耳炎等感染的併發症。它最常影響3～18歲的小孩。若未加治療，風濕病可能影響其它部位，例如，心臟、大腦、關節。風濕病的首要徵兆是在各大關節（例如膝蓋）產生疼痛、發炎、僵硬，以及發燒。這種腫痛會由一關節傳至另一關節。可能還伴有皮膚出疹。感染一次後，還有復發的傾向。

　　應服用抗生素以預防心臟受損，因此需服用嗜酸菌，以補充體內的良性菌。

　　下列表格的使用劑量僅適合體重超過45公斤者。應根據體重及年齡調整

用量。

營養素

補充品	建議用量	說明
●重要者 蒜頭精膠囊 （Kyolic）	2粒，每天3次。	一天然抗生素。
嗜酸菌（Maxidophi-lus 或 Megadophi-lus,或Life Start）	依照產品指示。	服用抗生素者尤應使用此產品。Life Start適用於孩童。
維他命C	請見第三部抗壞血酸的洗滌，以求正確用量。	增強免疫功能，有助減輕腫痛。
● 有幫助者 鈣及 鎂（箝合劑）	每天1,500毫克。 每天1,000毫克。	鈣、鎂彼此合作，是重要的礦物質。
輔酶Q_{10}	100毫克。	增強免疫系統。
鍺	200毫克。	增強免疫功能，有助減輕腫痛。
海帶錠	每天5錠。	含各種必需礦物質。
蛋白質分解酵素	兩餐之間，4～6錠。	一重要抗氧化劑。10 歲以下孩童不宜。
維他命A	每天25,000IU。	重要抗氧化劑。考慮乳劑形式，以利吸收。
維他命B羣	50毫克，每天3次。	幫助復原，並改善免疫功能。
維他命D或魚肝油	每天400IU或更多。	用於復原及吸收礦物質，尤其是鈣。
維他命E乳劑或膠囊	起初200IU，漸增至800IU。	增加組織的氧和作用(oxyena-tion)及退燒。考慮使用乳劑以利吸收。

藥用植物

□樺木葉有助消痛。

□貓薄荷茶灌腸劑有助退燒。喝貓薄荷茶、山梗葉茶、蒲公英茶。可在健康
　食品店購得此三種藥草的綜合物，將它泡入果汁裏。

建議事項

□喝大量的鮮果汁及蒸餾水。在未改善病情前，勿食固體食物，直到情況好
　轉後，開始吃清淡食物，包括新鮮水果及蔬菜、酸酪乳、白乳酪、果汁。

□也請見第二部的關節炎、黏液囊炎、發燒。

背痛(Backache)

　　背部的疼痛可能形成慢性病。醫生們相信，很多情況是源自於心理作
用。它們可能是深藏心底的情緒問題或是與生活壓力有關的問題。其它的原
因包括姿勢不良、穿鞋及走路習慣不當、不當的提舉重物、彎腰坐立過久、
睡在太軟的床墊。

　　腎臟及膀胱問題或婦女的骨盆毛病，也可能產生背痛。常見的背痛原因
有關節炎、風濕症、骨頭疾病、關節板滑動或不正常的脊椎彎曲。

　　骨折很少造成背部的毛病。大部分的背部問題與長期的習慣(終究導致
急性的發作)有關。

　　假使背痛一直持續3天以上，或延伸到腿部，請尋求醫療途徑。

營養素

補充品	建議用量	說明
●非常重要者		
骨質複合物：		使用3種不同的鈣質，以確保
鈣及	每日1,500-2,000毫克。	其被吸收與利用：碳酸鈣、箝
鎂(箝合形)	每日700-1,000毫克。	合鈣及asporotate鈣。

補充品	建議用量	說明
DL－苯丙胺酸（DLPA）	每日使用但需隔週；依照產品說明。	可減輕疼痛。孕婦、糖尿內病或血壓高者勿用。
綜合礦物質複合物含維他命A及維他命E及鋅	每日25,000IU。每日400～800IU。每日50毫克。	對肌肉及骨骼代謝很重要。
矽	每天3次。	改善鈣質吸收。木賊精是矽的好來源。
維他命B$_{12}$	每日2,000毫克。使用含於舌下的形式。	幫助鈣質吸收。
●重要者 硼	每日3毫克。	改善鈣質吸收，這是修補骨骼與肌肉時所需的。當復原後，應停止使用，除非是50歲以上者。
葡萄糖酸錳（微量礦物質）	每日2～5毫克。	幫助修復頸部及背部的軟骨及組織。
蛋白質補充品（含各種單—胺基酸）	依照產品標示。	修補骨骼及組織必需的。
維他命D	每日400～600IU。	是鈣質吸收必需的。
●有幫助者 魚肝油（鱈魚）	每日3次，各1湯匙。	含有維他命A及D，能幫助療傷。
酵素，含鳳梨酵素	與正餐服用，每次2錠。	幫助消化及減輕肌肉緊張。
超氧化物歧化酶（SOD）	空腹服用。	強力的自由基清除劑。

補充品	建議用量	說明
維他命B羣（消除緊張配方）含額外的B₆及B₁₂	每日3次。	用於修補及減輕背部肌肉緊張。
維他命C及生物類黃酮	每日3,000～10,000毫克。	用於修補組織。減輕背部緊繃。

藥用植物

□推薦下列植物以治療背痛：牛蒡、木賊、滑榆樹、白楊柳樹皮。也推薦你使用Arth－X，這是一種含藥用植物、海裏礦物質、鈣及其它營養素的配方，用以治療骨頭及關節。

建議事項

□避免所有的肉類或動物性蛋白質產品，直到背痛復原，因為這些食物含有尿酸，對患者不利。

□下列的運動應該避免：

●棒球、籃球、橄欖球。這些球類需要快速的反應，包括扭、彎、跳等動作，對背部具有高度的危險。

●保齡球。因為當彎腰及扭腰時，手舉重物會增加背部的負擔。

●高爾夫球。一項調查發現，25％高爾夫職業選手的下半部背有問題，這是由於揮桿時的扭腰動作及腰部向前傾的姿勢所造成的。

●網球。由於快速的「停、動」交替動作，打網球時會增加背部的負擔。

●舉重。此運動最具殺傷力，因為它對脊椎及背的下半部施加很大的壓力。

□請向醫生諮詢一套有益的運動計畫。缺乏運動可能是背痛的原因。對背部有益的運動包括游泳、踩腳踏車、走路及划船。

□身體向前傾時，要記得彎膝蓋。用腿部、臂部及腹部的肌肉抬舉物品——勿用背部的小肌肉。勿舉超過20磅重的物品。在低處工作時，應採取蹲下動作，以避免腰部彎曲。

□不要趴睡。睡在較穩的床墊，同時彎立膝蓋，並用枕頭墊頭部。

□坐下時，使膝蓋稍微高過臀部，並使腳平放在地板上。

考慮事項

☐重的背袋可能造成頸痛、背痛及肩膀痛。
☐施行禁食計畫(請見第三部的禁食)

顳骨與下頜關節症候羣
(Temporomandibular joint syndrome, TMJ)

約有一千萬美國人患此症。TMJ引起肌肉及顎關節疼痛,有時還延及臉、頸和肩。患者也可能無法順利張開嘴巴,在咀嚼及移動顎關節期間產生劈啪聲。

另一項引起顎關節痛的原因是風濕關節炎。此症的症狀在早晨較劇烈,TMJ通常無此現象。

在仔細檢查過後,醫生可能注射一不透明染劑於顎關節,然後用螢光儀檢查,此技術稱關節圖。還有其它方法可診斷此問題。通常,醫生會請病人在夜晚戴一咬合板,以防止牙齒緊咬、壓迫顎關節,及矯正咬合。

造成TMJ的原因可能不少,最常見的兩大因素是咬合不良(連帶牙齒緊咬及夜晚磨牙)和情緒緊張。學習調適緊張及放鬆肌肉,有助於減輕症狀。正確的飲食及適當的營養補品,或許再加上矯正咬合,通常可解決此問題。

營養素

補充品	建議用量	說明
●必需者		
鈣及	2,000毫克。	幫助肌肉正當運作,有鎮定功
鎂(箝合劑)	1,500毫克。分成餐後及睡前4次。	能。減輕緊張。
維他命B羣添加	100毫克,每天3次。	抗緊張維他命。
泛酸(B_5)	100毫克,每天2次。	
●有幫助者		
輔酶Q_{10}	每天60毫克。	保護細胞。

補充品	建議用量	說明
L-酪胺酸加 維他命B₆加 維他命C	500毫克,空腹使用。 睡前50毫克。 500毫克。	改善睡眠。減輕焦慮及憂鬱。
綜合維他命及礦物質	依產品指示。	選用低過敏性產品。
維他命C	4,000～8,000毫克。	抵抗緊張。是腎上腺功能所必需的。

藥用植物

□蛇麻草(hops)、西番蓮、並頭草(skullcap)、纈草根(valerian)、SP-14 (Solaray製)均有益。

建議事項

□飲食相當重要。避免糖類、白麵粉製品、垃圾食物、可樂、洋芋片、糕餅、速食品。
□飲食應包含清蒸蔬菜、新鮮水果、全麥產品、清水魚、去皮雞肉、糙米。
□每月至少禁食一次,給身體及顎關節休息的機會。請見第三部的禁食篇。
□也請見第二部的磨牙。

黏液囊發炎(滑囊炎,Bursitis)

　　黏液囊發炎即是黏液囊的發炎作用。黏液囊是見於關節、肌肉、肌腱及骨頭內的小囊,裏面充滿黏液,它們墊著骨頭,以防磨擦,因而促進肌肉運動。黏液囊發炎可由受傷、食物、空氣中的過敏原或鈣質沈積等因素造成。此疾病典型地影響臀部或肩膀的關節,而且還有其它的稱法,例如,網球肘、腱膜瘤(尤指拇指黏液囊上的腫瘤,bunion)或凍肩(frozen shoulder)。伴隨此病而來的是患部柔軟,而且,通常限制肌肉運動的急性疼痛,也會隨之而來。治療此病的方法包括去除受傷原因、清除任何深部感染,及動手術去除鈣質沈積。

營養素

補充品	建議用量	說明
● 非常重要者		
鈣加	每日1,500毫克。	箝合形是最有效的。
鎂	每日750毫克。	
Inflazyme Forte或 蛋白質分解酶	兩餐之間服用2錠。	強力抗發炎物質。
● 重要者		
綜合酵素	與正餐一起服用。	避免含鹽酸的配方，尤其是有潰瘍毛病者。
蛋白質補充品（含各種單一胺基酸） 維他命A乳劑	空腹服用。 每天100,000IU，一個月後，減至50,000IU，兩週後，再減至25,000IU。	單一胺基酸較易被身體吸收利用。 用於組織修補及免疫系統。
維他命C加生物類黃酮	每日3,000～8,000毫克，分成數次。	減輕發炎作用，並增強免疫功能。
維他命E乳劑	剛開始400IU，漸增至1,000IU，膠囊形式。	抗發炎及清除自由基。
● 有幫助者		
輔酶Q$_{10}$	每日60毫克。	有益血液循環。
DMG（葡萄糖酸）	每日100毫克。	有益血液循環，並修補自由基造成的損害。
鍺	每日100毫克。	增強免疫系統及減輕發炎與疼痛。
綜合維他命及礦物質複合物	依照產品標示。	用於修補組織。
維他命B羣	每日2次，各100毫克。	維他命B幫助修補細胞。
維他命B$_{12}$	用注射的，或用含於舌下的形式，使其慢慢溶解，1,000微克。	幫助食物消化、吸收正常，及修補受損神經。

建議事項

☐用夾板固定患部，讓患部休養。可在疼痛的關節上敷熱的蓖麻油包。有些醫生則推薦冰敷。

☐作一次維持一週的生菜飲食，接著再作一次維持三天的清腸禁食(請見第三部的禁食)。

指甲的問題(Nail Problems)

指甲保護富含神經的指尖免於受傷害。指甲是由蛋白質、角質素(keratin)及硫組成的。指甲一週約長0.05～1.2毫米(mm)。

指甲的變化或不正常往往是缺乏營養或某些特別情況所造成的。

缺乏營養將產生下列的指甲變化：

●缺乏維他命A及鈣造成乾燥及易裂。

●缺乏維他命B將使指甲脆弱，並出現縱向及橫向的突脊。

●缺乏維他命B_{12}導致過度乾燥、指甲末端極其圓弧、指甲變黑。

●缺乏蛋白質、葉酸、維他命C會造成肉刺(hangnail)。缺乏蛋白質也使指甲出現白條紋。

●如果體內的良性菌(乳酸桿菌)不足，黴菌易在指甲附近形成。

●缺乏鹽酸促成指甲分岔。

●湯匙指甲和／或縱向突脊可能暗示缺鐵。

營養素

補充品	建議用量	說明
● 非常重要者		
蛋白質(含各種單一胺基酸)		胺基酸是指甲的組成物。使用胺基酸較快被吸收及利用。
維他命A或	每天25,000IU。	體內若無維他命A，則無法利用蛋白質。乳劑較快被吸收利用。
維他命A乳劑	每天50,000IU。	

補充品	建議用量	說明
● 有幫助者		
啤酒酵母	依照產品標示。	含各種必需營養素；富含蛋白質。
鈣及鎂及維他命D	依照產品指示。	是指甲生長所必需的。
明膠(gelatin)	依照產品指示。	指甲的基本構成物。
鐵質(Floradix配方)	依照產品指示。	缺鐵會造成湯匙指甲和／或縱向突脊。
L－半胱胺酸和L－甲硫胺酸	依照產品指示。	含硫的胺基酸，是皮膚及指甲生長所必需的。
矽(燕麥桿茶及木賊)	依照產品指示。也有錠劑的產品。	是頭髮、骨骼及指甲所需之物。
維他命B添加核黃素(B₂)、B₁₂、葉酸		缺乏維他命B，易使指甲脆弱。
維他命C	每天3,000毫克。	肉刺(hangnails)及指甲附近的組織發炎與缺乏維他命C有關。

建議事項

☐ 高蛋白飲食是維持健康指甲所必需的。蛋黃是蛋白質的好來源。吃燕麥片、核果、種子、穀物，及50%的水果與蔬菜。

☐ 如果將手浸泡於過量的肥皂水，可能引起指甲鬆弛。水使指甲膨脹，當指甲脫水乾燥後，又容易收縮，導致指甲鬆動及易碎。

☐ 勿剪指甲兩側的蠕皮，如此容易引起發炎。如果有糖尿病，若發現指甲兩側發炎，應看醫生，因為這種感染可能傳播到它處。勿經常將水浸入含清潔或化學物質的水中；如此易使指甲分岔。長期生病、生活緊張、使用尼古丁、過敏、糖尿病都可能使指甲變色。

☐ 擦指甲油前先上一層護膜，以預防指甲變黃。如果指甲變綠，可能有細菌

或真菌感染，將使指甲鬆動。應補充嗜酸菌。

□做家事時，例如洗碗、洗衣或使用家具亮光劑時，應戴有棉質襯底的手套，以防受化學物質的損害。

□請見第二部的甲狀腺機能不足，並作體溫測量，以檢查甲狀腺功能。甲狀腺功能差可能反映在指甲上。

考慮事項

□使用griseofulvin抗生素治療指甲的黴菌感染(250毫克，一天4次)，需注意白血球的變化。一種新的抗真菌劑稱Ketoconazole即將上市。

由指甲的變化看病

身體的某些部位出了毛病，可能最先顯示於指甲上。如果指甲出現下列改變，應看醫生。

● 厚指甲可能暗示著循環系統差，血液循環不順暢。

● 縱向的起伏可能表示腎臟有問題，而且與老化有關。缺鐵也會出現此症狀。

● 如果指根的白色半月形區域變紅，可能表示心臟有問題；若變為灰青色，表示接觸過量的銀或肺部有毛病。

● 指甲易碎表示可能缺鐵、甲狀腺問題、腎功能受損、血液循環有問題。

● 指甲扁平可能指示有雷諾氏症(Raynaud's disease)。

● 黃指甲早在其它症狀出現前即可能意味著某些體內疾病，例如，淋巴系統問題、呼吸系統問題、糖尿病、肝病。

● 白指甲意味著可能有肝或腎病和／或貧血。

● 黑指甲和／或薄、扁平、湯匙狀指甲，均是缺乏維他命B_{12}或貧血的徵兆。

● 指甲肉變深藍色顯示肺部受阻礙，例如氣喘或氣腫。

● 指甲出現珠狀是風濕性關節炎的徵兆。

● 紅棕色的痘痕及指尖磨破、分岔，意味著牛皮癬；需補充維他命C、葉酸、蛋白質。

● 指甲容易斷碎、裂痕、剝落，表示營養不良及缺乏鹽酸及蛋白質。也需補充礦物質。

● 指甲易裂、變軟、光亮，可能顯示甲狀腺機能亢進。

● 指甲出現橫向白色條紋可能表示有肝病。

● 指甲變薄可能是皮膚癢(扁平苔癬)的徵兆。

●指甲與肉分開可能暗示著甲狀腺疾病。

●指甲半白，且在指尖有黑點，可能暗示著腎臟病。

●指甲基部隆起，且白色部分很小，可意味著有呼吸系統的疾病，例如氣腫或性支氣管炎。這種指甲症狀也有可能是遺傳的。

●指甲底部的皮膚變紅，可能表示有結締組織的毛病。

●突脊可能表示有感染病，例如，流行性感冒。

●指尖向下彎曲可能表示心、肝或呼吸系統有問題。

●白線可能表示有心臟疾病、高燒、砷中毒。

●指甲上有來來回回的突脊，表示有形成關節炎的傾向。

●指甲狀似被敲扁的銅管樂器，表示有部分或全部毛髮脫落的傾向。

●通常寬寬方方的指甲可能暗示著荷爾蒙有問題。

●白指甲，在近指尖處呈粉紅色，是肝硬化的跡象。

㈩皮膚疾病

皮膚的毛病（Skin problems）

　　皮膚是身體最大的器官。它包括三層：表皮、真皮、及皮下組織。皮膚是身體對抗外界的保護屏障，它經常出現的問題有粉刺、疹子、腫塊、發紅、脫皮等等。皮膚不適的特徵包括生鱗屑、剝落、加厚、變色、發癢、乾裂。皮膚像腎臟及腸子，也會排泄體內的毒素。

　　皮膚問題的原因許多。它們包括對黴菌、食物、化學藥劑、化妝品等物的過敏；昆蟲咬傷；接觸有毒植物；嬰兒尿布疹；日曬風刮；部分身體互相摩擦引起的疹子（經常發生於大腿內側）；藥物反應，清潔劑過敏；酒精反應。還有許多其它因素。

特別的皮膚狀況

酒渣鼻　這是皮膚變紅的現象，通常出現於額頭、鼻子、顴骨、下巴。通常不產生膿，除了鼻子外。這些部位的皮膚可能變厚。酒渣鼻的原因不詳，但辛辣食物、熱飲、酒精、壓力、過熱或過冷、陽光等可能引發此症。四環素及局部藥被用來控制酒渣鼻。

擦爛症　這是由兩皮膚表面互相摩擦而引起的皮膚破裂。常見於鼠蹊部、乳房、腋下、大腿內側。這些破裂處易招致細菌、黴菌感染（見第二部的念珠菌病），而導致潰瘍。治療此症的方法是保持這些表皮乾爽，且避免摩擦。使用冷風吹髮機及爽身粉，一天數次有幫助。飲食中需攝取蒜頭、酸酪乳、嗜酸菌。

皮脂腺囊腫　出現在臉上、頭皮、背部的小囊腫。它們往往形成慢性感染。如果這些囊腫愈來愈大或受細菌感染，應儘速去除，以防感染擴散。

營養素

補充品	建議用量	說明
● 非常重要者		
櫻草油	2膠囊，每天3次。	對皮膚炎、粉刺、及大部分的皮膚病均功效佳。含皮膚所需的亞麻油酸。
維他命A	每天25,000IU，3月後降至15,000IU。	是復原及再造新表皮組織所必需的。
維他命B羣添加維他命B_{12}	依產品指示。	這些是抗緊張及抗老化維他命。
● 重要者		
海帶錠	每天5錠。	提供均衡的礦物質。使皮膚色澤健康。
維他命E	400IU，漸增至800IU。	防止自由基。
鋅	每天50毫克。	補修組織。增強免疫反應。
● 有幫助者		
蘆薈露	依產品指示。	塗在乾燥皮膚上。有極佳治療功效。
可可奶油	依產品指示。	對皮膚的延展紋有益。
膠原蛋白	依產品指示。	對極乾澀皮膚有益。是一種滋潤霜。
彈性蛋白	依產品指示。	對皮膚的延展紋及皺紋有益。
Gerovital　H-3 (GH-3)	依產品指示。	預防皺紋的極品，對粉刺或任何皮膚色素的變化有益。
亞仁油 (linseed oil)	1,000毫克膠囊或1茶匙液體。	提供必需脂肪酸。

補充品	建議用量	說明
視網酸	僅由醫師指示。	有脫皮功效。使用6個月，可去除表層皮膚，留下新生細嫩的皮膚。用前先試驗一小部位，以看是否有過敏或不適反應。能去細紋。對老人斑、皮膚癌前的病變，及皮膚曬傷極有益。使用此物需避免陽光接觸臉部。
超氧化物歧化酶（SOD）	依產品指示。	破壞自由基。也有益於棕色老人斑。

藥用植物

□油性皮膚可使用甘草根、檸檬草及玫瑰芽製成的藥草配方。每週2～3次蒸臉(15分鐘)。將這些藥草放入鍋中，用蒸餾水慢燉。把臉清潔後，靠近此藥草鍋蒸臉。完畢時，用冷水潑臉，風乾或用毛巾拍乾。也可用棉花球沾此藥草汁，輕拍臉部。

□最常見的皮膚是半油半乾性。這種情況可使用薰衣草、歐薄荷及洋甘菊（chamomile）。蒸臉也適用於此。

□乾性皮膚的方法與半油半乾性相同，並且在飲食中補充不飽和脂肪酸。

□長粉刺可用紅苜蓿(red clover)、草莓葉、薰衣草。每天喝紅苜蓿茶及用它蒸臉。用薰衣草蒸臉，有奇佳的殺菌功效及刺激新細胞生長。

□Chaparral對皮膚癌頗有效。它協助復原、軟化皮膚、使膚質光滑。

□皮膚癬可用蒜頭覆蓋患部。也可用黑胡桃精

建議事項

□喝大量的水分。指甲斷裂表示體內需要更多水分。

□避免油炸食物、動物脂肪。僅用低溫壓縮油。勿用高溫加工的油品。謹防腐敗的油。

□過量的日光對皮膚相當有害，而且會造成皮膚乾燥、皺紋，甚至出疹子及水疱。

□勿喝汽水或吃糖、巧克力、洋芋片、垃圾食物。

□指甲乾裂者，可在睡前塗上金盞草（calendula）軟膏或含治痢草根（comfrey）、維他命E及蘆薈的油，然後戴上塑膠手套過夜。

□小孩皮膚出疹可能因為吃了蛋、花生、牛奶、小麥、魚、雞肉、豬肉或牛肉。由蛋、花生、牛奶引起的小兒皮膚疹佔75％。可可奶油是好的皮膚軟膏，既不貴也有助於去除皺紋。打開後應冷藏。

□抽煙增加皺紋，尤其嘴巴附近。它也會使皮膚乾燥如革皮。

□許多醫生用氫皮質酮軟膏治療較輕微的過敏、蟲咬、有毒植物、尿布疹。

□皮膚不適可能由黴菌過敏引起。不妨作個過敏測試以剔除此原因。（請見第二部的過敏症）。

□自我測試甲狀腺功能，以確定其運作正常（請見第二部的甲狀腺機能不足）。

□硫使皮膚年輕、光滑。蒜頭、洋蔥、蛋、蘆筍、L－半胱胺酸均含硫。

□使用過氧化苯甲醯數週，避開眼睛及嘴巴附近。

□抽煙及長年使用過量的糖會使毛細孔變大。

□眼睛腫脹是由過量鹽份所致；檢查是否食物過敏。

□疥瘡引起持續的癢疹。取下一片剝落的皮膚，用顯微鏡檢查。若有寄生蟲，可用藥物（lindane）去除。疥瘡是養老院及托兒所常見的問題。它有高度傳染性。

□大部分的痣是無害的。如果有比小指尖還大的痣、或扁平、鋸齒緣、顏色斑駁的痣，應看醫生檢查。如果有新痣出現或原有的痣變色（藍、白、或紅），且開始流血或生痂，應立即檢查。

□也請見第二部的粉刺及皮膚炎。

皮膚曬傷（Sunburn）

這是由於接觸過量紫外線所致。要接觸多少紫外線才會引起曬傷，這答案視個人、場所、時間、及大氣狀況而定。

上午11至下午2點是紫外線最強的時期，避免此間的日曬。由水面、金屬、沙、或雪反射的光線可能加倍皮膚吸收的紫外線量。

曬傷分為三級。一級曬傷是皮膚變紅。二級曬傷除了皮膚紅，還伴有水疱。三級曬傷應立即送醫處理，它使下層細胞受損，體液釋出，使皮膚破

裂，易引起細菌感染。

紫外線能穿透雲層，所以陰天也可能曬傷皮膚。請見第二部的皮膚癌。

營養素

補充品	建議用量	說明
●重要者		
鉀	每天99毫克。	流失的鉀必需補回。
蛋白質（含各種單一胺基酸）	依產品指示。	用於修補組織。胺基酸較利於吸收。
維他命A及E乳劑或膠囊	維他命A起初用100,000IU，2週後降至50,000IU，直到復原。維他命E起初100IU，漸增至1,600IU，三級曬傷者適用。	破壞皮膚曬傷所釋出的自由基。
維他命C加生物類黃酮	10,000毫克，漸增。	使用抗壞血酸鹽。用於修補組織。也減少疤痕。
●有幫助者		
萬用殺菌噴劑	依產品指示。	破壞皮膚上的細菌，減少感染。
蘆薈露	每天塗3～4次。	減少疼痛及疤痕，幫助復原。
鈣及 鎂	2,000毫克。 1,000毫克。	用於平衡pH值及鉀的利用。也幫助組織復原。
矽	依產品指示。	修補結締組織。木賊是矽的來源。
不飽和脂肪酸	依產品指示。	幫助組織復原。
維他命B羣／對胺基安息香酸(PABA)	每天100毫克。	有益於嚴重曬傷。PABA保護皮膚。

補充品	建議用量	說明
維他命E軟膏或膠囊	在開始復原時，用軟膏或剪開膠囊，直接塗於患部。	預防疤痕。
鋅	每天100毫克，1個月後降至每天50毫克。	幫助組織復原。

建議事項

☐醫生可能給予三級曬傷者Silvadene乳液、抗生素，或使用創傷切開法，以除去壞死組織，也可能用水療法，以鬆開死掉的皮膚。保持肌肉彈性。肌肉攣縮可能源自皮膚損害及收縮。

☐二級及三級曬傷者需注意飲食。吃高蛋白食物，以修補組織。需攝取大量水分，因為太陽可以快速使身體脫水。

☐立即用冷水冷敷。

☐下列幾點是治療皮膚曬傷的建議：

●煮一大鍋濃茶，冷卻後，用棉花沾茶，敷於患部。保持30分鐘。

●溶解400公克的碳酸氫鈉於一盆冷水中。將患部浸入此液30分鐘。

●用蘆薈露按摩患部。每小時重塗一次。蘆薈也有保濕、滋潤皮膚的功效。使用純蘆薈露，不含礦物油、酒精、石蠟，或色素。

考慮事項

☐視網酸(維他命A)此活性成分有助於修補長年日曬的皮膚傷害。

毒樹引起的皮膚中毒(Poison Ivy)

當毒樹的汁液直接與皮膚接觸，將使皮膚紅腫、緊繃、長水疱，及持續發癢。手、臂、臉等經常曝露出來的部位最容易受害。抓癢將使發炎傳至身體的其它部分。

毒樹的根、莖、葉、花、果、表皮中所含的油性汁液即是引起皮膚不適的物質。此植物的毒性甚至在乾燥良久後仍存在著，但特別是在春天及初夏期間，當它飽含汁液時，毒性最強。

此症最初的症狀是皮膚灼熱及發癢。接著是紅腫、冒水疱。症狀在接觸後的數小時至7天內出現。

此植物的毒性也可間接地傳染，例如，輕撫接觸過此植物的動物。那些對毒樹高度敏感的人，甚至在吸入燃燒毒樹的煙後，也會被感染。也曾有小孩誤食毒樹的葉子及果實(灰色)，造成嚴重的口腔中毒。

如果不甚碰觸到毒樹，應立即沖洗皮膚。黃色的洗衣肥皂效果最佳。用肥皂搓揉數次，再用清水沖數次。也要清洗接觸到毒樹的衣物或其它東西。

輕微的毒樹會在手、臂、腿上長出小水疱。可用非常熱的水，短暫地敷在患部。

嚴重的毒樹中毒則會出現許多大水疱、急性發炎、高燒，或臉及生殖器的發炎。如果懷疑有此症，應立即就醫，並預防二度感染，直到症狀平息。

預防毒樹中毒是最安全的辦法。學會辨別及避免此有毒植物。它的葉子是3片一簇組成的。兩片對生，另一片與莖相連。

在林間活動的人應穿戴適當的保護衣物：長褲、長袖、襪子、手套。一旦接觸到毒樹，這些衣物必需待洗衣機或乾洗過後才能再穿。

除了毒樹，其它一些引起皮膚不適的植物尚有鼠尾草(goldenrod)、螃蟹草、蕁麻、桌草、狗茴香(dog fennel)、蜀葵(hollyhock)、印度錦葵(Indian mallow)。

下列表格中的劑量僅適用於成人。小孩需調整用量。

營養素

補充品	建議用量	說明
●重要者		
維他命C	3,000～8,000毫克。	預防感染及傳染。
●有幫助者		
萬能滅菌噴液(Bacteriaside)，來自 Aerobic Life Products。	依照產品指示。	破壞細菌。預防傳播。

補充品	建議用量	說明
卡勒門乳液(cala-mine)	依照產品指示。	含菱鋅礦、酚、氧化鋅。有乾燥患部，加速復原的特性。
金盞草軟膏(mari-gold)或蘆薈露	依照產品指示。	減輕發癢症狀。
維他命A	每天25,000IU。	用於修補皮膚。也增強免疫系統。
維他命E或酵素霜	依照產品指示。	協助復原及預防疤痕。
鋅	每天80毫克。	用於修補皮膚。

藥用植物

□可使用：血根樹(bloodroot)、菊花植物(echinacea)、金印草、山梗菜
(lobelia)、沒藥(myrrh)及所羅門之印(solomon's seal，葳屬的植物)。
用等份的白橡樹皮及石灰水製成的濃茶對此症相當有效。用繃帶沾此茶，
覆於患部，乾了就換新的。

建議事項

□如果發燒，或眼睛、嘴巴及生殖器受波及而出疹子，應儘速就醫。
□若發現衣服、鞋子接觸到毒樹，應立即用洗衣肥皂或酒精清洗，以阻隔繼
續傳播至它處。若未立即處理，容易使毒液隨處蔓延。

狼瘡(Lupus)

　　狼瘡是影響許多器官的一種慢性發炎。它是一種身體免疫疾病，也就是
體內的免疫系統會攻擊身體本身。至少80%的狼瘡患者是女性。
　　狼瘡有兩型：全身性紅斑性狼瘡及圓盤狀紅斑性狼瘡。前者影響全身的
器官及關節，後者是較輕微的皮膚病。這兩型狼瘡都是會驟然爆發，然後才
逐漸緩和。

　　全身性狼瘡的起因仍未明，但許多人相信是由於某種病毒使免疫功能產生會攻擊自身器官及組織的抗體所導致的。如此造成血管和／或關節的發炎，使身體許多部位受影響。通常都會涉及腎臟，50％的全身性狼瘡病患有腎臟炎。可能需作腎臟組織切片以作診斷。

　　圓盤狀狼瘡影響皮膚。在鼻子及臉頰上會產生狀似蝴蝶圖樣的疹子。太陽往往容易使這些疹子爆發。這種狼瘡是一種毀容性的皮膚病，這種反應有時與結核菌的感染有關。這些瘡疱形小、柔軟，成羣地出現在皮膚上，外觀呈黃色。當它們消失後，通常會留下疤痕，影響容貌，狼瘡此病名的稱呼即源於此。

　　陽光裏的紫外線能導致圓盤狀狼瘡的突然發作，甚至也可能引起首度的爆發。疲勞、生產、感染、某些藥物（由藥物引發的病例通常在中斷用藥後即復原）、緊張與壓力、不明病毒感染、化學物品等等，也可能觸發狼瘡。

　　有些狼瘡病發時像關節一般，在手指及其它關節處又腫又痛。情況嚴重時，將影響腦、腎、心等器官的功能。當涉及中樞神經系統時，猝發症、健忘、精神病、抑鬱都可能發生。

　　有許多不同的方式可以治療狼瘡。但許多治療可能有嚴重的副作用。通常首先使用的是消炎藥。抗瘧疾的藥可能減輕狼瘡患者的皮膚問題及對陽光過敏。

　　皮質類固醇（腎上腺荷爾蒙）被視為重要的狼瘡治療藥物。但需謹慎使用，而且僅適合短期服用。類固醇及其它免疫抑制劑的副作用包括臉部浮腫或變圓、長臉毛、粉刺（面皰）、體重增加、糖尿病、白內障、骨質疏鬆、胃潰瘍、感染，因而不宜長期使用。這些類固醇還可能使體內中止自製腎上腺荷爾蒙。

　　放射線治療狼瘡仍處於實驗階段。它牽涉到使用低劑量的放射線於淋巴節，以壓抑免疫系統。有時，抗癌藥物也被用來減弱免疫系統的反應及對類固醇的需要。這些抗癌藥物對骨髓可能有害，必須謹慎使用。血漿減除術過濾血漿中有害的抗體複合物。此治療狼瘡的方式仍在實驗階段。

　　根據美國風濕學會的規定，在診斷狼瘡以前，患者必需陸續或同時出現下列八種症狀中的四種：

1.尿液裏有不正常的細胞。

2.關節炎。

3.兩頰出現蝴蝶圖案的疹子。

4.對陽光過敏。

5.長口瘡。

6.猝發症或精神病。

7.白血球數目減少、血小板數目減少、或溶血性貧血。

8.血液中出現某種特定抗體(見於50%的狼瘡患者)或紅斑性狼瘡細胞。

營養素

補充品	建議用量	說明
● 非常重要者		
鈣及	每天1,500～3,000毫克。	用於平衡pH及防止骨質流失。
鎂	750毫克，每天2次。	
L－半胱胺酸及	依照產品指示。	保護細胞。
L－甲硫胺酸		
L－胱胺酸	依照產品指示。	幫助皮膚再造及促進白血球的活動。
蛋白質分解酵素	依照產品指示。用餐時服用。	有效的消炎及抗病毒劑。
● 重要者		
蒜頭精膠囊（Kyolic）	2粒，用餐時服用。	增強免疫系統、保護酵素系統。
胸腺及脾臟的萃取物	依照產品指示。	增進胸腺及脾臟的免疫功能。也請見第三部的器官腺體食療法。
不飽和脂肪酸	依照產品指示。	預防關節炎。
維他命C	3,000～8,000毫克。	協助免疫功能。
鋅	50～100毫克。	協助免疫功能。保護皮膚及器官，並促進復原。
● 有幫助者		
嗜酸菌	依照產品標示。	使用不含牛奶成分的產品。幫助腸內共生菌恢復平衡。

補充品	建議用量	說明
海帶錠或苜蓿錠	每天5錠。	補充常缺乏的礦物質。
綜合礦物質含維他命B羣	50毫克，與正餐一起服用。	補充常缺乏的礦物質。治療口瘡、防止貧血、保護組織。幫助腦部回復正常及消化正常。
超氧化物歧化酶（SOD）或 Cell Guard(護衛細胞)，來自Biotec Foods	依照產品指示。	強力的抗氧化劑；清除自由基。
維他命A乳劑及β～胡蘿蔔素	25,000IU。 15,000IU。	強力的抗氧化劑；清除自由基。維他命A幫助皮膚組織復原。
維他命E	400IU以上。	強力的抗氧化劑；清除自由基。幫助身體有效地利用氧氣，以促進復原。

藥用植物

☐菊花植物(echinacea)、金印草、保哥果(pau d'arco)、紅苜蓿(red clover)對狼瘡均有益。線蘭(yucca)對關節炎有利。

建議事項

☐強化免疫系統的營養補品對輕微的狼瘡效果良好。請見第二部衰弱的免疫系統。正當的飲食及休息也很重要。在嚴重的病例，醫生必須經常使用可體松(皮質酮)及免疫抑制劑來緩和病情。

☐作食物過敏測試有助於解釋狼瘡的起因。請參考第二部食物過敏症的自我測試。

☐避免苜蓿芽！它含有刀豆胺基酸(canavain，一種有毒物質)會取代蛋白質裏的精胺酸。

☐避開強烈的日照，並使用防曬品。

☐休息及定期作運動均很重要。

□避免置身於大批人羣中，且遠離那些有感冒或其它病毒感染的人。

□勿使用避孕丸，它可能引發狼瘡。

□採取低脂、低鹽飲食，以減輕腎臟的負擔。

□請見第二部的關節炎，並參考其飲食、藥用植物及禁食方法。

考慮事項

□根據新英格蘭醫學期刊的報導，高達10％的狼瘡病例是由藥物反應引起的。狼瘡通常發生於使用某種藥物的人，例如，服用聯胺嗪(hydralazine)以治療高血壓，或服用普魯卡因醯胺(procainamide)以治療心律不整。各式各樣的藥物均可引起狼瘡。其它導致狼瘡的物質還包括污染物、化學物品、添加劑，及某些食品。有些研究者相信基因上的缺陷是罪魁禍首，但其它外在因子也可能引發狼瘡。由藥物引起的狼瘡不會影響腎臟或神經系統，其症狀可能較溫和，通常在中斷用藥後，患者即可復原。

□許多狼瘡病人也患雷諾氏病(對稱性壞疽，Raynaud's disease)。請見第二部的雷諾氏病。

□由於錯誤的陽性血液反應，有些狼瘡病人被誤診為梅毒，而使用了好多年的盤尼西林抗生素。

□狼瘡與愛滋病有什麼不同？狼瘡是身體受到自己免疫系統的攻擊，而愛滋病是由病毒破壞免疫系統。前者是免疫系統反應過度，後者是免疫系統遭受殘害。

疣(Warts)

花柳疣

花柳疣單一或成羣出現於陰道、肛門、陰莖、鼠蹊、陰囊等部位，外觀似花椰菜、柔軟。這是由人類刺瘤病毒(human papilloma virus, HPV)引起的。HPV病毒多達35型以上，其中兩種與子宮頸癌及生殖部位癌症有關。

這些粗造的凸起物可見於陰道口及陰唇。它們經由性行為傳染，且有高度傳染力。男性的陰莖也會感染此疣。

如果懷疑有花柳疣，女性應儘速看婦科醫師，男性也需立即就醫。曾患

花柳疣的婦女應每六個月作一次陰道及子宮抹片檢查，以預防癌症。花柳疣的潛伏期通常是三個月或更長。早期發現很重要，以免病毒擴散至它處。

普通疣

這種疣可能出現在手、腳、前臂、臉，其大小由針頭至豆子不等。它們也可能長在聲帶或喉部，導致聲音嘶啞。此疣也是病毒引起的，外表粗糙、不規則，有高度傳染性，可經由摳、咬、摸等途徑傳染。也可經由刮鬍子而傳染到臉上。經常摩擦及受傷的皮膚最易感染此疣。它的外觀可能扁平或隆起，乾或濕，而且表面粗糙、有痘痕，呈肉色或較周圍皮膚深色。它們不癢不痛，通常會自動消失。下列提供一些控制或去除普通疣的方法。

營養素

補充品	建議用量	說明
● 非常重要者		
維他命B羣	50毫克，每天3次。	幫助細胞增生。
維他命C	每天4,000～10,000毫克。	強力抗病毒劑。
● 重要者		
L～半胱胺酸	依產品指示。	提供硫。正常皮膚所需。
維他命A	100,000IU，一個月後降至50,000IU，一個月後，降至25,000IU。	修復表皮細胞。
維他命E膠囊或油	每天400～800IU。	剪破膠囊，直接塗在患部。
鋅	每天50～80毫克。	增加免疫力，以抗病毒。
● 有幫助者		
綜合維他命及礦物質	依產品指示。	幫助細胞分裂，增殖。

建議事項

□有些人以蒜末敷患部，再用繃帶覆蓋24小時，將產生水疱，約一週後，這些普通疣便剝落消除。塗蓖麻油也有功效。

□多攝取含硫的胺基酸，它的來源有蘆筍、柳橙類、蛋、蒜頭、洋蔥、脫水肝錠。

□花柳疣患者應保持患部乾爽。沐浴後，用吹風機(調低溫)吹乾患部。勿搓揉之。僅穿棉質內褲。

□每天補充足夠維他命C，以保持抗疣的免疫力。

□花柳疣未癒，勿進行性交。

考慮事項

□將天然干擾素(α)此強力抗毒劑直接注射入花柳疣，其成功率達36％，有40％的患者情況改善(疣變小)。然而，若以此治療大量的花柳疣，不僅難受，也太昂貴了。

□有些醫生以bleomycin治療，效果佳。它可用注射或塗抹於患部。

□另外常用於治療疣的方法是先以液態氮冰凍疣，再以電燒術療法，用熱破壞疣。

褥瘡(Bed sores)

　　褥瘡是一種深層的潰瘍，它的形成是由於骨骼部位受到壓迫，使血液循環受阻，而導致骨骼外圍的組織細胞壞死。最常見的部位在腳跟、臀部的半邊肉、骶骨(sacrum)及肩胛。經常臥病在床的人容易產生褥瘡，包括昏迷病人、半身麻痹者、久病不起的老年人。

　　適當的光線及新鮮空氣，對久臥病榻者有益。使用舒適布料做成的寬鬆衣物；棉布是最佳選擇，因其透氣通風。病人必須避免長期保持某種姿勢，應該經常移動病人，交替其躺臥的位置。

　　保持病床的清潔及乾燥。每日按摩患部一次，很有幫助。假使病人能坐立，可請他每天如此坐三到四次，或用枕頭墊著背部。每日用溫水作一次擦澡(用海綿或毛巾擦拭身體)，並使用溫和藥性(含藥用植物成分)的肥皂或含維他命E者。勿用刺激性肥皂。

營養素

補充品	建議用量	說明
● 非常重要者		
維他命E	每日400IU，然後漸增。	改善血液循環。
鋅加	每日50～80毫克	有助療傷。
銅	每日3毫克。	
● 重要者		
β～胡蘿蔔素	每日15,000IU。	保護肺部，改善呼吸。改善皮膚組織，以修護褥瘡。
蛋白質補充品（含各種單一胺基酸）	依照產品標示。	單一胺基酸比較快被身體吸收、利用。
維他命B群	每日2次，各100毫克。	用以減輕緊張及療傷。
維他命C	每日3,000～10,000毫克，分成數次。	協助療傷並改善血液循環。
維他命D	每日400～1,000IU。	對療傷是必要的。（缺乏晒太陽者，會抑制傷口復原的能力）。
● 有幫助者		
萬能殺菌噴劑（All～purpose Bacter-iaside Spray，來自Aerobic有氧生活產品）	依照產品標示。	噴在不舒適的部位。能消滅有害的細菌。
鈣加	每日2,000毫克。	用於中樞神經系統，及防止骨頭由於久未使用而軟化。
鎂	每日1,000毫克。	
大蒜精膠囊（Kyolic）	每日3次，各2膠囊。	有天然的抗生素效用；預防病菌感染。
海帶	每日6錠。	提供各種必需礦物質。

補充品	建議用量	說明
維他命A乳劑	每日50,000IU，一個月後，減至15,000IU或服用膠囊。	乳劑較易被吸收利用，以治療皮膚。

藥用植物

☐金印草、沒藥樹(myrrh gum)、保哥果(pau d'arco)、suma等，對褥瘡均有益。金盞菊軟膏及治痢草(comfrey)軟膏可外用。蕎麥茶及萊姆(lime)花茶也有幫助。

建議事項

☐要記住經常喝水，即使你並不口渴。使用蒸餾水、藥草茶(herbal tea)及無糖果汁。

☐纖維也很重要。使用燕麥麩、guar樹膠脂，或有氧堆體清腸劑(Aerobic Bulk Cleanse, ABC)。每天都必須排便。假使便秘，可使用灌腸劑。(請見第三部的灌腸劑(Enemas))。液體及纖維對保持結腸乾淨及膀胱功能正常是很重要的。

☐將金印草粉、維他命E油，及少量的蜂蜜攪和成糊狀，塗抹在患部。此混合物能快速地紓解疼痛，並有助傷部復原。與生蜂蜜或酵素乳液、維他命E乳霜，及蘆薈膠交替使用。

考慮事項

☐常用酒精擦拭患部，能促進血液循環，並預防血管關閉。使用擦拭酒精及羊毛棉花球。

☐含70％生鮮蔬果的均衡飲食是很重要的。飲食中要剔除動物脂肪、油煎食物、垃圾食物、加工食品及糖。

☐有一種專為長臥病榻者設計的床墊。它有用小管子相連的氣囊。將它置於一般床墊與床單之間，能減輕當病人必須用某種姿勢久臥所帶來的壓力。

癤(Boil)

　　癤是醫學專家們所指的一種圓的、軟的、充滿膿的皮膚突起。它可能由細菌感染、空氣或食物過敏、生活壓力、衛生不良、生病、抵抗力差、某些藥物、吃過多垃圾食物、傷口感染、腸及血液中毒，或甲狀腺毛病等因素引起的。它也可能由於毛囊的最深部位被感染並傳播開來所引起的，通常是葡萄球菌造成的(此菌球形，常聚成串)。當此感染散播開來，並形成其它的癤時，便產生癰(carbuncle)。癰的發生可意味著免疫功能受抑制。

　　癤的症狀包括發癢、微痛，及局部腫大。癤是突然出現的。在24小時內，它們會變紅而且充滿膿。最靠近患部的淋巴腺會腫大。正常情況下，癤會在10～25天內復原。假如癤長得太大，醫生應該讓膿流出。癤最常出現在頭皮、臀部、臉部、腋下。

營養素

補充品	建議用量	說明
●必需者		
葉綠素	每日3次，各1湯匙，液體形式。	小麥草及苜蓿是好的來源。用於清血。
蒜頭精膠囊（Kyolic）	每日3次，各2膠囊。	Kyolic是天然抗生素，並增強免疫功能。
鍺	每日200毫克。	是免疫系統所需的。有助清血。
●非常重要者		
蛋白質分解酶	每日2次，空腹服用。	加速清潔感染部位。
維他命A及E的乳劑	維他命A 75,000IU。維他命E 600IU。一個月後，維他命A減至25,000IU。維他命E仍保持600IU。	是正常免疫功能所必需的。

補充品	建議用量	說明
維他命C	每日3,000~8,000毫克，分成數次。	有效的抗發炎物質，及免疫系統激活劑。
●有幫助者		
輔酶Q₁₀	每日60毫克。	對氧的利用及免疫系統有幫助。
海帶及高效力綜合礦物質複合物	海帶每日6錠。礦物質依產品標示。	用以平衡礦物質。
生的(未精製的)胸腺萃取物。	每日500毫克。	激活免疫系統。請見第三部的腺體器官食療法。
矽碇或燕麥桿茶	依照產品標示。	減輕發炎反應。

藥用植物

☐使用牛蒡根、治痢草根(comfrey)、蒲公英、菊花植物(echinacea)、金印草、保哥果(pau d'arco)、紅苜蓿(red clover)、suma。保哥果(pau d'arco)像牛蒡根一樣，是天然抗生素，有助於去除體內的感染及毒素。菊花植物(echinacea)及金印草則幫助清潔淋巴腺。蒲公英及黑蘿蔔(black radish)則能清肝。

建議事項

☐感染部位應該每天清洗數次，並且用棉沾藥消毒。也可直接在瘤上塗蜂蜜。瘤上直接塗維他命A及E乳劑也很有效。使用黏土包(clay packs)和／或葉綠素。

☐溫和Epsom鹽水浴也很好。每天3~4次的熱水氣。使用清潔毛巾以防瘤的傳播。

☐一次清腸的禁食有助於清淨體內，並除去可能引起瘤的毒素(請見第三部的禁食)。

☐用洋蔥製成膏藥，對傷口疼痛可能有幫助。使用時，要用布包住膏藥——勿直接敷在患部。請見第三部的糊藥(Poultice)。

壞疽(Gangrene)

　　壞疽有兩型，濕的及乾的。乾型壞疽與細菌感染無關。它是由於血流受阻或減少所致，造成組織缺氧。也可能由動脈硬化、血液循環不良、糖尿病或動脈栓塞等因素所致。有時，壞疽是由凍瘡造成的。缺氧的部位會壞死，但凍瘡所引起的壞疽不會擴散到其它地方。當肉壞死時，可能感到疼痛，但一旦皮膚也壞死了，則漸漸不痛不癢，且逐漸硬化。

　　乾型壞疽是由於受傷或生病時，患部的血液供應不足所造成的。最常發生在足部及腳指。當其形成原因與急性的動脈阻塞有關，應採取外科手術急救。如果在受傷後，患部變紅、發腫，及疼痛，或發出異味，應立即就醫。

　　乾型壞疽最常見的症狀包括患部遲鈍、作痛、發冷。動脈手術(revascularization)有助於控制慢性壞疽。箝合作用(chelation)是另一選擇。(請見第三部的箝合療法)

　　濕型壞疽是由於傷口感染所致。此感染阻礙靜脈血液的排液作用(drainage)，導致患部的血液及氧氣供應不足。注意衛生保健，通常能預防此型壞疽。抗生素及外科手術(除去壞疽組織)通常是必要的。

營養素

補充品	建議用量	說明
●必需者		
DMG(葡萄糖酸)	每天3次，各100毫克。	增強患部組織對氧的利用效率。
●非常重要者		
葉綠素液或錠劑	每天4次，各1湯匙。或2錠。	有清血作用。
輔酶Q$_{10}$	每天2次，各100毫克。	改善血液循環。
鍺	每天200毫克。	增加氧氣的利用，並減少自由基的形成。

補充品	建議用量	說明
鉀	每天99毫克。	協助組織消腫。
蛋白質分解酵素	兩餐間及用餐時用2錠。	幫助受損組織修復。
維他命A及E乳劑	每天維他命A 50,000IU。維他命E 400IU～1,600IU。若使用維他命E錠，勿使用此量。	乳劑較快被身體吸收。維他命A是修復組織必需的。維他命E改善血液循環。兩者均促進免疫功能。
維他命C加生物類黃酮	每天4,000～10,000毫克。	修護組織及改善血液循環。
●重要者 海帶	每天6錠。	葉綠素及礦物質的豐富來源。幫助血液循環及清血。
●有幫助者 有氧 Aerobic 07(來自有氧生活產品公司)	依照產品標示。直接在患部滴數滴。	消滅感染的細菌。一種含安定氧的產品。
鈣及 鎂	每天2,000毫克。 每天1,000毫克。	修補結締組織所需。
綜合維他命及礦物質複合物	依照產品標示。	用於修補結締組織。
鋅	50～80毫克。	加速組織復原。是修補組織及免疫功能所必需的。

藥用植物

□假葉樹(butcher's broom)促進血液循環。也可使用月桂樹果實、番辣椒(cayenne)、菊花植物(echinacea)、銀杏、金印草、紅印草(red seal)。

建議事項

□來自綠色蔬菜(例如，菠菜、甜菜葉)的綠色飲料是極佳飲品。請見第三部的喝果汁篇。

□在患部塗蜂蜜，療效奇佳！

□也請見第二部的動脈硬化症及血液循環毛病。

維持分泌系統的健康

　　腺體即是體內有分泌能力的器官。我們的體內有兩類腺體：外分泌腺及內分泌腺。腦部的下視丘（hypothalamus）負責調節外分泌腺及內分泌腺的作用。外分泌腺即那些經由管道分泌的腺體，例如，唾腺及乳腺。前者分泌唾液，後者產生乳汁。其它外分泌腺包括分泌胃液、胰液及膽汁的消化腺。

　　內分泌腺不像外分泌腺透過管道分泌，它是將荷爾蒙直接分泌到血液中。這也正是內分泌腺又稱無管腺的原因。

　　藉由分泌荷爾蒙到血液中，內分泌腺幫助調節體內各種活動。荷爾蒙靠血液循環，將其訊息傳至目的地，以加速或延緩正常的身體機能。荷爾蒙協助體內控制代謝速率、血液循環、酸鹼平衡及生長。它也參與組織的修復、預防細菌入侵、對抗緊張壓力、生殖。

　　內分泌腺包括腦下腺（腦垂體）、副甲狀腺、甲狀腺、胸腺、腎上腺、蘭氏小島、生殖腺；有人認為位於腦部的松果腺也屬於內分泌腺。有「第一腺體」之稱的腦下腺，負責控制其它腺體的功能。它也調節生長。甲狀腺是位於頸部，形似字母「H」的腺體，而副甲狀腺即埋於其中。甲狀腺調節體內的代謝速率。副甲狀腺維持營養素平衡，例如，鈣及磷。

　　胸腺位於嬰兒胸骨的下方，稍後，胸腺會變小，但在免疫系統中仍位居要角，因為胸腺乃製造T細胞的所在。位於每一個腎臟上方的正是腎上腺，它分泌腎上腺素及其它荷爾蒙，例如，可體松（皮質酮，cortisone）。腎上腺幫助身體應付緊張情況。位於胃及十二指腸附近的胰臟能幫助食物消化，也是一種內分泌腺。胰臟內有一部位的細胞狀似小島，稱為胰島（或蘭氏小島），是負責製造胰島素（因素林）。胰島素負責維持正常的血糖濃度。

　　性腺（生殖腺）專司性特徵的發育，包括體毛、聲音粗細及體形。性腺包括卵巢及睪丸，前者位於女性的骨盤中，並附於子宮上；後者位於男性的陰囊中，並附於前列腺（攝護腺）及精囊上。

　　腺體與身體各部一樣，也需要補充營養。當身體處於不良的情況中，會耗損體內的營養，因而需要補給更多的養分。腺體療法或許有助於此需求。腺體素（glandulars）是由腺體製成的物質，主要是含蛋白質，能提供荷爾蒙、酵素、核蛋白、維他命、微量礦物質，及其它活性成分。

　　腺體與器官總是通力合作，以維持身體健康。肝臟、扁桃腺、肺、心、

生殖器官、膽囊、闌尾等均分工以維持身體功能良好。當某一腺體出毛病，
應儘早治療，否則其它的腺體將隨之損壞。

營養素

補充品	建議用量	說明
●非常重要者		
海帶	每天5錠。	含豐富的礦物質及碘，碘是甲狀腺功能所必需的。
維他命A加β～胡蘿蔔素	每天15,000IU。	所有有管系統的器官皆需維他命A。
維他命B羣，添加泛酸(B₅)	每天2克，各100毫克。	如果你的身體正處於不良狀況，或壓力很大時，更應補充此營養。
維他命C	每天3,000～5,000毫克，分成數次。	對腎上腺功能很重要。請見第三部抗壞血酸的洗滌。
鋅	每天50毫克。	用於免疫系統及組織修復。對所有酵素系統很重要。對性腺尤其重要。
●重要者		
卵磷脂	餐前1湯或1膠囊。	所有的細胞及器官均有卵磷脂包圍在外，以作保護。
生的(未精製的)胸腺加綜合腺體複合物(含於舌下的)	依照產品標示。	刺激免疫功能並協助腺體功能。將此物含於舌下可加速其作用，不需經過消化系統。
●有幫助者		
鍺	每天200毫克。	一種強力的解毒劑，也是氧的攜帶者。
L～半胱胺酸及L～甲硫胺酸及L～麩胱甘肽(glutathione)	與少量的維他命C及B₆合用，以促進吸收。	幫助腺體去除毒素。

補充品	建議用量	說明
硒	每天200微克。	保護腺體免於自由基的破壞。
矽土(silicon, silica)	每天2次，各500毫克，錠劑或製成茶喝均可。	協助腺體及組織的修復。含高量的鈣。來自小麥桿或木賊。
超氧化物歧化酶（SOD）	依照產品標示，於空腹時搭配一杯水服用。	一種強力解毒劑，也運送氧氣，幫助腺體復原。
不飽和脂肪酸(櫻草油、鮭魚油、亞麻仁油)	依照產品標示。	用於滋養腺體。
維他命E	每天400～800IU。	與維他命C及硒結合時，能發揮解毒功效。

藥用植物

□可使用北美升(black cohosh)茶、蒲公英、菊花植物(echinacea)、黑蘿蔔精、金印草根、甘草、山梗菜(lobelia)、毛蕊花(mullein)、香芹、紅苜蓿(red clover)。菊花植物(echinacea)有助於清潔淋巴系統。牛蒡根及chapparal能去除體內毒素。

建議事項

□苜蓿、甜菜、黑蘿蔔及蒲公英汁均有益於清肝、清膽囊。請見第三部的喝果汁。

□使用橄欖油及純蘋果汁可促進膽囊功能，並幫助膽汁分泌，甚至有利於排除較小的膽結石。請見第二部的膽囊篇。

□請參照第三部的禁食篇，每月定期禁食一次，給腺體休息及復原的時間。

□請見第二部的甲狀腺機能不足，並作一次體溫測量，以檢查甲狀腺是否功能良好。

□淋巴腺是體內的過濾系統，能將有毒物質排出體外。如果不當的飲食習慣、使用藥物或／或營養不良造成毒素在血液中循環，會使淋巴系統產生不良反應。請見第三部的清血劑，並參照其說明。

□闌尾及扁桃腺具有免疫功能，僅在絕對必要的情況下，才將之去除。

光、老化、及松果腺與腦下腺

松果腺(形狀似松毬果)是位於腦部中央的腺體，它有許多重要的荷爾蒙功能。在遠古時代，此小腺體被認為是靈魂的所在，直到近代，科學家才揭開它在老化過程中所飾演的角色。松果腺與腦下腺一樣，也調節某些內分泌功能。藉由與各種腺體的交互作用，松果腺參與老化過程及退化症的演變。

松果腺透過其抑制機轉(inhibitory mechanisms)調節其它腺體的功能。血壓、體溫、生長、運動功能、生殖系統、睡眠習性等，均受此重要腺體的調節。

然而，我們對於松果腺所不清楚的地方還多著呢！目前所知的是松果腺至少還部分地控制著下列的作用：
- 鈣在所有細胞的進出情形。
- 醣類的代謝。
- 兒茶酚胺(catecholamine)的製造。
- 細胞的呼吸作用。
- 膠原蛋白(collagen)的合成。
- DNA(去氧核糖核酸)的合成。
- 酵素的活性。
- 淋巴球細胞的製造。

松果腺對內分泌系統如此重要，絕非如前人所認為的退化器官。受到陽光及磁場調節的松果腺，能整合體內的循環作用(或週期變化)、控制代謝作用、生理功能，及行為正常。

除了與腦下腺的關係密切，當身體處於緊張或壓力的狀況下，松果腺也能直接作用於腎上腺。目前，松果腺對副腎上腺及鈣質代謝之作用仍未明。此外，松果腺已知能抑制甲狀腺的作用，而且與胸腺的荷爾蒙功能有關。此重要的腺體還會刺激前列腺素的分泌，此荷爾蒙影響血液循環及心臟血管疾病。松果腺也有調節體溫的功能。

大的有毒分子對松果腺是一種威脅，因為它們能進入松果腺內。血液能阻隔這些有毒物質，以免傷害到腦部的其它區域。毒素、自由基、病毒等物進入松果腺，除了損害松果腺本身，也使其所調控的腺體連帶受影響，導致不正常的生長現象，例如，癌細胞，或造成功能退化症，例如，動脈硬化症。

八種象徵老化的慢性退化症如下：

1.阿滋海默氏症(Alzheimer's disease)。

2.動脈硬化症。

3.關節炎。

4.癌症。

5.糖尿病。

6.停經。

7.骨質疏鬆症。

8.帕金森氏症(Parkinson's disease)。

　　任何研究老化的理論勢必涉及松果腺，因其在老化的過程扮演重要角色。根據報導，為動物注射松果腺抽取物，能延長1／4的壽命。

　　長期處於不佳狀況(例如緊張)及缺乏營養會大幅地降低松果腺的功能。尤其是缺乏維他命A。當病毒及毒素包圍著松果腺或進入此腺體內使氧的含量減少時，也可能導致老化及退化症。

　　光線影響松果腺、腦下腺及下視丘，是與壽命極有關的重要因子。老化及青春永註的秘密有一部分是隱藏於此三腺體之間的關係。根據布瑞弗研究中心(Bradford)的報導，下視丘是負責老化的首要部位。下視丘調節自主反應，即不需意識參與的反應，例如，荷爾蒙及酵素的分泌、體液平衡的調節、睡眠習慣、心臟收縮、體溫調節、排汗。下視丘是協調內分泌系統的活性。

　　日光對腺體有調節作用，故應讓眼睛定期接收陽光，以獲得好處。但千萬不要直視太陽。反射的光線較好，但不要透過玻璃或眼鏡。儘可能常使反射的日光經由眼內的視網膜抵達松果腺及腦下腺，以促進內分泌腺的作用。

　　目前，醫學界正在開發光線療法的可能性。在某些醫院已利用光治療(photomedicine)來對付初生嬰兒的黃疸症，他們的方法是將嬰兒曝露於藍光中。其它對光的應用包括調節雷射光的波長，以發射各種顏色的光。雷射技術已成功地應用在某些眼科、心臟科及泌尿科的手術上。

　　光除了運用於手術，療法或照射藍光似乎能使「受季節影響的疾病」(seasonal affective disorder, SAD)好轉。此症通常稱「冬季憂鬱症」，已被美國精神科協會認為是一種精神病症候羣。患者的工作能力與社交能力通常會降低。在某些極端的病例中，SAD此症將使患者嚴重地喪失各種能力，而且會出現下列特徵：離羣索居、憂鬱、退縮、渴望甜食、體重增加、失去體力、貪睡、性慾降低。

膿腫(膿瘍，Abscess)

　　當膿(pus)因感染而在身體某部位累積時，便形成一膿腫。它可能位於體外或體內，而且也可能因為對病菌的抵抗力不足或受傷導致而成。感染的局部會產生腫大、發炎及變柔軟。患者還會經歷忽冷忽熱的交替發作。

　　膿腫可以形成於大腦、肺、牙齒、牙齦、腹腔壁、腸胃消化道、耳朵、扁桃腺、竇部(sinuses)、胸部、腎臟、前列腺，或幾乎身體的任何其它部分。感染是最常見的人類疾病，是由細菌、病毒、寄生蟲及黴菌產生的。

　　某些膿腫需要動手術，但大部分僅需用抗生素治療，此物質合破壞維他命B羣及細菌。因此，飲食中必須補充含有良性細菌的產品，例如嗜酸菌(acidophilus)及酸酪乳(yogurt)。患膿瘍的人需要多躺在床上靜養、喝許多流質物，同時冰敷或洗熱水澡，以減輕疼痛。

營養素

補充品	建議用量	說明
●非常重要者 鋅	每日80毫克，分成數次。使用錠劑，吸收效率較好。	強力的免疫系統激活劑。是對抗感染的T淋巴球不可缺少之物質。
●重要者 蒜頭精膠囊 (Kyolic)	每日3次，一次2粒膠囊。	天然的抗生素及免疫系統激活劑。
超化氧物歧化酶 (SOD)	前服用一粒膠囊。	可由一種叫保衛細胞(Cell Guard)的抗氧化劑配方或SOD/CAT中獲得，此兩種補充品均來自生技食品公司(Biotec Foods)。
維他命A(乳劑)	剛開始前5天使用100,000IU；接下來的5天減至50,000IU。然後再降至25,000IU。	維他命藉由強化細胞壁來防止細菌侵入。對免疫系統是必需的。

補充品	建議用量	說明
維他命E	400～600IU。	對血液循環與組織充氧作用很重要。強化免疫系統功能。
維他命C加生物類黃酮 (bioflavonoids)	每日6,000～10,000毫克，分成數次。	對免疫功能及組織修護是必需的。請見第三部的抗壞血酸的洗滌(Ascorbic Acid Flush)。
●有幫助者 鍺(Germanium)	每日100毫克。	增強免疫系統。
●有幫助者 綜合維他命與礦物質	依照產品標示。	所有的營養成分均是治療疾病所需的。
蛋白質分解酵素	兩餐之間服用2錠。	協助清除膿腫。有效的自由基清除者。
生的胸腺萃取物(thy-mus extract)	餐前2錠。	刺激T細胞的製造；預防感染。

藥用植物

□下列藥用植物的醫療功效對膿腫有益：牛蒡根、辣椒(cayenne)、密林(chaparral)、蒲公英根、紅苜蓿(red clover)、酸模（羊蹄）根。

建議事項

□作一次長達24～72小時的禁食，在此期間僅喝鮮果汁。〔請見第三部的禁食(Fasting)。〕

□喝含有新鮮檸檬汁的蒸餾水，並且每日三杯菊花茶(echinacea)金印草茶及suma茶。

□在患部塗上蜂蜜，通常能見效。若是要清潔患部，則將葉綠素汁液與水混合，一日塗數次。

□吃海帶，此物富含維他命與礦物質。

粉刺(Acne)

　　粉刺是一種皮膚發炎症，困擾著80%的十二歲到二十四歲之年輕人。每個毛囊內的皮脂腺，會分泌油脂以滋潤肌膚。假使這些油脂堵塞毛孔，細菌便在其中繁殖，造成皮膚發炎。這些斑點會在數個月或數年後消失。大部分青春期少年會長粉刺，因為皮脂腺在此時受到男性荷爾蒙的刺激。

　　粉刺的確切原因不明，但造成的因素包括遺傳、油性皮膚，以及當一個男孩或女孩逢青年期所大量增加的男性荷爾蒙(andrgens)。其它的原因包括使用避孕藥、過敏、緊張及吃過多垃圾食物。

　　當皮脂(sebum)與皮膚色素結合並堵住毛孔，黑頭粉刺便由此而生。假使頭皮下充滿了皮脂，則產生白頭症。在嚴重的情況中，白頭現象會累積，在皮下擴散，且使皮膚破裂，這最後將導致發炎作用的蔓延。

營養素

補充品	建議用量	說明
●非常重要者 鉻(GTF)	依照產品標示。	有助於降低皮膚感染。
Gerovital H～3 面霜(GH～3)	依照產品標示。	減輕發炎的不適。在歐洲頗受歡迎。
卵磷脂	餐前一膠囊。	可改善必需脂肪酸的吸收。
櫻草植物油(Primrose oil)	依照產品標示。	供應治療所需的必需γ～亞麻油酸(γ～linoleic acids)。在歐洲頗受歡迎。請見下面的不飽和脂肪酸。
不飽和脂肪酸	1湯匙。低溫壓縮芝麻油或亞麻子油(flaxseed oil)或服用膠囊形式。	能保持肌膚柔軟、光滑，且修補受損細胞。
鋅葡萄糖酸(Zinc gluconate)	每日30～80毫克。	有助於復原組織及預防疤痕產生。

補充品	建議用量	說明
●重要者		
維他命A與E的乳劑	每日100,000IU的維他命A及400IU的維他命E。使用乳劑以易於身體吸收利用(assimilation)。	強化有保護作用的上皮組織(epithelial tissue)。
●有幫助者		
(Accutane)	依照產品標示。	強化皮膚的上皮組織。注意：孕婦勿用。可能引起胎兒畸型。
葉綠素(液體或錠劑)	依照產品標示。	有助清潔血液，預防感染。
魚肝油	依照產品標示。	維他命A、D的好來源，它們是修補組織所需之物。
消化酵素含鹽酸	與正餐一起服用。	注意：腸胃潰瘍患者不應該服用。
菸鹼素(Niacin)	每日三次，各100毫克，與正餐一起服用。	促進血流至皮膚表面。
蛋白質分解酶(Proteolytic enzymes)	兩餐之間2錠。	自由基的清除者。
Retin～A(含視網酸及一種維他命A的衍生物)	僅能依照醫師的藥方。	皮膚專家成功地以此物治療粉刺。注意：孕婦勿用。可能引起胎兒畸型。
維他命B羣(效力強)，含額外的B₆及泛酸。	每日3次，各50毫克。	對健康的膚色很重要。
含生物類黃酮的維他命C	每日3,000～5,000毫克，分成數次。	促進免疫功能。

藥用植物

□使用Nature's Way Products公司生產的苜蓿、牛蒡根、辣椒、Chaparr-al、蒲公英根、菊花屬植物(echinacea)、AKN與BFC的藥草混合物、紅花苜蓿混合物等，及黃酸模根(yellow dock root)。利用chaparral、蒲公英及黃酸模根，製成糊藥(poultice)，敷在長粉刺的部位。有關如何製作及使用糊藥，請見第三部的糊藥(poultice)。
□使用紅花苜蓿、薰衣草(lavender)及草莓的葉子蒸臉。薰衣草殺菌，且刺激新細胞生長。

建議事項

□儘可能保持患部清爽、不油膩。用檸檬汁清洗或拍打臉部，每日3次。經常洗頭。
□增加生菜的攝取量。避免食用酒精、奶油、咖啡因、乳酪、巧克力、蛋、脂肪、魚、肉、家禽、糖、小麥。一個月內，都不吃任何乳製品。粉刺可因身體對乳製品過敏而引起，而乳製品所含的脂肪會使情況更糟。當您嘗試吃乳製品時，一次僅試一種，以便瞧瞧粉刺是否會再出現。

考慮事項

□有時候，醫師的藥方是一種抗生素乳液或口服抗生素。如果是這種情況，可以添一些嗜酸菌(acidophilus)，因為抗生素會將良性及惡性菌一概消滅。多吃酸性食品，例如酸酪乳(yogurt)。
□過氧化苯甲醯(benzoyl peroxide)是許多治療粉刺產品中的活性成份，它對情況輕的患者頗有幫助。使用各種化妝品時，也應該選擇水性的；勿用油性產品。
□由酵素療法(Enzymatic Therapy)提供的Derma～Klear之粉刺治療計畫可能也有幫助。
□黑頭粉刺僅能經由特定的指示治療。挖或抓患部可能留下疤痕。常保雙手乾淨，且避免用手摸臉。
□遵循禁食計畫(請見第三部的禁食(Fasting))。
□也請見第二部的皮膚的毛病(Skin Problems)。

皮膚炎(Dermatitis)

　　皮膚炎是一種過敏症，它使皮膚出現脫皮、剝落、變厚、變色，及碰觸時會發癢等現象。它可能由於接觸到金屬合金(例如，金、銀、鎳)、香水、化妝品、橡膠、藥用乳液或軟膏、有毒植物(例，毒長春藤)等物質而引起的。常期使皮膚接觸這些過敏原，將擴充發炎部位，並使病情更惡化。

營養素

補充品	建議用量	說明
● 必需者 維他命B羣，添加 維他命B₆及 維他命B₃	 每天3次，各50毫克。 每天3次，各100毫克。	B羣是皮膚健康及血液循環正常所需之物。幫助細胞再生。
海帶錠	每天5錠。	礦物質及碘是修護組織所需。
不飽和脂肪酸(維他命F)或MaxEPA	依照產品標示。	維他命F使皮膚有光澤。可選用下列任一種：黑醋粟油(black currant oil)、亞麻仁油、櫻草油，或鮭魚油。
維他命E	每天400IU，漸增。	解除皮膚癢及乾燥。
鋅	每天100毫克(勿超過此量)。	幫助組織復原。
● 有幫助者 蛋白質補充品 (含各種單一胺基酸)	 依照產品指示。	蛋白質對組織的修補及再造很重要。單一胺基酸較快被身體吸收利用。
維他命A乳劑	每天100,000IU，一個月後減至50,000IU，二週後降至25,000IU。	使皮膚光滑。預防皮膚乾燥。
維他命D	每天400～1,000IU。	幫助組織修復。

藥用植物

□使用治痬草根(comfrey)、蒲公英、沒藥樹膠(myrrh gum)、保哥果 (paud'arco)及紅苜蓿(red clover)。

建議事項

□欲去癢並促進復原，可混合金印草根粉末與維他命E油，並調入一些蜂 蜜，直到混合物呈均勻、鬆軟的糊狀，然後覆在患部。

□避免含麩質(gluten)的食物，例如，小麥、裸麥(黑麥)、燕麥、大麥，如 此六週，有助於控制皮膚炎。之後，每次只加回一種，看看是否引起任何 改變。

考慮事項

□避免乳製品、糖、白麵粉、脂肪、油炸食物、加工食品。要知道，食物過 敏可引起皮膚炎。

□櫻草油及維他命B_6幫助有皮膚炎的嬰兒。

□也請見第二部的皮膚的毛病及過敏症的食物過敏。

濕疹(Eczema)

請見皮膚的毛病(Skin problem)。

皮膚脂漏症(Seborrhea)

皮膚脂漏症是皮脂腺(分泌油脂的腺體)的疾病。它發生在頭皮、臉部、 最常見於胸部，但也可能出現在身體其它部位。其特徵是油脂斑所形成的鱗 屑及痂皮。皮膚脂漏症的皮膚易出現禿髮、皮脂漏皮膚炎、粉刺。

皮膚脂漏症有數種：

●頭皮脂漏：發生在頭皮上。

●充血性皮脂漏：即紅斑性狼瘡(請見第二部的狼瘡)。

●軀體皮脂漏：發生在軀幹上。

●面皮脂漏：發生在臉上。

●黑色皮脂漏：深色的皮脂漏。

●油性皮脂漏：含油脂物質的皮脂漏。

●酒渣鼻：中年復發的皮脂漏。

●乾性皮脂漏：乾型的皮脂漏，有鱗屑。

　　皮膚脂漏症可能由缺乏維他命A所致。應儘快求醫。勿用藥房的軟膏，這些成藥可增加皮膚的負擔。皮膚科醫師通常給予患者含乾燥劑及硫的清潔液，以及Resorcin和／或Deprosone乳液。如果需服用抗生素，別忘了補充維他命B羣及嗜酸菌(acidophilus或Megadophilus)。

營養素

補充品	建議用量	說明
●必需者		
不飽和脂肪酸(櫻草油)	依產品指示。	對許多皮膚病有益；含必需亞麻油酸。
●重要者		
維他命A	高達50,000IU。	缺乏維他命A可引起皮脂漏。
維他命B羣添加維他命B$_6$	依產品指示。	維他命B羣，尤其B$_6$，是蛋白質代謝所需的(例如，復原及修補組織)。
維他命E	每天400〜800IU。	加速復原，增加氧的吸收。
●有幫助者		
嗜酸菌	依產品指示。	每天服用，尤其有服用抗生素的患者。
輔酶Q$_{10}$	每天60毫克。	一重要的自由基清除者，供應氧給細胞。
葡萄糖酸(DMG)	依產品指示。	增加組織含氧量。
海帶錠	每天5錠。	含均衡的礦物質。是碘的來源。

補充品	建議用量	說明
卵磷脂	與正餐一起服用。	保護細胞。
綜合維他命及礦物質複合物	依產品標示。	
蛋白質補充物（含各種單一胺基酸）	依產品指示。	用於復原及修補組織。單一胺基酸較易被吸收利用。
鋅	50～80毫克。	修補組織及增強免疫力。

藥用植物

□蒲公英、金印草、紅苜蓿（red clover）均有益。

建議事項

□吃50～75％的生菜及酸酪乳。避免巧克力、乳品、麵粉、油炸食物、核果、海鮮、糖。禁食一個月，請參照第三部的禁食篇。
□勿擠或挖感染的皮膚。避免使用刺激性的香皂，但確保患部乾爽。避免油性乳液及軟膏。保持頭髮清潔，但勿用油性洗髮精。
□使用天然不含化學物質的洗髮用品。
□也請見第二部的頭皮屑。

皮膚癌（Skin Cancer）

　　皮膚癌有三種。最常見及可治癒的兩種是基底細胞癌及鱗狀細胞癌。早期發現及治療，這些皮膚癌均可治癒。黑色癌是較罕見的皮膚癌，也較嚴重。曬陽光不僅是產生皺紋的主因，也是90％皮膚癌病例的原因。

　　在鱗狀細胞癌中，皮膚下層的細胞受損，導致腫瘤或硬塊在皮膚下形成。在大部分病例中，耳朵、雙手、臉、下唇均受波及。硬塊形似疣，或無法治癒的潰瘍。

　　如果早期發現，治療效果頗佳。此腫瘤可完全切除。如果腫瘤過大，可能需要皮膚移植。其它治療包括冷凍手術法（將患部冷凍，破壞組織）、化學療法、輻射療法。大部分病人痊癒，但隨後至少五年裏，應接受定期檢查。

　　基底細胞癌是此三種皮膚癌中最常見的。不像惡性腫瘤，它不會擴散，除非出現好長一段時間。同樣地，過度曝曬陽光是主因。受損細胞形成似潰瘍般的外觀，隨著組織的破壞，慢慢增多。最初徵兆是一大的珠狀腫塊，它通常出現在鼻子或眼睛旁邊。約六週後，此腫塊形成一潰瘍，中心濕，外圍硬（可能流血）。漸漸地，潰瘍上產生瘡痂，這些瘡痂會剝落，但潰瘍無法復原。有時候，基底細胞癌出現在背或胸，呈扁狀瘡，漸漸生長。這型皮膚癌的治療方式與鱗狀細胞癌相同。如果腫瘤復發，仍重複同樣的治療。

　　惡性黑色皮膚癌是最危險的一型，如未早期治療，可能威脅生命。此型癌中，腫瘤來自皮膚較深層的色素製造細胞。及早發現和治療，此症可痊癒。它通常由一狀似黑痣的病變開始。大部分人都有黑痣，且都在年輕時出現。年過40後，若出現新的黑痣，應提高警覺。任何異常出現的黑痣或痣的大小、顏色改變，應儘速就醫。

　　有些家族在基因上有較高的黑色癌罹患率。在出生時，他們通常有很奇怪的痣稱天生斑痣，或稱發育不良斑痣，這些痣可能是導致皮膚癌的前身。

　　那些有黑色癌病歷的人應避免日光，且需使用防曬乳液。同時，若有可疑皮膚病變，應密切觀察，且定期檢查。黑色癌最常出現於上半部背及下肢。也可能發生於指甲下及黏膜上。蕈樣肉芽腫（mycosis fungoides）是罕見的生長緩慢之癌症。此症的前身是長期的皮膚癢。最後，此病變處變為較堅硬及潰瘍。皮膚切片檢驗有助醫生診斷。如未治療，這些病變處潰爛且波及淋巴節，甚至其它器官，形成淋巴瘤。

　　陽光裏的紫外線（uv）照射過量最易引起皮膚癌。這種光線破壞皮膚細胞的遺傳物質（DNA），引起嚴重的組織受損及癌症。喜歡作日光浴、曬太陽，及皮膚皙白的人較易患皮膚癌，後者是因為皮膚內的保護色素較少。請見第二部的皮膚曬傷。

　　下列幾點是皮膚癌的警告訊號：

1.開口瘡，會流血、結痂，但不易復原。

2.胸、肩、臂或腿出現略紅、不舒適的斑點。它可能癢、痛或沒有感覺。

3.出現中央凹，邊緣凸的平滑組織，它會變大，微血管將出現於表面。

4.一似疤痕的局部，可能呈白、黃，或蠟質，外表緊繃有光澤。

5.臉、唇，或耳朵出現不規則、腫大、外觀可怕的病變。

　　皮膚若出現以上這些異常的生長，應儘速就醫。早期切除通常可治癒，若晚發現，恐怕需要較複雜的手術。

營養素

補充品	建議用量	說明
● 必需者		
輔酶Q$_{10}$	每天100毫克。	改善細胞氧和作用。
DMG（葡萄糖酸）	依產品指示。	改善細胞氧和作用。
必需脂肪酸（櫻草油）	餐前2膠囊。	保護細胞。
蒜頭精膠囊（Kyollc）	2膠囊，每天3次。	增強免疫功能。
鍺	每天200毫克。	改善細胞氧和作用，延緩癌細胞生長；增進免疫力。
蛋白質分解酵素或 Wobe～Mugos～N ～Dragees	用餐時2～6錠。	有效的自由基清除者。
硒	每天200微克。	有效的自由基清除者。
超氧化物歧化酶 （SOD）	依產品指示。可考慮將注射方式，需經醫師指示。	破壞自由基。
維他命A乳劑及 β～胡蘿蔔素	每天50,000～100,000IU 用10天，或視計畫長短而定。 15,000單位。	乳劑較易被吸收。 有效的抗氧化劑，能破壞自由基。
維他命B群和／或啤酒酵田	每天100毫克，每天3次。	細胞分裂及其功能均需要維他命B。
維他命C和生物類黃酮	每天5,000～10,000毫克，分成數次。	有效的抗癌劑。請見第三部抗壞血酸的洗滌。
維他命E乳劑	每天1,000IU。	乳劑易被吸收利用。減輕肝臟的負擔。

補充品	建議用量	說明
● 有幫助者		
有氧Aerobic 07或 Dioxychlor	依產品指示。	抗菌劑。
綜合礦物質及微量元素，富含鉀、 鈣及 鎂	每天2,000毫克。 每天1,000毫克。	爲細胞正常運作、分裝所必需。
L～半胱胺酸及 L～甲硫胺酸	依產品指示。	解除有毒物質。
L～牛磺酸	依產品指示。	是修補組織及器官的基本物質。
嗜酸菌（megado-philus 或 maxido-philus 或 primado-philus DDS）	依產品指示。	有抗菌作用。服用不含鐵質的配方。
綜合消化酶	依照產品指示，用餐時服用。	幫助消化。
綜合維他命	依產品指示，用餐時服用。	應服用易溶解及不含鐵質者。
菸鹼素及 葉酸及 膽鹼	每天100毫克。 每天500～1,000毫克。	這些維他命B改善血液循環、建造紅血球、協助肝功能。
PABA（對氨安息香酸）	每天少於400IU。	防止皮膚癌。
腺體混合物添加胸腺	依產品指示。	促進腺體功能，尤其是胸腺（T淋巴細胞的製造所）。
海帶或海藻錠	每天5錠。	保持礦物質均衡。
維他命B$_{12}$	採注射方式（需經醫師指示）或使用口含錠。	防止貧血。

建議事項

□暴露於日光中應採取防曬措施。日光裏的紫外線在上午10點至下午2點之間最強。儘量避開此期間的日光。

□穿質輕、織縫密的衣料。紫外線可能造成眼皮的皮膚癌，或甚至白內障。它們也對視網膜有害，故應帶防紫外腺的太陽眼鏡。有些太陽眼鏡可遮掉95％的紫外線。

□需經常塗防曬乳液！防曬係數至少15。85％紫外線穿透雲層，因此即使陰天也應當抹防曬油。也別忘了使用防曬唇膏(防曬係數15)。

□注意黑痣是否有分泌物、形狀不規則、或改變大小、顏色。以及痣是否邊緣凸起、擴散、出血、發癢，或有其它病變使痣與衣物摩擦時，經常感到不適。

考慮事項

□有些藥物可能使皮膚更易曬傷。這些包括抗生素、興奮劑、利尿劑、抗組織胺、鎮定劑、女性荷爾蒙、粉刺藥物(例如，視網酸)。其它有些藥物則僅在短期日曬後即可能造成嚴重曬傷。使用藥物前，先向醫師或藥劑師問清楚。

□熱的B型紫外光(UV～B)被認為是使皮膚變黑、曬傷，及引起皮膚癌的原因。然而，有證據顯示冷的A型紫外光(UV～A)也可能造成同樣的傷害。因此，認為人工日光浴(僅發射UV～A)較曬太陽安全的人需注意了！

□未暴露於陽光中也可能患皮膚癌。大氣中的臭氧層本來有防曬的功能，然而，現在臭氧層被破壞，使人們更易受輻射傷害及患皮膚癌。

□宿櫻草油及魚油中所含的必需脂肪酸可能有益於惡性黑色皮膚癌的預防及治療。

黑色瘤(Melanoma)

請見皮膚癌。

癩皮病(**Pellagra**)

　　癩皮病是維他命缺乏的疾病。它是由長期缺少維他命B，尤其是菸鹼素（B_3）、核黃素（B_2）及硫胺素（B_1），所導致的。此病盛行於以玉米為主食的地區。某些疾病使體內流失B_1、B_2、B_3，例如，慢性腸胃病或酒精中毒，因此也可能引發糙皮病。

　　此病的症狀包括舌頭發炎、失去食慾、下痢、體重下降、體弱、憂鬱、焦慮、頭痛、頭暈。手及頸部產生發癢的皮膚炎是此病明顯的特徵。癩皮病的潛伏期常被誤以為有精神病。因此，小孩若出現精神分裂或過度好動的問題，可能是缺乏維他命B的信號。

　　飲食中含足夠的菸鹼素、硫胺素、核黃素、葉酸、維他命B_{12}及蛋白質，將可預防糙皮病。治療此病，可在飲食中補充豐富的維他命B。

營養素

補充品	建議用量	說明
●必需者		
維他命B羣添加	每天100毫克。	同時服用各種維他命B，最能
菸鹼素(B_3)及	每天100毫克。	發揮其功效。必要時，可用注
硫胺素(B_1)及	50毫克，與正餐共用。	射的。用2cc B羣加1／2cc的
核黃素(B_2)及	50毫克，與正餐共用。	B_1、B_2、B_{12}製成注射液。
維他命B_{12}□含錠含	1錠，空腹使用，1天2次。	啤酒酵母含天然的B羣。
葉酸或	400微克。	
啤酒酵母或	依照產品說明。	
Bio-Strath	依照產品說明。	

建議事項

□吃無骨頭的雞胸肉、鮭魚、大比目魚(halibut)、葵瓜子、鮪魚、劍魚。富含色胺酸(tryptophan)的飲食是必要的。色胺酸幫助體內製造菸鹼素。

考慮事項

□維他命B群可見於酪梨、香蕉、綠花椰菜、無花果、豆類、核果及種子、花生醬、馬鈴薯、乾李、番茄、全麥產品。

牛皮癬(Psoriasis)

　　牛皮癬的外觀呈銀色鱗片狀或紅色塊狀，出現在腿、膝、臂、肘、頭皮、耳朵、背部等表皮上。手指甲及腳指甲失去光澤，而且會形成凸脊及凹洞。此症通常得自遺傳，它和皮膚外層細胞生長快速有關。它也可能來自脂肪利用不當。牛皮癬最常見於15～25歲的人，而且無傳染性。神經緊張、生活壓力、生病、手術、割傷、野葛中毒、嚴重的病毒及細菌感染、曬傷、使用鉀、氯奎因(chloroquine)、β～阻劑(blocker)等都可能爆發牛皮癬。

　　目前對此症尚無良藥，僅能設法除去皮膚上令人發癢難忍的鱗屑片。此病在夏天似乎較緩和。它可能自動消失，但總有復發的可能。

營養素

補充品	建議用量	說明
●必需者 不飽和脂肪酸(櫻草油)	1膠囊，每天3次。	不飽和脂肪酸對所有皮膚病都重要。它預防皮膚乾燥。
●非常重要者 蛋白質分解酵素	兩餐之間服用。	刺激蛋白質分成，及幫助組織修復。
維他命A乳劑	100,000IU，一個月後減至50,000IU或使用膠囊。	是保持皮膚、指甲健康的必需物。乳劑較易被吸收。
維他命B羣加B$_{12}$口含錠及葉酸、硫胺素(B$_1$)、泛酸(B$_5$)及B$_6$	50毫克，每天3次。	所有細胞功能必需的。有抗緊張功效。幫助酵素維持健康。
維他命C	2,000～10,000毫克。	對膠原蛋白及結締組織很重要。
維他命D	400～1,000IU。	治療皮膚及幫助鈣質的吸收。

補充品	建議用量	說明
維他命E乳劑	依照產品指示。	中和破壞皮膚的自由基。乳劑較快被吸收。
●重要者		
海帶錠	每天5錠。	提供均衡礦物質。碘的來源。
鋅	每天50～100毫克。	蛋白質代謝需依靠鋅。而蛋白質是修補皮膚必需的。
●有幫助者		
趨脂因子或卵磷脂	用餐時服用1湯匙或2膠囊。	這些是防脂乳化劑。卵磷脂有保護細胞的功用。
綜合維他命及礦物質含鎂及鈣(箝合劑)	依產品指示。	用於補充基本的維他命及礦物質。

藥用植物

□可用蒲公英、金印草、洋菝葜(sarsaparilla)、黃酸模(dock)。薰衣草極適合用於蒸氣浴，因為它刺激新細胞生長。用Chaparral、蒲公英、黃酸模製成的膏藥也有益於牛皮癬。

建議事項

□避免脂肪(牛奶、奶油、雞蛋)、糖、加工食物、白麵粉、柳橙類水果。魚油或櫻草油能干擾花生四烯酸的製造及貯存，此酸是天然的發炎物質，它使牛皮癬患部紅腫。因此需避免紅肉及乳品，這些食物含花生四烯酸。

□吃50%生菜。攝取麻油、大豆油、亞麻仁油。也將魚添入飲食中。

□每天用海水敷患部。亞麻仁油也很有幫助，每天服用1錠或3膠囊，以補充不飽和脂肪酸。如果醫師建議使用焦油(tar)洗髮精，勿長期使用之。在洗澡水中添2茶匙薑。

醫學新知

□胺基甲基葉酸(methotrexate)此藥效果佳，且受病人歡迎。另外有羥基尿

素及視網膜素（retinoids）仍在研究中，但均有副作用。Cyclosporine此藥正處測試階段，結果頗佳。波士頓大學報導一種新藥稱Rocaltrol，將它直接塗在患部，可獲得改善。以上這些藥都有可能產生嚴重的副作用。

□利用液態氮治療大小適中的牛皮癬正在試驗當中，結果不錯。適量的陽光也有幫助。

□一種新膏藥稱Actiderm（Conva Tec／Squibb出品）使類固醇軟膏更有效。配合較少量的類固醇使用，效果較佳。類固醇過多可能得到反效果。

□活性維他命D（僅由醫師開處方）幫助病情較嚴重者。

□用於持續性牛皮癬的藥──Legison，可引起膝蓋及腳踝的骨距。一項研究發現，84％使用此藥長達5年的患者有骨質堆積的現象，造成僵硬及行動侷促。

□長波紫外線一直是治療牛皮癬的有效方式，但可能發生皮膚癌此副作用。Oxsoralen～Ultra此液態藥物也廣泛被使用。

白斑病（Vitiligo或稱leukoderma）

這是一種皮膚病，其特徵是白色斑點，有黑色邊緣。不知為何，皮膚不再製造黑色素。甲狀腺功能不良可能是潛藏的病因。（檢查甲狀腺功能，請見第二部的甲狀腺機能不足）。適當的營養配合好的補充品是必要的措施。

營養素

補充品	建議用量	說明
●非常重要者		
對胺基安息香酸（PABA）	100毫克，漸增，每天3次。	幫助抑制頭髮退色。
泛酸（B₅）	每天300毫克，分成數次。	抗緊張維他命。幫助皮膚製造色素。
●重要者		
必需脂肪酸（櫻草油）	依產品指示。	促進荷爾蒙功能。

補充品	建議用量	說明
維他命B羣	50毫克，漸增，每天3次。	促進膚色及膚質。

● 有幫助者

Ageless Beauty	依產品指示。	有效的抗氧化劑。

建議事項

☐注射維他命B羣加PABA，效果頗佳。

☐PABA及鎂使某些患者的皮膚逐漸出現色素斑，這些色素不斷聚素，使膚色恢復正常。有些白斑病患者的頭髮出現少年白，部分人用PABA及鎂治療，已使皮膚及頭髮回復原來的顏色。

考慮事項

☐移植健康的色素細胞是一種新的治療，其成功率高。

☐Gerovital H～3臉霜(GH～3)來自羅馬尼亞，效果佳。僅成人適用。

老人斑(Age spots)

老人斑是出現在老年人身體各部位的棕色扁平斑點。它們也被稱作痣或雀斑(liverspots)。這些棕色斑點是由一種稱脂褐質(lipofuscin)的廢物累積所造成的，此物質是皮膚細胞受自由基損害所形成的副產品(有關自由基的訊息，請見第二部的輻射毒害。許多人認為老人斑無害，但實際上這是細胞內充斥廢物的徵兆，這些廢物正慢慢地破壞體內的細胞，包括腦及肝細胞。這些斑點是體內自由基中毒的徵兆。

老人斑的原因包括飲食不良、缺乏運動、過度曝晒陽光、肝功能欠佳、食用酸敗的油脂。

營養素

補充品	建議用量	說明
● 非常重要者		
生技食品公司生產的 Ageless Beauty	依照產品標示。	自由基的破壞者。
維他命B羣加額外的泛酸(B₅)	每日3次，各100毫克。	老年人需此物以助吸收利用所有營養素。
含生物類黃酮的維他命C	每日3,000～6,000毫克，分成數次。	有效的抗氧化劑及自由基清除者，是修護組織必需的。
● 重要者		
布國乳酸桿菌(Lactobacillus bulgaricus)	依照產品標示。	協助肝的再生及消化作用。
● 有幫助者		
Bio～Strath	依照產品標示。	當作一種滋補品。
鈣與鎂	鈣每日1,500～2,000毫克，鎂每日750～1,000毫克。	老年人需要這些營養。aspo-rotate或箝合(chelate)形的最好。
GerovitalH～3 乳液(GH～3)	依照產品標示。	這是一種來自羅馬尼亞的上選皮膚乳液。僅外用。
卵磷脂	1膠囊或1湯匙，與正餐一起服用。	正常的大腦功能需要它，這種乳化劑(emulsifier)與維他命E一起服用時，是有效的抗氧化劑。
超氧化物歧化酶(SOD)加 (selenium)	依照產品標示。	有效的抗氧化劑。
維他命A～D～E乳劑	維他命A 50,000IU；維他命D 400IU；維他命E 600IU（或服用膠囊達一個月之久）。	協助清除及重整體內系統以預防老人斑。乳劑的形式較易被吸收利用。

藥用植物

□可使用人參、柯拉(gotu kola)、甘草及洋菝葜(sarsaparilla)治老人斑。

建議事項

□建議你使用高蛋白飲食，其中包括50%生鮮蔬果及新鮮穀物、種子、核
　果。要提防種子及核果會腐壞。避免使用咖啡因、油炸食物、加工食品、
　糖、煙草。
□限制日光曝晒量。
□也可以遵守禁食計畫達一個月，直到斑點開始消失。(請見第三部的禁食
　(Fasting)。)
□可能還需清洗肝臟。利用黑蘿蔔汁或蒲公英根與甜菜汁，搭配禁食，每月
　三天。

考慮事項

□藥方中所開的視網酸(retinoic acid)，目前使用效果頗佳。
□也請見第二部的老化(Aging)。

林姆病(Lyme disease)

　　此病的名稱是源自於最初發現此症的地名：美國康乃狄克州的林姆鎮
(Lyme)。這病較常見於歐洲，雖然近幾年來在美國已較普遍，尤其是在有
白尾鹿出沒的地區。90%的病例出現在加州、麻州、明尼蘇達州、康乃狄克
州、紐約州、羅德島、威斯康辛州、紐澤西州。住在有白尾鹿地區的居民在
進入林子附近地帶，需有保護措施。這些鹿帶有傳染此疾的一種微小扁蝨
(Ixodes dammini)。狗、貓等居家寵物也會攜帶扁蝨，傳染給人類。在美
國東部，扁蝨的主要寄主是白足田鼠。在西部，其寄主則是蜥蜴及傑克兔。

　　扁蝨咬過後通常不會被察覺。林姆病的最初徵兆可能是在被咬後數日，
皮膚出疹，接著是紅色丘疹(papule)。如果發現此現象，應看醫生，否則林
姆病能導致關節炎及心臟血管與中樞神經的損害。

　　扁蝨咬後的症狀包括疲勞、似感冒的症狀、頭痛、頸部及背部僵硬、噁
心、嘔吐。脾及淋巴節腫大、心律不整、關節炎、腦部受損也會見於此病。

部分症狀在兩、三年後將逐漸消失。通常這些症狀會復發(不需再被扁蝨咬過)。

　　由於扁蝨咬過後通常不痛不癢，林姆病可能潛伏好幾週，甚至數個月。醫生也容易在初期時勿診。林姆病類似多重硬化症(multiple sclerosis)、痛風、非洲淋巴細胞瘤病毒(EBV，慢性疲勞症候羣)。

　　已經有一種測試可用來辨認林姆病。利用血液取樣，檢查某種特定抗體的數量，此種抗體在感染後3天到3週之間會增加數目。除此，一種可能更正確的尿液檢驗即將可行。它將偵測出造成林姆病的Borrelia burgdorferi螺旋菌。

　　林姆病通常有三個階段，雖然不是每一個患者都會經歷。

1. 皮膚上出現小腫塊和／或長疹子，而且可能遍及整個軀幹達1～2日或數週，然後逐漸退去。如果立即出現疹子，這可能是被扁蝨咬所出現的反應，並非由其所帶的細菌本身引起的。也可能出現發燒、畏寒、噁心、嘔吐。
2. 數週至數月以後，可能發生臉部麻痺。脾臟及淋巴腺腫大、劇烈頭痛、心肌肥大及心律不整發生的頻率頗高。
3. 頭痛、頸部僵硬、膝關節痛、其它關節痛、甚至肌肉退化的疾病均可能發生。

　　下列營養素幫助患者強化免疫功能。目前，尚無特定的抗生素能治療此症。

營養素

補充品	建議用量	說明
●有幫助者		
葉綠素(綠色飲料)	每天服用。	強力解毒劑。
蒜頭精膠囊 (Kyollc)	2粒，每天3次。	天然的抗生素，能促進免疫系統。
鍺	每天100～200毫克。	促進免疫功能。
海帶錠	每天5錠。	含各種必需維他命及礦物質。能協助體內解毒。

補充品	建議用量	說明
綜合維他命B 及礦物質		補充各種必需的營養。
硒	每天200微克。	抗氧化劑，清除自由基。
維他命A	每天50,000IU。	一種重要的抗氧化劑。
維他命C	每天6,000～10,000毫克，分成數次。	增進免疫功能。
維他命E	每天600IU。	一種重要的抗氧化劑。
葡萄糖酸鋅口含錠 (Zinc gluconate)	每3小時1粒，維持4天。含在口內溶解。	是免疫功能必需之物。至少30天內勿再重複口含錠的營養療法。

藥用植物

□菊花植物(echinacea)、金印草、牛奶薊(milk thistle)的萃取素、紅苜蓿(red clover)等，對林姆病均有益。

建議事項

□下列幾項有點幫助你預防扁蝨蟲咬。記住，時間是相當關鍵的因子，因為扁蝨附著愈久，愈容易患林姆病。

●在林區裏或附近，應穿著長袖上衣、長褲（塞入襪內）、高領衣或圍巾，及戴帽子與手套。

●在衣物及暴露出來的部位(臉部除外)噴防蟲劑。防蟲劑在衣物上較持久也較安全，故應儘量用衣物覆蓋全身各部。

●勿使用過量的防蟲劑。進入室內後需立即清洗殘留在皮膚的化學藥劑。誤食可能致命，謹防兒童誤用。

●檢查皮膚是否有小突起，並看看衣物上是否有針尖大小的污漬。

●檢查由戶外進門的寵物身上是否有扁蝨。

●夏天孩童在戶外活動的時間長，在上床睡覺前檢查他們是否被蟲咬了。

● 將可疑衣物放入乾衣機半小時，利用乾燥脫水的原理將扁蝨消滅。用熱水及漂白水洗衣服，未必能將它們殺死。
● 在植物草茂盛的地區，應儘量走步道，或離林區遠。
　　如果你發現被咬傷，請作下列處理：
1. 用鑷子夾出扁蝨。儘量使鑷子靠近皮膚，然後直直地拉出。拉的時候勿扭轉且勿擠壓扁蝨身體的膨大部分，以防細菌被注入皮膚。徹底洗淨雙手及傷口，並用消毒酒精擦拭傷口。勿使用火柴企圖將扁蝨燻出。也勿用凡士林。
2. 接下來三週，觀察是否有前述的任何症狀，有的話，應看醫生。

考慮事項

□ 熱能消除關節痛。用熱水浴治療。可能也需用抗生素。如果使用抗生素，別忘了每天補充嗜酸菌。

雷氏症候羣(Reye's Syndrome)

　　此病患者主要是4～15歲的孩童。它發生於一病毒感染後，最常見的是流行感冒及水痘。小孩感染此症後，會發燒及嘔吐。隨後可能有痙攣，甚至昏迷。此症可能導致腦部受損及死亡。雷氏症候羣患者約有1／4死於此病。
　　亞特蘭大醫學中心的研究指出，96％患雷氏症候羣的小孩曾服用阿司匹靈。此研究也顯示阿司匹靈的用量與此症的嚴重度之間有一正比關係。即劑量愈高，病情愈重。阿司匹靈的製造業者已被要求提醒用者此藥與此致命疾病的關連性。
　　雷氏症候羣的症狀是頭腦混淆不清、猝發症、嘔吐、臂或腿虛弱及麻痺、雙重影像、語言障礙、失聰、昏迷。
　　雷氏症候羣的三點警告訊號如下：
1. 長期的大量嘔吐，緊接著是昏睡，正如小孩開始由流行性感冒或水痘復原的情景一般。
2. 精神激昂、神經錯亂。
3. 疲倦及混淆。
　　在4天內這小孩可能進入昏迷狀態。因此要挽救小孩生命，最重要的還是在發現警告訊號時立即治療。在小孩開始大量嘔吐的12～24小時內，及時

給予葡萄糖和電解質的靜脈注射，此小孩將有極佳的存活機率。這種治療很安全又簡單，但必須立即進行。因此，父母應對這些徵兆及症狀有高度的警覺性。

建議事項

□有些醫生可能不會察覺這些重要的徵兆，而給小孩服用阿司匹靈，並且希望父母通知他，如果情況未改善。父母若發現有異，切勿延遲，應立即送醫。如果小孩有發燒現象，切忌給予阿司匹靈。

考慮事項

□由於阿司匹靈與雷氏症候羣之關連，英國阿司匹靈業者已全面收回兒童阿司匹靈產品。

□也請見第二部的水痘、普通感冒、流行感冒。

水痘（Chicken pox）

這是常見於小孩的疾病，由病毒引起，最初的症狀包括發燒及頭痛。大約24至36小時以後，圓形的小水痘開始出現於臉部及全身各處。當水痘內的液體消退，皮膚開始結痂。這種情形會持續3天至1週。這些水痘及瘡痂有傳染性，而且很癢。需注意小孩，不要讓他們抓癢，否則可能導致感染及留下疤痕。修短小孩的手指甲，並保持乾淨。也要經常洗澡。

水痘病毒（Varicella zoster）除了使小孩得水痘，也能使成年人患帶狀疱疹。因此，成年人需與感染水痘的小孩保持距離。一旦瘡痂消失了，這小孩便終身免疫，不會再感染此病。

下表中所列的劑量是成人專用的。小孩使用時，要調整劑量。

營養素

補充品	建議用量	說明
●必需者		
β－胡蘿蔔素	每日15,000IU。	修補組織及促進免疫系統。

補充品	建議用量	說明
維他命A膠囊或乳劑	每日20,000IU（膠囊），一個月後降至 15,000IU 或 100,000IU乳劑，一週後再降75,000IU。	一種免疫促進劑，能幫助組織復原。
維他命C		有效的免疫促進劑，有助於降低發燒。請見第三部的抗壞血酸的洗滌。
● 非常重要者		
維他命E	每天400～600IU。	一種強力的自由基清除者，能攜帶氧氣及促進組織復原。
鉀加	每天99毫克。	幫助退燒及加速組織復原。
鋅	每天80毫克。	
● 有幫助者		
生的胸腺萃取物	依照產品標示。	能刺激胸腺製造T淋巴球。是免疫功能所需之物。

藥用植物

□治療水痘可用下列的植物：薑、金印草、保哥果（pau d'arco）及紅苜蓿。

建議事項

□利用上述的藥用植物製成茶，泡入熱水浴中。用海綿沾藥茶拭擦患部。濕敷有助於驅癢；要經常使用。避免抓癢患部。給病人飲用貓薄荷茶（添加糖蜜）。

□嬰兒出水痘發燒時，勿給予牛奶。要用純的鮮果汁及100～1,000毫克的維他命C加蒸餾水稀釋後的飲料代替之。記得給嬰兒補充大量的水。六個月或更大的嬰兒，可給予杏仁奶或豆奶。二歲以上的小孩，在醫師許可下，可用貓薄荷茶灌腸劑，以退燒（請見第三部的灌腸劑），同時，每2小時，使用1／4湯匙的山梗菜精。使用量需隨著小孩的年齡增減。如果小孩嘔吐，將用量減至每天2～3次。

□用冷水混薑汁洗澡。當燒退了，食慾回復時，僅給予小孩香蕉泥、酪梨、新鮮未煮的蘋果醬、或酸酪乳。勿餵以熟食或加工食物。

考慮事項

□如果瘡痂發生細菌感染，可用含抗生素的軟膏塗抹。

□喝果汁，並加入蛋白質粉及啤酒酵母。儘可能用新鮮壓榨的果菜汁。

□若正服用腎上腺皮質類固醇(例如皮質酮)，喉頭附近可能腫大，並造嚴重
　的問題。要立即就醫。

□請見第三部的禁食。

疱疹病毒(The herpes virus)

　　疱疹病毒有兩種。第一型(單純疱疹)的特徵是產生唇疱疹及皮膚疹。它
也能造成眼角膜發炎。如果眼睛被感染了，應立即就醫。此病毒還可能引起
流行性腦炎。

　　第二型(生殖器疱疹)是經由性行為傳染的，而且是最普遍的疱疹感染。
這種感染輕則無症狀，重則導致肝臟發炎、發燒、嚴重的腦部損害、死胎。
胎兒可經由生殖道感染疱疹病毒，可能造成嬰兒腦損、失眠及死亡。必要
時，需用剖腹生產以保護嬰兒。

　　此病病毒一旦進入體內就不會再離開。僅能利用控制的方式使嘴巴及生
殖器附近不爆發水疱。在復原以前，這些水疱有高度的傳染性，且長達三
週。這些病毒也可能長期潛伏。然而，生病、情緒緊張、壓力大，及一些未
知的因素，都可能使疱疹再度爆發。

　　在初次接觸病毒後的27天，開始出現水疱(瘡)。而且復發性很高。在一
段時期後，病毒本身後繼無力，即逐消失，年過50以後，便很少再出現。

　　陰道輕微的刺痛及灼熱，可能是婦女感染生殖器疱疹的最初徵兆。數小
時內，直腸、陰蒂、子宮頸、及陰道內開始出現水疱。通常尿道有液狀分泌
物，而且排尿疼痛。

　　男性的疱疹則發生於陰莖、鼠蹊(腹股溝)、陰囊，通常尿道有分泌物，
且排尿疼痛。有時，陰莖及包皮還會腫大。

　　包括男性及女性患者都可能有輕微的發燒及肌肉痛。男性鼠蹊部的淋巴
節還可能腫大。數天後，水疱爆裂化膿，形成潰瘍，使患者感到疼痛。這些
水疱化膿後漸漸結痂、變乾，復原後，通常不留疤痕。

營養素

補充品	建議用量	說明
● 非常重要者		
L－離胺酸(lysine)	每天500～1,000毫克。	當體內的離胺酸量超過精胺酸(arginine)量，疱疹病毒的生長會受阻礙。
維他命A乳劑或膠囊	每天50,000IU。	幫助復原，且預防感染的傳播。乳劑較易被吸收利用。
維他命B羣	每種維他命B皆至少50毫克，每天3次。	服用低過敏型產品。
維他命C加 生物類黃酮	5,000～10,000毫克。 30～60毫克，皆分成數次。	酯化或緩衝過的最好。
鋅箝合劑(chelate)	每天50～100毫克，分成數次。	口腔附近的疱疹可用鋅口含錠治療。
● 重要者		
嗜酸菌膠囊或液體	每天3次，空腹使用。	用以製造體內的維他命B。預防腸內有害細菌的滋生。
蛋黃卵磷脂	依照產品標示。	
必需脂肪酸(櫻草油或鮭魚油)	依照產品標示。	保護細胞。
蒜頭精膠囊 (Kyolic)	3錠，每天3次，與三餐服用。	促進免疫功能，也是天然的抗生素。
超氧化物歧化酶(SOD)，來自食品科技公司	依照產品標示。	減輕感染並加速復原。是一種強力自由基破壞者。
維他命E	每天600IU。	乳劑較易被吸收利用。幫助復原及預防感染。

補充品	建議用量	說明
●有幫助者		
鈣及	每天1,500毫克。	箝合形式最佳。能減輕焦慮與
鎂	每天750毫克。	壓力。
葡萄糖酸(DMG)	2錠,每天2次,含於口中溶解。	增強組織對氧的利用。
綜合維他命及礦物質	依照產品指示。	使用低過敏性產品。幫助復原。
蛋白質分解酵素	兩餐之間服用2錠。	幫助預防感染;消化存留於結腸的食物。
生的(粗製)胸腺萃取物	500毫克,每天2次。	加強免疫功能。

藥用植物

□治療疱疹應包括菊花植物(echinacea)、紅苜蓿(red clover)及沒藥(myrrh)。服用2粒金印草膠囊,每天3次,或泡成茶飲用。

建議事項

□女性感染疱疹將提高罹患子宮頸癌的機率。應定期作抹片檢查。

□患生殖器疱疹的人,可用冰敷減輕患部的發腫及疼痛。使用Epsom鹽或碳酸氫鈉作溫水浴,能減輕痛、癢。輕輕拍乾患部,並保持傷口乾燥。

□交替使用維他命E及A,直接塗在水疱上。或試用L－離胺酸乳霜(LSO－1)。暫時避免從事性行為,直到生殖器上的水疱完全消除兩週後。

考慮事項

□避免酒精、加工食品、可樂、糖、精製甜點、白麵粉製品、咖啡,及壓抑復發的藥物。藥草茶有益,除此,避免其它茶飲。

□穿棉質內衣。保持生殖器的乾淨與衛生。

□充分地休息。減少壓力與緊張。喝蒸餾水。

□在病發時，需節制地使用下列各物：杏仁果、大麥、腰果、穀類、雞肉、巧克力、玉米、乳製品、肉類、核果及種子、燕麥、花生。這些食物含L－精胺酸(arginine)，會抑制L～離胺酸的作用(此胺基酸能阻礙疱疹病毒的生長)。

□當此病毒正活躍時，需克制柳橙類水果及果汁的用量。

□美國國家癌症研究所發現一種新病毒稱親人類B淋巴細胞病毒(human B－cell lymphotropic virus, HBLV)，它被認為是疱疹病毒中的一種，而且也可能是造成疲勞的因素。

醫學新知

□美國食品藥物管理局已核准acyclovir上市。這種藥能預防疱疹復發(91%的患者收到效果)。但若長期使用，一旦停用，可能爆發更嚴重的疱疹。此藥對口腔及生殖器疱疹皆適用，每4小時使用一次，如此維持10天。每當感到疱疹即將來臨時，趕緊使用此藥，通常能壓抑復發。

□Isotretinoin，是維他命A的衍生物，對單純疱疹感染有效。

□Inter Vir軟膏能迅速紓解不適。用於愛滋病的異冬青素(isoprinosine)已成功地被運用於疱疹的治療。此藥似乎沒什麼副作用。

□紐約大學的醫學中心曾報導，Exovir－HZ軟膠能抑制疱疹病毒生長及傳染給新細胞。此配方含一種殺菌劑稱非氧醇(nonoxynol)及一種來自白血球的α－干擾素(α－interferon)。使用此藥的患者已減少疱疹復發及疼痛。

□有些醫生使用丁基化羥基甲苯(butylated hydroxytoluene, BHT)治療疱疹。此藥可能產生危險的後果，尤其是空腹使用時。可能導致胃不舒服，甚至胃穿孔。我們並不推薦此藥物。

□也請見第二部的感冒瘡(唇疱疹)、性傳染病、帶狀疱疹。

帶狀疱疹(Shingles, Herpes zoster)

　　帶狀疱疹是由引起水痘的病毒造成的，它影響皮膚上的神經末梢。它通常出現在肋骨下方的腹部，但也可能出現在它處。帶狀疱疹病發的3～4天，患部往往發生劇痛。病發時，患部佈滿許多疼痛難忍及奇癢無比的水疱，通常持續7～14天。這些水疱最後會結痂、剝落。

　　此病毒可能經年潛伏於脊髓和神經節內，直到有機會爆發。使用抗癌藥物、惡性肉芽腫（Hodgkin's disease）及其它癌症、緊張、免疫系統失調等等都會提高帶狀疱疹爆發的機率。如果帶狀疱疹出現在眼睛附近，可能影響角膜及導致失明。如果帶狀疱疹長在額頭靠近眼睛之處或長在鼻尖上，應看眼科醫師。

　　帶狀疱疹引起的疼痛可能在水疱消失後依然持續，尤其是老年人。這種痛有時可持續數月或數年。而且此疱疹後的症候羣甚至可能比原來的感染還痛苦。

營養素

補充品	建議用量	說明
●必需者 L－離胺酸（胺基酸）	500毫克，每天2次。	幫助復原的重要物質。
維他命C加生物類黃酮	2,000毫克，每天2次。	協助破壞此病毒及增強免疫系統。
●非常重要者 番椒膠囊	依產品指示。	含番椒晶素。紓解疼痛及幫助復原。
維他命B羣添加維他命B$_{12}$	100毫克，每天3次。必要時，可採注射方式，但需經醫師指示。	營養不良者尤其需要。
鋅（箝合劑）	每天80毫克，一週後改用較易被吸收的口含錠，每天50毫克。	增強免疫系統及防止感染。
鈣箝合劑加 鎂	每天1,500毫克。 每天750毫克。	幫助神經功能及復原。
維他命A乳劑	75,000IU，2週後減至50,000IU或25,000IU膠囊。	增強免疫系統及防止感染。乳劑較快被體內吸收。
維他命D	1,000IU，每天2次，1週後減至400IU。	協助組織復原及鈣質的吸收。

補充品	建議用量	說明
維他命E	每天400～800IU。	預防疤痕。可打開膠囊，直接塗在患部。
● 有幫助者		
輔酶Q$_{10}$	每天60毫克。	自由基清除者。增強免疫系統。
鍺	每天200毫克。	自由基清除者。增強免疫系統。
綜合維他命及礦物質複合物		營養不良者，尤其需要。
蛋白質分解酵素	用餐時及兩餐之間服用。	有抗氧化的特性。中和自由基。

藥用植物

☐ 飲食中應包含新鮮蔬果、啤酒酵母、糙米、穀類。清腸禁食很重要。（請見第三部禁食篇）

☐ 避免通風設備。使患部接受短期的陽光。淋浴時，輕輕沖洗水疱部位，勿觸摸或抓癢。避免一些含acetaminophen的止痛退熱藥，這些物質將延長此症。

考慮事項

☐ 目前治療帶狀疱疹的藥有acyclovir或Inter Vir。番椒晶素（capsaicin）可紓解慢性疼痛。它也是Zostrix局部乳霜的活性成分。

頭皮屑（Dandruff）

　　頭皮屑是由頭皮下的油脂腺功能異常所引起的。當這些腺體不正常地分泌，頭皮屑便由此形成，可能有癢及灼熱的感覺。

　　最好向醫生詢問解決之道，藥房所賣的軟膏，少用為妙。皮膚科醫師通常給予患者含硫、間苯二酚（resorcin）的清潔乳液或Deprosone乳霜。

營養素

補充品	建議用量	說明
● 非常重要者		
海帶錠	每天5錠。	補充礦物質，尤其是碘。使頭髮健康並復原頭皮。
不飽和脂肪酸	依照產品標示。	櫻草油及鮭魚油有助減輕疼痛及發炎。
維他命B羣，添加維他命B₆	每天2次，各100毫克，與正餐使用。	使用強化配方。
維他命E	400IU以上。	改善血液循環。
鋅口含錠	每天5錠，溶解於口中，如此使用一週。	蛋白質代謝需靠鋅。頭皮主要是蛋白質構成。
● 重要者		
維他命A及 β–胡蘿蔔素	每天20,000IU。 每天15,000IU。	預防皮膚乾燥。幫助組織修復。
● 有幫助者		
卵磷脂	每天3次。	保護頭皮及強化頭皮的細胞膜。

藥用植物

□可用蒲公英、紅苜蓿、金印草改善頭皮屑。Chaparral可作頭髮潤絲精。

建議事項

□避免油炸食物、乳製品、糖、麵粉、巧克力、核果、海產。生菜(未煮食物)應佔飲食的50％～75％。吃酸性食品，例如酸酪乳。一個月作一次禁食，方法請見第三部的禁食。

□勿抓頭皮。避免刺激性的香皂、多油的軟膏及乳液。要經常洗頭髮，且使用非油性洗髮精。試用不含化學物質的護髮產品。有些人相信太陽有助於

清除頭皮屑，有些人則認為日晒過後，情形更嚴重。

□如果使用抗生素，記得補充維他命B羣。也要攝取嗜酸菌或Megadophi-
lus，以補充被抗生素破壞的良性共生菌。

□也請見第二部的皮膚脂漏症(Seborrhea)。

脫髮(Hair loss)

　　禿髮可分為好幾型。全部禿頭指的是頭皮上的頭髮全無。全身禿髮則指
全身的毛髮全無。另有一型稱簇狀禿髮乃指頭髮成簇地脫落。男性的禿髮因
素包括遺傳、內分泌及老化。女性也有禿髮的例子，但程度較輕微，而且通
常發生在停經後。此外，大多數婦女在生產後的兩、三個月時，會開始有脫
髮的現象，因為懷孕期間的荷爾蒙變化防止正常的脫髮發生。

　　另有些因素也會促進毛髮脫落，包括：血液循環不良、急性病、外科手
術、輻射、皮膚病、體重乍減、缺乏鐵質、糖尿病、甲狀腺疾病、藥物的使
用(例如化學療法)、情緒緊張、飲食欠佳、缺乏維他命、懷孕。

營養素

補充品	建議用量	說明
●非常重要者		
生物素	依照產品標示。	將生物素摻入洗髮精及潤絲精中，當作一種洗髮成份。
生的(粗製)胸腺	每天500毫克。	可促進免疫功能及改善腺體的功能。
Ultra-Hair(來自 Nature's Plus)		如果脫髮情況不嚴重，可單獨使用此產品。它含有促進生髮所必需的營養。
不飽和脂肪酸(櫻草油、亞麻仁油、鮭魚油)	依照產品標示。	改善髮質，預防頭髮乾裂、分岔。

補充品	建議用量	說明
維他命B羣及 泛酸(B₅)及 維他命B₆及 肌醇及 菸鹼素(B₃)	每天3次，各100毫克。 每天3次，各50毫克。 每天2次，各100毫克。 每天3次，各50毫克。	維他命B幫助組織復原及毛髮生長。
維他命C	3,000～10,000毫克。	改善頭皮的血液循環。
維他命E	剛開始時400IU，漸增至800～1,000IU。	增加氧的吸收以改善頭皮的血液循環。促進健康及毛髮生長。
鋅	每天50～100毫克。	增加免疫功能以促進毛髮生長。
●重要者 輔酶Q₁₀	每天60毫克。	改善頭皮的血液循環增加組織的氧和作用(oxygenation)。
DMG（葡萄糖酸），來自文西實驗室	每天100毫克。	幫助血液循環至頭皮。
海帶	每天5錠。	提供頭髮生長所需的礦物質。
●有幫助者 銅箝合劑(Chelate)	每天3毫克。	與鋅合作，幫助毛髮生長。
Dioxychlor（來自American Bio-logics公司）	每天2次，各5滴於水中。	可破壞有害的細菌。
L－半胱胺酸(cysteine)	每天2次，各500毫克。	改善髮質及頭髮的生長。
L－甲硫胺酸(methionine)	與維他命B₆及C合用，吸收效果較好。空腹時服用。	防止脫髮。

補充品	建議用量	說明
PABA（對胺基安息香酸）	PABA每日2次，各50毫克。GH－3每天2錠。	減少白髮生成。
矽土（來自木賊植物）	每天2次，各2錠。	保持頭髮光滑亮麗。

藥用植物

□使用鼠尾草茶(sage)作潤絲精，幫助頭髮生長。

建議事項

□用蘋果汁潤絲頭髮，可能有助頭髮生長。

□如果毛髮大量脫落，應看醫生。勿用梳子梳頭髮。

□將頭躺於斜板上，使血液流至頭皮，每天15分鐘。同時也需每日按摩頭皮。

考慮事項

□長期地服用大量的維他命A(每天100,000IU或更多)，將促使毛髮脫落，但停止使用維他命A之後，頭髮又開始長回來。

□根據多倫多大學的研究，長期使用生髮劑minoxidil，可能影響心臟功能。雖然此藥確實能促成毛髮生長，但長出來的髮質很差，而且一旦停止用藥，頭髮也隨之停止生長。長期使用此藥的代價可能令人望而卻步。

□小心使用非天然的產品。這些產品中所含的化學成分經常引起過敏反應。應選擇全天然的洗髮產品。

□甲狀腺機能不足也是常見的掉髮原因。請見第二部的甲狀腺機能不足，作體溫檢驗。

□每天掉50～100根頭髮是正常的，不需緊張。

□也請見第二部的甲狀腺機能不足。

禿髮症(Alopecia)

請見脫髮症(Hair, Loss of)。

禿頭(Baldness)

請見脫髮(Hair, loss of)。

香港腳(Athlete's foot)

　　香港腳(足癬)是盛行於溫暖、潮濕環境裏的一種黴菌感染病。它們依賴已死的皮膚細胞及足繭(calluses)為生。症狀包括發炎、灼熱、發癢、脫皮及腫疱。

　　當良性菌被抗生素、藥物或輻射破壞，黴菌便快速地蔓延。尤其是在溫熱、潮濕的地方，例如體育館及游泳池更衣室，黴菌更加猖獗，並具高傳染性。在這種場所，要小心保護腳，以免與地板直接接觸。香港腳患者的飲食要均衡，應該包括大量的生鮮蔬果、全麥等穀類、酸酪乳及其它含嗜酸菌的食物，及巨量(megadoses)的維他命A、B、C。請參閱第二部的念珠菌病(Candidiasis)，並遵循其推薦的飲食。

營養素

補充品	建議用量	說明
● 必需者		
Maxidophilus 或 Megadophilus(嗜酸菌)	每日2次，各1茶匙，加入水中。空腹服用。	補充良性菌，它們抑制病菌滋生。可預防全身性的真菌感染，例如念珠菌病。
● 非常重要者		
蒜頭精錠(Kyolic)	每日3次，各2錠。	無臭頭蒜；有助破壞真菌。
維他命B羣(高效力)	依照產品標示。	選擇不含酵田菌的產品。
維他命C(緩衝過的)	每3,000～10,000毫克，分成3次。	減少緊張。促進免疫功能。

補充品	建議用量	說明
鋅	每日50毫克。	抑制真菌及激發免疫系統。
● 有幫助者 Aerobic 07（來自 Aerobic有氧生活產 品）	每日2次，各9滴於一杯水中 。也可直接滴在患部，讓它 風乾。	供氧給細胞，以殺死有害的細 菌。
鍺	每日100毫克。	一種強力抗氧化劑及止痛劑。
Orifresh （來自Amni）	依照產品標示。	消滅有害的細菌。
不飽和脂肪酸	依照產品標示。	補充必需脂肪酸。Ω－3魚油是 的來源。試用Omega－lIfe出 品的Fortifled Flax（強化的 亞麻仁油）
維他命A	每天50,000IU，一個月後 ，減至25,000IU。	是修護組織及激發免疫系統所 需。
維他命E	每日400IU，漸增至1,000 IU。	

藥用植物

☐ 自製保哥果（Pau d'arco）茶；每日飲三杯。也可用保哥果及20滴Aerobic
07配製一種烈茶溶液，將腳泡入15分鐘，以迅速收效。

建議事項

☐ 避免可樂飲料、穀類、加工食品、糖。攝取大量的蔬果、烘魚及烘雞肉
（不含皮）。勿食油炸、油膩食物。將生蒜切成小片，放入鞋內一起穿數
天。這些蒜頭將被皮膚吸收。用蒜粉末清除腳部的灰塵。穿棉製的吸汗
襪。讓鞋子透風，並且每日更換襪子。雖然你可買到非醫師處方的抗黴菌
藥物，我們相信蒜頭效果比較好。

考慮事項

☐ 保持足部乾燥。洗澡後,小心地將每一個指間拭乾。要確定毛巾僅用一次,而且沒有其他人使用過。在公共的更衣室,真菌生長旺盛,要記得穿鞋子或拖鞋。

☐ 那些足部經常患黴菌感染的人,通常在鼠蹊部也有黴菌感染。此二部位必須同時治療。若要防止足部的黴菌傳播到鼠蹊部,當你穿戴時,先穿襪子再穿內衣褲。

腳潰瘍(Leg ulcers)

潰瘍即是在敗壞的皮膚上形成的開放式瘡。當腳部的血液循環差,皮膚便開始腐爛;因此較易形成化膿的瘡。這種皮膚傷不會自動復原。那些有靜脈曲張的人較易產生腳潰瘍。有此毛病者應看醫生。

營養素

補充品	建議用量	說明
● 重要者		
輔酶Q_{10}	每天60毫克。	增加組織的氧和作用(oxygenation),以提高對腳潰瘍的抵抗力。
DMG(葡萄糖酸)	依照產品指示。	促進氧的利用。
蒜頭精膠囊(Kyolic)或新鮮的蒜頭及洋蔥	2粒膠囊,每天3次。	改善血液循環,並協助傷勢復原。
鍺	每天200毫克。	促進干擾素(interferon)的製造,以幫助免疫功能。改善組織的氧和作用及促進組織復原。
維他命C及生物類黃酮	每天5,000～10,000毫克,分成數次。	改善血液循環及協助復原。也抑制感染。

補充品	建議用量	說明
維他命E膠囊或乳劑	由400IU～1,600IU，逐漸增加。乳劑則每天800IU。	增加體內使用氧的效率，並加速復原時間。乳劑可以迅速被吸收。
●有幫助者 葉酸	10毫克錠劑，每天3次，外加每週注射2次。	對復原期間蛋白質的利用極有幫助。添加B羣，效果最佳。
鐵(Floradlx配方)	依照產品指示。	Floradlx配方是極佳的天然來源。
綜合維他命及礦物質	依照產品指示，與正餐服用。	是組織復原所必需的。
蛋白質(含各種單一胺基酸)	依照產品指示，空腹使用。	單一胺基酸的形式能迅速被身體吸收。修補組織，促進復原。
維他命A膠囊或乳劑	每天100,000IU膠囊，一個月後降至25,000IU。乳劑的用量則依照說明。	是組織復原及保護組織所必需的。
維他命B羣添加維他命B$_{12}$	依照產品標示。	使組織的酵素發揮功能，以促進復原及預防貧血。
維他命K(苜蓿錠)	依照產品指示。	苜蓿錠是維他命K的重要來源，其它的來源請見建議事項。
鋅	每天50毫克。	用於修復組織。

藥用植物

□使用治痢草茶(comfrey)。也可用乾淨的布浸於此藥草茶中，再敷於潰瘍的腿部。Chaparral及紅苜蓿(red clover)也有益，而且已有膠囊產品或也可以配製成茶。

建議事項

☐直接將維他命E油塗在潰瘍傷口，再用殺菌過的紗布覆蓋，可加速復原時間。記得每天換紗布，直到復原為止。也可將維他命E膠囊切開，將維他命E塗在傷口上。必要時，可能得用抗生素幫助治療。

☐服用嗜酸菌液或錠劑。也可由酸酪乳或其它酸性乳品中獲取嗜酸菌。

☐吃苜蓿芽及深綠色葉菜類，以補充維他命K。

☐請見第三部的禁食篇，並參照其作法。

☐吃一個月的清蒸蔬菜，有益於治療及復原。

考慮事項

☐也請見第二部的血液循環問題、靜脈曲張及第三部的箝合劑療法。

化學過敏症(Chemical allergies)

當身體暴露於某些外來化學物質或其它環境污染物時，通常會產生抗體來抵抗這些外來物。鎳、汞、鉻、鈹等金屬可能引起皮膚的化學過敏反應。有些人會立刻發疹子，其他則可能在接觸金屬後24小時仍未出現疹子。補牙銀粉中所含的汞及銀可引起重金屬中毒。

化學過敏常見的反應包括流眼淚、耳鳴、鼻塞、下痢、嘔吐及胃痛。其它的症狀包括氣喘、支氣管炎、關節炎、疲勞、濕疹、憂鬱、頭痛。這些反應可由空氣污染(例如汽油、煤煙)、甲醛、氯、酚、石碳酸、殺蟲劑、消毒劑、油漆、噴髮劑、清潔劑等引起。

要有效地控制化學過敏，得先找出哪些化學物質會引起過敏，進而避免與這些化學物品接觸。

下列補充品幫助你預防化學過敏。

營養素

補充品	建議用量	說明
● 非常重要者		
SOD／CAT，來自生技食品公司	依照產品標示。	一種強力的自由基清除者。
維他命A及維他命E	維他命A 100,000IU，維他命E 400～800IU。一個月後，A減至50,000IU，最後減至25,000IU。	有效的自由基清除者及免疫增強劑。
維他命B₆，添加菸鹼醯胺(B₃)	每日3次，各100毫克。每日3次，各500毫克。	B₆是天然的抗組織胺物。它也協助腎臟的解毒功能。
維他命C加生物類黃酮	每日3,000～15,000毫克，分成數次。	一種有效的天然抗組織胺物。請見第三部抗壞血酸的洗滌。
● 重要者		
輔酶Q₁₀	每日60毫克。	目前輔酶Q₁₀的抗組織胺功效仍在研究中。
硒	每日200微克。	免疫功能及保護細胞所必需的。
維他命B羣	每日100～200毫克。	許多醫生使用肝液注射，因為過敏反應阻礙維他命B的吸收。
鋅及銅	每日50毫克。每日3毫克。	幫助重金屬的解毒作用；高劑量的維他命C減低銅的含量，故需補充銅。
● 有幫助者		
Dioxychlor(來 自 American Bio-logics)	每日2次，各5滴於水中。	一種強力解毒劑。

補充品	建議用量	說明
蒜頭精錠(Kyolic)	每天3次，各2粒。	一種有效的免疫促進劑。
L－甲硫胺酸及L－半胱胺酸加L－麩胺酸	空腹時，與果汁一起服用。勿與牛奶合用。	這些胺基酸是極佳的解毒劑，尤其對肝臟而言。
錳箔合劑	依照指示。	與鋅、銅彼此作用。。
胰臟酵素	3～6錠，與正餐服用。	胰臟酵素及蛋白質分解酵素都是消化與吸收養分所必需的。
蛋白質分解酵素	6錠，兩餐之間使用。	
胸腺萃取物	依照產品標示。	有益免疫功能。

建議事項

☐如果出現上述任何症狀，請向過敏專家詢問。

☐避免含人工色素(見於某些蘋果及橘子)、催熟劑、或蠟保護膜(見於某些黃瓜)的食物。

☐飲食中要補充大量的纖維。燕麥麩是豐富的纖維來源。蘋果所含的果膠也有幫助。含果膠的補充品已上市了。果膠能除去不需要的金屬及毒素。

考慮事項

☐如果你有青光眼或前列腺(攝護腺)的毛病，需避免抗組織胺藥劑。

☐僅喝蒸餾水。

☐也請見第二部的過敏症。

昆蟲過敏(Insect allergy)

　　每1000人被膜翅類昆蟲(包括蜜蜂、黃蜂、胡蜂、螞蟻(fire ants)等)叮咬中，就有5人產生過敏反應。有時，這種反應會導致死亡。此種反應即為昆蟲毒液過敏。

有些會咬人的昆蟲，例如蚊子，也能引起皮膚過敏，使皮膚脫皮、出癢疹。這些問題並非由昆蟲引起，而是受害者對昆蟲毒液過敏所致。

昆蟲螫咬所引發的過敏反應往往相當嚴重。這些症狀有吞嚥困難、聲音粗啞、呼吸費力、身體虛弱、頭腦不清、嚴重發腫、感到災難迫近。更嚴重的反應將造成氣道關閉和／或休克（發紺（cyanosis）及血壓下降）、意識昏迷。

使用鑷子，迅速且小心地拔除殘留於皮膚內的螫針。毒液在體內的反應可以快到在數分鐘或數小時內發生。故應在被咬傷後，應立即處理，否則可能致命。如果你已知自己對某種毒液過敏，應隨時備好急救所需的醫藥。

藥用植物

□有時候，在皮膚上塗擦啤酒酵母或蒜頭，可以阻嚇昆蟲。香杉（cedar）、香茅（citronella）、尤加利、薄荷、芸香（rue）、迷迭香（rosemary）等所含的油有驅蟲效果。

建議事項

□避免蟲螫，應穿淡素的服裝，避免深色或有花紋的衣服。勿抹香水、防晒油、髮膠、或戴閃亮的珠寶。不穿涼鞋或寬鬆的衣服。
□請見第三部的抗壞血酸洗滌，並參照方法實行。
□用溫水軟化木炭錠或膠囊（可向健康食品店購買），作成膏藥，覆在被咬的傷口上。如此有助於去除毒素及消腫。
□注射或口服抗組織胺，有助於減輕稍後的症狀。

考慮事項

□有一種稱「Lil Sucker」的毒液吸出器，可以裝在口袋或皮包內。它利用真空抽氣的原理可將毒液在2分鐘內吸出。此吸出器的末端也能用來剔除蜜蜂的螫針。

燒傷（Burns）

燒傷有三級：第一級，皮膚發紅；第二級，皮膚發紅及起水疱；第三級，整層的皮膚及下面的肌肉均被破壞。若發生第三級燒傷，立刻送醫急

救。

營養素

補充品	建議用量	說明
● 非常重要者		
鉀	每日99毫克。	用於補充燒傷時損失的鉀。
蛋白質補充品（含各種單一胺基酸）	依照產品標示。	幫助燒傷組織復原。單一胺基酸較易被身體吸收利用。
維他命C加生物類黃酮	每日10,000毫克，漸增。	請見第三部的抗壞血酸的洗滌。
維他命E	600～1,600IU，漸增。	用以療傷及預防疤痕。
鋅	每日3次，各3毫克。	葡萄糖酸作用迅速。用以加速組織復原。
● 重要者		
硒	每日200微克。	使組織恢復彈性。保護細胞。
不飽和脂肪酸（亞麻仁油和／或櫻草油）	依照產品標示。	亞麻仁油及櫻草油是好的來源。
維他命A	每日100,000IU，一個月後，減至50,000IU。最後，每日25,000IU。	使用乳劑較易吸收利用。修補組織所需。
● 有幫助者		
萬能滅菌噴劑（來自有氧（Aerobic）生活產品公司）	依照產品標示。	殺菌及防止感染。
鈣及鎂及維他命D	每日1,500毫克。每日750毫克。每日400IU。	鈣對蛋白質結構的形成頗重要。損失的體液，增加對鎂的需求。維他命D是吸收鈣所需的。

補充品	建議用量	說明
輔酶Q$_{10}$	每日100毫克。	幫助血液循環及組織復原。
DMG（葡萄糖酸）	每日100毫克。	增加血液循環及組織復原。
鍺	每日200毫克。	增加血液循環及組織復原。

建議事項

☐燒傷時，立即沖冷水以減輕疼痛與紅腫。並在傷口覆蓋清潔布以減少細菌感染。混合碳酸氫鈉（baking soda）與橄欖油，敷在患部，能促進傷勢復原及防止疤痕。

☐勿在燒傷部位塗軟膏或牛油（奶油）。不要刺破水疱。

☐提高傷處，以防止患部腫大。觀察是否有感染、臭味、膿疱或極度發紅的現象。避免曝晒陽光。

☐要將黏於皮膚上的燒傷物質（例如，蠟或融化的塑膠）除去前，先用冰水硬化這些物質。

☐許多診所使用鞣酸（tannic acid）治療開始復原的燒傷表皮。此化學成分見於許多藥用植物，包括鞣膚木（野漆樹，sumac）葉、甜樹膠、白橡樹皮、腳氣葉（beriberi leaves）及黑莓葉。這些植物可泡成茶飲用或濕敷。

☐在第一級燒傷時，立即塗以蘆薈，效果很好。它也適用於第二級與第三級燒傷後，開始復原時。可試試Burn Gel。這軟膏含蘆薈。

☐對於第三級燒傷，可使用Silvadene乳霜。使用此藥可能發生一種由磺胺嘧啶銀引起的罕見反應。果真發生時，即刻中止使用。抗生素、去除壞死組織、水療法（用以鬆弛壞死組織與保持肌肉彈性）等，應列入醫療計畫。

☐飲食對第二級與第三級燒傷是非常重要的。需攝取高蛋白，以修補組織，而且每日需要5,000～6,000大卡的熱量，以幫助復原。還必須增加流質食物的攝取量。

☐冷的黏土膏藥也有幫助。請見第三部的糊藥（Poultice）。

☐也請見第二部的皮膚晒傷（Sun burn）。

㈡化學傷害

化學中毒(Chemical poisoning)

　　過度地暴露於有毒的化學質及輻射，可導致化學中毒。和重金屬一樣，有毒的化學物質進入體內，將破壞各器官的功能。免疫系統會受威脅，並設法除去這些毒物。假使身體無法清除這些毒素，將使肝臟受損害。

　　化學中毒最常見於化學藥劑的使用者、暴露於化學物質中的工作者及使用過量化學噴霧劑者。那些從事溫室工作及使用殺蟲劑的人，在臉部及頸部附近可能產生腫疱或損傷。這是體內力圖除去這些毒素的結果。

營養素

補充品	建議用量	說明
● 非常重要者		
蛋白質補充品(含各種單一胺基酸)	每日2次，1/4湯匙含於舌下，空腹服用。	協助肝臟功能。單一胺基酸較快被吸收利用。
生的肝萃取物。	對嚴重的化學中毒，注射液的效果最佳。	許多醫生使用。
超氧化物歧化酶(SOD)，來自生技食品公司。	依照產品標示。	一種強力的自由基破壞者。
維他命B羣(高效能)，添加膽鹼、肌醇。	對嚴重的化學中毒，注射液的效果最佳。僅在醫師的建議及指示下使用。	保護肝及全身的功能。
維他命C加生物類黃酮。	每日5,000～10,000毫克，分成數次。	幫助去除有毒物質。請見第三部的抗壞血酸的洗滌。

補充品	建議用量	說明
●重要者		
L－半胱胺酸及L－甲硫胺酸。	空腹時，與果汁合用。勿以牛奶代替。	除去毒素，重整身體機能。
硒	每日200微克。	與維他命C及E合作，爲身體解毒。
維他命E。	每日400～800IU。	一種強力的抗氧化劑。
●有幫助者		
輔酶Q10。	每日30～60毫克。	重整免疫系統，並提供組織氧氣。
Dioxychlor，來自 Amenican Bio-logics。	每日2次，各5滴於水中。	把氧氣傳送到組織。
蒜頭精膠囊。	每日3次，各2粒。	無臭蒜頭。幫助體內解毒及清血。
綜合維他命及礦物質複合物。	依照產品標示。	用以強化免疫系統，並減少毒素。

建議事項

□飲食要均衡，並含高纖食物。纖維有助於清潔體內毒素。儘量避免化學物質。試著食用各種有機食品(不含防腐劑及各種添加物)。

□建議你攝取下列各種食物：杏仁果、杏樹(apricot)、香蕉、大麥、豆子、甜菜、糙米、胡蘿蔔、棗子、燕麥片、魚、大蒜、葡萄、榛果及巴西核果、檸檬、扁豆、洋蔥、菠菜及酸酪乳。

□每個月禁食清腸三天，有助於排除體內的毒素。詳細說明，請見第三部的禁食。

□僅喝蒸餾水。

考慮事項

□作過敏測試前，先向醫師請教步驟。根據科羅拉多大學的傑端德·柯普基

博士(Jerald Koepke,M.D.)指出，約40%的醫生注射時，只換針頭，不換針筒。用舊針筒作過敏測試，會傳染肝炎或甚至愛滋病。

□也請見第二部的化學過敏症。

NutraSweet果真是一種有毒的代糖嗎？

由於節食在美國蔚為風尚，NutraSweet代糖也隨之倍受歡迎。因為它的甜度約是糖的200倍，故使用代糖時，僅需少量。這牌的人工甜味劑充斥於各大超市，尤其常見於各減肥產品及下列產品：

- 速食早點　　　・口氣芳香劑(薄荷)　　・喜瑞爾麥片
- 無糖口香糖　　・可可粉　　・咖啡飲料　・冰甜點
- 果凍甜點　　　・果汁　　　・通便劑　　・綜合維他命
- 牛奶飲料　　　・奶昔粉　　・軟性飲料(汽水)
- 餐桌用的糖精　・茶飲料　　・咖啡及茶沖泡包
- 各式撒放糕餅表面的加味料　・清涼酒(cooler)　・酸酪乳

阿斯巴甜是NutraSweet的化學名稱，它的成分有三：苯丙胺酸、天門冬胺酸、甲醇。因為甲醇對人類具有高度毒性，使阿斯巴甜的安全性有待商榷。

甲醇會被轉化為甲醛及甲酸，這兩種化學物質對胸腺有毒。然而，多量的阿斯巴甜累積體內究竟會產生什麼結果？答案未卜。另人擔憂的是那些每天消耗1到2公升含阿斯巴甜飲料的人，其體內阿斯巴甜累積所造成的影響。

美國食品藥物管理局已陸續收到許多阿斯巴甜使用者的申訴。他們最常抱怨的是阿斯巴甜所造成的嘔吐、復發性頭痛、頭暈、視覺混淆。食品藥物局承認少部分的人可能對阿斯巴甜敏感，然而，其它食物，例如草莓、鳳梨、也會發生類似的情形。那些對阿斯巴甜有反應的人，應該節制使用含糖的食物。

阿斯巴甜對那些患苯丙酮尿症(遺傳疾病)者，具有高度毒性。病人體內的胺基酸會累積到有毒的濃度，而阿斯巴甜所含的苯丙胺酸更使病人遭受威脅。

已有人開始注意到阿斯巴甜所含的兩種胺基酸(天門冬胺酸與苯丙胺酸)對人體健康的影響。雖然也有人開始注意到阿斯巴甜對胎兒及孩童的影響，但目前尚無有害的報導。

NutraSweet風行於市面上還不算久，孕婦仍應避免使用此代糖，直到研究人員更進一步檢驗阿斯巴斯所帶來的作用。因此，最好是選擇含天然甜

味的鮮果汁，代替人工甘味飲料。鮮果汁既營養，又不含人工色素或防腐劑。新鮮壓榨的果汁還能提供各種未被破壞的營養成分。可向百貨公司、健康食品店、或郵購公司購買果汁機。

鋁中毒（Aluminum toxicity）

　　雖然鋁不是重金屬，它已被發現對人體有毒。因為空氣、水及土壤中，到處可見鋁，因此我們的食物中也含有少量的鋁。普通人一天大約吃下3到10毫克的鋁。直到最近，研究才顯示，鋁會被人體吸收並累積於體內。鋁是常用來製造炊具及箔紙的金屬。過度使用制酸劑（antacids）是最常見的鋁中毒之原因。Mylanta、Maalox、Gelusil、Amphojel及許多其它的制酸劑均含高量的氫氧化鋁成分。許多消炎藥及止痛藥均含鋁，包括關節痛配方（Arthritis Pain Formula）、Ascriptin、百服寧（Bufferin）及Vanquish。數種體外灌洗劑（douche）的配方也含鋁，包括Massengil及Summer's Eve。它還是大部分蛋糕粉的添加物，而且有時也出現在飲水中。

　　許多鋁中毒的症狀與阿滋海默氏症及骨質疏鬆症的症狀相似。鋁中毒可導致腹絞痛（colic）、軟骨病（rickets）、腸胃不適、鈣質代謝不良、嚴重神經緊張、貧血、頭痛、肝及腎功能減退、健忘、語無倫次及記憶力喪失、骨頭軟化、身體虛弱、肌肉疼痛。研究指出，慢性的鈣缺乏症可能改變身體使用礦物質的方式。骨質流失及小腸對鋁與矽的吸收增加，使一些化合物形成，並累積在大腦的皮質部。這些化合物會阻礙神經衝動進出大腦。

　　大腦中鋁化物的累積，已被認為與猝發病（seizures）及心智能力減退有關。阿滋海默氏症的受害者，其腦部神經細胞所聚集的鋁量是正常人的4倍。這暗示著鋁長期地堆積在腦部，可能衍生阿滋海默氏症。除此，阿滋海默氏症病人的腦組織內，還發現一種正常腦組織中所沒有的不明蛋白質。請見第二部的阿滋海默氏症（Alzheimer's disease）。

　　因為鋁是經由腎臟被排出，過量的鋁可損害腎功能。長期在煉鋁廠工作，會導致頭昏、協調機能受損、平衡感及體力的喪失。腦部鋁化物的堆積也是造成這些症狀的可能原因。

　　除了炊具、鋁箔紙、制酸劑、蛋糕粉、阿司匹靈及大部分的都市用水中含鋁，鋁也被用於食品加工（尤其是醃製品及調味品）、止汗劑、除臭劑、啤酒（尤其是鋁罐裝）、漂白麵粉、桌鹽、煙草、酒石酸（cream of tartar）、帕

爾馬脫脂乾酪(Parmesan Cheese)、鋁化物、體外灌洗劑(douches)及罐頭食物。

那些嗜吃速食的人應該注，加工的乳酪含高量的鋁。在這些食品中含鋁量最高的要算是乳酪堡(Cheeseburger)。鋁這礦物質被加進加工乳酪，使乳酪具有融化的特質，以用於漢堡食品上。

營養素

補充品	建議用量	說明
●有幫助者		
箝合形的鈣(che-late)與鎂。	鈣每日1500毫克。鎂每日750毫克。	此箝合劑能與鋁結合，並將它排出體外。
蒜頭精錠劑(kyolic)。	每日3次，各2膠囊。	當作一種解毒劑。
海帶。	每日6錠劑。	含有均衡的礦物質成分。當作金屬過量的解毒劑。
卵磷脂。	每日3次，各2湯匙，與三餐一起服用。	有助於治療腦部毛病(及其它的細胞膜)。
綜合維他命及礦物質複合物(高效力，低過敏性的)。	依照產品標示。	在中毒時這是穩定及均衡維他命及礦物質的基本物。
維他命B羣加B₆及B₁₂□含錠或B₁₂注射劑。	B羣每日3次，各100毫克。B₆每日3次，各50毫克。B₁₂注射只能在醫師的建議及指導下使用。	這些維他命B，尤其是B₆，對去除小腸內過多的金屬，是很重要的。

建議事項

□確保飲食含高纖維質及蘋果膠(pectin)。

□使用玻璃、鐵或不銹鋼炊具。到底是神經細胞(neurons)功能不良而造成鋁堆積在神經細胞內，或者是鋁本身導致神經細胞功能不良，目前對此問題仍有許多爭議。總之，最好是少碰鋁為妙！

□提防含鋁的產品。慎謹產品標籤，避開那些含鋁、皂土(bentonite)或二

氫氧化鋁（dihydroxyaluminum）的產品。

考慮事項

□如果你使用箝合劑療法，請只用口服箝合劑（請見第三部的箝合劑療法（Chelation therapy）。鋁無法直接用箝合的方式被帶出體外，但它能被取代或移開。

□也請見第二部的阿滋海默氏症（Alzheimer's disease）。

阿滋海默氏症與鋁的關連

早在1989年，The Lancet此倍受尊崇的醫學期刊，曾發表英國政府所作的一個研究結論：在英國那些飲水中含鋁量偏高的地區，罹患阿滋海默氏症的機率已上升50%。

正當英國人與鋁污染所帶來威脅（即患阿滋海默氏症）奮戰時，鋁仍充斥於美國各種流行的廣告商品中。何不利用下列指南檢查你的餐具櫃或醫藥箱，看看是否有富含危險性鋁化物的用品？

食品添加劑

許多美國人每天吃的食品中均含有鋁。蛋糕粉、冷凍麵團、自然醱酵麵粉及切片加工乳酪等食品，每份平均都含5～50毫克的磷酸鈉鋁。蛋糕粉每茶匙含5～70毫克的硫酸鈉鋁。其它鋁化物則不等量地見於澱粉修飾劑（starch modifier）及抗凝糕劑（anti－caking agents）中。醃製食品所用之鹽類可能含硫酸胺鋁或硫酸鉀鋁。這兩種都會使醃製品嚐起來有金屬味。

體外灌洗劑（douches）

許多常見的體外灌洗劑均含有鋁鹽。這些包括下列廠商所製造的產品：Calgon、Norcliff－Thayer，以及諸如Massengil與Summer's Eve等產品。研究尚未顯示人體會吸收多少這類的溶液。目前，比較聰明的辦法便是謹慎使用。一種自製的水與醋的溫和溶液可用來取代店內賣的混合液。

制酸劑（antacids）

數十種制酸劑含有氫氧化鋁（aluminum hydroxide），這是一種鋁鹽。視產品而定，每劑量中的濃度可由29毫克（Trisogel膠囊）到265毫克（Estomul－M液體）。包括在此範圍內的產品有Di－Gel、Gelusil、Maalox、

Mylanta、Riopan及Rolaids。因為鋁與阿滋海默氏症的關連如此強，我們不推薦你將制酸劑當作鈣的補充品。有二十種以上的制酸劑是不含鋁化物的。你可以在購買前認明標籤上的說明。含鋁的制酸劑必須在成分欄中列出所含之鋁化物。

緩衝過的阿司匹靈(buffered aspirin)

由於數種主要廠牌的緩衝阿司匹靈中每劑量含14.4到88毫克的鋁，它們可被視為鋁的飲食來源。下列各廠牌的阿司匹靈含氫氧化鋁或甘胺酸鋁：Arthritis Pain Formula(關節炎痛配方)、Arthritis Strength Bufferin(關節炎強力百服寧)、Ascriptin、Bufferin(百服寧)、Cope及Vanquish。

抗下痢製劑(antidiarrheal preparations)

十多種以上非醫師處方的抗下痢藥物含鋁鹽，包括白陶土(kaolin)、矽酸鎂鋁及attapulgite，其含量由每毫升含100毫克到每錠劑含600毫克。一般人較熟悉的藥物包括Donnagel、Kaopectate及Rheaban。

其它產品

①容器
鍍鋁的容器，尤其是用來裝柳橙汁及鳳梨汁的鋁罐，容易造成裏面的果汁吸收鋁。貯存在鋁罐內的啤酒也會吸收少量的鋁金屬。瓶裝飲料是比較好的選擇，因為它們比鋁罐裝的飲料少了一層鋁的危機。

②洗髮精
Selsun－Blue及其它抗頭皮屑的配方，含矽酸鎂鋁。硫酸鋁(aluminum lauryl sulfate)是許多普遍洗髮精中常見的成分。

③鋁製炊具
我們吃進肚子裏的鋁，有許多量是來自鋁製炊具。根據辛辛那提大學的醫學中心研究，使用鋁鍋煮番茄，會使這些番茄的含鋁量每份增加2到4毫克。

砷中毒(Arsenic poisoning)

砷是高毒性的金屬元素，可見於水中、殺蟲劑、洗衣劑、啤酒、桌鹽、

海鮮食品、抽煙、廢氣、骨粉、白雲石、海帶。無機砷會沈積於頭髮、皮膚及指甲。一旦砷進入毛囊中，它將長年待在那兒。

製造殺蟲劑的工人、鍊銅工人、噴殺蟲劑工人、礦工、消毒綿羊(用藥水浸泡)的工人及那些從事冶金工業的人，由於體內沈積高濃度的砷毒，使他們罹患皮膚癌、陰囊癌、肝血管瘤、淋巴系統癌及肺癌的機率很高。

砷中毒主要是影響到肺、皮膚及肝。慢性砷中毒可能發生頭痛、頭腦不清、昏昏欲睡、痙攣、指甲顏色改變。假如你有下列任何症狀，表示你體內的砷可能累積到有毒的濃度：嘔吐、下痢、尿出血、肌肉痙攣、腸胃不適及抽筋。假如你有這些症狀，請作毛髮分析，以檢查你體內毒性金屬的含量。砷毒甚至能造成休克及死亡。

營養素

補充品	建議用量	說明
● 非常重要者		
蒜頭精錠(kyolic)。	2錠，與正餐一起服用。	kyolic是一種強力解毒劑。
海帶。	每日6錠。	富含礦物質，而且有助解毒作用。
超氧化物歧化酶(SOD)，來自生技食品公司(Biotec Foods)。	依照產品標示。	此產品是一種強力解毒劑。
維他命C(緩衝形式的)。	每日8,000～10,000毫克，分成數次。	一種強力解毒劑。請見第三部的抗壞血酸的洗滌，並依照其指示。
● 有幫助者		
L－半胱胺酸及L－甲硫胺酸(胺基酸)	每日每種各500毫克，空腹服用。	有效的肝解毒劑。L－半胱胺酸含硫，能除掉砷。
L－胱胺酸(胺基酸)。	空腹服用，依照產品標示。如與維他命B₆及C同時服用，胺基酸的吸收利用會此較好。	協助解毒。含硫，能除掉砷。
果膠加抗氧化劑配方。	依照產品標示。	協助將砷從體內除去。
硒	每日200微克。	此元素幫助去除體內的砷。

建議事項

□每日飲食中要補充大量的纖維。如果你是砷毒的受害者，可吃雞蛋、洋
　蔥、豆子、豆科植物及蒜頭，以獲取硫。你也可由蒜頭精錠中得到硫。硫
　有助於將砷排出體外。L－半胱胺酸也能提供硫。現在還可以買到達文西
　實驗室出品的硫錠。這種硫稱作甲基索佛拿甲烷（methylsulfonylmetha-
　ne,MSM）。

□假如誤食砷毒，應當立即服用5錠木碳，每15分鐘一次，直到抵達醫院。
　木碳錠劑應是每個家庭必備，以免藥物不慎過量。這些錠劑在健康食品店
　都有販售。它們也可用於脹氣及過敏。但不要太常使用－它們也會把營養
　成分吸收掉。

□也請見第二部的化學中毒及環境的毒害兩節。

鎘中毒（Cadmium toxicity）

　　微量的鎘毒可以破壞身體的健康。像鉛一樣，鎘會累積於體內，而且有
不同程度的毒性。鎘會取代貯存於肝及腎中的必需礦物質－鋅。那些體內缺
乏鋅的人，其鎘的濃度會升高。

　　鎘濃度的上升可能導致高血壓、嗅覺遲鈍、貧血、關節痛、脫髮、皮膚
乾燥、脫皮、沒食慾。鎘毒由使免疫系統衰弱而威脅到身體的健康。它造成
T細胞的製造減少，T細胞是將外來細胞及癌細胞摧毀的淋巴球。因為鎘會
被保留在腎及肝內，過度地暴露於鎘中可導致腎疾病及嚴重的肝受損；其它
有害的作用還包括氣腫（emphysema）、癌症及壽命減短。

　　幾項近來的研究已揭露，抽煙者體內有不正常的高濃度鎘。吸二手煙的
人也會有鎘累積體內的現象。雪茄及煙斗的煙也均含鎘。鎘被用於塑膠用品
及製造鎳－鎘電池。除了在煙中發現，鎘也見於飲用水、肥料、殺黴菌劑、
殺蟲劑、土壤、工業空氣污染、精製穀類、米、咖啡、茶及軟性飲料。

營養素

補充品	建議用量	說明
苜蓿錠	每日6~8錠。	含維他命K及葉綠素，苜蓿有助將鎘排出體外。
鈣及 鎂	每日2,000毫克。 每日1,000毫克。	微量元素，幫助去除體內的鎘。
蒜頭膠囊(kyolic)	每日3次，各2膠囊。	無臭大蒜，幫助去除體內的鎘。一種強力的解毒劑。
L－甲硫胺酸及L－半胱胺酸及L－離胺酸(胺基酸)	空腹服用，泡於果汁中，避免用牛奶。與維他命B_6及C合用，較易被吸收利用。	這些胺基酸當作抗氧化劑；保護各器官，尤其是肝臟。
卵磷脂	2湯匙或2膠囊，與正餐一起服用。與維他命E合用，較易被吸收利用。	保護所有細胞。
芸香素(rutin)	每日3次，200毫克與少量維他命C合用。	幫助身體去除高量的金屬。
維他命E乳劑	每日600~1,000IU。	乳劑配方的維他命E較易被吸收利用；然而，也可服用E膠囊。
鋅	每日50~80毫克。	用以補充鎘沈積所流失的鋅，及預防鎘濃度提高。
●有幫助者 銅	每日3毫克。	與鋅聯手去除鎘沈積。
鐵(來自Floradix配合)或丁烯二酸亞鐵(來自Freeda維他命公司)	依照產品標示。	此配方容易被身體吸收利用。

建議事項

□確保飲食中包括豐富的纖維及蘋果果膠。吃南瓜以及其它含高量鋅的食物。

□如果你有任何上述的症狀，同時，懷疑自己鎘中毒，你可能需要作一次毛髮分析，以檢驗體內有毒金屬的含量。

考慮事項

□更詳細的建議，請見第三部的箝合劑療法。

□也請見第二部之環境的毒害。

銅中毒（Copper toxicity）

　　像其它的金屬一樣，人體需要少量的銅，然而過量的銅對健康有害。由於體內吸收鐵質需靠銅的幫助，食品中銅與鐵經常相伴。如果缺乏銅，血紅素的製造會減少，同時會產生缺銅貧血症。許多酵素反應也需要銅。肝及腦是體內銅量最豐富的器官，其它器官則含量較少。

　　因為缺乏銅可產生各種症狀，銅因此被列為必需礦物質之一。缺乏銅會導致鐵及蛋白質的利用效率差、下痢、生長受阻（發育不良）。長期使用避孕藥會破壞體內銅的平衡（造成銅量過高或過低），並升高膽固醇含量。要使身體運作正常，必需保持銅與鋅的平衡，否則會導致甲狀腺毛病。此外，心理及情緒上有問題的人，體內可能有高銅或低銅含量。

　　喝豆奶的嬰兒會發生銅缺乏症；使嬰兒的神經、骨骼、肺組織之發育受損，而且可能使這些部分的結構改變。成人患銅缺乏症將損失蛋白質。那些患熱帶口瘡（sprue），及腎臟疾病的人都有銅缺乏症。使用超高量的鋅也可導致銅缺乏。

　　銅含量可藉由血清、尿液及頭髮分析等方式測定。頭髮分析是很可靠的辦法。正常尿液中（24小時內所收集的量）含銅15至40微克。缺乏銅的人應多攝取含銅的食物，例如豆科植物（尤其是大豆）、核果、海產、葡萄乾、糖蜜（molasses）、酪梨、全麥等穀類、白花椰菜。

　　少量的銅對身體是必需的，過量的銅則有毒，可導致溶血性貧血症、行為失常、情緒不穩、憂鬱、腎臟炎、精神分裂症、濕疹、鐮刀形細胞貧血

症、及嚴重的中樞神經受損。

銅見於啤酒中、銅製炊具、水管、殺蟲劑、滅菌過的牛奶、城市用水及井水。此金屬也可見於燙髮劑、游泳池及各種食物中。

使用口服避孕藥及抽煙可提高血液中銅的濃度，可能造成血壓高。肝硬化、懷孕、貧血、心臟病、感染、白血病、高血壓、心理病、口吃、失眠、低蛋白質血症、缺乏菸鹼素(維他命B$_3$)等病都有血清銅量過高的特徵。可能致命的威爾遜氏病(漸進性豆狀核變性，Wilson's disease)與銅量過高及貧血症有關。

營養素

補充品	建議用量	說明
●重要者 鋅箝合劑。	每天50～80毫克。	缺乏鋅易導致銅量過高。鋅和銅的含量必須平衡。
●有幫助者 抗壞血酸加生物類黃酮。	每天2,000～4,000毫克，分成數次。	生物類黃酮及維他命C均是銅箝合劑(請見第三部的箝合劑療法)。芸香素(rutin)是一種生物類黃酮，來自蕎麥的副產物，能降低血清的銅量。每天服用60毫克的芸香素。
鐵箝合劑。	依照產品標示。	降低血清的銅量。
L－甲硫胺酸及L－半胱胺酸及L－胱胺酸(胺基酸)。	空腹時服用。	幫助身體去除銅，並保護肝臟。

建議事項

□體內銅量過多的人應增加硫的攝取，硫見於蛋、洋蔥、蒜頭等食物。它們將除去體內過量的銅。除此，飲食還要多補充果膠，蘋果是好的來源。

□如果你懷疑自己體內含銅過高或過低，可藉毛髮分析加以確定。

□也請見第二部的環境的毒害。

鉛中毒(Lead poisoning)

　　鉛是最毒的重金屬污染物之一。它的毒性是由滯留於中樞神經、骨骼、腦部、腺體、毛髮中的鉛日積月累所產生的。由於它是今日美國最普遍使用的金屬之一，據估計，有許多人的體內已含高量的鉛。鉛的來源包括含鉛油漆、陶磁器的釉彩、鉛汽油、鉛管及其它管子的焊接劑、鉛酸電池(用於汽車)、香煙、水、一些自製或進口酒、罐頭水果(罐子所含的鉛會被水果吸收)、骨粉、殺蟲劑、庭園蔬菜。

　　一直到70年代中旬，鉛汽油的使用總是環境中鉛的主要來源。在人們意識到廢煙所含的鉛對環境有害，才使汽油中的鉛量大幅下降。結果，在1973年，汽車改裝催媒轉化劑，開始使用無鉛汽油。雖然含鉛汽油未被全面禁止，但已很少見了。目前允許的鉛量是1加崙的含鉛汽油僅含0.1克的鉛。

　　雖然汽車排煙中的鉛量在1986年已顯著地降至3900公噸(在美國)，但據估計，由於從前鉛汽油的使用，已使土壤中的鉛量累積至4～5百萬公噸。那些種植在公路旁的作物及蔬果，應檢查其土壤的含鉛量。

　　當許多兒童因剝落的鉛漆而中毒時，鉛中毒才開始引起大眾的注意。小孩較易患鉛中毒。根據研究指出，體內含高量鉛的孕婦，生出來的嬰兒也可能含高量的鉛。據估計，90％母體內的鉛可自由地通過胎盤到達胎兒。稍早的研究顯示，幼兒時期接觸到低量的鉛可能影響其智力及行為的發展。根據新英格蘭醫學期刊(1990年，一月份)的報導，孩童時接觸如此低量的鉛，將可能影響一輩子，例如，嚴重的閱讀障礙、眼手協調差、反射動作較慢。16％的美國兒童其血液中的鉛量已超過安全值。

　　體內含高量的鉛已被認為與過度好動有關。美國懷俄明大學的心理學家已發現兒童的行為問題與其體內所含的鉛有關。鉛中毒的婦女生出來的小孩，通常患有生長緩慢及神經系統方面的疾病。此外，研究也發現，死於嬰兒猝死症候羣(SIDS)的嬰兒，其體內所含的鉛量比死於其它因素的嬰兒還高。

　　另一個鉛中毒的危險來源即利用鉛管輸送的水。在1930年以前的住家都使用鉛管。稍後已改用銅水管；然而，即使是換成銅管，用來接合銅管的焊接劑仍含50％的鉛。在裝置銅管後的前幾年，焊接劑會溶出大量的鉛至供應的水中。因此，在1986年，含鉛的焊接劑已全面禁止使用。

不只是水源供應有此問題，用鉛焊接劑密封的罐頭食品也透露出此危險。尤其是酸性食品的罐頭，更容易使焊接劑裏的鉛溶出，混入食品中。水果、果汁、番茄醬的罐頭是鉛污染的主要目標。新開的果汁罐頭含高量的鉛，其濃度已超過了最大污染值，而由於氧化作用，使打開的果汁罐頭放入冰箱數日後，將有危險性。儘管如此，美國食品藥物管理局（FDA）並未下令禁止使用鉛焊接劑於食品罐頭中。在70年中旬，他們僅鼓勵全國的罐頭食品業者及食品包裝商勿使用鉛焊接劑。從此，使用鉛焊接劑裝罐的比例由1979年的90％降至1987年的15.9％。不幸地，仍有些業者繼續使用原有的設備及進口一些沒有管制鉛焊接劑的罐頭。

陶磁產品的釉彩中所含的鉛也可能污染食物，因此，在1971年，美國食品藥物管理局限制了陶磁餐具的鉛用量，在1980年又再度降低允許的用量。因此，美國所製的陶磁品應沒有危險性；然而，其它國家的廠商則尚無條例管制陶磁器皿的釉彩技術。

當鉛在體內累積到有毒的含量，將對腎、肝、心、神經系統造成損害。那些鉛中毒的受害者通常有劇烈的腸胃痛，維持數天之久。同時，牙齦會變藍，而且可能肌肉無力。鉛中毒最後將導致四肢麻痺、失明、心智混亂、失去記憶、智障、甚至發瘋。慢性鉛中毒造成男性陽萎、生殖器官疾病、不孕、貧血。體內鉛量過高會引起蛋白質缺乏；缺乏維他命E者較易患鉛中毒。

預防鉛毒的方法

1. 避免用鉛焊接劑密封的罐頭。這種罐頭在縫合線有鋸齒痕及殘餘的焊接劑。應買無鉛罐頭，這種罐頭焊接完整，沒有側邊的接合線。也要謹防進口罐頭。
2. 提防購買進口的陶磁器皿。許多國家尚未嚴格規定陶磁產品中鉛的用量。
3. 檢查用水的品質是否安全，不含過量的鉛及其它礦物質。

營養素

補充品	建議用量	說明
●必需者		
鈣（箝合劑，含鎂）	每天2,000毫克。	鈣預防鉛沈積於體內。勿用來得白雲石骨粉或牛奶的鈣；這些鈣質含鉛。

補充品	建議用量	說明
蒜頭精膠囊(kyolic)	2粒，每天3次，與正餐服用。	保護免疫系統。幫助體內排除鉛。
海帶錠和／或苜蓿	依照產品指示。	含各種必需礦物質，尤其是鈣及鎂。也能去除有毒金屬的沈積。
L－離胺酸及 L－半胱胺酸及 L－胱胺酸	每種500毫克，空腹時，與水一起服用。	離胺酸協助鈣的吸收；半胱胺酸及胱胺酸都是含硫的胺基酸，有解毒功效。
維他命C加生物類黃酮及芸香素(rutin)	2,000～10,000毫克。	中和鉛毒。請見第三部抗壞血酸的洗滌。
鋅	每天80毫克。	體內含高量鉛者缺乏鋅。
●非常重要者 卵磷脂	與正餐一起服用。	保護所有的細胞膜。
L－甲硫胺酸及L－穀麩胱甘肽(glu-tathionine)	依照產品標示。與少量維他命C及B。一起服用，以利吸收。	這些均是有效的抗氧化劑，能保護肝、腎、心、中樞神經。
硒	200微克。	一種強力抗氧化劑。
●重要者 硫胺素(B₁)及維他命B₆及B羣	100毫克。	對細胞內酵素的功能極重要。對腦部代謝也是重要的。幫助腦部去除鉛。
●有幫助者 鉻	每天300微克。	對糖類的代謝是重要的。
鐵箝合劑或Flora-dix配方，來自德國。	依照產品指示。	缺鐵時所需補充之物。

補充品	建議用量	說明
維他命A及維他命E膠囊或乳劑。	膠囊：起初，維他命A 25,000IU，維他命E 400IU。漸增至維他命A 50,000IU，維他命E 800IU，如此維持2個月。乳劑：依照產品指示。	清除自由基。乳劑較易被身體吸收。

建議事項

☐飲食需含高量纖維，可補充果膠(見於蘋果中的纖維)。多吃豆類、雞蛋、洋蔥、蒜頭。這些將有助於去除體內的鉛。

☐含EDTA的箝合作用(Chelation)能防止鉛的堆積。請見第三部的箝合劑療法。

☐勿抽煙！

☐僅喝蒸餾水。

考慮事項

☐如果懷疑自己有鉛中毒，不妨作毛髮分析，將能正確地顯示長久以來的鉛量堆積。血液檢驗僅能測出最近所接觸的鉛量。

☐你可試用蘆薈露或汁。起床及睡前各服用1／2杯。

汞中毒(Mercury toxicity)

　　汞是最毒的金屬之一，甚至比鉛還毒。土壤、水、食物、魚、貝、下水道污泥、殺菌劑、殺蟲劑等等，均可發現此毒物。有些穀物及種子利用氯化甲汞漂白，易使汞滲入食物中。由於水質受甲汞污染，魚類體內出現大量的汞，尤其是在食物鏈較上層的大型水生動物。汞也被運用於多種產品，例如，補牙銀粉、織品軟化劑、化妝品、含甘汞(calomel)的瀉劑、某些痔瘡塞劑及其它藥物、亮光劑、木材防朽劑、膠乳（橡漿）、溶劑、塑膠、印刷機及紋身者使用的油墨、某些顏料、油漆。

　　一千八百萬以上的美國人曾使用過汞合金填牙。牙醫們所指的銀粉，通

常是含50％汞的合金。當咀嚼時，少量的甲汞將由汞合金銀粉中釋出，被口腔及呼吸道吸收後進入血液中。汞對腦部極毒，而且它可以不受任何阻礙進入腦細胞，對腦部造成嚴重的損害。瑞典政府已下令禁止使用汞合金銀粉。

　　汞是一種累積性的毒，它滯留在腦及神經中樞。體內累積高量的汞將產生失眠、頭暈、疲勞、體虛、憂鬱、喪失記憶力、皮膚炎、掉頭髮。也可能干擾酵素的活動，導致痲痺及失明。

　　小孩發生汞中毒的徵兆包括行為改變、抑鬱、煩躁、過度好動。成年人也可能出現這些現象。汞中毒的受害者也可能經歷氣喘或過敏反應；他們可能抱怨口腔帶金屬味，牙齒也可能鬆動。

營養素

補充品	建議用量	說明
●必需者 L－甲硫胺酸及L－半胱胺酸及L－胱胺酸及L－麩胱甘肽（glutathione）	依照產品指示。最好是空腹服用。	這些含硫胺基酸可供應體內硫。也幫助身體去除有害的金屬及毒素。
硒	每天200微克，分成數次。	中和汞的毒性。
維他命E	400～800IU。	與硒合作，以中和汞。
●非常重要者 苜蓿和／或海帶錠。	每天5錠。	幫助體內去除毒素。
蒜頭精膠囊（kyolic）	2粒，每天3次。	無臭蒜頭。當作一種解毒劑。
維他命A	50,000IU一個月後降至25,000IU。	強力抗氧化劑，能破壞自由基。
維他命C加芸香素（rutin）	4,000～10,000毫克。	有助於去除有害金屬，並強化免疫系統。
●重要者 β－胡蘿蔔素	15,000IU。	清除自由基。
維他命B羣	100毫克每天2次。	幫助腦部功能及保護腦部。

補充品	建議用量	說明
● 有幫助者		
啤酒酵母	依照產品指示。	維他命B的來源。
鹽酸	依照產品指示。	適合40歲以上缺乏鹽酸的人使用。
卵磷脂	1湯茶或1膠囊，每天3次。	保護腦細胞免於汞的毒害。

建議事項

□食用有機肥培養的蔬果，尤其是豆類、洋蔥、蒜頭，以補充硫。多攝取纖維(燕麥麩是好的來源)及果膠(含於蘋果中)。僅喝蒸餾水。喝大量的純果菜汁。

□如果懷疑自己汞中毒，不妨作一次毛髮分析以確定之。此方法可檢查出汞毒的含量。(請見第三部的毛髮分析)。由於汞沈積在組織內，它不會出現在尿液或血液中。

□吃魚時最好用烘的。如果魚含汞，它主要貯存在魚的脂肪裏。藉由烘烤的方式，可以去除水分及油汁，順便將汞除去。

考慮事項

□體內含高量汞已被認為與念珠菌病有關。(請見第二部念珠菌病。)
□也請見第二部環境的毒害。

鎳中毒(Nickel toxicity)

鎳對人體的有害濃度尚未確定，我們所知的是少量的鎳對體內的某些功能是有幫助的。些許的鎳有益於穩定DNA及RNA(核酸)。鎳也幫助活化某些酵素，例如，胰蛋白酶、精胺酸酶(arginase)、羧化酶(carboxylase)。

過量的鎳可能引起皮膚病、呼吸病、及干擾克列勃循環(檸檬酸循環)的酵素。也可能促成心肌梗塞(冠狀動脈的疾病)。

含鎳的炊具可能混入食物裏，應避免使用。氫化油脂、精製及加工食品、不銹鋼炊具、超磷肥料、香煙等物，也可能含鎳。使用不銹鋼炊具應特

別注意，尤其當料理酸性食物時。

　　許多天然食品也含鎳，包括蕎麥、豆類、燕麥、甘藍。缺乏鎳可能影響鐵及鋅的代謝。

　　愛美的人士需注意！穿耳洞及戴耳環可能引起鎳過敏。牙科手術使用的鎳合金也可能導致鎳中毒。

建議事項

□不妨作毛髮分析以檢查體內鎳及其它礦物質的含量。
□也請見第三部的箝合劑療法。

DDT中毒(DDT poisoning)

　　當DDT最初在1939年被引用為殺蟲劑，其目的是希望能保護農作物免受蟲害。雖然環境保護局(Environmental Protection Agency,EPA)在1972年的十二月禁止DDT的使用，然其對環境的長期影響，至今仍具威脅性。研究顯示在某些動物的脂肪組織含有高量的DDT，尤其是那些位於食物鏈中較後面者。例如，鳥DDT的含量比魚高，因為鳥不僅從它們所吃的魚那裏獲得DDT，同時，它們也間接地由被魚所吃的微生物及藻類中得到DDT，如此類推。因此，DDT是一種累積性的毒素，主要貯存在脂肪組織。

　　雖然美國已禁止DDT用於農作物，但對於進出口產品則無此管制。在以色列，許多農作物都有噴DDT，使猶太人無法食用這些食物，因為這些含化學物質的農產品不符合猶太人的戒律。縱然如此，他們卻將這些食物銷售給美國。

　　雖然DDT已禁用二十多年了，人們發現它又重現於我們的食物中。它是種柳橙水果及棉花所用農藥之副產物。一種DDT的副產物叫dicofol已被用於農藥中，包括Kelthane、Mitigan及Acarin等品牌。在1984年10月，環保局(EPA)已全面禁止DDT的使用。

　　當一個人節食時，體內會開始使用貯存的脂肪，因此突然地進行節食可能有害，因為脂肪組織內的DDT可能太快地被釋放到血液循環中。體內無法除去此毒素，所以過量的DDT會對身體造成嚴重的損害。如果你要禁食，千萬別僅喝水而已，應改成僅用鮮果汁。(請見第三部的禁食)。

補充品	建議用量	說明
● 非常重要者		
AOX／SOD 來自 Biotec Foods公司	依照產品指示，配一大杯水，早晨服用。	一種強力的自由基清除者。
蒜頭精膠囊(kyolic)	每天3次，各2粒。	強力的免疫促進劑及解毒劑。
海帶錠	每天6錠。	提供必需的維他命、礦物質及微量元素。幫助去除有毒金屬。
硒	每天200微克。	一種相當重要的抗氧化劑。
維他命C	每天2,000～10,000毫克，分成數次。	強力解毒劑及免疫系統促進劑。
● 有幫助者		
卵磷脂	1湯匙或2膠囊，正餐時服用。	一種脂肪乳化劑，使DDT從沈積的脂肪中釋出。
Maxidophilus 或 Megadophilus。	依產品標示，空腹時使用。	DDT破壞腸內的良性菌。
綜合維他命及礦物質複合物	依照產品標示。	用於修復及保護組織。
維他命A及E	維他命A每天100,000IU，維他命E每天800～1,200IU。	乳劑的形式最佳。注意：高血壓的人勿在開始時使用高量的維他命E，應逐漸增加用量。維他命A及E均是強力的自由基清除者。

建議事項

□飲食應補充果膠及大量的纖維。燕麥麩是好的纖維來源。酸酪乳及各式酸性乳品能抗DDT的毒害。

考慮事項

□只喝蒸餾水。
□也請見第二部的化學中毒及環境的毒害。

環境的毒害(Environmental toxicity)

　　在工業及科技發達的今日，使人們不得不關心水質與食品的安全，以及輻射與重金屬對人體的影響，尤其是對免疫系統的作用。免疫系統是一個複雜的網路，它保護身體免於病毒、細菌、過敏原(引起過敏反應的物質)等微生物的侵害。當外來物闖入體內，免疫系統發動抗體以抵禦之。維持肝、腎的功能正常尤其重要，因為它們能排除體內之毒素。使免疫系統保持在最佳作戰狀態，才能保護身體抵抗環境中的輻射、重金屬、及其它毒素。

　　某些礦物質，例如鈣及鋅，是維持生命必需的；而少量的其它礦物質也是必需的，例如銅，但過量則有害。不幸地，有些礦物質不僅沒有任何營養價值，而且存在任何量對身體都有毒。這些有毒金屬，包括鉛、鋁、鎘、汞，充斥在我們的四周，威脅著我們的健康，損害器官的功能。殺蟲劑、除草劑、殺菌劑、肥料等物滲入土壤及食物中。食品添加劑、防腐劑、人工色素充斥於超市內的產品。果菜商使用保護蠟及催熟劑以使果菜光鮮誘人。毒煙、化學藥劑、輻射廢料等物已污染了空氣及水源。

　　日用產品及環境因素中可能殘害我們健康者包括消毒劑、噴髮劑、油漆、墊草(家畜用的)、動物毛髮、家庭清潔劑、灰塵、黴菌。有些家用的化學品含揮發成分：塑膠品中的苯乙烯、溶劑中的苯、木製品中的甲醛。吸煙不止對吸煙本人有害，也不利於吸二手煙的人。有些人使用空氣清淨機以去除灰塵、動物氣味、香煙、花粉、廢氣、細菌等物。

　　這些污染物入侵身體，造成流眼淚、下痢、嘔吐、胃腸不舒服、耳鳴。有些症狀還包括氣喘、支氣管炎、鼻塞、關節炎、疲倦、頭痛、濕疹、憂鬱症。

　　通常可利用毛髮分析以檢驗環境中的毒素是否對體內造成毒害。暴露於有毒的環境中已被認為與癌症及免疫系統失調有關連。

營養素

補充品	建議用量	說明
● 必需者		
輔酶Q$_{10}$	每天4次，各30毫克。	對免疫功能很重要。抵制組織胺的製造，對過敏患者有益。

補充品	建議用量	說明
● 非常重要者		
Cell Guard(保衛細胞)來自 Biotec Foods生技食品公司及超氧化物歧化酶（SOD）	依照產品標示。	一強力抗氧化劑，能對抗自由基及輻射。
蒜頭精膠囊（Kyolic）	每天3次，各2粒。	無臭大蒜，是一種免疫促進劑。
L－甲硫胺酸加L－半胱胺酸加L－肉鹼加麩胱甘肽（glutathione）	每天3次，各500毫克。	破壞自由基，保護心、肺、肝。
蛋白質分解酵素及胰臟酵素	兩餐之間6錠。與正餐服用，3～6錠。	幫助消化正常及解毒功效。
● 重要者		
維他命A及維他命E加β－胡蘿蔔素	每天100,000IU。每天400～800IU。一個月後，維他命A的用量降至每天15,000IU。	這兩種維他命都是強力抗氧化劑及解毒劑。
維他命B羣添加維他命B₆及菸鹼醯胺及泛酸(B₅)	每天3次，各50毫克。每天500毫克。每天3次，各100毫克。	對細胞的功能及修護很重要。
● 有幫助者		
泛酸鈣鹽加銅及鍺及錳箝合劑(Chelate)及鋅	每天50毫克。每天3毫克。每天200毫克。每天50毫克。每天80毫克。	這些微量元素對免疫系統有幫助。鍺是一種免疫促進劑。
胸腺萃取物或錠劑	每天500毫克。	改善T細胞的製造。此物的功效請見第三部的腺體器官食療法。

建議事項

☐ 如果你有上述的任何症狀，不妨請過敏症專家作一次放射過敏吸附測試（Radio Allergo Sorbent Test,RAST）。也可作毛髮分析，以檢查體內毒素的含量。

☐ 飲食中要包括纖維，有氧堆體清腸劑（ABC）、燕麥麩、小麥麩、guar樹膠等，均是好的纖維來源。蘋果膠（pectin）也有幫助。

考慮事項

☐ 僅喝蒸餾水。

☐ 給病人注射肝液效果不錯。

☐ 請見第二部的鋁中毒、砷中毒、鎘中毒、化學過敏症、化學中毒、銅中毒、DDT中毒、食物中毒、鉛中毒、汞中毒、鎳中毒。

輻射毒害（Radiation Poisoning）

空氣中、污染的食物及水質裏均可能有輻射粒子，它們是由不穩定原子構成，對人體有害。即使僅有一個細胞接觸到輻射物，都可能使此細胞遭受損害或改變其組成。當此放射性元素釋放出來的能量足以使其它原子或分子失去電子時，此放射物質將不利於活的細胞、組織。此型輻射稱為離子化輻射。輻射粒子改變細胞的結構可能使正常細胞演變為癌細胞。這些突變的細胞在DNA上的改變，可能遺傳給下一代。

放射性元素與其對等的非放射性元素在結構上是相似的，它們僅差別在所含的中子數不同。如果飲食中未攝取足量的鈣、鉀、及其它礦物質，則體內將吸收那些結構相仿的放射性元素。例如，當體內缺乏鈣時，身體容易吸收放射性鍶－90，或其它與鈣結構相似的元素。如果體內鉀充足，則不會吸收與鉀類似的放射性銫－137。細胞若獲得足夠的營養素，就不會吸收那些有放射性的類似物，使放射性物質較易被排出體外。

許多病人被注射放射性元素以追踪問題所在，進而使醫生能作更正確的診斷。常見的放射物質來源有醫療及牙科用的X光、含氟或鈾的建材、行動電話、電腦終端機、電動玩具、微波爐、雷達設備、衛星小耳朵、煙霧警鈴、煙草。使用這些產品的症狀包括白內障、頭暈、疲倦、嚴重頭痛、噁

心。

幅射傷害的治療

為了保護身體免於放射元素破壞，身體必須獲得足量的營養素，使具放射性的類似物不被攝取。某些具有箝合劑（chelate）特性的食物及補充品也能幫助身體剔除放射性元素。

放射性碘－131

碘是甲狀腺製造荷爾蒙所需的物質，如果飲食中的碘量不足，身體會以放射性碘－131供給甲狀腺。此碘來自於受大氣污染的食物及水源。放射性碘－131會破壞甲狀腺周圍的細胞、影響甲狀腺功能、導致癌症。

車諾比核能外洩慘劇中，許多受害者接觸到大量的輻射碘，為了保護體內免於此放射性元素的傷害，他們服用大量的碘，使體內充滿碘，而不需以輻射碘取代，也減少甲狀腺的放射性。曝露在輻射雨水（及酸雨）中的牛、羊，其乳汁常含有放射性碘－131。

營養素

補充品	建議用量	說明
● 非常重要者		
鈣及	1,500毫克。	抵抗輻射。
鎂	750毫克。	
輔酶Q₁₀	每天60毫克。	日本的研究已發現此物質能抵抗許多化學藥劑及輻射。
鍺	每天200毫克。	一種力抗癌物質。
海帶錠	每天5～10錠或2茶匙顆粒。	所有的必需礦物質，尤其碘，均能抵抗輻射毒害。
維他命C加生物類黃酮加芸香素	每天2,000～10,000毫克。	一有效的自由基清除劑。請見第三部抗壞血酸的洗滌。
維他命E	起初400IU；漸增至800IU。	中和有害的自由基。

補充品	建議用量	說明
● 重要者		
蒜頭精膠囊 （Kyolic）	2粒，每天3次。	無臭蒜頭，是一有效的免疫促進劑及保護者。
L－光胱胺酸及L－甲硫胺酸	每種各500毫克，空腹與果汁服用。添加些許維他命B。及C能增強這些維他命的吸收。勿與牛奶共同。	強力解毒劑，能保護肝。是抵抗輻射及污染的重要物質。
卵磷脂	1湯匙，每天3次，或服用膠囊，餐前使用。	保護細胞所必需的。
甲狀腺抽取物	依照產品指示。	保護甲狀腺。
維他命B羣	100毫克，與正餐共用，每天2次。	保護細胞及其功能。
● 有幫助者		
啤酒酵母或Bio-Strath	依產品指示。	含均衡的營養素、維他命B、及重要礦物質。
綜合維他命及礦物質	依產品指示。	保護細胞。

建議事項

□飲食中補充果膠（見於蘋果）及海帶錠。海帶含豐富碘質。它還含藻朊酸鈉，這是一種箝合劑，能與體內的放射性之元素結合，然後排出體外，使身體免於輻射傷害。也多吃綠花椰菜、甘藍菜芽、甘藍菜、白花椰等。

□服用酸性乳品，例如，酸酪乳，它含保護消化道的乳酸菌。也能抵抗輻射。

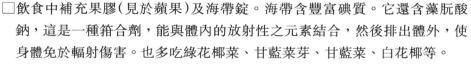

放射性鍶－90

　　鍶－90是放射性元素，其結構似鈣。由於核子試爆，鍶－90已污染了地球。可悲地，此放射性元素已在我們的骨骼及牙齒中堆積。飲食含充足的鈣質，可確保體內免於鍶－90的破壞。此輻射毒害可能造成貧血、骨癌、白血

病、及其它癌症。下列營養素能抵抗放射性鍶－90：

營養素

補充品	建議用量	說明
● 有幫助者		
啤酒酵母 或 Bio－Strath	依產品指示。	含基本營養素。
鈣及 鎂(箝合劑)	每天2,000毫克。 每天1,000毫克。	抵制鍶－90。鈣和鎂的用量是2比1。
輔酶Q_{10}及 鍺	每天60毫克。 每天200毫克。	均為自由基清除劑。
蒜頭精膠囊 (Kyolic)	2粒，每天3次。	無臭蒜頭。一強力免疫促進劑。
海帶錠	每天5錠。	含必需礦物質，尤其是碘及鈣，可能抗鍶－90的累積。
L－半胱胺酸和 L－甲硫胺酸	依產品指示。	抵抗放射性物質。
卵磷脂	用餐時服用1湯匙或每天2膠囊。	保護細胞膜。
綜合維他命及礦物質	依產品指示。	提供對抗輻射的基本保護。
硒	每天200微克。	一重要抗氧化劑。
超氧化物歧化酶 (SOD),Bibtec Foods製	依產品指示。	一強力自由清除劑。
維他命B羣	每天100毫克。	提供給各種細胞內的酵素。
維他命C	每天2,000～10,000毫克，分成數次。	維他命C及E中和並破壞輻射物所產生的自由基。
維他命E	超初200IU，漸增至800IU。	防止自由基形成。

建議事項

☐ 飲食中補充果膠（見於蘋果）、海藻、葵瓜子。果膠能與鍶－90結合。避免
　所有乳品，酸酪乳除外。在美國，牛奶及乳品是鍶－90的主要來源。因為
　牛羣吃的作物已被鍶－90污染。

X光輻射

　　現今，牙醫用X光檢查出蛀牙。內科醫師用X光檢查是否骨折、心臟血
管及呼吸系統是否健康、及找出腦瘤位置及功能失常的部位。婦女被鼓勵定
期作乳房X光片，以早期發現乳癌。由於X光檢查很普遍，醫生們往往忽略
其隱藏的危險，及少量輻射所帶來的長期影響。不孕、組織受損、癌症、白
血病都是X光可能引起的危機。孕婦若照射X光，將提高流產或畸型胎兒的
機率。

　　癌症研究顯示，美國有許多女性都遺傳到致癌基因AC，此基因對X光
相當敏感，即使短暫的X光照射，都可能導致癌細胞形成。

　　X光照射的劑量是以倫琴（roentgens）為單位。美國國科會指出，X光劑
量達10毫倫琴將增加癌症的機率。利用X光作肺結核胸腔檢查即含此相同劑
量。乳房X光片使用的劑量則少得多。愈來愈多證據顯示使用輻射物可能沒
有安全劑量，因此，除非必要，否則儘量少用X光。長期接觸輻射會破壞身
體的免疫系統。

　　下列營養素有益於抵抗X光輻射：

營養素

補充品	建議用量	說明
● 非常重要者		
輔酶Q_{10}	每天100毫克。	日本的研究發現此物保護身體免於輻射傷害。
海帶錠	每天6錠，或吃海藻。	抵抗輻射。
L－半胱胺酸及 L－甲硫胺酸及 L－穀麩胱甘肽（glutathione）		解毒劑。抵抗輻射傷害。

補充品	建議用量	說明
●重要者		
蒜頭精膠囊(kyolic)	2錠，每天3次。	促進及保護免疫系統。
鍺	每天200毫克。	增強免疫功能。
OXY－5000,American Biologics製	依產品指示。	此抗氧化劑富含SOD(超氧物歧化酶)。
泛酸(B₅)	照射X光前、後各用200毫克。之後，每天50毫克。	抵抗輻射傷害。
硒	每天200微克。	自由基清除劑，可抗癌。
維他命C	每天3,000～10,000毫克。	富含芸香素的維他命C最佳。維他命C保護免疫系統。
●有幫助者		
啤酒酵母	依照產品標示。	維他命B的天然來源。
肌醇加維他命B羣	每天100毫克。50毫克，每天3次。	抗輻射傷害。
卵磷脂	1湯匙，與三餐共用。	保護細胞膜免於輻射傷害。
維他命A	每天25,000IU。	維他命A及E保護及強化免疫系統。
維他命E	每天400～1,000IU。	
鋅	每天50～80毫克。	增強免疫力。研究顯示100毫克的鋅有益於免疫系統，超過100毫克則抑制免疫系統。

藥用植物

☐Chapparal有助於抗輻射傷害。

建議事項

☐飲食中需包括蘋果，它是好的果膠來源，果膠能結合放射性顆粒，將它們

排出體外。也應使用蕎麥，它含豐富的芸香素(是維他命C複合物之部份)，能抗輻射。低溫壓縮的紅花子油(safflower)及橄欖油、酪梨、檸檬，均有益處，它們提供了必需脂肪酸。

考慮事項

☐也請見第二部衰弱的免疫系統。

☐喝蒸餾水有益健康。

自由基

輻射物的危險之一是促使自由基形成。自由基即一個原子或一羣原子，其中至少有一未配對的電子。由於另一元素能輕易地奪走此自由電子，產生化學反應，因此這些自由基能在體內造成劇變。過氧化氫即是一個不安定分子，會產生自由基反應。因為自由基的高度不穩定，它們能造成許多損害。

在正常情況下，體內存在少量自由基。生化反應自然地會形成一些自由基，這些數量是身體還能管制的；然而，若將身體暴露於放射物質中，將激發自由基的形成。增加的自由基將刺激更多自由基產生，增加不穩定性。

過量的自由基會使基因突變，使蛋白質合成發生錯誤，導致蛋白質結構的改變。然後，免疫系統將視這些構造異常的蛋白質為外來物，試圖消滅之。這些突變蛋白質最後將損毀免疫系統，導致白血病、癌症，及許多其它的疾病。

除了破壞基因，自由基還有本事損害細胞膜上的脂質保護層。自由基的形成還可能造成細胞內的液體滯留，這與老化過程有關。

除了輻射作用，飲食也能促成自由基的形成。當體內獲得營養素，它將利用這些營養素及氧氣來製造能量。在氧化釋能的過程中，含自由電子的氧分子被釋出。如果這些氧自由基的數量可觀的話，將對身體造成傷害。富含脂肪的飲食會更增加自由基的反應。脂肪氧化的速率較醣類及蛋白質快。高溫烹調油脂，尤其是油炸食物，可產生許多自由基。飲食中補充一些抗氧化劑，諸如，超氧化物歧化酶(SOD)、麩胱甘肽過氧化酶(glutathione peroxidase)、維他命A、C、E及微量礦物質硒及鍺，皆能藉由與自由電子配對而抑制自由基的形成。如此，這些抗氧化劑幫助體內解毒。欲知更多抗氧化劑，請見第一部的抗氧化劑。

㈢身體的症狀與疾病

發燒(Fever)

　　發燒即體溫升高，通常意味著體內有病菌感染。正常的體溫約37.2℃左右。除非體溫上升到38.9℃(成年人)或39.4℃(小孩)，否則無需反應過度。發燒時需立即就醫，因為這表示體內的感染正在惡化。如果燒太高很容易造成腦部受損及脫水的現象，尤其是燒過久。

　　發燒本身不是疾病，而是一種症狀，表示疾病出現了。事實上，散熱對身體有好處。這個體內的防禦措施有消滅外來病菌的功用。如果溫度沒有上升太高，不妨讓它自然散熱，如此有助於排除毒素。

營養素

補充品	建議用量	說明
● 非常重要者		
維他命A	使用乳劑者，依照標示服用。或者，每天50,000IU的錠劑，一週後，降至25,000IU。二歲以上的小孩應每天服用1,000～10,000IU。	免疫系統必需之物。可抗感染及強化免疫系統。
● 重要者		
蛋白質補充品(含各種單一胺基酸)	每天3次，空腹服用。	此型胺基酸較快被吸收利用，以修補發燒期間損毀的組織。
維他命C		請見第三部抗壞血酸的洗滌，並依照其方法實行。小孩應使用抗壞血酸鈣(才不會拉肚子)。可將毒素沖走，及退燒。
● 有幫助者		
蒜頭精膠囊(kyolic)	每天3次，各2粒。	無臭大蒜，是一種天然的抗生素及有效的免疫促進劑。

補充品	建議用量	說明
蜂王乳	每天3次。	有抗真菌作用及改善腎上腺功能。
Spiru−Tein（來自 Nature's plus）	依照產品標示，兩餐之間服用。	這是一種蛋白質飲料，含有各種胺基酸、維他命、礦物質等營養成分。

藥用植物

□ 山梗菜(lobelia)精或酊劑有助於退燒，每4小時使用1／2茶匙。如果發生胃不舒服，則減至1／4茶匙。

□ 牛膝草(hyssop)、甘草根、麝香草(thyme)、西洋蓍草(yarrow)有助退燒。山楂(blackthorn)、菊花植物(echinacea)、葫蘆巴(fenugreek)子、小白菊(feverfew)、薑、美洲商陸(poke)也有幫助。你也可利用菊花植物(echinacea)的根部製成膏藥退燒。(見第三部的糊藥)

建議事項

□ 發燒時避免服用含鐵及鋅的綜合維他命及礦物質。當感染出現時，體內會將多餘的鐵質排到組織內，以降低發燒。因此，若補充含鐵的營養品，將增加身體的負擔。除此，發燒時，鋅不易被吸收。

□ 每天使用二次貓薄荷茶灌腸劑，保持腸內通暢。因為便秘會使發燒持續不退。(請見第三部的灌腸劑)。貓薄荷茶也可和山梗菜茶及蒲公英茶搭配飲用，也有退燒效果。作數次冷水擦澡。

□ 喝大量的蒸餾水及果汁，但避免固體食物直到狀況好轉。

考慮事項

□ 如果常出現似感冒的症狀，檢查是否有糖尿病(尤其是孩童)、非洲淋巴細胞瘤病毒(EBV，尤其在成人及青少年)。請見第二部的慢性疲勞症候羣。

□ 千萬勿給孩童阿司匹靈(請見第二部的雷氏症候羣)。

發炎(Inflammation)

身體的受傷部位或感染部位所引發的反應即為發炎。它可由關節炎、細菌感染或情緒緊張及壓力所導致。主要的症狀是紅、腫、熱、痛。

任何組織、器官、體內、體外，均可能發炎。內部發炎通常由細菌感染造成。細菌性關節炎通常與身體其它處的感染有關，例如肺、腎或膽囊的感染。

營養素

補充品	建議用量	說明
●必需者 維他命C加生物類黃酮	3,000～6,000毫克，白天裏，分成數次使用。	是組織復原及消腫所必需的。
●非常重要者 Inflazyme Forte	兩餐間及睡前服用2錠。	協助控制發炎。
蛋白質分解酵素	兩餐間及睡前服用4錠。如此維持1個月。	控制發炎。
超氧化物歧化酶(SOD)	依照產品指示。	高效能自由基清除者。
鋅	每天50毫克。	控制發炎及促進復原。
●重要者 鳳梨酵素	依照產品指示，空腹使用。同時服用少量鎂及L－半胱胺酸，以提升效果。	有消炎作用，並分解纖維蛋白(fibrin)，此蛋白在發炎部位的附近形成，阻斷血流及淋巴液，造成發腫的現象。注意：勿與其它礦物質補充品合用。銅與鐵將妨礙鳳梨酵素的作用。
蒜頭精膠囊(Kyolic)	2粒，與正餐合用。	無臭蒜頭，有消炎作用。
鍺	每天200毫克。	阻止自由基反應。解除疼痛與不適。

補充品	建議用量	說明
礦物質複合物（富含鈣質）或骨質混合物	依照產品指示。	提供重要的礦物質，尤其是鈣質。用於減輕緊張與壓力。
矽土或木賊萃取素	1錠，每天2次。	協助鈣質的吸收及修復結締組織。
維他命A及E乳劑或錠劑	依照產品指示。	破壞自由基及增強免疫力。維他命E幫助身體有效地利用氧氣，以促進復原。
● 有幫助者 海帶或苜蓿錠	每天5粒。	含均衡的必需礦物質及葉綠素（能清血）。
生的胸腺	依照產品指示。	改善胸腺功能，這是免疫系統之重要器官。

藥用植物

□菊花植物（echinacea）、金印草、保奇果（pau d'arco）、紅苜蓿、線蘭（yucca）對發炎都很好。山桑子（bilberry）含類黃酮，能減輕發炎。

建議事項

□飲食是相當重要的！吃75％的生菜，並喝藥草茶及果汁。避免可樂汽水、糖、白麵粉製品及垃圾食物。
□請見第三部的禁食，並參照實行，以快速見效。
□請見第二部的甲狀腺機能不足。
□傳統的消炎方式是將患部擺正（必要時需用夾板）、熱敷和／或冰敷、服用藥物及補充營養品、充分休息。
□也請見第二部的膿腫、關節炎、肌肉及關節的扭傷及其它傷害。

麻疹(Measles)

　　麻疹是一種病毒感染，它襲擊呼吸系統，並使皮膚長疹子。雖然，它主要是孩提時期出現的疾病，但成年人也會感染此病。麻疹的傳染性很高，可經由咳嗽及噴嚏傳播。

　　紅麻疹(rubeola virus)是一種嚴重的病毒感染，它涉及呼吸道、眼睛及皮膚。這是最具傳染力的病之一。潛伏期是在感染後的7～14天。症狀包括打噴嚏、流鼻水、咳嗽、發燒、紅眼(可能對光線敏感)、口腔及喉嚨出現小白斑、由額頭及兩耳蔓延至全身各部的疹子。

　　麻疹的併發症包括中耳炎(尤其是經常耳朵感染的患者)、支氣管炎、假膜性喉炎(croup)、或肺炎。

　　德國麻疹(rubella)也有傳染性，但較溫和。然而，如果是在懷孕前四個月感染，可能造成嚴重的畸型胎兒。德國麻影響頸部及耳朵背面的淋巴節。其症狀有發燒、疲倦、頭痛、肌肉痛、頸部僵硬。通常也會出疹子。

　　下列營養品的使用劑量必須隨年齡及體重調整。

營養素

補充品	建議用量	說明
●有幫助者 Bio－Strath液(來自德國)	依照產品指示。	含維他命B羣，可作為一種補品。
鈣及鎂	依照產品指示。	鎂是修復組織所需之物。
蛋白質分解酵素	兩餐之間的空腹期使用。	注意：僅成人使用。減少感染並幫助消化。
胸腺萃取物	500毫克，每天2次。	注意：僅成人使用。促進免疫系統功能。
維他命A及E乳劑	依照產品指示。	用於減少感染及修補組織。10歲以上的小孩，用膠囊，如果小孩無法吞嚥膠囊，則用魚肝油。

補充品	建議用量	說明
維他命A或魚肝油	小孩每天2次，各用10,000 IU，一週後，減至每天1次。	使用高劑量可能有損眼睛。
維他命C	小孩：每天1,000～3,000毫克，分成數次。成人：每天3,000～10,000毫克，分成數次。	對免疫功能非常重要。控制發燒及感染。有抗病毒功效。使用抗壞血酸鹽或酯化的維他命C。
維他命E	200～800IU。	中和有害的自由基，否則細胞膜將受其破壞。注意：6歲以下的小孩勿用。
葡萄糖酸鋅□含錠	每天3次，1次含1粒。4天後，每天1粒。	促進免疫反應及修護組織。

建議事項

□如果患癌症、免疫系統弱、正服用皮質酮(可體松)或抗癌藥物(輻射療法)、或有任何發燒，請勿接受麻疹疫苗。

□貓薄荷茶或蒜頭灌腸劑有助於退燒。(請見第三部的灌腸劑。)如果疼痛不舒服，大人及小孩都可以每4～5小時服用半茶匙的山梗菜萃取素。

□喝大量的液體，例如，水、果汁、菜湯。

□多休息，直到疹子及發燒消除。

考慮事項

□避免加工食品。

□保持微弱的光線。若眼睛對光敏感，勿看書或電視。

□不需使用抗生素，除非出現併發症。

疲勞(Fatigue)

慢性疲勞通常是源自於高脂肪及精製糖類的飲食及情緒緊張。藥物、咖啡因、酒精、抽煙、緊張、飲食習慣不當等等，都是能量的剝削者。慢性疲

勞也可能暗示著某種潛藏的疾病，例如，糖尿病、念珠菌病(candidiasis)、貧血、癌症、低血糖症、過敏症、吸收不良、甲狀腺機能不足、血液循環不良、非洲淋巴細胞瘤病毒(Epstein Barr Virus,EBV)、或單核白血球增多症(mononucleosis)。疲勞本身不是病，而是一種症狀。

　　若只是因缺乏能量而感到疲勞，則可能由於日子單調，無聊所致。此時不妨改變作息習慣及生活節奏！

營養素

補充品	建議用量	說明
●非常重要者		
蜜蜂花粉	開始於數粒，漸增至2茶匙。	通常能使能量遽增。
啤酒酵母或Bio-Strath	開始時少量，漸增。	Bio-Strath是提升體力的補品。是德國製的，含有維他命B羣及藥用植物成份。
鐵(Floradix配方或脫水肝錠)	依照產品標示。	提供鐵質及藥用植物成份。肝僅選用來自阿根廷者。
綜合維他命及礦物質，包括GTF或鉻加		缺乏維他命與體力不足有關。
鉀及	每天99毫克。	
硒及	每天100微克。	
維他命A及	每天25,000IU。	
鋅	每天50毫克。	
二十八烷醇膠囊(Octacosahol)	依照產品標示。	協助組織的氧和作用(oxygenation)並增強耐力。
蛋白質補充品(含各種單一胺基酸)	依照產品標示。	單一胺基酸較快被體內吸收利用。
維他命B羣添加維他命B$_{12}$口含錠	含於舌下。如果嚴重疲勞，可考慮注射維他命B液(在醫生指示下操作)。	維他命B不足將導致疲勞。

補充品	建議用量	說明
●重要者		
DMG（葡萄糖酸）	每天3錠。	增強體力。
維他命C加生物類黃酮	每天3,000～8,000毫克。	增強體力。
●有幫助者		
Energen C（來自Alacer公司)和／或維他命C	依照產品標示。 每天4,000～10,000毫克，分成數次。	能快速被身體吸收，使體力迅速增加。
Energy Now（來自Food Science公司）或PEP配方（來自Vital Health Enterprises）	依照產品標示。	用以抵抗疲勞。
Gerovital H-3（GH-3）或Aslavital(此兩者均來自羅馬尼亞）	依照產品標示。	Aslan博士的配方適合35歲以上的人使用。此物普及全球，用以去除憂鬱及增強體力。
L－天門多胺酸及L－瓜胺酸及L－苯丙胺酸（phenylalanine）	500毫克，空腹服用，每天2次。	去除情緒低潮。
鎂及鈣箔合劑(chelate) 或 asporotate形式	每天750毫克。	鈣提供能量，且在蛋白質結構上扮演要角。
蜂王乳（來自蒙大拿花粉）	每天3次，各2膠囊。	增強體力。
維他命B羣添加膽鹼及泛酸(B_5)及硫胺素(B_1)	用餐時服用50毫克。	是大腦、荷爾蒙製造、及將脂肪、醣類、蛋白質轉化爲能量所需之物。

藥用植物

□洋槐(阿拉伯橡膠，acacia)、番椒(cayenne)、銀杏、西伯利亞人參、gotu柯拉（kola）、瓜拉那(guarana)均有助抵抗疲勞。

建議事項

□適當的飲食很重要。需多攝取新鮮蔬果、穀類、種子、核果。避免糖、酒精、脂肪、咖啡因、白麵粉產品、精製食品。少吃紅肉，多吃白色的魚肉。

□運動及充足的休息同等重要。保持正常的體重。

□運動期間，腦部會製造一些止痛的化學物質(endorphins 及 enkephalins)。研究已發現運動比其它因素還能有效地增強免疫系統。運動也會釋放一種使人精神愉快的化學物質。大部分人都承認運動後的感覺真好。如此也可解釋為什麼運動是消除憂鬱的最佳途徑。

□使用螺旋藻(spirulina)，這是極佳的蛋白質來源。每天服用3次螺旋藻錠，每次4粒，並與蜜蜂花粉、二十八烷醇(octacosanol)、維他命C(3000毫克)、單一胺基酸(free form amino acids)搭配使用。這種方法能有效地對付疲勞。

□請見第三部的禁食，每月作一次。

□請見第二部的甲狀腺機能不足。測量腋溫以檢查是否甲狀腺功能不良。也請見第二部的過敏症及衰弱的免疫系統。過敏症常常是疲勞的原因。檢查自己是否對黴菌過敏。

慢性疲勞症候羣
（Chronic fatigue syndrome）

　　由非洲淋巴細胞瘤病毒(Epstein Barr Virus,EBV)引起的慢性疲勞症候羣是美國人常有的情況。這種病毒也會造成單核白血球增多症(mononucleosis)。EBV是疱疹病毒的一種，而且與引起生殖器疱疹及帶狀疱疹的病毒有關連。

　　慢性疲勞症候羣又稱雅痞症(yuppie disease)，其症狀包括發燒、喉嚨痛、淋巴結腫大、極度疲勞、失去食慾、復發性上呼吸道感染、小腸不適、

黃疸、焦慮、憂鬱、煩躁及情緒不穩、睡眠中斷、對光及熱敏感、暫時失去記憶力、無法集中注意力、頭痛、痙攣、肌肉與關節痛。這些症狀與感冒及其它病毒感染相似，因此容易誤判。通常醫師會誤診為臆想病（hypo-chondria）、憂鬱症、或精神引起的身體疾病（psychosomaticillness）。目前尚無對付此病毒的藥或疫苗。辨識此病並不容易，而且其症狀變化很大。患此症候羣的女性比男性多出3倍。

根據亞特蘭大疾病防治中心的估計，成千上百的人感染此病毒。有許多只是此病毒的帶原者，他們自己並不知道，因為沒有任何症狀出現。一旦感染了EBV，它便一直待在體內，但大部分人會產生抗體對抗EBV病毒。

非洲淋巴細胞瘤病毒（EBV）具有高度傳染性。它可藉由親密接觸、接吻、共用食物、咳嗽、及性行為等途徑傳染。人體無法對EBV病毒免疫，同時，抗生素也無濟於事（因為抗生素對病毒無效）。這種病毒會使免疫系統過度反應，造成免疫力疲乏。

白色念珠菌（Candida albicans）、慢性汞中毒（來自補牙所用的汞合金填粉）、貧血、低血糖症、甲狀腺機能不足、睡眠問題等，均可能引起慢性疲勞症候羣。

假如某人出現上述的幾種症狀達二個月至三個月之久，同時體內的抗體數量增加，他可能已感染了EBV病毒，尤其當其它可能的病症都被排除了。曾有16位專家指出，僅有當疲勞的現象及其它至少11種症狀持續發生6個月以上，才有辦法診斷出EBV病毒。醫師在診斷此病時，得先排除內分泌疾病、愛滋病、病菌感染、貧血、寄生蟲病、及其它產生類似症狀的疾病。

雖然EBV並不會對生命造成威脅，但它仍然是無藥可癒，而且可使免疫系統嚴重受損。病人的家屬應該清楚地認識這種疾病，而不要誤以為病人故作病態。

營養素

補充品	建議用量	說明
●重要者		
抗壞血酸（緩衝過的）加生物類黃酮	每日5,000～10,000毫克。	有強力的抗病毒功效。
輔酶Q$_{10}$	每日75毫克。	增強免疫效力。

補充品	建議用量	說明
蛋黃卵磷脂	依照產品標示。必須與正餐一起服用。	增強體力並提升免疫力。
Maxidophilus 或 Megadophilus 或 Bifido Factor／Life Start Two 等嗜酸菌產品	依照產品標示。	EBV病毒與念珠菌常常一併出現。念珠菌會破壞腸內必需的良性共生菌。
蛋白質分解酵素	兩餐之間及睡前空腹時使用，各2～3錠。	將未消化的食物由血液中去除，並減少發炎作用。
維他命A及E乳劑	維他命A50,000IU，維他命E400～800IU。一個月後，慢慢降至維他命A25,000IU，維他命E400IU。	強力的自由基清除者及破壞者。乳劑較快被吸收利用。此病可能影響肝功能，故不宜使用錠劑形式的維他命A。
● 重要者 DMG葡萄糖酸	每日3次，各50毫克。	促進氧的利用及破壞自由基。
蒜頭精膠囊加(Kyo-lic)kyo－Green	與正餐服用，2粒。	提升免疫功能及增強體力。
鍺	200毫克以上。	改善組織的氧和作用(oxygen-ation)及免疫功能。
蛋白質補充品（含各種單一胺基酸）	每日依照產品說明使用。	用以修護組織及器官。
維他命B羣（強化配方）或 維他命B注射液 及肝萃取液 及維他命B₁₂	每日3次，各100毫克。 每次2cc僅在醫師指示下使用。 2cc。 1cc。	是提升體力及促進腦部功能所必需的。使用低過敏性的品牌。
● 有幫助者 黑醋栗油膠囊(black currant)	2粒，與正餐一起使用。	在歐洲廣受歡迎。含γ－亞麻油酸及各種必需脂肪酸。

補充品	建議用量	說明
綜合維他命及礦物質複合物（高效力及低過敏性）	每日3次，各100毫克。	
及β-胡蘿蔔素	每日15,000IU。	
及鈣質	每日1,500毫克。	
及鎂	每日1,000毫克。	
及鉀	每日99毫克。	
及硒	每日200微克。	
鋅	每日50毫克。	
生的胸腺、脾臟及其它腺體的複合物	依照產品標示。	增強免疫系統。請見第三部的腺體器官食療法。

藥用植物

☐ 用牛蒡根、蒲公英、菊花植物（echinacea）、金印草、保哥果（pau d'arco）等製成的茶有助於治療。可以綜合或交替飲用這些茶，每天喝4～6杯。

建議事項

☐ 60%感染EBV病毒的人也同時帶有念珠菌，因此要在飲食中補充嗜酸菌。吃酸性食品，例如酸酪乳。也要喝大量的水（每天八大杯）及果汁。還需攝取纖維質，要確保腸子每天暢通。偶爾，用灌腸劑清腸。請見第三部的灌腸劑。飲食中要剔除下列食物：油炸食物、垃圾食物、加工食品、咖啡、茶及軟性飲料、白麵粉製品，例如麵包及義大利麵。

☐ 含50%生菜及鮮果汁的均衡飲食對患者有益。飲食主要包括蔬菜、水果、全麥等穀類、種子及核果、去皮的火雞肉、深海魚。這些食物提供各種補充體力及強化免疫力所需的營養。勿食貝類。

☐ 服用葉綠素錠，或小麥草汁、Kyo-Green等綠色飲料。充足的休息及適當的飲食也很重要。服用來自蔬菜的蛋白質補充品——Nature's Plus公司產的Spiru-Tein是好的蛋白質飲料，兩餐之間服用。

☐ 勿用阿司匹靈，因可能引起雷氏症候羣（Reye's syndrome）。避免運動過度。

□欲知EBV詳情，請聯絡National Institute of Allergies and Infectious Disease,9000 Rockville Pike,NIAID－OC,Building 31,Room 7A－32, Bethesda,MD 20892,U.S.A.或電(301)496－5717。

□也請見第二部的單核白血球增多症。

老化(Aging)

　　生活方式的改變可能使人老化。最重要的改變是在飲食與運動方面。飲食很重要是因為有許多營養素能延緩老化。當我們年老時，身體利用營養素的能力就不如往昔。這使得身體需要更多量的營養素。請見下列表格中各營養素。

　　許多老年人有吸收不良的毛病；食物中的營養成分無法藉由消化系統被吸收。假如你依照下面的建議，卻仍無法在體能上得到改善，請見第二部的結腸炎(Colitis)、憩室炎(Diverticulitis)及吸收不良症候羣(Malabsorption Syndrome)。

營養素

補充品	建議用量	說明
● 必需者 超氧化物歧化酶 (SOD)或生技食品公司出品的SOD／CAT。	依照產品標示。在醫生的指示下可用靜脈注射或含於舌下慢慢溶解。	一種強的抗氧化劑，會破壞自由基。
● 非常重要者 鈣及鎂及維他命D	鈣每日1,500毫克。鎂每日750毫克。維他命D每日600～1,000毫克。	是預防骨質流失及正常心臟功能所必需的。
輔酶Q_{10}	100毫克。	協助血液循環；改善細胞的氧和作用(oxygenation)。
DMG(達文西實驗室所製的葡萄糖酸)	依照產品標示。	改善細胞的氧和作用。

補充品	建議用量	說明
L－甲硫胺酸L－肉鹼、L－半胱胺酸及酪胺酸等胺基酸	空腹服用，每日2次，各500毫克。	請見第一部的胺基酸，以了解這些胺基酸的益處。
卵磷脂	與正餐一起服用，一次1湯匙，或每日4～6膠囊。	改善大腦功能及記憶力。保護神經細胞。
Mega綜合維他命含微量維他命A、β－胡蘿蔔素、硒，或Nutri－Cell及De－Oxi－Flo	每日25,000IU。每日15,000IU。每日200微克。依照產品標示。	每一種成分均是免疫系統需要的。同時也是重要的抗氧化劑。
蛋白質補充物（含各種純胺基酸）	空腹服用，每日3次，各1／4茶匙，含於舌下。少量的維他命B6及C有助吸收利用。	這些純胺基酸較易被吸收利用。研究已顯示大部分的老年人缺乏蛋白質。
RNA－DNA	依照產品標示。	假如血清中尿酸偏高，請勿使用，因為可能有痛風。對健康細胞的再生頗佳。
維他命C加生物類黃酮	每日4,000～10,000毫克，分成數次。	一種強的抗氧化劑及免疫系統增強劑。
維他命E	剛開始每日200IU。漸增至每日800IU。	研究顯示維他命E防止老化（請見第一部的維他命以了解維他命E的許多益處。
●有幫助者		
啤酒酵母	剛開始1／2茶匙，然後逐漸增加。	維他命B的天然來源。
鍺	每日2次，各60毫克。	一種強的抗氧化劑及免疫系統增強劑。

補充品	建議用量	說明
布國乳酸桿菌(Lactobacillus bulgaricus)	依照產品標示。	改良肝功能並幫助消化。
綜合消化酶	餐後服用。依照產品標示。	如果有潰瘍，應避免那些含鹽酸(HCL)的廠牌。大部分老年人缺乏足量的鹽酸。
生的胸腺(未加工的)	每日500毫克。	活化免疫系統。
不飽和脂肪酸（宿櫻草油或鮭魚油）	2膠囊與正餐一起服用。	在細胞形成上扮演一重要角色。
綜合維他命B，含額外的膽鹼、肌醇、PABA及泛酸（維他命B₅）	每日125～250毫克。使用膠囊者，將維他命B分成數種，分別使用。勿用能持續釋放成分的堅硬型錠劑。	注射是最好的方式。老年人較不易吸收及利用維他命B。要發揮全身及大腦功能，需攝取高量的維他命B。

藥用植物

□使用人參與銀杏的萃取物，以補充體力及改善血液循環。

建議事項

□飲食均衡，要包含生菜、水果、穀類、種及核果。攝取高級蛋白質。避免酒精、咖啡、紅肉、鹽、抽煙、白麵食及白糖。少吃食物，但增加生食的攝取量，包括綠花椰菜、甘藍、白花椰菜、蛋黃、魚、水果、完整穀類、核果、燕麥、種子及大豆。高纖食品也很重要。大量攝取新鮮蔬菜，完整穀類、麥麩及燕麥以補充纖維。減少熱量的攝取－實驗已顯示，降低老鼠飲食的熱量，可使他們壽命增長50％。

□避免酒精、食物中的化學藥劑、藥物、殺蟲劑、抽煙、污染的水質。以上各項加上污染、飲食欠佳及營養不良，會縮短壽命。藉由改變生活方式及依循以上所示，將可延年益壽。

□飲用蒸餾水。即使你不渴，也要喝水，體內需要大量的水。

□深呼吸可改善你的血液及含氧量。每半小時，禁止呼吸30秒，如此試著練習一個月。

□為了保持皮膚健康，避免長期曝晒陽光。使用乳液，防止皮膚乾燥。每天運動，使你容光煥發，而且可以從事一些嗜好或活動，保持心靈活躍，這點頗重要。

□學習如何放鬆心情！對生活要有衝勁及熱忱。

腫瘤(Tumor)

　　腫瘤來自組織的異常生長，它在體內没有任何功能。腫瘤可分為良性及惡性。良性腫瘤可在任何部位出現，但它不會擴散，而且通常在切除後，不再復發。雖然良性腫瘤只固定生長於某處，但它通常應被切除，因為有少數良性腫瘤後來會較變成惡性的。纖維瘤是最常見於子宮內的良性腫瘤。每年，成千上百的婦女接受子宮切除術，就是因為子宮出現纖維瘤。

　　與良性腫瘤相反地，惡性腫瘤會擴散至其它部位，而且即使切除後，仍可能復發。惡性腫瘤應儘早治療。請見第二部的癌症。

　　腫瘤的形成似乎與環境及飲食等兩大因子有關。當患者改變飲食計畫，並補充維他命及礦物質以後，有些人的腫瘤變小，甚至消失了。這是因為適當的飲食增強免疫系統，因而抑制腫瘤的生長(包括良性及惡性)。

營養素

補充品	建議用量	說明
●重要者		
輔酶Q$_{10}$	每天30毫克。	促進免疫功能；攜氧至細胞。
蒜頭精膠囊 (Kyolic)	2粒，與正餐共用。	日本的研究已顯示良好的效果。許多患者使用kyolic，都使其腫瘤變小。
鍺	每天200毫克。	促進免疫功能。
蛋白質分解酵素	依產品指示。	幫助免疫系統及分解食物。
維他命C	每天3,000～10,000毫克，分成數次。	促進免疫功能。

補充品	建議用量	說明
● 有幫助者		
海帶錠	每天6粒。	促進免疫功能。提供均衡的礦物質。
卵磷脂	依產品指示，與正餐共用。	補充必要的維他命及礦物質。
綜合維他命及礦物質	依產品指示，與正餐共用。	補充必要的維他命及礦物質。
胸腺萃取物	依產品指示。	促進胸腺的免疫功能。請見第三部腺體食療法。
維他命A和 維他命E	每天50,000IU。 起初400IU，漸增至1,200IU。	強力免疫促進劑及抗氧化劑。乳劑形式利吸收，最佳。
維他命B羣加啤酒酵母	依產品指示。	維他命B對細胞內的代謝及正常的細胞增生很重要。
維他命B_6及 泛酸(B_5)	50毫克，每天3次。	可考慮用注射的。向醫師詢問。

藥用植物

☐ 使用伏牛花、蒲公英、Jason Winters、保哥果（pau d'arco）等茶及紅苜蓿（red clover）。許多腫瘤患者使用過治痢草（comfrey）、保哥果、黃菀（ragwort）、木本鼠尾（sage）製成的糊藥，均效果良好。請見第三部的糊藥。

建議事項

☐ 請見第三部的禁食篇，並參照其方法。

☐ 飲食中應包括50％的生菜及水果。也應攝取核果、種子、全麥、酸酪乳。也請見第二部的癌症，參照其飲食方針。

☐ 避免動物性蛋白質、乳品、鹽、糖、白麵粉產品。也勿食加工食品，因為它不含酵素，不易消化，而且使結腸及血液產生有毒物質。

考慮事項

□用美洲商陸根(pokeweed)製成的糊藥可能有益於乳癌。糊藥的製作方法
　請見第三部。櫻草油(primrose oil)對乳癌特別有利。睡前服用2粒膠囊。

□缺乏鐵與腫癌的形成有關連。服用鐵質前，先驗血確定是否缺鐵。應謹慎
　使用鐵質補充品。

□曾有研究顯示，由亞麻油酸(必需脂肪酸)組成的亞麻油酸鈉，在實驗室裏
　已展現其對抗癌細胞的功力。患腫癌的老鼠在注射此物後，比未注射此物
　的老鼠還多活18～48天。此外，它也防止40％以上的老鼠長腫瘤。

□也請見第二部的乳房纖維囊腫。

息肉(Polyps)

　　息肉是良性的細胞生長，與癌症不同。它由大腸、子宮頸、膀胱等的表
皮襯膜或其它黏膜上長出，形狀似小柄，大小不一。它常見於直腸及S形結
腸。

　　家族性的息肉病是遺傳的。在結腸裏會出現大量的息肉，可能變成癌細
胞。通常需要開刀的切除整個結腸。在某些病例中，直腸仍留於原位，並與
小腸連結，使糞便得以排除。然而，在大部分病例中，息肉在直腸裏復出。
直腸出血或黏膜分泌物外流是常見的症狀。

　　曾有研究指出，利用維他命C治療，每8人中有5人的息肉數量減少或完
全消失。

　　子宮頸長息肉的症狀包括陰道有許多濕黏帶血的分泌物。流血可能發生
於性交後、月經週期之間、停經後。未生過小孩的婦女較易長息肉。這些息
肉一旦切除後，很少再復發。

　　膀胱息肉將使尿液含血。除非將它切除，否則可能引起膀胱癌。

營養素

補充品	建議用量	說明
●必需者 β－胡蘿蔔素	每天15,000IU。	一重要抗氧化劑。保護體腔內的表皮黏膜。

補充品	建議用量	說明
鈣（含於綜合維他命及礦物質中）。	每天1,000～1,500毫克。	鈣預防直腸及結腸長息肉。
維他命A	每天25,000IU。	保護表皮黏膜。乳劑的形式非常有效。
維他命C	每天5,000～10,000毫克，分成數次。	減少息肉的數量，而且可能使它們全部消除。

● 非常重要者

維他命E	400IU，漸增至800IU。	一強力抗氧化劑。促進一種重要的化學反應稱脂質過氧化（peroxidation）。如果缺乏維他命E，細胞膜容易受傷害。

● 重要者

有氧堆體清腸劑（ABC）	與蘆薈汁併用。在變硬前，迅速喝畢。	清潔結腸，協助堆體形成。
有氧 Aerobic 07（Aerobic Life Products出品）	依照產品指示。	破壞結腸內有害的細菌。

● 有幫助者

輔酶Q_{10}	每天60毫克。	一重要抗氧化劑，增加細胞的含氧量。
蒜頭精膠囊（kyolic）	2粒，兩餐之間服用。	無臭蒜頭，是天然的抗生素。增強免疫功能。
鍺	每天200毫克。	一重要的抗氧化劑及免疫系統促進劑。
超氧化物歧化酶（SOD）Biotec Foods出品	依照產品使用。	一重要抗氧化劑及自由基破壞者。

建議事項

□飲食需含高纖，且不吃動物性脂肪。飲食應包括綠花椰菜、糙米、甘藍、洋香瓜、胡蘿蔔、白花椰菜、蒜頭、燕麥、洋蔥、青椒、番薯、芝麻、菠菜、葵瓜子。每天攝取纖維。燕麥麩及米糠是好的纖維來源。避免油炸食物、過度加工產品、咖啡因、酒精、香煙。

癌症（Cancer）

當你的身體受傷時，例如割傷，則此傷口附近的細胞會複製新的細胞，以填補受傷的部分。這些細胞一旦將傷口補好後，會知分寸地停止複製。

癌症則不然，當一個細胞沒有什麼特殊理由而開始複製時，會一直做下去，最後形成一硬塊，便是所謂的癌。通常，一個形成硬塊或腫瘤的細胞，會移動到身體的其它部位，並在那裏又開始複製。這些細胞並不理會平常的中止訊號。

沒有人確切地明白，為什麼一個細胞做出這種事。然而，我們倒是知道一些引起癌症的東西，例如香煙。暴露於香煙及其它致癌物中的人，罹患癌症的機率較高。自由基損害細胞，通常導致無法控制的細胞生長（請見第二部輻射毒害中的自由基那一節）。

癌症主要有四種：癌瘤（carcinomas），影響皮膚、黏膜、腺體及其它器官；血癌（leukemias），即血液方面的癌；肉瘤（sarcomas），影響肌肉、結締組織及骨頭；淋巴瘤（lymphomas），影響淋巴系統。

每分鐘都有一人死於癌症。還有三百萬人患癌症，而其中每三人將有一人死於此病。目前知道的癌種類有一百種以上。它們都有不同的起因，並且有不同的蔓延速率。

環境因子及飲食因素是人們相信的兩項致癌主因，它們造成免疫力的喪失。許多專家認為癌與緊張及飲食有關。

某些型的癌可用化學療法，而且有顯著的成效。化學療法的副作用是脫髮、過度嘔吐、疲倦、體虛、不孕及腎臟、心臟受損。維他命B_6及輔酶Q_{10}幫助身體避免這種治療所造成的損害。

維他命與補充品應該每日與三餐一起服用。維他命E應該餐前服用。只使用天然維他命。如果可能的話，應該使用注射式維他命。除非是醫師開的

處方，否則勿使用任何藥物。

自我測試

乳癌的自我測試

請見第二部的乳癌。

結腸癌的自我測試

如果你懷疑自己有結腸癌，可以去買一套檢驗試劑，以檢查是否糞便帶血（這是結腸癌初期的徵兆）。在此最新的測試法中，你只要在排便後，將一小片經化學處理過的試紙放入糞便中。假使糞便帶血，此試紙將變成藍色。

如果你得到此陽性反應，三天後再作一次。倘使，第二次測試仍是陽性反應，需立即看醫生。記住！陽性反應並不代表你得了癌症，而且當你食用過紅肉（豬肉、牛肉），或假使你有憩室炎（diverticulitis）、痔瘡、息肉、潰瘍或結腸發炎等，都可能得到陽性反應。那些產生陽性反應者中，約10％有結腸癌。

睪丸癌的自我測試

因為目前癌症尚無藥可治癒，早期發現是非常重要的。癌可到體內任何部位產生，所以應該定期地作自我檢查。在溫水浴（淋浴或盆浴）後，當陰囊表皮放鬆時，比較能夠觸摸到硬塊。用雙手的手指檢查兩邊睪丸，用拇指與其它指輕輕搓揉，看看是否有任何硬塊或小團。如果發現可疑硬塊，立即看醫生。

營養素

補充品	建議用量	說明
● 必需者		
β－胡蘿蔔素	10000單位。	強力抗氧化劑，能破壞自由基。
輔酶Q_{10}	每日100毫克。	改善細胞的氧和作用（oxygenation）。

補充品	建議用量	說明
DMG（葡萄糖酸）	依照產品標示。	增加氧的利用。
蒜頭膠囊（kyolic）	每天3次，各2膠囊。	增強免疫功能。
鍺	每天200毫克。	改善細胞的氧和作用，延遲癌的生長。一種強力的免疫促進劑。有助減輕疼痛及不適。
蛋白質分解酵素或Wobe－Mugos－N－Dragees。	2～6錠，與正餐服用。2～6錠，兩餐之間服用。	強力的自由基清除者。
硒	每日200微克。	強力的自由基清除者。幫助蛋白質消化。
超氧物歧化酶（SOD）	依照產品標示。考慮用注射的方式。	破壞自由基。
維他命A及E乳劑或膠囊	維他命A每日50,000～100,000IU，10天，或依照醫療計畫的天數。維他命E每日1,000IU（若是用膠囊，劑量相同）。	乳劑很快地被身體吸收利用，高劑量時仍安全，而且能減少肝的負擔。
維他命B羣及啤酒酵母。	每日100毫克。每日3次。	B維他命是正常的細胞分裂及細胞功能所必需的。
維他命C加生物類黃酮	5,000～10,000毫克，分成數次。	有效的抗癌劑。請見第三部抗壞血酸的洗滌。
●有幫助者有氧 Aerobic O7（來自有氧生活產品公司）或 Dioxychlor（來自美國 American Biologics）	依照產品標示。	抗微生物劑。

補充品	建議用量	說明
綜合礦物質及微量元素補充品，富含鉀及		正常細胞分裂及細胞功能所需。
鈣及	每日2,000毫克。	
鎂	每日1,000毫克。	
肉鹼（來自魚肝）	依照產品標示。	防止氧自由基的破壞及其它毒素。
L－半胱胺酸及L－甲硫胺酸（胺基酸）	依照產品標示。	除去有害物質的毒性。保護肝及其它器官。
L－牛磺酸	依照產品標示。	是修補組織及器官的基本物質。
Maxidophilus 或 Megadophilus 或 Primadophilus DDS等嗜酸菌	依照產品標示。	對體內有抗菌作用。可以買到不含牛奶的產品。
綜合消化酶	與三餐一起服用。	幫助消化。
綜合維他命	與三餐一起服用。	不應該買長效性的種類。使用不含鐵質的配方。
菸鹼素及	每日100毫克。	是改善血液循環、造紅血球及肝功能所需的維他命B。防止皮膚癌。
葉酸及		
膽鹼	每日500～1,000毫克。	
對胺基安息香酸（PABA）	每日不超過400IU。	
生的腺體複合物，添加生的胸腺	依照產品標示。	刺激腺體功能，尤其是胸腺（產生T淋巴球之所在）。請見第三部的腺體器官食療法。
海藻或海帶	每日5錠。	用以均衡礦物質。
維他命B$_{12}$	使用含於舌下或注射的方式（僅在醫師的指導下注射）。	預防貧血。

藥用植物

☐預防癌症或治療癌症，可使用下列植物：黑蘿蔔(black radish)、蒲公英、菊花植物(echinacea)、Jason Winters tea、pau d'arco、紅苜蓿、suma。一位德國癌症專家，漢斯‧尼勃博士(Dr.Hans Neiper)，使用一種南美洲的肉食性植物治癌。

☐許多外部的癌，對利用治痢草(comfrey)、pau d'arco、黃菀屬植物(ragwort)及木本鼠李(wood sage)所製成的膏藥，反應良好。請見第三部的糊藥(poultice)。

建議事項

☐勿服用鐵質補充錠。身體會扣留癌細胞的鐵質。新英格蘭期刊，第319期中曾報導，體內血液中含過量鐵質的人，比較容易產生癌。過量的鐵可能壓抑能夠殺死癌細胞的巨噬細胞(macrophages，一種幫助修補組織的重要細胞)，並干擾T細胞及B細胞的活性。飲食大綱中將提供所需的鐵質攝取量。

☐常喝甜菜汁(根部及頂部作成的)、胡蘿蔔汁(含β－胡蘿蔔素)、蘆筍汁。癌症專家，漢斯‧尼勃博士(Dr.Hans Neiper)，目前正使用新鮮甘藍及胡蘿蔔作成汁，效果極佳。葡萄汁、櫻桃汁及所有深色的果汁，包括黑醋栗(black currant)汁，都很好。新鮮的蘋果汁也有益處。果汁在早晨飲用最佳，蔬菜汁則在下午飲用最佳。

☐僅喝礦泉水或蒸餾水！

☐吃洋蔥及蒜頭。kyolic是特製的無臭蒜頭。

☐每天吃十粒生的杏仁果。它們含豐富的laetrile，這是一種抗癌劑。

☐所有抗癌飲食均應包括穀類、核果、種子及糙米。穀物麥片粥是好的蛋白質來源。吃小麥、燕麥及麥麩。吃大量十字花科的蔬菜，例如，綠花椰菜、甘藍菜芽、甘藍、白花椰菜等。同時，也攝取黃色與深橘色蔬菜，例如洋香瓜、胡蘿蔔、南瓜、番薯。世界各地的診所，都有利用新鮮甘藍及胡蘿蔔汁來治療。蘋果、莓子、巴西核果、櫻桃、葡萄、豆科植物(包括，山藜豆、扁豆、紅豆)、李子等，均能對抗癌症。莓子漿果保護DNA免於受損。

☐勿食下列各物：垃圾食物、加工精製食品、飽和脂肪、鹽、糖或白麵粉。使用海帶或鉀代替品取代鹽。用少量的粗煉糖蜜(blackstrap molases)

或純楓糖漿取代糖。使用全麥麵粉或黑麥麵粉，以代替白麵粉。除了藥草茶以外，酒、咖啡及各種茶均勿沾。

☐勿食任何動物性蛋白質——千萬不能吃漢堡肉、熱狗、或燻肉、肉乾等物。當情況好轉後，每週吃三次烘魚。限制乳製品的用量；偶爾少許的酸酪乳、開菲乳(kefir，是高加索人的發酵乳)或生乳酪就足夠了。勿吃任何花生。限制但不必全部剔除大豆產品的攝取；它們含酵素抑制劑。

☐許多癌症病人使用延年益壽的飲食(macrobiotic diet)，成效良好。

☐苜蓿芽除外，其它的芽菜都只需稍微煮一下即可。

☐請見第三部的禁食篇，依照其計畫實施。每天使用咖啡灌腸劑。將檸檬和水或蒜頭和水，與灌腸劑一起使用，每週二或三次。

☐因為可能有少量輻射外漏，避免使用微波爐。煮炊時，僅用不銹鋼或玻璃器皿。勿太靠近電視機——至少距離8英呎。同時，也避免X光射線。

☐運動也很重要。

☐避免化學物品，例如，噴髮劑、清潔劑、蠟、未乾油漆、庭園殺蟲劑。化學藥劑促進體內自由基之形成，可能導致癌症。癌症病人使用化學物品，會使免疫系統更虛弱。而且，身體將消耗許多能量於保護自身免受化學損害，而不是用以對抗癌細胞。勿用噴霧劑。

☐避免緊張與壓力。

考慮事項

☐調查顯示，40%的美國人很少吃水果（包括含在果汁內的果粒或果肉），20%則從不吃蔬菜。此外，80%的美國人不吃高纖麥片或全麥麵包。美國人必須改變飲食，以避免癌症及心臟疾病。常活動筋骨的人，較少患癌症，故運動頗重要。

☐肥胖是另一項與癌有關的因子，尤其是在女性。過重的婦女較易產生子宮內膜的癌。脂肪似乎能影響女性荷爾蒙——脂肪存在量愈高，動情激素(由類似雄性激素的荷爾蒙轉變成更有效力的女性荷爾蒙)的量也愈多。動情激素刺激乳房及生殖器官的細胞分裂。肥胖在男性中可能造成結腸及直腸癌；在女性，肥胖可引起膽囊癌、子宮頸癌、子宮癌及乳癌。

☐新英格蘭醫學期刊曾報導，鈣可能防止前癌細胞轉變成癌細胞。

☐肺部組織缺乏β－胡蘿蔔素、維他命E及維他命B，可能與肺癌有關。研究人員已發現鈣的存在使膽汁與脂肪酸結合，這些脂肪酸可能刺激結腸內膜，並使具破壞力的細胞快速生長。

□來自世界各地的兩百位科學家已發現，菸鹼酸在癌症的預防及治療上扮演一個主要角色。

□在日本的癌症控制學會中曾報導，鍺可能是預防及治療癌症的重要因子之一。

□日本及冰島兩國家均有低的甲狀腺腫及乳癌罹患率。這可能因為他們的土壤含豐富的碘與硒。乳癌已被認為與缺乏碘有關。日本婦女攝取大量的魚，她們幾乎沒人罹患乳癌。結腸癌在日本的發生率也很低。

□研究顯示，與低脂飲食相較之下，富含脂肪的飲食，大幅地增加結腸癌及乳癌的機率。高脂飲食促進癌的形成。

□目前，小腸癌已被認為要費時20年才能形成。

□一個由75名專家構成的環境保護社，把殺蟲劑的殘留物列入環境致癌因子的前三名中。

□孕婦抽煙，小孩以後罹患癌症的機率將多50％。這發現確定了煙對胎兒是有害的。不論對哪一個年齡層的人而言，抽煙是極度危險的，而且會導致癌症。

□聖地牙哥Livingston－Wheeler診所的維吉尼亞‧利文斯敦博士(Dr. Virginia Livingston)已製成一種疫苗對抗引起癌的生物。她說，如果因飲食不良、食物感染病菌、或年老，而使免疫系統衰弱，則此微生物便有機可乘，並啟動癌細胞的生長，造成腫瘤。她使用這種PC(Progenitor cryptocides)疫苗治療癌症病人，已有五十年以上的經驗。此疫苗是利用病人本身的體液製成的，效果顯著。飲食及維他命療法，加上此疫苗，能增強免疫系統的反應。她說十個病人中有九個已獲得改善。

□根據1989年八月份的醫學論壇(Medical Tribune)，曾接受輸精管切除術的男性，其患前列腺癌的機率比未作過此手術的男子還高3倍。

□也請見第二部的乳癌及皮膚癌。

部分癌症的徵狀及可能的起因

提高警覺，注意任何可疑的癌症徵狀，你可以及時挽回生命。美國癌症協會估計每年將有170000或更多的美國人死於可預防的癌症。下列表中指出與各種癌症有關的危險因素及徵狀。

癌症種類	危險因素	症狀
膀胱及腎	暴露於某些化學物質中，例如，聯苯胺、苯胺染料、萘；抽煙過量；咖啡因和／或人工甜味劑使用過量；有血吸蟲病(schistosomiasis，一種熱帶疾病)的病症；經常尿道感染。	尿中帶血及頻尿。尿中含血可能是癌的訊號，雖然很少有此例。向醫師請教，以剔除此可能性。
乳房	35以歲以後生小孩的高齡產婦；從末生產過的婦女；有乳癌家族病歷；服用高量的酒和／或咖啡因；高脂飲食；糖尿病。老年婦人攝取糖類與乳癌有關連。動性激素及口服避孕藥也與乳癌及子宮癌有關。	硬塊(可能若干個)；乳房變硬；乳房上的任何改變。
子宮頸及子宮	生產過5次以上，早年(即18歲以前)發生性關係；有淋病病歷；多位性伴侶；不孕症。	月經週期之間出血；異常分泌物；經痛；經血量多。
結腸	飲食缺乏纖維及鈣質；息肉；結腸癌家族病歷；長期的便秘和／或下痢；結腸帶毒素；高脂飲食。	直腸出血；糞便帶血；排便習慣改變(即下痢和／或便秘)。
子宮內膜	從末懷孕過的婦女；過更年期的婦女；有癌症家族病歷；糖尿病；肥胖；高血壓。	月經週期之間出血；異常分泌物；經痛；經血量多。
喉頭	抽煙過量；喝酒。	持續性的咳嗽；喉嚨嘶啞。
白血病	遺傳因素；暴露於輻射中；慢性病毒感染。	小孩的徵狀包括臉色瘡白、疲倦、體重變輕、反覆的病菌感染、容易瘀傷、流鼻血。
肺部	抽煙；暴露於石綿、鎳、鉻酸鹽、輻射物；慢性支氣管炎；有肺結核病歷；接觸某些化學藥劑，例如，殺蟲劑及除草劑。	持續性的咳嗽；痰中帶血；胸部疼痛。
口腔及喉嚨	牙齒斷裂及假牙套合不良或斷裂等，使口腔不舒適的因素；喝酒過量；抽煙。咀嚼煙草導致口腔癌。抽煙可能導致口腔癌。	慢性的口腔、舌頭或喉嚨潰瘍。

癌症種類	危險因素	症狀
卵巢	沒有生小孩的婦女；高脂飲食的婦女。	通常沒有明顯症狀，直到較後期。
前列腺（攝護腺）	前列腺感染的復發；有性病病歷；含高量動物脂肪的飲食；攝取高量的牛奶、肉類和／或咖啡；使用睪丸脂酮（男性荷爾蒙）治療陽萎。過50歲後，罹患此癌的機率增加。	尿液流出緩慢或中斷；下半部背、骨盆和／或大腿上半部疼痛。
皮膚	長期地接觸陽光，尤其是那些皮膚細白的人；有黑痣（惡性的或其它的）病歷、腳、或被衣物刺激的部位長痣；嚴重燒傷留下的疤；有皮膚癌家族病歷。	皮膚有腫瘤或硬塊，類似疣或一直未痊癒的潰瘍；會改變大小及顏色的黑痣；外觀似痣的損害；扁形瘡。
胃	惡性貧血；缺乏鹽酸及纖維；高脂肪飲食；慢性胃炎；胃生息肉。	吃過食物後，無法消化，且會疼痛。
睪丸	睪丸未下降。	硬塊；睪丸腫大；陰囊加厚；陰囊內的體液突然增多；睪丸或陰囊疼痛不適；下腹或鼠蹊部微痛；乳房變大或變軟。

腳氣病（Beriberi）

　　腳氣病是由缺乏維他命B，尤其是硫胺素（thiamine,B₁），所造成的。此病主要發生在遠東區，此地區人民的主食是白米，這些去除米糠的精製米無法提供足夠的硫胺素。其它發生於美國的輕微腳氣病案例，主要是與酒精中毒、病菌感染、懷孕、甲狀腺機能不足及緊張與壓力等有關。

　　小孩的腳氣病症狀包括發育不良、組織的損失、心智混淆、痙攣、腸胃問題、嘔吐、便秘、下痢。成人患者的症狀則有疲勞、下痢、體重減輕、水腫、心臟衰竭及神經功能不正常而造成痲痺。

營養素

補充品	建議用量	說明
● 重要者		
綜合維他命及礦物質複合物	比照產品標示。	是平衡維他命及礦物質必需的。
硫胺素(B₁)	每日3次,50毫克。	補充維他命B。
維他命B羣。	每種每日100毫克,使用口服的方式。	維他命B注射可能有必要。僅在醫師指示下,使用靜脈注射。
● 有幫助者		
啤酒酵田	剛開始少量,接著增加至1湯匙。每週2次。	補充維他命B。
維他命C	每日2,000~5,000毫克,分成數次。	對免疫功能頗重要,改善血液循環及傷口復原。幫助維他命B的吸收。

建議事項

□勿在用餐時喝飲料。因為液體會沖掉大部分的維他命B。

□每日飲食要包括糙米、豆科植物、生鮮蔬果、核果及種子、全麥等穀類、酸酪乳。這些食物含豐富的維他命B,尤其是B₁(硫胺素)。

磨牙(Bruxism)

磨牙通常發生在睡眠期間,自己並不知道,並且造成牙齒鬆動、牙齦退後。如果此毛病沒有及時被發現,可能產生牙齒掉落。如果牙齒對冷、熱敏感,可形成磨牙的毛病。有時,牙齒會因而不齊,同時也需矯正咬合。通常,需要鈣及泛酸,以預防磨牙。鈣對於治療不自主的肌肉運動是有效的。泛酸則幫助維持正常的運動肌協調作用。

營養素

補充品	建議用量	說明
●必需者 鈣及 鎂	每日1,500～2,000毫克。 每日750毫克。	缺乏鈣、鎂已被認爲與磨牙有關。
泛酸	每日2次，各500毫克。	減低緊張情緒。
●非常重要者 維他命C	每日3,000～5,000毫克。	強化腎上腺功能，當作一種抗緊張維他命。
●有幫助者 綜合維他命及礦物質 複合物加 生的腎上腺萃取物	依照產品標示。	用於減低緊張、壓力。 請見第三部的腺體器官食療法。
維他命B羣	每日2次，各100毫克。	抗緊張配方。
鋅	每日50毫克。	用於減低緊張情緒。

建議事項

□睡前6個小時勿食任何含糖食物；有時，來一點低蛋白質點心也有幫助。中止各種加工食品及可樂飲料。

□避免緊張、焦慮。

考慮事項

□涉及腎上腺功能不良的低血糖症，通常是磨牙的原因。請見第二部的低血糖症，依照其飲食指南。

□作一次毛髮分析，以決定是否有礦物質不均衡的現象，例如鈉與鉀的濃度不正常。

非洲淋巴細胞瘤病毒
（Epstein Barr Virus）

請見慢性疲勞症候羣。

陽萎(Impotence)

　　陰莖若無法勃起、早洩、或無法射精，將使卵子無法受精。陽萎(性無能)可能由心理或器官上的問題造成的。

　　一些可能的原因包括：精蟲少、血管末梢疾病、糖尿病、使用藥物、酒精、香煙、心理因素、正患腮腺炎。還有許多其它的原因。不妨向醫生詢問意見。

自我測試

　　購買一套Shap－Gauge檢驗用品。此測試用於測量男性睡眠時陰莖勃起的程度。

營養素

補充品	建議用量	說明
● 必需者		
L－精胺酸	依照產品標示。	此胺基酸增加精蟲數量。
維他命E	400～1,000IU。	剛開始200IU，漸增。
鋅	80毫克。	對前列腺功能及生殖器官是重要的。
● 非常重要者		
維他命C	3,000～6,000毫克。	保持精蟲的游動性。
● 重要者		
Gerovital　H－3 (GH－3)，來自羅馬尼亞	依照產品指示。	促進性荷爾蒙的製造。
肝液注射	2cc每週2次。	對此毛病有益。
二十八烷醇(Octacosanol)	1～2膠囊，每週3次。	天然的維他命E來源。有益荷爾蒙的製造。

補充品	建議用量	說明
● 有幫助者		
Astrelin，來自歐洲	依照產品指示。	使用錠劑形式已有顯著效果。
L－酪胺酸 （tyrosine）	500毫克，每天2次。空腹 使用。	穩定情緒及解除壓力。
蛋白質分解酵素	兩餐之間2錠。	幫助食物分解消化，以利養份 的吸收。
睪丸萃取物	依照產品指示。	此性腺製成的物質能促進男性 生殖器官的功能。請見第三部 的腺體器官食療法。
維他命A加 β－胡蘿蔔素	15,000IU。 15,000IU。	抗氧化劑，能增強免疫力。
維他命B羣及 維他命B₆	50毫克，每天3次 50毫克，每天3次。	維持神經系統健康所需之物。 是合成RNA及DNA（含遺傳訊 息）所必需之物。

藥用植物

□可使用人蔘及gotu柯拉（Kola）。

建議事項

□飲食要均衡。勿食動物性脂肪、油炸食物、糖或垃圾食物。吃一些南瓜
　子、蜜蜂花粉或蜂王乳不錯。
□避免激烈運動、熱水浴及蒸氣浴，這些將使精蟲數目減少。密西根大學的
　一項研究顯示，激烈運動導致性荷爾蒙的製造驟減。
□勿抽煙，也勿吸二手煙。並避免情緒緊張。
□作毛髮分析，以檢查是否有重金屬中毒。

考慮事項

□需知道性能力隨著年齡改變。年紀較大的男性可能需要較多的刺激及較長
　的時間以產生勃起。

□喝酒會降低睪固酮(testosterone，一種男性荷爾蒙)的製造。芝加哥醫學院的一項新研究指出，喝酒可能導致男人「停經」，並使他們易患心臟病。酒精不僅影響男性的性能力，而且也潛藏誘發心臟病的危機及一些可怕的副作用。

□動脈硬化症防礙血流至陰莖及其神經，因而影響勃起。請見第二部的血液循環問題。

□使用抗高血壓藥及鎮定劑是相當常見的陽萎原因。使用大麻及古柯鹼也會導致此。此外，經常抽煙將損壞供應陰莖血液的微血管，因而降低性能力。

□輸精管切除術已被認為與前列腺(攝護腺)疾病及癌症有關。

□Tagamet及Zantac這兩種藥對某些男性有嚴重的副作用。它們可能減少精蟲數量，甚至造成陽萎。這些藥經常用於治療潰瘍。

□罌粟素(papaverine)不論單獨使用或與芬多拉明(phentolamine)合用，均能擴張陰莖的血管，以增加血流至勃起組織。此藥被視為對生理及心理上的陽萎均有效。

□Yohimex是育亨賓(yohimbine)的商品名，是口服藥。它增加副交感神經的活動，使性能力增強。這也表示流至陰莖的血液增加。

自閉症(Autism)

　　自閉症是一種涉及到孩童對其所處的環境沒有反應的病症。語言能力的發展遲緩，而且通常不具語言能力，或僅限於無意義的喃喃自語。他們對愛與親情，很明顯地沒有反應。他們的行為可從全然沈默到間歇性的過度好動，包括啃咬及敲打他們自己的身體。這些孩童很孤癖、有學習障礙、而且通常心理不健全。有些小孩似乎智商很低，有些小孩則智商正常。

　　自閉症的原因不詳；然而，和人們一度相信的不同，它並非由父母的忽略或其它行動所造成的。有些小孩似乎進展得很順利，卻只產生令人費解的退步。有許多患者勉強可獨立自主。然而，大部分患者將終身需要看護。科學研究已確實地顯示，維他命B$_6$及鎂的綜合物，對孩童及成年人自閉症患者效果顯著。此外，在飲食中除去化學添加物及過敏性食物之後，也會有重大的改善。

　　應該作一毛髮分析，以剔除重金屬中毒之可能。也建議你作一食物過敏

的測試。

請注意，下列的建議用量是給體重100磅或更重的成年人參考的。至於孩童，則根據年齡與體重以調整用量。

營養素

補充品	建議用量	說明
● 非常重要者		
膽鹼	每日500～2,000毫克。	改善大腦功能及到腦部的血液循環。要有醫師監督下，才使用。
DMG（葡萄糖酸，來自達文西實驗室）	每日100毫克。	攜氧至腦部。對正常的腦及神經系統功能頗重要。
鎂加 鈣	每日1,000毫克。 每日1,500毫克。	是正常的腦及神經系統功能所必需的。
維他命B羣加 菸鹼醯胺及 菸鹼素（均是B₃）及 泛酸（B₅）	每日300毫克。 每日3次，各50毫克 每日500毫克。	是正常的腦及神經系統功能所必需的。
維他命B₆（吡哆醇）	每日3次，各50毫克。	缺乏維他命B₆已被認爲與自閉症有關連。只有在專業護理下，才能高量服用。
維他命C	每日3,000～10,000毫克，分成3次。	一種強力的自由基清除者。請見第三部的抗壞血酸的洗滌。
● 有幫助者		
啤酒酵母	剛開始1／2茶匙，漸增。	用以平衡維他命B。
L－麩胺醯胺。 （L－glutamine）	空腹服用。	大腦正常功能所需。
L－苯丙胺酸及酪胺酸（L－phenylala-nine and L－tyro-sine）	空腹時，與維他命B₆及C一起服用。	大腦正常功能所需。

補充品	建議用量	說明
RNA及 DNA(核酸)	每日200毫克。 每日100毫克。	幫助修補及建造新的大腦組織 。
維他命E	每日200～600IU。	改良血液循環及大腦功能。

藥用植物

□使用銀杏萃取物，依照產品標示使用。此藥幫助血液循環至腦部。

建議事項

□利用深呼吸改善血液對腦部的供氧作用。每半小時禁止呼吸30秒，如此維持30天。這樣將促進較深的呼吸，並增加腦部組織的氧含量。

□飲食對自閉症患者非常重要。飲食中應包含50%到75%的生食。勿食垃圾食物、糖、或白麵粉製品。使用蒸餾水。

□運動也是很重要的。

□請見第二部的低血糖症(Hypoglycemia)及過度好動(Hyperactivity)。遵循其飲食計畫。

考慮事項

□有蛋白質不均衡的出生嬰兒，可能患心理障礙。如果發現得早，一個適當的飲食能矯正此不均衡。

□1983年10月份的小兒科研究期刊(Pediatric Research)中指出，嬰幼兒接觸到低量的鉛，可能與智力發育受阻及行為偏差有關。

□市面上加工嬰兒食品，並沒有提供足夠的維他命及礦物質。因此，嬰幼兒的飲食中，需要補充維他命及礦物質。使用液體或粉狀的配方。

□在1988年5月份的新英格蘭醫學期刊(The New England Journal of Medicine)中提出證據，說明自閉症者缺乏一種將小腦訊息正常地傳送到大腦皮質部(是腦中控制思考及判別的部位)的神經細胞。

毒癮、藥物濫用(Drug addiction)

在藥物充斥的社會中，任何小毛病都可以找到治療的藥丸。如果頭痛，可服用阿司匹靈或acetaminophen(乙醯胺基酚)。如果工作上或婚姻上不愉快，可用烈酒澆愁。如果輾轉難眠，可服用鎮定劑。因此，許多青少年及成年人產生藥物所引起的問題並不足為奇。

雖然大眾對於使用煙、酒的觀念已大幅改變(由於宣導所致)，此兩者仍是目前最垂手可得的藥物。大部分年輕人通常都開啟於此，稍後，便開始嘗試非法的大麻。許多年輕的癮者錯誤地認為酒精及大麻是無害的。他們也相信自己不會上癮，能隨時停止使用。不幸地，許多吸毒者後來改用更強的藥物，包括海洛英、古柯鹼。有一種新的古柯鹼叫crack，已成為另一問題。它比古柯鹼便宜，好藏匿，且作用快速。

許多人知道使用過量古柯鹼會致命；然而，許多人不知道此毒藥在其它方面的殺傷力。近來研究顯示，狹心症、心臟病、冠狀動脈痙攣、及心肌受損的發生與使用古柯鹼及海洛英有關。

並非僅有古柯鹼及海洛英會致命。所有的藥物都以某種方式破壞免疫系統。研究顯示，大麻會損害保護人體的白血球，使免疫反應減少40%(哈佛醫學院訊，vol.4,no.5)。免疫系統虛弱易使身體遭受退化症及愛滋病的襲擊。

長期使用毒品會導致其它問題。體內可能對此毒品產生耐受性，以致於癮者必須提高用量以達到一樣的快感，並防止禁戒症(withdrawl symptoms)的發生。為了維持此快感，有些癮者將用量提高到幾乎致命或甚至真的命喪黃泉。

毒品上癮的特徵是工作慾望減低、極度頭昏、無法集中注意力、經常情緒不穩、煩躁不安、失去食慾。毒癮者通常喜歡獨處、易怒、連續大哭、說話慢且含糊。眼睛的瞳孔可能也有變化。

除了那些非法毒品外，人們也會對其它物質上癮，例如尼古丁、咖啡因、可樂、酒精、糖、甚至某些食物。雖然這些上癮可能不會對健康造成重大威脅，但要戒除恐怕很痛苦，也很困難。使用這些物質的人可能較易生病，因為這些上癮物質會損耗身體所需的營養素。

毒癮者若被剝奪毒品，將出現禁戒症，其症狀包括頭痛、失眠、對光及

噪音敏感、下痢、忽冷忽熱、流汗、嚴重憂鬱、暴躁、失去理智、失去方向感。要減輕禁戒症應採取較緩和的戒癮方式。在四週或更久的期間內，將用量逐漸降低。這項工作無法自行處理；通常需要住院和／或有專業人員的協助。

剝奪體內營養素的物質

不同的物質會耗損體內不同的營養素。下表提供你使用某些藥物時所需補充的營養素。有些產品例如酒、咖啡因、氟化物也列入表中，這些物質剝奪體內的維他命及礦物質。

物質	耗損的營養素
酒	鎂、維他命B羣、維他命C、D、E、K。
別嘌呤醇 （allopurinol）	鐵。
抗酸劑	鈣、磷、維他命A、B羣、D。
抗生素	維他命B、K、良性菌。
抗組織胺	維他命C。
阿司匹靈	鈣、葉酸、鐵、鉀、維他命A、B羣、C。
巴比特鹽 （barbiturate）	維他命C。
咖啡因	生物素、肌醇、鉀、硫胺素（維他命B₁）、鋅。
胺基碳酸鹽 （carbamazepine）	稀釋血液中的鈉。
氯磺噻 （chlorothiazide）	鎂、鉀。
西美狄丁 （cimetidine）	鐵。

物質	耗損的營養素
可尼丁 (clonidine)	鈣、維他命B羣。
皮質類固醇 (corticosteroids)	鈣、維他命A、B_6、C、D、鉀、鋅。
洋地黃成分 (digitalis)	硫胺素(B_1)、維他命B_6、鋅。
狄蘭汀(dilantin)	維他命D。
利尿劑	鈣、碘、鎂、鉀、維他命B_2、C、鋅。
動情激素(女性荷爾蒙)	葉酸、維他命B_6。
氟化物	維他命C。
中樞系統抑制劑 (glutethimide)	葉酸、維他命B_6。
抗高血壓藥 (guanethidine)	鎂、鉀、維他命B_2、B_6。
聯胺嗪 (hydralazine)	維他命B_6。
吲哚甲阿辛 (indomethacin)	鐵。
異菸酸酊 (isoniazid)	菸鹼素、維他命B_6。
通便劑(藥草除外)	鉀、維他命A、K。
利開因 (lidocaine)	鈣、鉀。
拿多羅 (nadolol)	膽鹼、鉻、泛酸(B_5)。

物質	耗損的營養素
硝酸及亞硝酸(冠狀動脈舒張劑)	菸鹼酸、硒、pangamic and (B₁₅)、維他命C、E。
口服避孕藥	維他命B羣、C、D、E。
盤尼西林(抗生素)	菸鹼素、菸鹼醯胺、維他命B₆。
苯基巴比特魯 (phenobarbital)	葉酸、維他命B₆、維他命B₁₂、維他命D、K。
酚丁酮 (phenylbutazone)	葉酸、碘。
酚多因 (phenytoin)	鈣、葉酸、維他命B₁₂、C、D、K。
普尼松 (prednison)	鉀、維他命B₆、C、鋅。
腎上腺阻隔劑 (propranolol)	膽鹼、鉻、泛酸(B₅)。
奎尼丁 (quinidine)	膽鹼、泛酸(B₅)、鉀、維他命K。
瑞瑟平 (reserpine)	苯丙胺酸、鉀、核黃素(B₂)、維他命B₆。
利尿劑 (spironolactone)	鈣、葉酸。
硫化物藥劑	對胺基安息香酸(PABA)(硫化物也會破壞良性菌)。
利尿劑 (thiazides)	鎂、鉀、核黃素(B₂)、鋅。
利尿劑 (triamterene)	鈣、葉酸。
西樂林 (trimethoprim)	葉酸。

大麻的使用

THC（△－9－四氫大麻油醇）是大麻主要的活性成分，也是大麻葉及花表皮樹脂層內六十種相關化學成分中活性最強的。這些葉片及花朵被磨碎後被製成香煙或放入煙斗使用。純的大麻表皮樹脂所製成的產品稱哈吸（hashish），也能被吸食或甚至飲用。新的栽培繁殖技術已增加大麻中的THC含量，至少比以前多2倍。

使用大麻後的快感因人而異；不過，通常會處於一種平靜、緩和及飄飄欲仙的狀態。時間似乎過得較慢，而且有較強的視覺、聽覺及觸覺。使用大麻的人可能感到心情飛揚，腦海意念奔騰，隨後是短暫記憶力的減退。除此，還可能食慾變大、眼佈血絲、心跳加速。吸大麻的作用可維持4小時左右，而吃大麻的作用則能持續到12小時。

使用大麻後接著操作複雜的機器，例如，汽車，是極端危險的。即使他已不再處於迷醉狀態，他的機能在幾小時內還無法立刻恢復。

有些使用者可能出現突然的焦慮感，接著發生妄想症。通常他們會陷入興奮、混淆、失去方向感、不協調、及幻想的精神錯亂狀態。這些反應與LSD使用者所經歷的相似，只是後者較輕微。長期使用大麻會導致各種精神異常、包括幻想、情緒脫軌、病態想法。研究指出，吸食大麻會增加精神分裂症復發的機會。（哈佛醫學院訊，Vol4.No.5）。

大麻損害腦部、免疫系統、生殖系統及肺部。大麻煙也含有見於煙草中的致癌劑，且含量比煙草高許多。由於大麻煙是深深地被吸入，且存留於肺中的時間較煙草久，使其對肺部造成嚴重的傷害，例如，支氣管炎、肺癌、肺氣腫。大麻破壞免疫系統，將促進癌症、愛滋病、及其它疾病的形成。

吸食大麻成癮是一嚴重問題。由於身心健康均受殘害，使其工作、家庭、友誼皆遭重挫，因而變得消極、冷漠、離羣。戒大麻可能產生憂慮、失眠、顫抖、寒冷。這些症狀會持續數日。

營養素

補充品	建議用量	說明
● 非常重要者		
維他命B羣加	每天2cc。	情緒緊張時使用，也幫助肝臟
B₁₂注射	每天1cc。	重整。

補充品	建議用量	說明
● 重要者		
鈣及	睡前1,500毫克。	滋養中樞神經系統，並控制顫
鎂（箝合劑）	睡前1,000毫克。	抖，有鎮定作用。
r－胺基安息香酸 （GABA）	依照產品標示。	當作一種鬆弛劑，並克制吸毒 的慾望。
L－麩胱甘肽 （glutathione）	依照產品標示。	有助於解毒。減輕毒品的殺傷 力。
L－鋰碳酸鹽（L－li- thium carbonate）	依照產品標示。	此鬆弛劑有助於減輕憂鬱症。
L－苯丙胺酸	早晨服用1500毫克。	腦部的能量來源。用於控制禁 戒症（withdrawl symptoms ）。注意：孕婦及高血壓患者勿 使用此物。
泛酸（B₅）	每天3次，各500毫克。	腎上腺及解除緊張情緒所必需 的。
蛋白質補充品（含各 種單一胺基酸）加	空腹使用，依照產品標示。	每4小時服用一次L－酪胺酸及 纈草根對戒除古柯鹼有效。
L－麩胺醯胺及	空腹使用，每天3次，各 500毫克。	
L－酪胺酸	空腹使用，每天2次，各 500毫克。	
抗壞血酸鈉（緩衝過 的維他命C）	每3小時服用2000毫克。在 醫生指示下可試用靜脈注射。	解除體內毒素，並克制吸毒的 慾望。
● 有幫助者		
綜合維他命及礦物質 複合物	依照產品標示。	各種營養成分均需大量補充。
菸鹼醯胺	每天3次，各500毫克。	對腦部功能具有重要性。

藥用植物

□西伯利亞人參能幫助戒除古柯鹼毒癮。

建議事項

□許多吸毒者患營養不良症。因為毒品損耗體內的營養成分，使吸毒者需補
充大量的營養物質。請見第三部的禁食，依照其指示進行。飲食中應添加
高蛋白飲料。避免過度加工的食品及各式糖品及垃圾食物；這些食物能迅
速地提供能量，但伴隨而來的是情緒低落，使某些人容易又把目標轉向毒
品。

考慮事項

□最近的研究發現酗酒者的小孩較傾向於使用毒品，包括古柯鹼。這些小孩
使用毒品的可能性比那些家族中無人酗酒的小孩還高400倍。一項瑞典的
研究發現，酗酒者的嬰兒被不酗酒的家庭領養，長大後此小孩仍成為酗酒
者。由此說明對化學物質的依賴(例如酗酒、吸毒)與遺傳之間有關連。另
外也有證據顯示那些古柯鹼毒癮者帶有一種基因，使他們傾向使用這些化
學物質。

□也請見第二部的酒精中毒及抽煙成癖。

㈢昆蟲・動物咬傷

蜜蜂螫傷(Bee sting)

在美國僅有少數幾種咬人昆蟲可能造成過敏反應：蜜蜂、土蜂(hornets)、yellow jacket、土蜂(bumblebees)、胡蜂、蜘蛛、螞蟻。大部分的蟲咬過敏反應是由yellow jacket、及蜜蜂引起的。

有些人對蜜蜂的毒液過敏，因此如果他們被螫傷，可造成非常嚴重的反應。症狀包括：吞嚥困難、聲音沙啞、呼吸費力、身體虛弱、頭腦不清、嚴重的發腫、而且會覺得大難當頭。更嚴重的反應會導致呼吸道關閉和／或休克(發紺cyanosis，血液缺氧所致，及血壓降低)，造成意識不清。

被咬傷時，應立即使用鑷子，小心翼翼地將任何留在皮膚內的螫針挑出。反應能在數分鐘或數小時內發生。如果沒有立即尋求醫療，可能導致死亡。如果你已知道自己對某種毒液過敏，可請醫生開一急救處方，以防萬一。

營養素

補充品	建議用量	說明
● 有幫助者		
葡萄糖酸鈣	每日1,500毫克。	幫助減輕疼痛。
泛酸	每日500毫克。	當作抗過敏劑。
維他命C	每日5,000～15,000毫克(第一個小時服用10,000)。	請見第三部的抗壞血酸的洗滌。
維他命E(膠囊或油)	切開膠囊或用維他命E油，直接抹在被咬的部位。	有助傷口復原。

藥用植物

□ 服用菊花植物(echinacea)，將它當作一種茶飲用，或買膠囊形式的產品。儘可能多喝黃羊蹄(酸模)茶，或每小時服用2粒膠囊，直到症狀減輕。用白橡樹的樹皮及葉子、治痢草(comfrey)及滑榆樹調成糊藥(poultices)膏敷於患部。山梗菜膏藥及車前草膏藥也都很好。

建議事項

□ 被胡蜂或蜜蜂叮到，可打開或弄碎一木炭錠，置於棉花球上。再將此棉球置於患部，然後覆以繃帶。這樣將減輕疼痛及消腫。蜜蜂會將它們的螫針留在皮膚內，要立即將針除去。冷敷可減輕疼痛。

□ 要避免蜜蜂咬傷，應穿素色無花衣物；避免穿有印花或深色的衣服。勿抹香水、日晒油(使皮膚黑黝者)、噴髮劑、或配帶耀眼珠寶。避免穿涼鞋或寬鬆衣服。

□ 在佛羅里達州的研究員發現，碾碎yellow jacket會釋出一種化學物質，使鄰近的yellow jacket前來攻擊人。因此，遇到這種昆蟲，最好是跑開，而不是猛力拍打它們。

考慮事項

□ 一種稱LilSucker的毒液吸出機上市了。它的大小正好可塞入口袋或皮包。假如被蟲咬傷，這小機器利用真空抽取原理，可在兩分鐘內將毒液吸出。此抽取機的尾端還能用來除去蜜蜂的螫針。

□ 也請見第二部的昆蟲過敏及昆蟲咬傷。

蜘蛛咬傷(Spider bite)

　　被某些蜘蛛、蠍子及蜈蚣咬傷會產生疼痛，而且可能有危險。應立即就醫。記住，響尾蛇及黑寡婦蜘蛛的毒液幾乎相同，故可用類似的方法治療。儘可能促進流血，使毒素排出。可用抽氣原理。

　　蜘蛛咬傷後應在傷口上方4～8公分處用緊繃帶綁住。保持鎮定。勿移動患部，並儘量維持傷口位置低於心臟。受害者應躺平及保暖。在傷口附近冰敷，以減慢毒液的擴散。

營養素

補充品	建議用量	說明
● 有幫助者		
葡萄糖酸鈣	依產品指示。	止痛。
泛酸(B₅)	500毫克。	有抗過敏特性。
維他命C	5,000~15,000毫克。(每小時10,000毫克)。	對危急的過敏狀況相當重要。見第三部抗壞血酸的洗滌。
維他命C及泛酸(B₅)	在緊急狀況，應由醫護人員注射此液。	抵抗毒液。協助身體解除毒液。
維他命E膠囊及維他命E油	割開膠囊，直接塗於傷口。	幫助傷口復原及減輕不適。

藥用植物

□菊花植物(echinacea)可作茶飲或膠囊。儘量多喝黃酸模茶，或每小時服用2粒膠囊，直到症狀減輕。白橡樹皮及葉子、治痢草根(comfrey)、滑榆或車前草製成的敷藥也不錯。

建議事項

□也請見第二部的蜜蜂螫傷、昆蟲過敏、蛇咬傷。

昆蟲咬傷(Insect bite)

有些昆蟲無毒；有些昆蟲則對人體有害。扁蝨(tick)會傳染落磯山熱(Rockymountain spotted fever)及林姆病。蚊子雖然通常無害，卻可能傳播瘧疾。

被蚊子、螞蟻及毛壁蝨(chigger)咬傷，先將患部用清水及肥皂激底洗淨。然後，用蘇打粉(碳酸氫鈉)加水製成膏藥敷於患部。毛壁蝨咬傷，可用刷子或刷布清潔局部。如果發生紅腫，可用冰敷。

被扁蝨咬到，應使用鑷子儘速將之剔除，以減少感染林姆病的機率。剔

除過程中，儘可能使鑷子靠近皮膚。小心翼翼地，勿使扁蝨的任何部分殘留於皮膚內。勿用手碰觸扁蝨！一旦去除後，用肥皂及清水搓洗傷口。勿企圖將扁蝨燻出或使用煤油、松節油、凡士林等物。

建議事項

□卡勒門乳液(calamine)幫助減輕皮膚的癢痛。金盞花軟膏(calendula)是極佳的驅蟲劑及抗刺激劑。Deet殺蟲劑對付毛壁蝨及蚊子有效。

□有時在皮膚上塗啤酒酵母或蒜頭，可達驅蟲效果。

□外出前，先用含氯漂白水作一次盆浴：每缸水加1杯漂白水。昆蟲不喜歡此味道。在加氯的池中游泳也有幫助。

□勿喝酒，因為酒使皮膚發紅、血管擴張，更容易招致蚊蟲。

蛇咬傷(Snake bite)

由於毒蛇的種類多，且毒液的強度不一，因此被蛇咬傷的症狀有輕有重。被蛇咬傷應立即送醫，同時，患者應儘量保持靜止不動。

蛇咬傷的症狀包括皮膚腫起或變色，及脈搏加速。患者將變虛弱，且可能呼吸短促、噁心、嘔吐。情況嚴重者將發生劇痛及腫脹。瞳孔擴張、休克、痙攣均可能發生。也可能口齒不清。最嚴重者會出現麻痺、昏迷、死亡。

在看過醫生後，下列建議可幫助患者減輕疼痛等症狀。

營養素

補充品	建議用量	說明
●有幫助者 葡萄糖酸鈣	每4～6小時，用500毫克。	減輕疼痛。當作一鎮定劑。
泛酸(B₅)	每4小時用500毫克，維持2天。	抗緊張維他命。
維他命C	5,000～15,000毫克。(每小時10,000毫克)。	強力解毒劑。減輕疼痛及減少感染。請見第三部抗壞血酸的洗滌。

藥用植物

□服用菊花植物(echinacea)，製成的茶及膠囊。每小時喝黃酸模(yellow dock)茶或2粒膠囊，直到症狀減輕。

□可用白橡樹皮及葉子、治痢草根(comfrey)或滑榆樹製成的藥膏。車前草(plantain)生長在響尾蛇穴附近，吃車前草可提供部分保護。

建議事項

□若無法立刻送醫，應用緊繃帶綁在傷口上方4－8公分處。勿移動患部，儘可能保持傷口位置低於心臟。我們不建議冰敷。如果傷口腫大或產生劇痛，應切開毒牙咬痕正下方一公分處，將毒液吸出。用銳利及消毒過的刀片作縱向切割，用吸力杯或嘴巴把毒液吸出吐掉。若是頭、頸、軀幹被咬傷，切勿作任何切割。

□在危急狀況下，使用大量維他命C可能挽救受害者生命。

考慮事項

□如果你經常活動於戶外，可考慮購買一單手真空抽取機，以將昆蟲毒液吸出皮膚外。這機器使用時無痛，且效果佳。

狗咬(Dog bite)

　　被狗咬傷者首要的處理是除去傷口內之動物唾液。用溫水澈底清潔傷口，然後用肥皂清洗至少5分鐘。再用水洗滌幾分鐘。接著用紗布覆蓋就醫。醫生會判斷是否需打針及使用抗生素以防止感染。如果使用抗生素，要記得服用嗜酸菌(acidophilus)以補充被抗生素破壞的良性菌。

　　狗咬容易引起感染，尤其當咬痕較深時。而且任何咬傷都帶有狂犬病的危機。受害者應向當地的衛生機構報案，並將此傷人的狗拘留觀察是否有狂犬病的跡象──兇猛、癱瘓、咆哮、興奮、嘴邊有泡沫。如果無法當場速捕凶狗，應考慮注射狂犬病預防針。大部分居家寵物都已接受狂犬病免疫措施，但感染此病的機率仍然存在。

　　狗咬也可能引起破傷風。如果你已六年或更久未注射破傷風預防針，應再補一針。

營養素

補充品	建議用量	說明
● 非常重要者		
維他命C	每天4,000～10,000毫克，一週後減至3,000毫克。	減少感染。是修補膠原蛋白質及結締組織的重要物質。
● 重要者		
蛋白質分解酵素	兩餐之間2粒。	抗發炎。
● 有幫助者		
蒜頭膠囊(kyolic)	每天3次，各2粒。	無臭蒜頭，是天然的抗生素。
L－半胱胺酸及 L－甲硫胺酸(胺基酸)	每天各500毫克，空腹使用2週。	強力抗氧化劑。
酵素療法中所用的 Vira-Plex 135	依照產品標示。	如果咬傷並不嚴重，可僅用此治療。協助傷口復原及減少感染。
維他命A及 維他命E	每天25,000IU。 每天400IU。	強力抗氧化劑，促進免疫力及幫助皮膚復原。
維他命B羣	每天3次，各50毫克。	幫助組織內的氧化作用及形成抗體。

藥用植物

□ 保哥果茶(Pau d'arco)、菊花植物茶(echinacea)、紅苜蓿(red clover)及金印草對狗咬傷都有幫助。

第三部
各種療法的介紹

簡　介

　　在第二章我們已介紹各種病應採用的治療。現在，第三部將為你說明這些療法的操作方式及最佳的使用時機。這些療法可與健康的飲食及補充品併用。在認識過這些療法，你可以選擇最適合自己的方式實施。

抗壞血酸的洗滌
（Ascorbic acid flush）

　　由於維他命C促進傷口復原、抵抗病菌、過敏原及其它污染物侵入身體，因此，用維他命C沖洗體內有益處，可以有效地治療化學過敏、化學中毒、砷毒、輻射毒、流行性感冒及肌肉扭傷，而且還能預防許多疾病，包括癌症及愛滋病。

成人用法

　　放1,000毫克（或1茶匙）的抗壞血酸於一杯水或果汁裏。每半小時喝一次，記錄每次的用量，直到出現下痢。數數看從開始喝至產生下痢共用了多少茶匙的抗壞血酸，將此數量減1，所得的茶匙數即是接下來每4小時喝一次的用量，如此進行1～2天。在此期間，檢查糞便是否保持樹薯粉狀。萬一糞便稀，可減少劑量。使用抗壞血酸鈣或其它抗壞血酸鹽沖洗體內。

嬰兒及小孩用法

　　放1／4茶匙抗壞血酸於1杯水或果汁裏。每小時給小孩用一次，直到出現樹薯粉狀的排便。抗壞血酸鈣可減少下痢。如果小孩未能在24小時內產生這種糞便，應增加劑量至每小時1／2茶匙，如此進行1～2天。小孩僅在醫師指示下才能給予此療法。

考慮事項

□酯化維他命C是新型維他命C，它有明顯的功效，而且可在體內停留較

久。可用此產品取代抗壞血酸，以沖洗體內。

清血劑(Blood purifier)

清腸禁食3～5天，有益於清血。僅用蒸餾水、新鮮檸檬汁、甜菜汁、胡蘿蔔汁、蒲公英茶。乾淨的水質很重要。每天至少喝8杯水，以清除體內毒素。新鮮檸檬汁及蒸餾水均是清血極品。

攝取蔬菜及綠色飲料數週。服用葉綠素錠或果菜汁，以補充大量葉綠素，小麥草或大麥汁都是好的來源，對結腸有益。苜蓿汁也很好。Kyo－Green含小麥草及大麥草，是促進免疫系統及清血的極品。

欲清血，勿食白麵粉製品及各式糖品。同時也禁吃一個月的脂肪。

營養素

補充品	建議用量	說明
●非常重要者 葉綠素	依產品指示，或加入果汁。	清血。促進免疫功能。
●重要者 Cell Guard(Bio-tec foods製)	依產品指示。	好的抗氧化劑。
●有幫助者 Mainstream(New Moon Extracts製)	依產品指示。	含小麥草。有益肝。

藥用植物

□金印草、紅苜蓿(red clover)、蒲公英、保哥果(pau d'arco)均佳。菊花植物(echinacea)有利於清潔淋巴腺。黑蘿蔔(black radish)、蒲公英汁、甜菜汁對肝有益，並有清潔及治療功效。牛蒡根幫助體內去除毒素。

改善腦功能
（Improving brain function）

　　腦是一非常複雜的器官，科學家們仍致力於腦部的研究。腦細胞不斷地死去，而且沒有新生細胞取代，但記憶卻可長久保留。大腦是由上千億的細胞（稱神經元，neuron）組成的，它能裝載的訊息比所有已出版的書籍還多。

　　大腦製造上百種化學物質稱神經衝動傳導者，它們能影響情緒及產生天然止痛劑、天然鎮定劑、天然食慾壓抑劑。神經衝動傳導者負責將訊息由此部門攜至另一部門，使體內各功能井然有序地進行。這些傳導物質必須保持平衡，否則將發生問題。二度諾貝爾獎得主林那斯・保林（Linus Pauling）曾指出，體內營養素的濃度不太可能總是足夠供應所有的器官組織，尤其是腦部。所以，許多缺乏營養的情況都會影響心理狀態，事實上，情緒改變經常是營養不良的初兆。憂鬱、喪失記憶力、焦慮、煩躁也是部分徵兆。

　　腦部從未休息，它消耗體內20％的能量。它需要血液持續地供給氧氣，約佔吸入氧量的25％。供應腦部氧氣的血管容易隨著年老而受阻塞（見第二部動脈硬化症）。腦部若因上無法獲得足夠的氧氣及養分，將無法正常運作，導致老化。當腦部的供血中斷或腦血管溢血，將產生中風。

　　下視丘分泌荷爾蒙刺激胰臟分泌胰島素（降低血糖）及升糖素（提高血糖），以控制正常的血糖濃度。心臟、肝臟、脂肪細胞、肌肉、肺部等，都與腦部競爭血糖。為了供應腦部足夠的葡萄糖作燃料（能源），應該避免食用單糖，例如糖果及汽水。因為這類食物促使胰島素分泌過盛，使血糖迅速下降，如低血糖症般，將損害腦細胞。（請見第二部的低血糖症）。

　　許多疾病源自中樞神經系統（包括腦部和脊髓）的功能失常。神經訊息來回穿梭於脊髓，聯絡身體各部及大腦。

　　為了正常運作，太腦每天需要120公克的葡萄糖以及鈉、鉀、不飽和脂肪酸、胺基酸（蛋白質）、維他命、礦物質，及400大卡熱量。

　　近來研究顯示，血液裏過量的脂肪及有毒的自由基將危害腦功能。腦細胞累積一種稱脂聚素（lipofuscin）的廢物即是脂肪及自由基的副產物。過量脂聚素會破壞神經細胞。抗氧化劑摧毀自由基，保護腦部免受此害。

營養素

補充品	建議用量	說明
● 必需者		
L－麩胺醯胺(胺基酸)	依產品指示。	改善情緒緊張。對正常腦功能很重要。
苯丙胺酸(胺基酸)	依產品指示。	減少食慾及憂鬱。孕婦、糖尿病或高血壓者勿用。
● 非常重要者		
膽鹼及肌醇	每天10公克,需經醫師指示。	缺乏時會使記憶減退及腦功能不良。
DMG(葡萄糖酸)	依產品指示。	改善組織含氧量。
銀杏(白果)精	依產品指示。	此藥用植物改善腦的含氧量,因而促進腦功能及記憶力。
維他命B羣添加硫胺素(B_1)和維他命B_6和菸鹼醯胺(B_3)		維他命B羣是正常腦功能所必需的。
維他命A和E乳劑	依產品指示。	這些是強力抗氧化劑。乳劑較利吸收。
● 重要者		
卵磷脂	1膠囊或1湯匙,每天3次。	保護腦細胞並改善記憶力及腦功能。
● 有幫助者		
輔酶Q_{10}	75毫克。	增加腦氧量。
GABA(γ－胺基安息香酸)	空腹時,服用450毫克,配上50毫克維他命B_6及500毫克維他命C。	重要的神經衝動傳導者。
L－精胺酸加L－離胺酸	空腹服用,加50毫克維他命B_6及500毫克維他命C。	維持免疫系統健康。精胺酸用於平衡離胺酸。

補充品	建議用量	說明
L 半胱胺酸和麩胱甘肽(glutathione)	空腹服用,加50毫克維他命B₆及500毫克維他命C。	強力多毒劑,使腦部功能正常。
L－酪胺酸	空腹服用,加50毫克維他命B₆及500毫克維他命C。	減輕憂鬱及焦慮。
綜合礦物質含β－胡蘿蔔素和鋅加硒	依產品指示。 每天200微克。	補充必需礦物質及重要的抗氧化劑。
RNA－DNA(核酸)	依產品指示。	若有痛風或高血酸,勿用此物。重建及保護細胞。
超氧化物歧化酶(SOD),可用Bio-tec Foods製的Cell Guard	依產品指示。	每粒膠囊含一千六百萬單位的SOD。曾有實驗顯示,腦死40分鐘的沙鼠使用SOD後又復活而沒有腦損的跡象。通常,這些動物在中斷腦部血流後,僅存活4分鐘。
維他命C	每天8,000毫克,分成數次。	一重要抗氧化劑。改善腦血循環。

建議事項

☐研究已發現,小麥、乳品、巧克力、柳橙、蛋、玉米、大豆、葡萄等,是許多腦功能失常疾病的潛藏因子。他們認為這些食物引起免疫系統過敏,導致腦部發炎。每月禁食一次,有助於解除此現象。(見禁食篇)

☐下列食物能改善腦功能:全麥、豆類、小麥胚芽、核果、魚、啤酒酵母、粟、糙米、火雞肉、海苔、卵磷脂、鮭魚、海帶、沙丁魚、人參、種子(瓜子)。

☐運動相當有益。走路是極佳的方式。

☐學習深呼吸。這改善腦氧量。

☐保持心靈活躍,經常動動腦。莫讓無聊、不安、憂鬱等情緒盤據心頭。

考慮事項

☐使用於日本及歐洲的兩種藥物，Vinpocetine及Piracelam，能提升腦功能。

☐研究發現，小孩接觸少量的鉛可能影響其智力及行為的發展。

箝合劑療法(Chelation therapy)

　　箝合劑的用途在於結合有毒重金屬，例如鎘、鉛、汞，將它們排出體外。這些箝合劑可在市面上購得，有口服方式和靜脈注射(需經醫師指示)。在美國，箝合劑療法已有效地運用於動脈硬化的治療達40年以上。這種安全，不需手術的療法也被用於心臟血管疾病、壞疽及其它血液循環問題、心肌梗塞、金屬中毒等症。

　　箝合劑也可用來結合血液裏的鈣，並經由腎臟排出此礦物質，以防止鈣質不當地堆積。

口服箝合劑

☐口服箝合劑提供嚴重血管疾病患者一安全、方便的取代品。儘管院方對箝合劑療法仍持保留態度，許多高危險患者在接受此療法後，其動脈血流均獲得顯著的改善。下列箝合劑可用來預防許多退化症：

● 苜蓿、纖維、芸香素(rutin)及硒。
● 鈣及鎂箝合劑加鉀。
● 鉻、蒜頭精(Kyolic)、果膠及鉀。
● 輔酶Q_{10}。
● 銅箝合劑、鐵、海帶及鋅箝合劑。

　　除此，下列補充品也可當作口服箝合劑，以去除體內過量的礦物質。

營養素

補充品	建議用量	說明
苜蓿汁或錠劑	用餐時服用，每天3次。	為肝臟解毒並鹼化體內。將毒素箝出體外。

補充品	建議用量	說明
輔酶Q$_{10}$	每天100毫克。	改善血液循環及降低血壓。
蒜頭精膠囊 （Kyolic）	用餐時，2錠。	有效的箝合劑及解毒劑。
L－半胱胺酸及 L－甲硫胺酸	500毫克，每天2次，空腹時與果汁併用。	維他命B$_6$及C促進這兩種含硫胺基酸的吸收利用。
L－離胺酸	每天500毫克。	去除毒素及有害金屬。強力的自由基清除劑。
芸香素及蘋果果膠	依產品指示。	結合有毒物質，將它們排出腸道。
硒	每天200微克。	一強力自由基清除劑。
維他命A	每天 25,000～50,000IU。	協助排除有毒物質。
維他命B羣添加B$_5$ B$_3$及 B$_6$	50毫克，每天3次。	保護細胞免受毒素傷害。
維他命C加生物類黃酮	每天5,000～15,000毫克。	有效的箝合劑及免疫促進劑。
維他命E	600IU乳劑或起初600IU膠囊，漸增至1,000IU。	去除毒素，破壞自由基。

建議事項

□吃大量的豆類、蛋、蒜頭、洋蔥，以獲得必需的硫。高纖飲食有益，燕麥麩及小麥麩都是纖維的來源。僅喝蒸餾水。

考慮事項

□使用箝合劑療法期間，別忘了補充必需礦物質，因為它們可能被箝合劑帶出體外。建議你使用苜蓿、鐵質、海帶錠、鋅等補充品。

□如果有動脈硬化症，而且有興趣嘗試口服箝合劑，不妨向下列此公司詢
　問：

Life Line Products

2554 Lincoln Boulevard

Suite 111

Marina Del Rey, CA90291

U.S.A.

靜脈注射箝合劑療法

　　此方法經常用於清除沈積於動脈管壁的鈣質硬塊。大部分嚴重的疾病需
要靜脈注射箝合劑，同時也必要重複注射。此安全療法提供血管手術以外的
另一途徑，因此，有些冠狀動脈分路手術(by－pass)得以避免。

　　乙二胺四乙酸簡稱EDTA，是靜脈注射箝合劑，用於治療高血壓及心臟
疾病等症，它是一種合成胺基酸。EDTA緩慢地被釋放到血液裏，當它流經
動脈，將與沈積於管壁的鈣質結合，然後藉由腎臟排出體外。EDTA是一強
力箝合劑，能吸收鉛、鍶，及大部分二價金屬。雖然EDTA的使用仍有爭
議，但若正確地使用它，尚未出現有害的報導。

　　曾有科學家稱EDTA為體內平衡劑，他們認為EDTA穩定膽固醇、血紅
素及腎功能。反對者則聲明EDTA對腎臟有害。

　　靜脈注射3～4公克的EDTA後，它至少會在血液中持續4小時。接受
EDTA注射的人應服用維他命及礦物質，尤其是鋅。靜脈注射療法僅在合格
醫師的指示下進行。

清潔結腸(Colon cleansing)

　　清腸有益健康。結腸裏囤積廢物將使毒素被吸收，導致系統性中毒。禁
食是清除毒素及廢物的最佳方式，請見稍後的禁食篇。也請見後面的灌腸劑
篇，並參照小麥草灌腸劑的說明，或使用洋甘菊(chamomile)茶、新鮮檸檬
汁、蒜頭、或咖啡灌腸劑。

　　下列補充品將有助於清潔結腸：

營養素

補充品	建議用量	說明
●非常重要者		
纖維：ABC清腸劑和葡萄糖甘露醇(glucomannan)、糙米糠、燕麥麩和車前子外殼(psyllium)	1膠囊或1湯匙，每天4次。	清腸所必需的。不會產生習慣性（依賴性）。
●重要者		
蘆薈汁	1／2杯，每天3次。	治療結腸發炎。George's是好產品。
非乳嗜酸菌或Bio Flora(New Moon Extracts製)	依產品指示。	補充結腸內的良性菌。
●有幫助者		
蘋果果膠	依產品指示。	好的纖維來源。幫助去除重金屬。
治痢草蛋白酶	用餐時，2膠囊。	治療結腸。勿連續使用3個月以上。
大麥汁或小麥草汁或Kyo－Green	依產品指示。	清除結腸裏殘留的毒素，並治療結腸炎。Kyo－Green是大、小麥草汁的綜合品。
6－N－1清腸劑(NCA製)或Sonne's清腸劑(含矽藻鋁，bentonite)	依產品指示。	

藥用植物

□下列植物應交替使用，以避免引起不適反應：洋鼠李皮(cassara sagrada)、金印草、番瀉葉(senna)、治痢草根(comfrey)、胃蛋白酶。

□茴香(fennel)、伏牛花樹皮(barberry)、洋鼠李皮、紅覆盆子(raspberry)都是結腸清潔劑。結腸炎可用滑榆治療，滑榆藥草茶可作灌腸劑，能迅速紓解症狀。

□用1湯匙矽醫鋁（bentonite）加1茶匙洋車前子、1／2杯蘋果汁、1／2杯蒸
餾水，配成溶液，再加1／2杯蘆薈汁及1茶匙濃縮礦物質液，效果更佳。

建議事項

□兩週內全吃生菜，接下來的飲食需包括50%的生菜。

□早晨吃水果及纖維食品，以助清腸。也應多吃芽菜及新鮮蔬菜。若有血糖
問題，應避免甜份高的水果。

□清腸期間勿食脂肪、油炸食品、乳品，直到結腸恢復正常為止。僅用適量
的橄欖油或必需脂肪酸。

顏色療法（Color therapy）

顏色對情緒、健康、思考模式的影響已被科學家探討多年。對某種顏色
的偏好與那顏色引起的心理作用有關。

眼睛吸收光線後，將它轉化成另一種能量，使我們能看見彩色的世界。
視網膜裏的光接收子把光波轉化成彩色視覺需要三種色素，它們分別吸收藍
光、紅光、綠光。這些感覺顏色的圓椎細胞僅在光線充足時（例如白天）才有
反應。

科學研究指出，光刺激腦下腺及松果腺這些調節內分泌及其它生理狀況
的腺體。同時，有些科學家認為顏色是一種能改變生理反應的能量，這種變
化並非得自心理因素或文化因素。

你為周遭環境所選擇的顏色將對身體產生變化。例如，紅色使身體興
奮、暖和，它加速心跳、腦波活動及呼吸作用。生理協調機能差的人應避免
紅色衣著。此外，血壓高的人應避免充滿紅色裝飾的房間，以免血壓更高。

粉紅色有緩和作用，它甚至可鬆弛肌肉。由於粉紅色對暴力、具攻擊性
的人有鎮靜作用，此顏色經常用於監獄、醫院、少年感化院、戒毒中心等
處。使用毒品而誘發焦慮不安的青少年，僅需在粉紅色房間待數分鐘，即可
恢復鎮定，且表現較正常的行為。在粉紅色房間待15分鐘後，此青少年將睡
著。那些焦躁或戒癮的人會發現粉紅色的環境有利他們。

橘色能促進食慾及減輕疲勞。使用此顏色能鼓勵挑食的人或沒胃口的小
孩，以刺激食慾。可用橘色桌巾、桌墊等物。想減肥的人應避免此顏色。如
果你感到倦累，穿橘色衣著可提升精神和體力。

如果想刺激記憶力，黃色是較好的選擇。如果想記住某事，最好記載於黃色的紙上，黃色是所有顏色中最容易記憶的。它也會提升血壓，加速脈搏，只是仍略遜紅色。黃色此陽光色彩能增進活力，有益於消除煩悶。

綠色是春天的顏色，象徵著嶄新的開始。此顏色對身心均有緩和及放鬆的作用。綠色吸引用餐者，也給人朝氣，防止老化。綠色環境有益於焦慮或抑鬱的人。

想放鬆心情嗎？不妨試試藍色，它對身體有鎮定作用，降低血壓、心跳及呼吸。在濕熱的環境裏，藍色有涼爽的作用。研究顯示，脾氣壞及暴力傾向的小孩，在進入藍色教室後，變得較平靜。有趣的是，失明及眼睛正常的小孩對藍色環境的反應竟然相同。這點支持蕭斯博士（Dr. Schauss）的理論——對顏色的反應來自生理因素，而非心理或文化上的影響。光被轉移至下視丘，在那裏藉由腦下腺及松果腺的幫忙而改變生理反應。

灌腸劑（Enemas）

灌腸劑有兩種，一種是滯留體內，一種經由結腸沖出。

咖啡灌腸劑

這裏的咖啡和飲料咖啡的作用不同，它不經歷正常的消化過程。它刺激肝臟吐出毒素，適當地運用，有益於治療。咖啡灌腸劑被用於退化疾病，以促進肝臟排毒。這種灌腸劑稱滯留灌腸劑，因為它在體內停留15分鐘左右。

製造咖啡灌腸劑的方法如下：在鍋內放2公升蒸餾水，加6滿湯匙的磨碎咖啡（勿用即溶或去咖啡因的咖啡）。煮沸15分鐘，冷卻、過濾。一次只用500c.c.，其餘存放瓶中。

除了幫助肝臟解毒，咖啡灌腸劑也用於禁食期間，以減輕毒素堆積所引起的頭痛。

咖啡灌腸劑不應被濫用。治療期間，一天用一次即可，或偶爾需要時才用。灌腸管的尖端勿用凡士林，應該用一粒200IU的維他命E膠囊潤滑管口。將此膠囊刺破，直接擠在管口上。如果肛門及結腸黏膜發炎，此維他命E還能促進復原。

經常使用咖啡灌腸劑(6個月或更久)，可能加重貧血。使用脫水肝錠或注射肝液可以補救此問題。如果你需長期每天使用咖啡灌腸劑，應補充此營養品。每天限用250c.c.灌腸劑，而且僅用一次就好，除非癌症治療。癌症病人一天可能需用到3次。

咖啡灌腸劑也可能造成某些維他命B及礦物質的流失。癌症、愛滋病或其它病情嚴重的病人可添加1c.c.維他命B或2c.c.肝液於灌腸劑中，也應添加海帶汁或海水濃縮物以補充礦物質。試將此灌腸劑停留體內15分鐘。每天使用，可補充流失的維他命B，並幫助重整肝臟及提升體力。也可再加入5滴Aerobic 07或Dioxychlor，以殺死結腸內有害的細菌。

檸檬汁灌腸劑

這不是滯留灌腸劑。用2公升蒸餾水(溫的，過冷過熱均不宜)加三粒檸檬汁。可加入2滴管的海帶汁，以補充礦物質。使用此灌腸劑的最佳姿勢是頭朝下，臀朝上。完成灌入動作後，以右身側躺，藉由背部滾動至左側，同時按摩結腸，如此有助於鬆便。

如果受便秘之苦，可交替使用檸檬汁及咖啡灌腸劑，一週兩次。如此，腸子將漸漸蠕動，使結腸保持通暢，排便也不再惡臭難聞了。

如果對檸檬過敏，可用小麥草、蒜頭或蒸餾水。還可加入3粒Natural Relief膠囊(剪開)或半茶匙Cameo Classic Facial。

雙叉乳桿菌灌腸劑

此灌腸劑一年僅能用3～6次。它用於念珠菌病、嚴重脹氣、各種真菌感染、使用過量結腸劑、長期使用抗生素等情況。此灌腸劑用於補充腸內的良性菌。病情嚴重的病人應使用此灌腸劑。

此配方包含120公克的Eugalen Topfer Forte加1公升溫蒸餾水。攪拌此混合物直到完全溶解。儘可能灌入，愈多愈好。使其滯留腸內1小時或更久。如果先用純水灌腸，則此滯留作用較容易進行。勿滯留純水。

灌入數分鐘後，即可紓解嚴重的脹氣。也可用嗜酸菌粉末，Neo－Flora及Primadophilus是非乳品製品。然而，Engalen Topfer Forte的效果最佳。

禁食〈Fasting〉

　　禁食是一種既有效又安全的解毒方法。也給身體一個休息的機會。禁食應該經由專業人員指示。

　　禁食絕非挨餓！它是聰明的前人已用了好幾世紀的治療技術。了解禁食的原理也就等於了解自己的身體。

　　幾乎任何疾病都應藉由禁食好讓身體獲得喘息。正如自然界的現象（日、月、星辰），人體內的週期也有高低潮的變化。甚至昆蟲、動物也一樣。

　　當體內正值低潮期，勿再以吃的方式增加身體的負擔。如果能學習順著體內的循環走，將有助自己渡過低潮期。身體在經歷一段時間後，總是會累積一些來自化學用品、食物及污染的毒素。體內的低潮期正是清除這些有害物質的時機。這是正常的解毒現象。

　　當低潮期來臨，你可能出現頭痛、下痢，或憂鬱。此時，禁食能幫助自己應付不適，並幫助解毒。當體內的毒素排除後，你又恢復高潮，心情愉快。然而，這又是我們開始污染身體的起點，等到毒素堆積到某程度，我們又將陷入低潮。

　　定期禁食既保健也防老。而且，如果正確地使用此方法，還可延年益壽，生活愉快。每個月只要禁食3天，每當你完成一次禁食，都會感覺更有朝氣與活力。定期禁食給予身體復原的機會，也重整免疫系統。當你感到感冒不適或抑鬱，禁食能幫助你克服。

　　禁食可延長數年的壽命。它使疾病加速康復、清淨肝、腎、血液及結腸、去除多餘的體重、清除組織裏的毒素、明目、清舌、口氣，及除掉過多的水分。適當的飲食及補充品、運動，及禁食均使體力倍增，並使你保持健康和快樂。

　　禁食3天幫助清除毒素。禁食5天開始發揮療法。禁食10天應該可控制大部分的毛病，這種禁食每年2次，有益身體。禁食期間勿僅喝水！超過3天的禁食應由合格的健康專員看護。較長期的禁食可持續到舌苔乾淨了、口臭消除了及肚子很餓了為止。禁食期間可以照常工作。

　　糖尿病患勿試禁食，除非經醫師指示。低血糖患者若未使用高級蛋白質補充品，也勿禁食。螺旋藻是很好的選擇，它是幾近完美的食物。但需確保

品質高級(包括實驗室檢驗合格及製造前徹底洗淨)。

　　禁食應該成為生活的一環。每月至少禁食3天。

建議事項

□禁食前兩天,只吃生菜食物,禁食後兩天也是。禁食後立即吃熟食可能破
　壞禁食的效用。

□如果你必須吃點東西,則吃一片西瓜吧!西瓜要單獨吃,不要與它物混
　吃。也可試試新鮮蘋果泥(用攪拌機自製)。勿去蘋果皮。

□禁食期間勿嚼口香糖或其它咀嚼物,此動作促使消化酶分泌。胃內空空
　時,這些酵素會傷胃。

□任何人禁食時,都可使用螺旋藻(spirulina)。它富含蛋白質及各種維生素
　及礦物質,加上有清潔作用的葉綠素。服用5錠,每天3次,或1茶匙粉末
　加果汁,每天3次。

□每天的飲食中都要補充纖維。燕麥麩有益。ABC清腸劑也很好,與1／2的
　蘆薈汁(George's)及1／2天然小紅莓汁混合,有清潔及治療效果。洋車前
　子或葡萄糖甘露蜜(glucomannan)也是高品質的纖維。

□使用葡萄糖甘露蜜或任何纖維膠囊時,必須喝大杯水,因為此纖維膠囊會
　膨脹。小麥麩可能刺激結腸壁,最好少用。

□只喝蒸餾水,或用此稀釋純果汁(不含糖及添加物)。勿喝橘子汁或番茄
　汁。新鮮檸檬汁、甘藍菜、甜菜、胡蘿蔔、芹菜、葡萄、蘋果等果菜汁及
　綠色飲料都是最佳的選擇。來自綠葉蔬菜的綠色飲料是極佳的解毒劑。生
　甘藍菜汁對潰瘍、癌症,及所有結腸問題均有益。勿存放甘藍菜汁,以免
　維他命U流失。

□喝保哥果茶(pau d'arco)及菊花植物茶(echinacea)加1／3不加糖的小紅
　莓汁(cranberry),一天4次,可重整免疫系統。禁食期間喝藥草茶有益。
　若無花粉熱過敏症,可喝玫瑰實、蒲公英、紅苜蓿(red clover)、苜蓿、
　洋甘菊(chamomile)。滑榆對結腸炎極有益,用於灌腸劑也有迅速紓解的
　功效。

□下列是一極佳飲品的配方,能治療多種疾病:3根胡蘿蔔、2枝芹菜、1燕
　菁、2顆甜菜、1／4把香菜、1／4顆洋蔥、1／2粒蒜頭。這可能是最佳的
　蔬菜汁。

□你也可以煮一鍋不加任何調味料的菜湯。加入各種蔬菜,包括洋蔥及蒜
　頭,輕輕煮沸。白天裏,喝此湯2～3次。

□蒜頭精膠囊（Kyolic）有治療功效。服用2膠囊，一天2次。Kyolic油也很好。禁食期間，Kyo－Green是極品，它含各種復原過程所需的營養素。

□低鹽Concentrace是微量礦物質液，加1茶匙於蘋果、葡萄或木瓜汁裏，有益。若要用於清潔體內系統，則混合數滴的Concentrace、$1\frac{1}{2}$杯果汁、$1\frac{1}{2}$杯水、2茶匙洋車前子（外殼）纖維粉或其它種纖維，甚至矽醫鋁（bentonite）及1／2蘆薈汁。

□使用咖啡或檸檬汁灌腸劑。（見前一節）。

□試試乾刷按摩，以去除皮膚表面的毒素及死細胞。不論刷哪個部位，均保持刷向心臟的方式。使用天然鬃毛刷，並需有長柄，以刷背部。如果毛孔未受阻塞，大量的死皮細胞將剝落，如此可大大改善血液循環及皮膚的排泄（毒素）作用。有粉刺、濕疹、或牛皮癬的人，應避免此法。勿刷及破皮、新疤痕，或靜脈曲張等部位。

□有些人，尤其是老年人，需要每天補充維他命及礦物質。因此，就算是禁食期間，也應繼續服用這些營養素。如果有喝果汁，則可以減少這些補充品的劑量。

□最後附帶的忠告：重回健康需要耐性，但一定做得到。

記住，當低潮來臨時，禁食可幫助你恢復正常。

腺體器官食療法（Glandular therapy）

　　此療法早在本世紀初已用於歐洲，直到近年才逐漸盛行於美國。它是利用腺體及器官所含的物質來促進人體內腺體及器官的功能。其背後的原理在於特定的腺體物質會幫助體內那些和其相似的細胞。例如，腎上腺衰竭的病人可服用腎上腺濃縮物，以幫助腎上腺功能。這種特質是其它營養補充品無法取代的。糖尿病及低血糖病人，以及慢性疲勞患者，有時也使用腎上腺濃縮物治療。

　　腺體及器官濃縮物已被製成錠劑，它們含有來自某特定動物的腺體或器官之濃縮蛋白質。實驗顯示，這些物質只辨認腺體或器官，而不辨認動物種類。利用放射性同位素追蹤法發現，這些濃縮物被血液吸收後，貯存在相關的器官或腺體裏備用。此項發現記載於1958年及1972年的德國醫學刊物上（A.Kment博士）。換句話說，當一個人吃下來自牛肝的物，它將被血液吸收，並輸送到此人的肝臟。因此，肝臟有毛病的人可藉由此濃縮物促進肝功

能。這些肝問題包括酒精中毒、肝炎、黃疸、血毒症等。即使煮熟的肝也有益，只要此動物是用乾淨無污染的飼料飼養的，例如阿根廷的牛。

雖然這些器官及腺體可能最初不起眼，但當人們以動物為主食時，卻真的產生作用。原始人類整隻動物都吃，包括器官、腺體、及肌肉組織。由於不同部位含不同營養素，這種吃法是保持均衡飲食的方法之一。不久以前，大部分的美國家庭開始吃起動物的內臟，包括心、胃、和其它器官。現今，大多數美國人已厭倦內臟肉的味道，而偏好肌肉，他們不知如何烹調內臟肉，並將它視為法式美食。

腺體療法最初發生在1931年，當一位病人被切除甲狀腺後，產生肌肉痙攣，同時也損害副甲狀腺，尼漢斯(Neihans)醫生便切除小牛的副甲狀腺，注射到病人身上。此病人出現良性反應，而且又多活了35年，病情未再復發。

結合均衡的飲食、維他命及其它補充品，腺體療法可謂為一有效及安全的治療，可彌補器官、腺體的先天缺憾及後天失調(例如，疾病或老化)。

除了上述的腺體和器官補充品，胸腺濃縮物也已被許多醫生用於強化免疫系統。腎臟濃縮物則幫助被鎘毒、高血壓、感染、腎結石等因素損害的腎臟。另外，還有脾、心、腦下腺等濃縮物上市。可在健康食品店購得。

毛髮分析(Hair analysis)

分析毛髮可正確地顯示體內礦物質的含量，不論是有毒金屬或必需礦物或微量元素(過量有毒)。這種無需侵入體內的檢驗技術可測出體內的汞、鉛、鎘等金屬含量。由頭髮反映出來的體內礦物質量較由血清或尿液裏反映出來的準確，因為微量元素的濃度在血清及尿液的抽樣中很多變，不具代表性。

分析頭髮時，最好由頸背髮根處抽取些許。因為其它部位的頭髮可能因染髮劑、漂白劑、燙髮液等物質而影響分析的正確性，也可用陰毛代替。

科學研究已證實毛髮分析是一種可靠的指標，可反映出體內有毒金屬及必需礦物質的含量。醫護人員可根據此分析給予病人適當的營養補充品，以治療礦物質不均衡。

除了準確及易操作，毛髮分析還提供永久性的礦物質含量記錄。電腦化的資料可分析毛髮裏各種元素之間的相關性。藉由此分析結果，使醫生能對

症治療，同時在一段時間後，可再作另一次毛髮分析，以驗收療效。

在金屬中毒症狀出現以前，可利用毛髮分析檢驗體內的健康狀況。鉛中毒是最常見的重金屬中毒，毛髮分析幫助早期發現，以遏止症狀，並用箝合劑療法和其它方式治療，以免一發不可收拾。

下列表格列出毛髮分析可反映出的礦物質。礦物質之間的交互作用也順便列入表中。第一列是各種礦物質及其化學符號，第二列是受第一列礦物質提升的元素，第三列是受第一列礦物質抑制的元素，第四列是抑制第一列礦物質的元素：

礦物質的交互作用

礦物質名稱	受提升的元素	受抑制的元素	抑制此礦物質的元素
鋁（Al）	P	F	
砷（As）	Co,I	Se	
鈹（Be）		Mg	
鎘（Cd）		Cu	Zn
鈣（Ca）	Fe,Mg,P	Cu,F,Li,Mn,Zn	Cr,Pb,S
氯（Cl）	未知		
鉻（Cr）		Ca	
鈷（Co）	As,F	Fe,I	
銅（Cu）	Fe,Mo,Zn	P	Ag,Ca,Cd,Mn,S
氟（F）		Mg	Al,Ca
碘（I）	As,Co,G		

礦物質名稱	受提升的元素	受抑制的元素	抑制此礦物質的元素
鐵(Fe)	Ca,Cu,K,Mn,P		Co,Mg,Pb,Zn
鉛(Pb)		Ca,Fe,K	Se,Zn
鋰(Li)		Na	Ca
鎂(Mg)	Ca,K,P	Fe	Mn
錳(Mn)	Cu,Fe,K,P	Mg	Ca
汞(Hg)	未知		
鉬(Mo)	Cu,s	P	N
鎳(Ni)	未知		
氮(N)		Mo	
磷(P)	Al,Be,Ca,Fe,Mg,Mn,Zn	Na	Cu,Mo
鉀(K)	Fe,Mg,Mn,Na		Pb
硒(Se)		Cd,Pb	As,S
銀(Ag)		Cu	
鈉(Na)	K		Li,P
硫(S)	Mo	Ca,Cu,Se	Zn
鋅(Zn)	Cu,P	Cd,Fe,Pb,S	Ca

喝果汁(Juicing)

　　本書介紹過的果汁最好是現榨現喝。果汁對身體有益，而且又不會造成消化上的負擔。選用不含農藥的蔬果製成果菜汁，提供各種必需營養。

　　喝新鮮果菜汁是獲得維他命、礦物質、酵素、水分、蛋白質、醣類、葉綠素等最佳的方式。許多水果及蔬菜都可以連皮攪碎，以確保各種營養素不流失。勿貯存果菜汁，當場喝下最好。

　　下面介紹三類果菜汁：

1. 綠色飲料。它促進細胞活力，使身體充沛有勁。它也建造紅血球。綠色飲料來自菜芽，含豐富葉綠素，能治療及清潔體內。也可用葉綠素泡果汁製成綠色飲料。菠菜、芹菜、甘藍菜、蒲公英葉、苜蓿芽及其它類似蔬菜均可作成綠色飲料。
2. 蔬菜汁。新鮮蔬菜幫助身體復原及重整。它們能去除過量的蛋白質、脂肪及酸性廢物。蔬菜汁幫助免疫系統重建，及抵抗疾病。
3. 水果汁。果汁是體內的清潔劑。西瓜汁是最受喜愛的果汁之一。其種子及果肉可一起攪碎，西瓜汁是極佳的清潔劑。蘋果汁、柳橙汁、紅莓汁都是風味佳的飲料，綜合果汁也很棒。

　　果汁宜早晨飲用，蔬菜汁則下午用最好。

音樂療法(Music therapy)

　　像顏色一樣，音樂對情緒和健康也有影響。輕音樂使人紓解壓力和放鬆肌肉。音樂感動心靈，能產生療效。研究者認為，音樂促進腦部製造止痛荷爾蒙(稱endorphins)，產生鬆弛的作用。那些處於心臟復健或酒精及毒品復健期間的人、氣喘病、憂鬱症、高血壓、偏頭痛、潰瘍等病患，以及智障者，對音樂療法均有正面的反應。儘管輕音樂使人心情舒暢，過度熱門搖滾樂卻對身心有副面影響。

疼痛的控制(Pain control)

　　疼痛是身體某部位出問題的訊息。若沒有疼痛，我們可能不知道體內某處受損，正等待醫療援助。疾病、受傷及過度激烈的活動都可能引起疼痛，使我們得知身體受損，並給予患部休息及復原的機會，同時也可防止更多傷害發生。疼痛也促使你尋求治療。有些人因先天神經缺陷而使他們無疼痛的感覺，所以當發生燙傷、割傷、骨折、或咬到舌頭等，他們不覺得疼痛，因而無法立刻尋求醫療或預防更進一步的損傷。

　　痛可能包含心理及生理因素。有些人較能忍痛，有些人因焦慮而使疼痛更劇烈。恐懼自己所得的病及預期疼痛也可能加強疼痛。如果病人知道為什麼產生疼痛，便較能夠泰然處之。不安的心反而容易延長痛苦。

　　止痛的方法許多。熱療法是常見的一種。熱促進血液循環，也提高患部的活動性。慢性的肌肉骨骼問題用熱療法最佳。簡單的疼痛、痠痛可用熱敷處理。來自溫水浴或水膠袋(hydrocollator)的熱氣，能鬆弛肌肉，紓解僵硬。水膠袋是裏面含膠質液，外面包棉質布的敷袋。將水膠袋在熱水中加熱後，覆上毛巾，敷於患於約20分鐘。也可嘗試熱敷膏藥，見下一節。使用熱療法時，勿加熱過頭，注意溫度、使用時間及次數。熱敷後，平穩地按摩患部也有幫助。勿按摩發炎或嚴重受傷的部位。有靜脈炎或其它血管問題者也勿按摩患部。

　　背下半部疼痛可嘗試用冰塊搓患部。如果手無法觸及患部，可在地上放兩個網球，躺在球上，脊椎的兩邊各一個球，藉球滾動背部(延著脊椎方向，來回移動)以達按摩作用。建議您事先作些暖身操。

　　某些傷勢可用冷、熱交替的方式來治療。溫水浴紓解緊繃的頸部。之後，可再用三隻指頭以圓形方式按摩頸部肌肉。用冰塊按摩也可消除頸部痠痛。或嘗試坐浴(見後面)，這也是利用冷、熱交替的原理。

　　許多頭痛是由鼻竇阻塞引起的。對頭部特定區域施壓，可疏通鼻竇，消除壓迫感。按摩眼眶骨及兩頰。頭朝下，有助鼻竇黏液流出。或熱敷鼻竇也有益。

　　除了冷、熱敷及按摩，還有一些藥物可紓解疼痛。Ben－Gay及Icy Hot是誘導藥(counterirritants)，它們刺激血液流至患部。使用誘導藥物需特別謹慎。如果使用誘導藥，勿再用熱敷袋覆蓋其上，以免加速皮膚吸收此

誘導藥，而引起嚴重的皮膚傷害。硫酸二甲基(DMSO)也可能使誘導藥被吸收入血液。如果疼痛持續不斷，應向醫師詢問。

　　市面上的止痛藥包括Advil, Mediprin及Nuprin，它們含有acetamino-phen、ibuprofen及阿司匹靈等物。勿給小孩阿司匹靈，尤其當他們有似感冒的症狀。維他命C延長阿司匹靈的止痛效果。

　　天然的止痛藥包括鍺、DL－苯丙胺酸(胺基酸)。也有一些藥用植物能止痛。(見第一部的藥用植物)。其它的止痛技術請見第三部的顏色療法、音樂療法，及外科手術。

如何使用糊藥(How to use a poultice)

　　前章已說過冷、熱療法的好處。當身體某處接觸到熱，微血管會擴張，使血流加速。熱氣經常用於鬆弛患部、緩和發炎、或排除感染部位的毒素。和水膠袋的熱敷作用一樣，糊藥(膏藥)也是利用熱來減輕疼痛。糊藥裏的藥劑也有誘導劑的作用。糊藥裏的成分通常是加熱過的，而且與一均質糊狀物混合，再塗在棉布或紗布、亞麻布等，最後，直接覆於患部上。包布面積要夠大，以將患部全部蓋滿。通常還需要另一層棉布封住糊藥四周，以減少散熱。

　　糊藥可減輕下列病症引起的疼痛及發炎：膿腫、癤、癰、纖維囊腫、骨折、腺體肥大(例如甲狀腺、乳房，或前列腺)、腿潰瘍、肌肉扭傷、皮膚曬傷、腫瘤、眼瞼潰瘍。許多天然物質可製成糊藥。藥用植物裏的治痢草根(comfrey)、菊花植物(echinacea)、金印草、毛蕊葉(mullein)、美洲商陸根(poke)、鬱金(turmeric)，及黃酸模(dock)等，均有療效。

　　利用藥用植物製糊藥時，最好將植物磨成粉狀或顆粒狀。加水混合成均質的稠糊狀。若是使用顆粒狀藥草，可加入些許亞麻仁粉或玉米粉，攪拌至均質稠狀物。將此糊狀物塗在夠大的棉布上，保持約半公分厚度，然後將患部完整地蓋住。並加封一層布，以防散熱。如果你用新鮮藥草製糊藥，先用250c.c.的水慢煮此藥草(60公克)約2分鐘，再製成糊藥。在敷藥前，最好事先用雙氧水清潔患部。

　　使用糊藥的時間長短視受傷情況及糊藥成分而定。含藥用植物的糊藥通常需6～8小時。勿重複使用糊藥。取下糊藥後，徹底清洗皮膚。若使用糊藥反而增加化膿，應停止再用。

　　並非所有的糊藥均用於熱療法。冷的黏土糊藥可用來減輕曬傷後的疼痛，或治療扭傷及骨折。

糊藥的種類

　　下列是常見的糊藥及其效用：

- Chaparral糊藥是除了蒲公英及黃酸模根以外，經常用於皮膚病的治療，包括粉刺、濕疹、牛皮癬、出疹子、皮膚乾癢等症。
- 治痢草根（comfrey）可與保奇果（pau d'arco）、黃菀（ragwort）、木鼠李（sage）合用，治療體外腫瘤效果佳。
- 蒲公英根也是對粉刺、濕疹、牛皮癬及皮膚乾癢等症有很好的療效。
- 菊花植物（echinacea）的根部對退燒極佳。（通常由阿米巴蟲感染引起）
- 接骨樹果（elderberry）糊藥可減輕內痔、外痔的疼痛。
- 葫蘆巴及亞麻仁粉加等量的滑榆樹皮粉製成糊藥，可消炎止痛。
- 金印草對各類發炎都有益。
- 山梗茶（lobelia）加木炭錠製成的糊藥有益於昆蟲咬傷、蜜蜂螫傷、及大部分傷口。它也可加滑榆樹皮粉，以治療風濕症、血中毒及膿腫。
- 毛蕊葉（mullein）糊藥可治潰瘍、痔瘡、腮腺炎、扁桃炎、喉痛，及肺部毛病。用4份毛蕊葉加1份熱醋及1份水混合製成。
- 芥末對發炎、紅腫、肺塞及肌肉緊繃有益。這是刺激性膏藥，應先包於兩片布之間，再敷於患部。
- 洋蔥糊藥對耳炎、癤，及不易癒合的瘡有益。勿直接敷於患部，應先用一塊布隔離。
- 保哥果（pau d'arco）對體外腫瘤有益。
- 美洲商陸（poke）的根部有益於乳房痛或發炎。
- 黃菀（ragwort）也是用於體外腫瘤。
- 鼠李（sage）功用與美洲商陸一樣。
- 滑榆可與亞麻仁粉及胡蘆巴合用，以消腫。等量混合此三種植物，加水製成糊狀，敷在發炎部位。滑榆也可單獨使用於壞疽（通常與糖尿病有關）及腿潰瘍。瘡或潰瘍出現時，使用此糊藥可預防壞疽。滑榆加山梗菜可治療風濕、血中毒及膿腫。
- 黃酸模（yellow dock）的根部可和蒲公英及chaparral合用，以治療粉刺、濕疹、牛皮癬、皮膚乾癢等皮膚病。

坐浴（Sitz bath）

坐浴是一種水療法，能促進血流至骨盆及腹部。此療法藉由冷、熱交替以治療許多疾病，包括膀胱炎、痔瘡、及前列腺（攝護腺）問題。

首先，在澡盆裏加水至蓋過臀部，抵達腹部。水的溫度隨病情而定。將腳泡入另一盆中，此盆的水溫需比澡盆的溫度高一些。用被單或大毛巾蓋住上身以保暖。

水的溫度勿超過50℃。可先泡在32℃～37℃的水中，然後漸升至43℃。泡腳的那一盆，溫度需稍高些。冷敷額頭也可能有幫助。使用坐浴療法通常應浸泡20～40分鐘。之後，你可用較冷的水潑身體或沖洗一會兒。此外，可加入Epsom鹽或某些藥草成份，以提升坐浴的療效。

外科手術（Surgery）

每年有成千上萬的人接受手術治療，其中有許多可能是不必要的。在決定手術以前，先確定是否還有其它可行途徑，並多聽各種意見，以幫助自己選擇最佳的醫療方式。不要害怕向醫生提出下列問題：

● 若不開刀，則有多少存活機會？
● 是否有其它有效的治療？
● 手術成功率為何？有什麼危險性嗎？
● 手術後會有什麼生理改變？能產生什麼改善？
● 需多久才會復原？
● 手術費用多少？保險負擔幾成費用？
● 手術後是否需避免什麼活動？
● 誰來處理麻醉？

在詢問過這些問題後，若手術仍是唯一的解途之道，則下列表格提供你手術後的營養指南，它有助於手術後的復原及減輕疼痛、不適。如果體重過重，且在手術前，有時間節食，則不妨稍減體重，並維持均衡飲食。營養是很重要的因素，因為手術前的健康狀況將影響手術後的復原情形。

營養素

補充品	建議用量	說明
嗜酸菌（粉狀）	每天3次。	穩定腸內共生菌。
輔酶Q$_{10}$及 鍺	每天60毫克。 每天100毫克。	均是自由基破壞者，能改善組織含氧量。鍺也能減輕疼痛。
各種單一胺基酸	依產品指示。	幫助膠原蛋白合成及傷口復原。此種胺基酸利於吸收利用。
蒜頭精膠囊 （Kyolic）	2粒，每天3次。	無臭蒜頭，是天然抗生素，能促進免疫功能。
L－胱胺酸（胺基酸）	500毫克，每天2次。	加速傷口復原。
綜合維他命含β－胡蘿蔔素及維他命A	依產品指示。	蛋白質的利用（例如修補組織）需要維他命A，它也是自由基的清除劑。
不飽和脂肪酸	依產品指示。	MaxEPA及鮭魚油是好的來源。
維他命C（緩衝過的）	6,000～10,000毫克，分成數次。	幫助組織修補及傷口復原。對免疫功能重要。
維他命E	等手術縫合線拆下後，剪開維他命E膠囊，塗在縫合處。	促進復原並減少疤痕。注意：開刀前一週勿用維他命E，它有抗凝血作用。但手術後的隔天必須服用它。
維他命K	依產品指示。	用於凝血反應。維他命K的來源有苜蓿、及所有綠葉蔬菜。
鋅加 鈣加 鎂	每天80毫克。 每天1,500毫克。 每天1,000毫克。	用於修補組織。

藥用植物

□菊花植物(echinacea)、金印草、玫瑰實及保哥果(pau d'arco)均有益。

建議事項

□問醫生開刀前需作的準備。除了醫生的指示,我們也建議手術前兩週內應避免維他命E、阿司匹靈及所有含阿司匹靈的化合物。這些物質有抗凝血作用。

□許多開刀都必須事先剔除體毛,此項準備最好在手術當天進行。研究顯示,當天剔毛較開刀前一晚剔毛的感染機率還低。如果有藥物、化學用品或食物過敏,應先讓醫生及護理人員知道。

□如果醫生允許,可先在到醫院前,用灌腸劑(1粒新鮮檸檬汁)清腸。早晨起和睡前,服用半杯蘆薈汁(George's),能幫助清腸。到醫院時,順便帶一瓶蘆薈汁去。它喝起來像泉水,而且不需冷藏。

□飲食需添加纖維,它幫助整腸。

□手術後,勿吃過度加工的食品,以免增加身體負擔。試著每天至少喝八杯液體,包括蒸餾水、藥草茶、果汁,及蛋白質飲料。

考慮事項

□有些食物會干擾藥物。牛奶、乳品、鐵質補充品可能干擾某些抗生素。酸性水果,例如,柳橙、鳳梨、葡萄柚等,會抑制盤尼西林及阿司匹靈的作用。酪梨、香蕉、乳酪、巧克力、可樂汽水、發酵食品等,會干擾單胺氧化酶的作用,此酵素是治療憂鬱症及高血壓的藥。維他命B_6會干擾某種治療帕金森氏症的藥。酒精干擾許多藥物的作用,所以使用藥物期間應避免酒精。手術前後應該避免油脂食品,因為它們減慢消化作用。許多藥物會剝奪體內的營養素,詳情請見第二部毒癮篇裏的表格。

□身體受傷或開刀都需要數週的時間以康復。在這段期間,荷爾蒙將逐漸恢復平衡,新陳代謝的速率也會調整正常。開刀口在兩天內合閉,在一週內黏合,可以承受平常的壓力及身體的移動。但要從事激烈運動(例如舉重)時,仍需注意。必須經由醫師允許,才可開始從事運動。輕度運動有益血液循環及加速康復。當身體不活動時,鈣質會流失,別忘了補充此礦物質。身體還需要維他命C及蛋白質以製造膠原蛋白,此物促進復原。

□手術時可能需要輸血。可考慮在手術前先貯存一些自己的血液,以備開刀

時之需。使用自己的血能預防感染及避免肝炎或愛滋病毒。輸血也可能是形成腫瘤的因素之一，因為曾有科學家發現血裏含有致癌的微生物。液態血可貯存42天，冷凍血可存放更久。向醫師詢問輸血前的準備工作。你可能需在第一次收集血液的前一週服用鐵質補充品。謹慎安排時間，好讓最後一次收集血液的時間與開刀日期至相隔四天。

□手術後憂鬱症是常見的。健康的飲食計畫有幫助。

□心臟病人在開刀前12小時服用2,000IU的維他命E膠囊，可降低血中的自由基含量。

有療效的食物和飲料
（Therapeutic foods and liquids）

在第一部我們已談過生菜及水果的好處。下列是兩份簡單易做的馬鈴薯食譜。這些食物富含鉀，而且應現煮現食。購買馬鈴薯時，不要選擇帶綠色者。

削馬鈴薯湯

材料：3顆馬鈴薯，切半。1根胡蘿蔔，切片。1枝芹菜，切片。洋蔥或蒜頭。

方法：

1. 清洗馬鈴薯，把芽眼挖掉。
2. 馬鈴薯切半。連皮切下馬鈴薯，使馬鈴薯約1公分厚。將剩下的馬鈴薯心丟棄。
3. 把胡蘿蔔及芹菜切成片。
4. 將這些切好的菜放入鍋內，用水蓋過，煮沸半小時，加入洋蔥及蒜頭調味。
5. 冷卻及過濾後即可食。

生馬鈴薯汁

材料：馬鈴薯數顆，切半。乾淨的水。

方法：

1. 清洗馬鈴薯，挖出芽眼。

2. 馬鈴薯切半。連皮切下馬鈴薯,使馬鈴薯約1公分厚。將剩下的馬鈴薯心丟棄。

3. 用果汁機攪碎馬鈴薯。500公克的馬鈴薯約可榨出120～200c.c.的汁液。

4. 把馬鈴薯汁與等量的水或鮮果汁混合。如果喜歡,可加一些胡蘿蔔汁或芹菜汁。

5. 立即喝下,勿久放。

【營養與健康】叢書

吃的營養科學觀　　　　　　　　　　　　定價200元

　　本書作者係美國知名的營養學專家,她以專業的知識詳盡地介紹飲食及營養有關的知識,食物中所含營養的成分,多種營養素的功能及如何在飲食中適當與均衡地攝取多種營養。它曾經是美國最暢銷書之一,也是一本被公認為營養學最好的書,不僅適合於一般讀者,即使是專業的醫師及醫護人員,也能由本書中獲得有益的知識。

營養與保健　　　　　　　　　　　　　　定價230元

　　作者是營養學領域的先驅,她所著有關營養與健康系列,暢銷世界各國,讀者逾數百萬人。本書從營養方面探討維護健康的知識,並利用各種圖表說明人類的機體如何攝取、消化、吸收和利用食物中的營養素與維持生命力的完整過程,同時提供家人健康的規畫及膳食調配的方法,是家庭保健必備的書。

食療與保健　　　　　　　　　　　　　　定價220元

　　保持飲食最佳的營養品質,不僅可以增進健康,而且能預防疾病與延遲老化。本書從生理上及生物化學的基礎上,研究分析各種營養素與身體健康的關係,並提供對現今各種流行疾病,如心臟病、糖尿病、胃潰瘍、癌症、關節炎、肥胖症等的食療與增加抵抗力的方法,是一本食療與保健最有益的知識來源。

生活健康・好書推薦

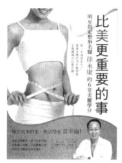

比美更重要的事—明星指定整形名醫・徐永康的 6 堂美麗學分

「整形」？我也好想試試看！整形前必讀！名醫徐永康帶給您最新整形醫療資訊，整出你的自信美！全書彩色實例照片，告訴您「整形名醫的 8 大美麗檢視原則」、「改造前必修的 10 堂觀念學分」、「整形界超夯的 4 大美形手術」、「18 堂關於「美」的塑形療程」、「消費者、網友最想問的 23 個問題」、「整形安全不出錯的 9 大確認需知」。

整形界名醫　徐永康／著　⊙定價 300 元

女生路跑的第一本書——運動健護教練教妳正確跑，美瘦效果驚人

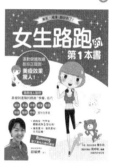

「好想加入路跑行列，但我不想曬黑……」「女生路跑好夯，但跑步會讓小腿變粗？！」「MC 來了，也能跑步嗎？」為解決多數女性在跑步時常出現的疑問與擔心，本書特別詳細解答，不僅能了解所有路跑的重要知識，跑步前中後的保養，越跑越瘦的零贅肉秘訣，也一次公開！女生加油！認真的妳最漂亮！跑出最閃耀的妳！

運動健護教練　邱瑜婷／審訂　⊙定價 260 元

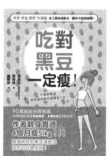

吃對黑豆一定瘦！有效、便宜、輕鬆、免運動——
史上最強減肥法，讓你不想瘦都難》

搞笑藝人—李允碩、韓醫院院長—趙昌仁　推薦

簡單吃黑豆，就能瘦身兼排毒，黑豆類具有讓血液循環暢通以及利尿解毒的功效，不只是減肥，讓你短時間達成精瘦體態、水嫩肌膚的完美效果！

作者親身實證，實踐神奇的黑豆減肥法，你也可以做得到！90 萬網友好評推薦，你還在等什麼？

4 個月瘦 51 公斤、網路電視爆紅！　鄭周榮／著　⊙定價 260 元

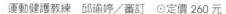

5000 位女性教我的事：彩妝師 Kelly 私藏逆齡勝經

藝人—葉全真、美肌專家—柳燕老師
VOCE 美妝時尚國際中文版總編輯—袁觀玲　三大美魔女推薦

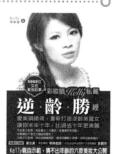

愛美鋼鐵魂，重新打造逆齡美魔女。讓妳未來十年，比過去更美麗！

彩妝師 Kelly 指導不同年齡層的 5000 位女性美妝經驗中，發現【成為美魔女】的秘密！養成這些保養美妝小習慣，成為逆齡美魔女！

電視節目御用彩妝達人 Kelly 親自示範，猜不出年齡的六款美妝大公開～

Kelly 陳寧慧／著　⊙定價 300 元

自我成長・好書推薦

憂鬱社長開創偉大航道的 20 個領悟——
拿出膽量與夢想搏鬥，我這樣逃離痛苦的工作

《不懂帶人，你就自己做到死！》作者—石田淳　推薦

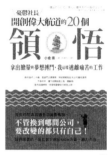

「那年我才三十歲，是部門王牌業務，年紀輕輕就在大公司擔任課長。不到半年，屬下卻開始孤立我、圍剿我。某天回過神來，我發現憂鬱症已經找上我……。」

沒有時間再為過去的陰影悔恨。不管換到哪間公司，要改變的都只有自己！我們需要的，是在當下使出 120% 力量，盡力而為！

帶人又帶心的王牌業務－小倉廣／著　⊙定價 260 元

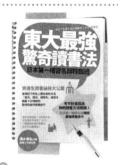

東大最強驚奇讀書法——日本第一補習名師特訓班

考不好是因為你的讀書方法錯誤！日本第一補習名師傳授最強讀書技巧！

期中考英文拿 7 分的高中生，卻在期末考拿到了 90 分！讀書找不到方法？複習無法持續下去？考試成績總是無法達到自己的期望？如果你有這些困擾，千萬不能錯過這本書！

日本公認最年輕教育家—清水章弘／著　定價⊙ 250 元

帶來幸福能量的工作日記——日本心理學家教你這樣寫日記，工作不憂鬱

青貧、窮忙時代來臨，您是否每天為龐大的工作量忙到焦頭爛額，卻看不到自己的未來？工作已經夠忙了，還要被討厭的上司或同事影響心情？在公司裡位子不上不下，還沒時間陪家人孩子，讓你感到好洩氣？作者寫「工作日記」二十年，分享如何擺脫「失敗模式」，獲得滿滿的幸福能量，助您自然而然走向理想中的幸福人生！

身體力行的校長—海保博之／著　⊙定價 260 元

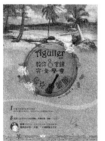

Aguiter 老師教你 8 堂課完全學會烏克麗麗》附完全教學 DVD

＊博客來網路書店本類排行 TOP1 ＊

「把老師帶回家！」史上最詳盡的烏克麗麗影音教學書！

買了一把烏克麗麗，卻無法入門嗎？上網學烏克麗麗，影片卻看不清楚嗎？買了烏克麗麗書籍打算自學，卻發現裡面的光碟沒有親身示範？這是第一本專門為烏克麗麗所設計的學習書～讓你從「生日快樂」到「淚光閃閃」，從「李大仁之歌」到「Crazy G」，十數年間任教於學校、社團、醫學中心、教會經驗的 Aguiter 郭志明老師，教你從調音開始，一步一步帶著你學會烏克麗麗。相信自己！你也能彈出「卡農」！

Aguiter 郭志明 老師◎著　定價◎ 360 元

家庭與婦女・好書推薦

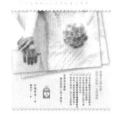

日本貴婦都在做，讓老公變有錢的 64 個習慣

「我們結婚的時候很窮，對變成有錢人不是很有興趣，我只是想要擁有幸福的婚姻，於是開始在小地方下功夫，愛得力量，成為我們富足的動力！朋友們都希望能知道我們夫妻變有錢的秘密，所以我寫了這本書……」日本京都貴婦芦澤多美，寫出她如何從低收入戶，翻身成為名符其實的貴婦。

日本京都貴婦—芦澤多美／著　◎定價 280 元

42 個自然飲食法則，讓孩子健康不吃毒
——印度古老智慧阿育吠陀育兒法

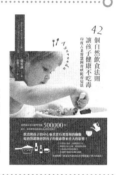

在日累計銷售突破 50 萬本！眾所期望的孩童飲食法終於登場了！

飲食與孩子的身心其實有著深刻的關聯，吃的對錯將會對孩子的生涯帶來重大的影響！本書從印度密傳的阿育吠陀法的觀點來修正現代的飲食方式，從各種角度尋找對孩子而言，什麼樣的飲食才真正是好的。

日本著名自然療法作家—蓮村誠／著　◎定價 280 元

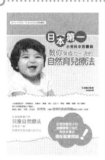

日本第一小兒科中西醫師教你 免疫力一流的自然育兒療法

出現感冒症狀、呼吸急促、流鼻水、鼻塞、想吐、拉肚子、便秘、燙傷、割傷、吞入異物……當孩子碰上這些「突發」狀況時，別慌張，本書的家庭照護就能立刻派上用場！在就能實行的兒童自然療法，從對症下藥到提供自然治癒力的方法，希望讀者們在仰賴藥物、醫生治療之際，更能依靠自癒力讓身體恢復健康。

醫師　王瑞雲／著　◎定價 250 元

媽媽，我是為你而來的——
日本第一胎內記憶醫師告訴媽媽 3500 個胎兒的感謝

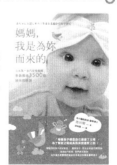

「媽媽，我記得在妳肚子裡的事情喔！」您知道……當孩子還在媽媽肚子裡時，其實就已經有記憶了嗎？本書是日本首度以 3500 名以上的孩童為對象，施行胎內・誕生記憶的大規模問卷調查結果，透過孩子們所述說的不可思議的胎內記憶，本書將告訴您，如何順利生下孩子，讓父母和孩子都幸福的生產與養育法！

每個孩子都是為了幫助父母能有所成長而來到這世界的！

請跟您的孩子好好對話！

最溫暖的婦產科醫師—池川明／著　定◎價 260 元

營養與健康 16

營養治療的
處方百科

定價 680 元

著　　者：詹姆斯‧貝斯、菲利斯‧貝斯
總 審 訂：謝明哲
譯　　者：李千毅
編　　輯：世潮編輯群
美術設計：林逸敏

發 行 人：簡　玉　芳
出 版 者：世潮出版有限公司
登 記 證：行政院新聞局局版台業字第5108號
地　　址：新北市新店區民生路19號5樓

總 經 銷：世茂出版有限公司
　　　　　TEL：(02)22183277(代表)
　　　　　FAX：(02)22183239
　　　　　劃撥：19911841 世茂出版有限公司帳戶
電腦排版：辰皓電腦排版公司
印　　刷：祥新印刷股份有限公司
初版一刷：1996年（民85）11月
二十五刷：2015年（民104）9月

合法授權‧翻印必究

‧本書若有缺頁、破損請寄回更換‧原書 ISBN　0-89529-429-X

國家圖書館出版品預行編目資料

營養治療的處方百科 / 詹姆斯‧貝斯(James F.
Balch), 菲利斯‧貝斯(Phyllis A. Balch)著 ；
李千毅譯. -- 初版. -- 臺北縣新店市 ： 世潮
出版 ： 世茂總經銷, 民85
　面 ；　公分. --(營養與健康 ； 16)
譯自 ： Prescription for nutritional healing
ISBN 957-776-116-X(平裝)

1. 食物治療　2. 營養 - 通俗作品

418.91　　　　　　　　　　　　85011651